22 2; 08

Internationaler Bund · Gesellschaft für
interdisziplinäre Studien mbH
Medizinische Akademie
Schule für Logopädie
Schönhauser Straße 64
50968 Köln
Tel. 0221 944054-0 · Fax 0221 944054-66

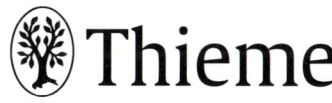

Forum Logopädie

Herausgegeben von Luise Springer
und Dietlinde Schrey-Dern

In dieser Reihe sind folgende Titel bereits erschienen:

Bauer, A. / Auer, P.: Aphasie im Alltag
Bigenzahn, W.: Orofaziale Dysfunktionen im Kindesalter. Grundlagen, Klinik, Ätiologie, Diagnostik und Therapie, 2. Aufl.
Biniek, R.: Akute Aphasie. Aachener Aphasie-Bedside-Test, 2. Aufl.
Bongartz, R.: Kommunikationstherapie mit Aphasikern und Angehörigen. Grundlagen – Methoden – Materialien
Costard, S.: Störungen der Schriftsprache
Huber, W. / Poeck, K. / Springer, L.: Klinik und Rehabilitation der Aphasie – Eine Einführung für Patienten, Angehörige und Therapeuten
Jahn, T.: Phonologische Störungen bei Kindern. Diagnostik und Therapie, 2. Aufl.
Kotten, A.: Lexikalische Störungen bei Aphasie
Lauer, N.: Zentral-auditive Verarbeitungsstörungen im Kindesalter, 3. Aufl.
Lauer, N. / Birner-Janusch, B.: Sprechapraxie im Kindes- und Erwachsenenalter
Masoud, V.: Gruppentherapie bei neurologischen Sprachstörungen
Möller, D. / Spreen-Rauscher, M.: Frühe Sprachintervention mit Eltern – Schritte in den Dialog
Nebel, A. / Deuschl, G.: Dysarthrie und Dysphagie bei Morbus Parkinson
Sandrieser, P. / Schneider, P.: Stottern im Kindesalter, 3. Aufl.
Schlenck, C. / Schlenck, K.J. / Springer, L.: Die Behandlung des schweren Agrammatismus
Schnitzler, C. D.: Phonologische Bewusstheit und Schriftspracherwerb
Schrey-Dern, D.: Sprachentwicklungsstörungen. Logopädische Diagnostik und Therapieplanung
Sick, U.: Poltern
Spital, H.: Stimmstörungen im Kindesalter
Tesak, J.: Einführung in die Aphasiologie, 2. Aufl.
Weigl, I. / Reddemann-Tschaikner, M.: HOT – Ein handlungsorientierter Therapieansatz für Kinder mit Sprachentwicklungsstörungen, 2. Aufl.
Wendlandt, W.: Sprachstörungen im Kindesalter. Materialien zur Früherkennung und Beratung, 5. Aufl.
Wendlandt, W.: Stottern im Erwachsenenalter
Ziegler, W. / Vogel, M. / Gröne, B. et al.: Dysarthrie. Grundlagen – Diagnostik – Therapie, 2. Aufl.

Dysarthrie

verstehen – untersuchen – behandeln

Wolfram Ziegler
Mathias Vogel

24 Abbildungen
39 Tabellen

Georg Thieme Verlag
Stuttgart · New York

Anschriften:

Prof. Dr. rer. nat. Wolfram Ziegler
Leiter der Entwicklungsgruppe
Klinische Neuropsychologie
Städt. Klinikum München
Klinikum Bogenhausen
Dachauer Str. 164, 80992 München

Dr. phil. Mathias Vogel
Abteilung für Neuropsychologie
Städt. Klinikum München
Klinikum Bogenhausen
Englschalkingerstraße 77, 81925 München

Dr. phil. Luise Springer
Lehranstalt für Logopädie
am Universitätsklinikum
RWTH Aachen
Pauwelsstr. 30, 52074 Aachen

Dietlinde Schrey-Dern
Lehrbeauftragte im Studiengang
Lehr- und Forschungslogopädie
RWTH Aachen
Segnistr. 23, 52066 Aachen

*Bibliografische Information
der Deutschen Nationalbibliothek*

Die Deutsche Nationalbibliothek verzeichnet diese Publikation in der Deutschen Nationalbibliografie; detaillierte bibliografische Daten sind im Internet über http://dnb.ddb.de abrufbar.

Aktuelle Informationen finden Sie unter www.thieme.de/detailseiten/9783131398918.html

© 2010 Georg Thieme Verlag KG
Rüdigerstraße 14
70469 Stuttgart
Deutschland
Telefon: +49/(0)711/8931-0
Unsere Homepage: www.thieme.de

Printed in Germany

Zeichnungen: Tischewski & Tischewski, Marburg
Umschlaggestaltung: Thieme Verlagsgruppe
Umschlaggrafik: Dorit David, Hannover
Satz: Druckerei Sommer, Feuchtwangen
Gesetzt in Arbortext APP-Desktop 9.1 Unicode M150
Druck: AZ Druck und Datentechnik GmbH, Kempten

ISBN 978-3-13-139891-8   1 2 3 4 5 6

Wichtiger Hinweis: Wie jede Wissenschaft ist die Medizin ständigen Entwicklungen unterworfen. Forschung und klinische Erfahrung erweitern unsere Erkenntnisse, insbesondere was Behandlung und medikamentöse Therapie anbelangt. Soweit in diesem Werk eine Dosierung oder eine Applikation erwähnt wird, darf der Leser zwar darauf vertrauen, dass Autoren, Herausgeber und Verlag große Sorgfalt darauf verwandt haben, dass diese Angabe **dem Wissensstand bei Fertigstellung des Werkes** entspricht.
Für Angaben über Dosierungsanweisungen und Applikationsformen kann vom Verlag jedoch keine Gewähr übernommen werden. **Jeder Benutzer ist angehalten**, durch sorgfältige Prüfung der Beipackzettel der verwendeten Präparate und gegebenenfalls nach Konsultation eines Spezialisten festzustellen, ob die dort gegebene Empfehlung für Dosierungen oder die Beachtung von Kontraindikationen gegenüber der Angabe in diesem Buch abweicht. Eine solche Prüfung ist besonders wichtig bei selten verwendeten Präparaten oder solchen, die neu auf den Markt gebracht worden sind. **Jede Dosierung oder Applikation erfolgt auf eigene Gefahr des Benutzers.** Autoren und Verlag appellieren an jeden Benutzer, ihm etwa auffallende Ungenauigkeiten dem Verlag mitzuteilen.

Geschützte Warennamen (Warenzeichen) werden **nicht** besonders kenntlich gemacht. Aus dem Fehlen eines solchen Hinweises kann also nicht geschlossen werden, dass es sich um einen freien Warennamen handelt.
Das Werk, einschließlich aller seiner Teile, ist urheberrechtlich geschützt. Jede Verwertung außerhalb der engen Grenzen des Urheberrechtsgesetzes ist ohne Zustimmung des Verlages unzulässig und strafbar. Das gilt insbesondere für Vervielfältigungen, Übersetzungen, Mikroverfilmungen und die Einspeicherung und Verarbeitung in elektronischen Systemen.

Vorwort der Herausgeberinnen

Die Leitlinien der Deutschen Gesellschaft für Neurologie zur Therapie neurogener Sprech- und Stimmstörungen (Dysarthrie und Dysarthrophonie) beschreiben die Dysarthrien als die häufigsten neurogenen Kommunikationsstörungen. Obwohl es keine gesicherten Zahlen zur Auftretenshäufigkeit gibt, wird die Prävalenz von neurogen bedingten Störungen der Sprechmotorik, die durch Läsionen bzw. Erkrankungen des zentralen oder peripheren Nervensystems entstehen, auf über 300 Patienten pro 100000 Einwohner geschätzt. Somit kommen Dysarthrien häufiger vor als Aphasien. Trotz der klinischen Relevanz für die Diagnostik und Therapie der Dysarthrien liegen nur wenige deutschsprachige Publikationen dazu vor. Dabei ist absehbar, dass die dysarthrischen Störungen durch den demografischen Wandel noch zunehmen werden.

Dieses Buch richtet sich an Therapeuten und Mediziner, die mit neurologisch erkrankten Patienten arbeiten. Es gibt einen Überblick über theoretisch begründete und klinisch-praktisch erprobte Diagnostik- und Therapieverfahren zur Behandlung der gestörten Funktionskreise des Sprechens. Geschrieben wurde das Buch von wissenschaftlich und klinisch erfahrenen Autoren: Wolfram Ziegler, Leiter der Entwicklungsgruppe „Klinische Neuropsychologie" am Klinikum München Bogenhausen, ist in den Neurowissenschaften durch viele Publikationen insbesondere im Bereich der Sprechmotorik bekannt. Mathias Vogel arbeitet als Neurophonetiker und Leiter des Arbeitskreises „Sprechen" in der Klinik für Neuropsychologie am Klinikum Bogenhausen und verfügt über langjährige klinisch-therapeutische Erfahrungen mit dysarthrischen Patienten.

Für die Behandlung der dysarthrischen Störungen liegen nur wenige Wirksamkeitsnachweise mit ausreichender Qualität vor. Dies ist nach den Autoren u. a. dadurch begründet, dass die Symptomatik der verschiedenen dysarthrischen Syndrome so vielgestaltig ist, dass randomisierte, groß angelegte Therapiestudien schwer umsetzbar seien.

Die Autoren haben in der vorliegenden Publikation für den jeweiligen Einzelfall viele Anregungen und Entscheidungshilfen zusammengestellt, um Therapeuten zu befähigen, die gestörten Funktionskreise der dysarthrischen Störungen spezifisch zu behandeln. Dabei werden Behandlungsvorschläge für neurogene Sprech- und Stimmstörungen, die in der logopädischen Praxis häufiger vorkommen, wie die spastischen und ataktischen Dysarthrien sowie Mischformen ausführlicher beschrieben. Auch die Möglichkeiten von Gruppentherapien und Kommunikationshilfen sowie die Bedeutung der Beratung werden diskutiert.

Das Buch ist durch den alltagsorientierten Therapieansatz der Klinik München-Bogenhausen geprägt. So formulieren die Autoren Therapieziele, die sich an den Komponenten der Internationalen Klassifikation der Funktionsfähigkeit, Behinderung und Gesundheit (ICF) orientieren. Sie beschreiben sowohl Ziele, die auf eine Verbesserung der Funktionskreise des Sprechens ausgerichtet sind als auch Möglichkeiten, alltägliche Aktivitäten und die Teilhabe am sozialen Leben trotz gravidierender sprechmotorischer Einschränkungen zu unterstützen.

Bei der ersten Auflage eines solchen Buches ist es besonders wichtig, von den Lesern und Leserinnen kritische Kommentare zu erhalten. Wir hoffen, dass das Buch sowohl für die Ausbildung als auch für die klinische Praxis von Sprachtherapeuten/ Logopäden hilfreich ist.

Aachen, im März 2010

Luise Springer
Dietlinde Schrey-Dern

Vorwort

Menschen können nach einer Hirnschädigung nicht mehr so sprechen wie zuvor. Was sie, ohne darüber jemals nachgedacht zu haben, vorher perfekt und mühelos beherrschten, ist plötzlich mühsam geworden. Sie sind schwer zu verstehen und ihr Artikulieren ist für den schnellen Wortwechsel im Alltag zu schwerfällig. Aber nicht nur das: auch die persönlichen Eigenheiten des Klangbildes ihrer Stimme, die individuelle Melodie ihrer Sprache, die charakteristische Art, etwas zu sagen, sind verzerrt und unkenntlich. Ihr „akustisches Gesicht" ist durch die Dysarthrie verletzt, sie sind in ihrem vokalen Erscheinungsbild stigmatisiert. Diese Veränderungen schneiden die Betroffenen von der alltäglichen Kommunikation in Freizeit und Beruf, in der Familie und mit Freunden ab und führen nicht selten zu sozialem Rückzug.

Die Behandlung dysarthrischer Patienten erschöpft sich nicht in der Auswahl geeigneter Rezepte aus einem Kochbuch für Therapeuten. Einfache Rezepte lassen sich ohnehin nicht formulieren, dazu sind die Störungsmuster zu unterschiedlich. Das Buch beginnt daher mit einer relativ ausführlichen Einführung in die physiologischen und neuroanatomischen Grundlagen des Sprechens, weil wir der Überzeugung sind, dass wirksame Dysarthrietherapie nicht ohne ein fundiertes Verständnis der individuellen Störungsmuster gelingen kann. In diesem theoretischen Teil haben wir versucht, moderne Vorstellungen und Erklärungsmodelle möglichst verständlich darzustellen und ihre Bedeutung für die Diagnostik und die Therapie transparent zu machen. Im Mittelteil des Buches folgen Darstellungen der häufigsten Grunderkrankungen, die zu Dysarthrien führen können, und der wichtigsten Dysarthriesyndrome. Der weitaus umfangreichste dritte Abschnitt ist dann den praktischen Fragestellungen der klinischen Versorgung dysarthrischer Patienten gewidmet, mit einer umfassenden Übersicht über die diagnostischen Möglichkeiten und, als großem Schwerpunkt des Buches, einer detaillierten und mit vielen Beispielen versehenen Darstellung der therapeutischen Mittel, die zur Verfügung stehen.

Nach dem 1998 (in 2. Auflage 2002) in der Reihe *Forum Logopädie* erschienenen Lehrbuch haben wir uns bemüht, das Thema *Dysarthrie* neu und umfassend aufzubereiten und sowohl aus einer aktuellen theoretischen Perspektive als auch mit einem klaren Schwerpunkt auf der klinischen Praxis darzustellen. Wir wenden uns damit vor allem an die Therapeuten und Ärzte, die in Kliniken und Praxen mit diesen Patienten zu tun haben, aber auch an Logopäden und Sprachtherapeuten, die noch in der Ausbildung sind.

Das Buch ist aus unserer alltäglichen klinischen und wissenschaftlichen Arbeit heraus entstanden und ist daher natürlich auch durch die Rahmenbedingungen dieser Arbeit geprägt. Wir haben uns vor allem im Therapiekapitel bemüht, einen repräsentativen Überblick über die bekannten Konzepte und Vorgehensweisen zu geben. Dem erfahrenen Therapeuten unter den Lesern wird es dabei aber nicht entgehen, dass wir zum Teil eine durchaus subjektive Auswahl getroffen haben. Viele der Beispiele, die wir veranschaulichend skizzieren, stammen aus dem Kontext des neurologisch-neuropsychologischen Rehabilitationskonzepts, wie es in unserer Klinik für Neuropsychologie verankert ist, und viele der Bewertungen, die wir beispielsweise in Bezug auf diagnostische und therapeutische Methoden abgeben, sind durch Erfahrungen aus eigener Entwicklungsarbeit und täglicher klinischer Praxis gefärbt. Das Wissen und die Erfahrungen, die in diesem Buch stecken, verdanken wir nicht zuletzt den lebhaften und fruchtbaren Diskussionen mit unseren Kollegen und Mitarbeitern in der Klinik für Neuropsychologie und der EKN. Ihnen möchten wir für die vielen Jahre guter und belebender Zusammenarbeit danken.

München, im März 2010

Wolfram Ziegler
Mathias Vogel

Inhalt

1 Einleitung ... 1
Definition ... 1
Dysarthrie als Gesundheitsproblem ... 2
Zu diesem Buch ... 2

Teil 1 Physiologie und Neuroanatomie des Sprechens

2 „Sprechwerkzeug" in Aktion ... 6
Akteure: Funktionskreise des Sprechens ... 6
Zusammenspiel der Akteure ... 15
Die Rolle sensorischer Information ... 16
Sprechen, um verstanden zu werden ... 18

3 Funktionelle Neuroanatomie des Sprechens ... 22
„Motorische Endstrecke" und Hirnstammmechanismen ... 22
Zentrale Netzwerke des Sprechens ... 24
Somatotopie ... 32

Teil 2 Ursachen und Pathomechanismen dysarthrischer Störungen

4 Neurologische Ursachen dysarthrischer Störungen ... 36
Schlaganfall ... 36
Schädel-Hirn-Trauma ... 38
Multiple Sklerose ... 39
Degenerative Erkrankungen der Basalganglien ... 39
Primäre Dystonien ... 41
Spinozerebelläre Ataxien ... 42
Motoneuronerkrankungen ... 43
Erkrankungen der Muskulatur – Myasthenia gravis ... 44

5 Pathomechanismen und Dysarthriesyndrome ... 45
Paretische Dysarthrien ... 45
Ataktische Dysarthrie ... 54
Rigid-hypokinetische Dysarthrie ... 56
Hyperkinetische Dysarthrieformen ... 59
Tremor ... 61
Erworbenes neurogenes Stottern (ENS) ... 62
Mutismus ... 63

Teil 3 Diagnostik und Therapie

6 Diagnostik dysarthrischer Störungen 66

**Diagnostische Fragen –
von der Funktion zur Teilhabe** 66
Funktionsbezogene Diagnostik 69
**Untersuchung nichtsprachlicher
Bewegungsfunktionen** 88

Verständlichkeitsmessung 95
Selbstbeurteilung 97

7 Therapie 100

Einleitung 100
Therapieziele 101
Leitlinien und Konzepte 103
Medizinische Maßnahmen 117
Funktionskreisspezifische Behandlung .. 118

Syndromspezifische Behandlungsansätze 157
Dysarthrietherapie in der Gruppe 196
**Unterstützte und alternative
Kommunikation** 198
Beratung 200

Anhang

Literatur 204

Sachverzeichnis 213

1 Einleitung

Definition

> Dysarthrien sind neurologisch bedingte erworbene Störungen der am Sprechvorgang beteiligten motorischen Prozesse, insbesondere der Prozesse der Ausführung von Sprechbewegungen.

Mit dieser Definition werden alle wichtigen Bestimmungsmerkmale der Dysarthrien genannt:
- Es handelt sich um **neurogene** Störungen, also um Störungen, die nach einer Schädigung des zentralen oder des peripheren Nervensystems auftreten. Der Begriff der Dysarthrien umfasst damit Sprechstörungen, die Folge einer Hirnschädigung, einer Schädigung der Hirnnerven, oder einer Schädigung des neuromuskulären Übergangs sind. Zu den Dysarthrien zählen demnach nicht die Sprechstörungen nach einer Verletzung der Bewegungsorgane selbst, also z. B. der Zunge, des Gaumens, des Kiefers oder des Kehlkopfs, etwa als Folge einer operativen Tumorentfernung, einer Fraktur oder einer angeborenen Missbildung. Bei solchen Sprechstörungen würde man vielmehr von Dysglossien sprechen.
- Als **erworbene** Sprechstörungen sind die Dysarthrien von den Störungen der Sprachentwicklung und vom Entwicklungsstottern abzugrenzen. Die Diagnose einer Dysarthrie wird üblicherweise vergeben, wenn ein hirnschädigendes Ereignis vorliegt oder eine neurologische Erkrankung als wahrscheinliche Störungsursache diagnostiziert werden kann. Dies schließt beispielsweise auch kindliche Dysarthrien infolge einer perinatalen Hirnschädigung ein.
- Es handelt sich um **sprechmotorische** Störungen, also nicht um Störungen sprachlicher Verarbeitungsprozesse. Damit werden die Dysarthrien gegenüber aphasischen oder kognitiv bedingten Störungen der Sprachproduktion abgegrenzt.
- Die Pathomechanismen, die den Dysarthrien zugrunde liegen, sind mit denen der elementaren körpermotorischen Störungen vergleichbar, also Parese, Ataxie, Akinesie, Hyperkinesie, Tremor etc. Dies unterscheidet die Dysarthrien von der Sprechapraxie, deren Symptome sich nicht durch solche Modelle erklären lassen. Wir charakterisieren die Dysarthrien daher als Störungen motorischer Prozesse der **Bewegungsausführung**, wohingegen die Sprechapraxie als Störung sprechmotorischer Planungsprozesse gesehen wird.
- Der Dysarthriebegriff umfasst die Störungen aller am Sprechen beteiligten **Muskelsysteme**, also der Atmungsmuskeln, der Kehlkopfmuskeln und der supralaryngealen Muskulatur. Er subsummiert auch Erkrankungen, bei denen einer dieser Funktionskreise herausragend oder ausschließlich betroffen ist, wie z. B. bei einer fokalen Dystonie des Kehlkopfs oder einer einseitigen Rekurrensparese (Kap. 5). Zur Verdeutlichung wird bei einer isoliert die Kehlkopfmuskeln betreffenden Störung häufig der Begriff Dysphonie verwendet, ohne dass damit eine Abgrenzung gegenüber den Dysarthrien gemeint ist. Der Begriff Dyspneumie zur Kennzeichnung von Sprechatmungsstörungen ist dagegen eher ungewöhnlich.
- Dysarthrien sind motorische Störungen des **Sprechvorgangs**. Dysarthrische Patienten zeigen nicht immer auch Störungen nichtsprachlicher Bewegungsfunktionen des Vokaltraktes (Lachen oder Weinen, Kauen, Schlucken etc.). Umgekehrt kann man aus dem Vorliegen einer nichtsprachlichen Bewegungsstörung, wie einer Schluckstörung oder einer Störung des Imitierens von Mundbewegungen, nicht unbedingt auf eine Dysarthrie schließen.

1 Einleitung

Dysarthrie als Gesundheitsproblem

Dysarthrien können bei allen neurologischen Erkrankungen auftreten, die eine Schädigung motorischer Areale des zentralen Nervensystems oder eine Schädigung des neuromuskulären Apparates beinhalten. Sie sind die häufigste Form neurologisch bedingter Kommunikationsstörungen. Zu ihrer Auftretenshäufigkeit gibt es keine gesicherten Zahlen. Bei einer groben Schätzung, gestützt auf Angaben zur Prävalenz der wichtigsten neurologischen Erkrankungen und zum Auftreten dysarthrischer Störungen bei diesen Erkrankungen, kommt man auf eine Zahl von mehr als 250 000 dysarthrischen Patienten in Deutschland, das entspricht einer Prävalenz von über 300 Patienten pro 100 000 Einwohner (Kap. 4). Damit sind Dysarthrien weitaus häufiger als etwa aphasische Kommunikationsstörungen. In einem Vergleich der Syndrome von mehr als 10 000 Patienten der Mayo-Klinik, die neurologisch bedingte Kommunikationsprobleme hatten, betrug der Anteil an Dysarthrien mehr als die Hälfte, Aphasien waren nur mit 24 % vertreten (Duffy 2005).

Jeder Patient mit einer Dysarthrie hat ein **Kommunikationsproblem**. Dieses Problem kann unterschiedlich ausgeprägt sein – von der kompletten Unfähigkeit, sich überhaupt mündlich zu äußern (Mutismus) bis zu einer leichten Redfluss-, Stimm- oder Artikulationsstörung. Dysarthrische Patienten sind dadurch in ihrer *kommunikativen Teilhabe* eingeschränkt, und diese Einschränkung erstreckt sich auf fast alle Lebensbereiche: auf Partnerschaft, Ausbildung, Beruf, Freizeitaktivitäten, Selbstversorgung, Gemeindeleben etc. Wie sehr Patienten unter ihrem Sprechproblem leiden, hängt nicht allein vom Schweregrad der Dysarthrie ab, sondern vor allem auch von subjektiven, sozialen und beruflichen Faktoren. Die Behandlungsbedürftigkeit eines Patienten leitet sich daher aus der individuellen Konstellation von Funktionsstörung, Teilhabebarrieren und Kontextfaktoren ab (DIMDI 2005).

Dysarthrien stellen aufgrund ihres häufigen Auftretens und ihrer Alltagskonsequenzen ein erhebliches gesundheitspolitisches Problem dar. Ihre sachgerechte Diagnostik und Behandlung nimmt daher in der Versorgung neurologischer Patienten einen wichtigen Rang ein. Die klinischen Aufgaben, die Sprachtherapeuten dabei zu bewältigen haben, sind allerdings sehr heterogen, da die „Zielgruppe" der Dysarthriepatienten heterogen zusammengesetzt ist. Die Patienten haben ganz unterschiedliche neurologische Erkrankungen – chronisch progrediente (z. B. Morbus Parkinson, ALS), schubweise verlaufende (MS) oder akut auftretende (z. B. Schlaganfall, Schädel-Hirn-Trauma) – und sie befinden sich in verschiedenen Versorgungsbereichen unseres Gesundheitssystems, z. B. in Spezialambulanzen, geriatrischen oder neurologischen Akutkliniken, Rehabilitationskliniken, in Pflegeeinrichtungen oder in der ambulanten Nachsorge. Dysarthrische Patienten haben meist auch viele zusätzliche Gesundheitsprobleme, etwa aufgrund gleichzeitig bestehender körpermotorischer, sensorischer, kognitiver oder emotionaler Folgen der Hirnschädigung oder von Persönlichkeits- und Verhaltensstörungen. Daraus ergeben sich für Sprachtherapeuten sehr unterschiedliche Herangehensweisen in Diagnostik, Therapie und Beratung. Die Vielfalt der neurologischen und neuropsychologischen Probleme, die dysarthrische Patienten oft haben, impliziert leider häufig auch, dass ihrem Kommunikationsproblem nicht die erforderliche Aufmerksamkeit geschenkt wird.

Zu diesem Buch

Der vorliegende Band beschäftigt sich mit den Dysarthrien bei Erwachsenen. Das Krankheitsbild wird dabei aus verschiedenen Perspektiven betrachtet. Zum einen sehen wir die Dysarthrien in ihrer Eigenschaft als neurologisch bedingte **Funktionsstörungen** des Sprechbewegungsapparats. Dazu ist es wichtig, die muskulären Komponenten und Funktionsprinzipien dieses Apparats und die neuronale Organisation sprechmotorischer Kontrollfunktionen zu verstehen, die Möglichkeiten der diagnostischen Prüfung sprechmotorischer Funktionen zu kennen und therapeutische Prinzipien der Reorganisation von Bewegungsfunktionen oder der Kompensation von Funktionsstörungen ableiten zu können. Zum andern betrachten wir die Dysarthrien aber auch als **Kom-**

munikationsstörungen. Aus dieser Perspektive geht es darum, das Ausmaß des Verlusts an Aktivitäten und Partizipationsmöglichkeiten zu verstehen und – so gut es geht – auch diagnostisch zu erfassen, und in der Behandlung den Betroffenen im Rahmen ihrer verbliebenen Fähigkeiten zu einem Höchstmaß an kommunikativer Teilhabe zu verhelfen.

Das Buch gliedert sich in 3 Abschnitte. In einem einführenden Grundlagenteil (Kap. 2 und 3) wird physiologisches und neuroanatomisches Grundwissen zum Vorgang des Sprechens vermittelt. In Kapitel 2 geht es um den Sprechbewegungsapparat selbst und einige wichtige Funktionsmechanismen des Sprechens, wobei bereits besonderer Wert auf therapeutisch relevante Prinzipien und Zusammenhänge gelegt wird. Kapitel 3 beschreibt die neuronale Organisation des Sprechens und schafft die Grundlagen für das Verständnis der dysarthrischen Pathomechanismen und Syndrome.

Der mittlere Abschnitt des Buches umfasst 2 klinische Kapitel, in denen die wichtigsten Ätiologien dysarthrischer Störungen (Kap. 4) und die Pathomechanismen und Syndrome (Kap. 5) dargestellt werden. Zwischen diesen beiden Kapiteln gibt es viele Querbezüge, da manche Dysarthriesyndrome und Störungsmechanismen eng mit bestimmten neurologischen Erkrankungen verknüpft sind.

Der dritte Abschnitt des Buches befasst sich schließlich mit den Fragen, die in der klinischen Versorgung dysarthrischer Patienten relevant werden, nämlich der Diagnostik (Kap. 6) und der Therapie der Dysarthrien (Kap. 7). Im Zentrum des Diagnostikkapitels stehen auditive Untersuchungsverfahren, während akustische Verfahren eine untergeordnete Rolle spielen und physiologisch-apparative Verfahren nur gestreift werden. Das Therapiekapitel schließlich nimmt nicht nur den weitaus größten Raum des Buches ein, es unterscheidet sich auch insofern von den übrigen Kapiteln, als es nur teilweise auf publiziertes Wissen zurückgreifen kann. Viele der hier dargestellten Vorgehensweisen und Verfahren leiten sich daher eher aus eigener Erfahrung als aus evidenzbasierten Quellen ab. Wir haben diesen Verfahren dennoch breiten Raum gegeben, da es zu wenige überprüfte und publizierte Ansätze gibt, als dass Dysarthrietherapeuten ihren klinischen Alltag damit bestreiten könnten.

Der begrenzte Platz, den dieses Buch bietet, hat es uns nicht erlaubt, die anatomischen und physiologischen Grundlagen des Sprechens so ausführlich und anschaulich darzustellen, wie wir das gerne getan hätten. Die Kenntnis der Anatomie der Sprechorgane müssen wir daher weitgehend voraussetzen, und auch die Darstellung der funktionellen Neuroanatomie des Sprechens in Kapitel 3 musste kurz und bündig ausfallen. Die Leser sollten dazu bei Bedarf einen Anatomieatlas zurate ziehen, z. B. den von Schünke et al. (2006). Außerdem werden auch grundlegende phonetische Sachverhalte vorausgesetzt, wie die Kenntnis des Lautinventars des Deutschen und die Mechanismen der Bildung von Konsonanten und Vokalen. Es gibt mehrere deutschsprachige Bücher, in denen dieses elementare phonetische Wissen nachzulesen ist (z. B. Pompino-Marschall 1995). Das umfangreiche amerikanische Lehrbuch von Hixon et al. (2008) enthält neben einer anschaulichen Darstellung anatomischer, physiologischer und akustischer Sachverhalte auch zahlreiche Hinweise auf klinische Anwendungen. Ferner möchten wir auf Werke hinweisen, in denen das Thema Dysarthrie ausführlicher als hier oder mit anderer Schwerpunktsetzung behandelt wird. Hier ist in erster Linie das umfassende Dysarthriebuch von Duffy (2005) zu nennen, das die Tradition von Darley et al. (1975) fortsetzt. Der Sammelband von Murdoch (1998) behandelt die Dysarthrien in erster Linie unter physiologischen Gesichtspunkten, mit Einzelbeiträgen zu den Pathomechanismen der Dysarthrien und zu physiologisch begründeten Diagnostik- und Therapieansätzen. Einen ähnlichen Ansatz verfolgt die von Auzou u. Pinto (2007) herausgegebene Sammlung oder das speziell auf Störungen der Sprechatmung fokussierte Buch von Hixon u. Hoit (2005). Die in McNeil (2009) zusammengestellten Kapitel über die verschiedenen Dysarthriesyndrome vertreten dagegen einen breiteren klinischen Ansatz.

Teil 1

Physiologie und Neuroanatomie des Sprechens

2 „Sprechwerkzeug" in Aktion 6
 Akteure: Funktionskreise des Sprechens . 6
 Zusammenspiel der Akteure 15
 Die Rolle sensorischer Information 16
 Sprechen, um verstanden zu werden 18

3 Funktionelle Neuroanatomie des Sprechens 22
 „Motorische Endstrecke" und Hirnstammmechanismen 22
 Zentrale Netzwerke des Sprechens 24
 Somatotopie 32

2 „Sprechwerkzeug" in Aktion

In diesem Kapitel werden die am Sprechen beteiligten Muskelgruppen in ihren wichtigsten Funktionen und in ihrem Zusammenwirken beschrieben und die Rolle sensorischer Prozesse beim Sprechen erörtert. Die Kontrolle dieses sensomotorischen Apparats wird mit dem Gebrauch eines komplizierten Werkzeugs verglichen – eines Werkzeugs zur Erzeugung von Sprachschall.

Akteure: Funktionskreise des Sprechens

Der Bewegungsapparat, den wir zum Sprechen benutzen, ist komplex aufgebaut. Allein der Kehlkopf und die Artikulationsorgane des Mund- und Rachenraums umfassen mehr als 50 Muskelpaare, die Atmungsmuskulatur ist dabei noch nicht eingerechnet. Dieses komplizierte Bewegungsorgan kontrollieren wir mit hoher Geschwindigkeit und Präzision, und zwar ohne dass wir darauf bewusst achten müssten: Während wir nämlich Zunge, Lippen und Kehlkopf bewegen, ist unsere Aufmerksamkeit nicht auf den Sprechvorgang selbst gerichtet, sondern in erster Linie auf die Inhalte unseres Gesprächs, die Planung der Äußerungen und die Reaktionen unseres Gesprächspartners. Gleichzeitig können wir sogar noch ein Auto lenken oder ein Essen zubereiten und dabei Kaugummi kauen oder eine Zigarette zwischen den Lippen halten. Die motorische Funktion des Sprechens ist bei Erwachsenen also ein **hoch automatisierter** Vorgang mit einer geringen Fehleranfälligkeit und einer hohen Adaptivität. Dass wir dies so perfekt und zugleich so beiläufig beherrschen, ist das Ergebnis eines motorischen Lernprozesses, der sich über die gesamte erste Lebensdekade eines Kindes und vermutlich noch weit darüber hinaus erstreckt, und der die Steuerung von Sprechbewegungen zu einem routinierten Vorgang macht. Sprechmotorisches Lernen ist sogar ein lebenslanger Prozess, der auch im Erwachsenenalter noch beständig dafür sorgt, dass sich die Bewegungsabläufe des Sprechens an die kontinuierlichen Veränderungen unseres Körpers (intern) und unserer sprachlichen Umgebung (extern) anpassen. Es gibt nicht viele Beispiele vergleichbarer motorischer Virtuosität. Das professionelle Spielen eines Musikinstruments zählt vielleicht dazu, aber anders als beim Musizieren sind beim Sprechen alle Menschen ähnlich virtuos, sofern nicht schwere psychische oder organische Störungen dem entgegenstehen.

Wie kann man diese erstaunliche Fertigkeit analysieren und erklären? Wegen der großen Anzahl beteiligter Muskeln und des komplizierten Zusammenwirkens von Muskelkräften mit den biomechanischen Eigenschaften von Zunge, Kiefer oder Brustkorb und mit aerodynamischen Prozessen fällt es schwer, umfassende Erklärungsmodelle für die motorische Funktion des Sprechens zu entwickeln. Eine besondere Herausforderung ergibt sich aus der Tatsache, dass das „Ziel" unserer sprechmotorischen Aktivität darin besteht, akustische Signale (Sprachlaute) zu generieren, und dass es dabei für jeden Laut und jede Silbe viele unterschiedliche Wege gibt, sie zu erzeugen.

Um das Verständnis dieser komplexen Vorgänge zu erleichtern, zergliedert man den Sprechbewegungsapparat üblicherweise in **Funktionskreise**, also in Muskelgruppen, denen man zumindest annähernd eine jeweils einheitliche Funktion zuschreiben kann: Sprechatmung, Phonation und Artikulation.

Tab. 2.1 Respiratorische Muskulatur (Jürgens 2002, Hixon u. Hoit 2005).

Muskeln	Motorische Innervation	Funktion beim Sprechen
Abdominal M. transversus abdominis M. obliquus (ext/int) abdominis M. rectus abdominis	Vorderhornzellen des Thorakal- und Lumbalmarks (T2–L3)	Ausatmung Stabilisierung des Abdomens bei Einatmung
Diaphragma	N. phrenicus, Vorderhornzellen des Zervikalmarks (C3–C5)	Einatmung (Hauptanteil)
Thorakal Mm. intercostales interni Mm. intercostales externi Mm. intercartilaginei Mm. thoracis transversi	Vorderhornzellen des Zervikal- und Thorakalmarks (C8–T12)	obere externe Zwischenrippenmuskeln: Einatmung interne und untere externe Zwischenrippenmuskeln: Ausatmung; Stabilisierung des Thorax gegenüber abdominaler Aktivität

Respiratorischer Funktionskreis

Die wichtige Vitalfunktion der **Atmungsmuskulatur** besteht darin, den Körper mit Sauerstoff zu versorgen und das Kohlendioxid aus dem Körper abzuführen. Im Zustand der Ruheatmung, wenn also keine kognitiven Vorgänge, motorischen Aktivitäten oder emotionalen Einflüsse auf das Atmungsmuster einwirken, werden Ein- und Ausatmung ausschließlich durch Signale von Chemorezeptoren gesteuert, die an das Atmungszentrum im Hirnstamm gerichtet sind[1]. Bei einem Anstieg des CO_2-Gehalts des Blutes wird eine Kontraktion der Inspirationsmuskeln ausgelöst, die zu einer Vergrößerung des Thorakalvolumens und damit zu einem Einströmen der Atemluft in die Lunge führt. Den nahezu alleinigen Anteil am Vorgang der Ruheatmung hat das Zwerchfell, das sich bei Kontraktion abflacht und damit den Thorakalraum erweitert. Die motorische Innervation des Zwerchfells erfolgt über den N. phrenicus, der in den Vorderhornzellen der zervikalen Rückenmarksabschnitte C3–C5 entspringt (Tab. 2.1). Der Ausatmungsvorgang setzt bei Relaxation des Diaphragmas ein, wenn die Rückstellkräfte zu einem Zurückwölben des entspannten Zwerchfells und die Schwerkraft zu einem Absinken des Brustkorbs führen und dabei die verbrauchte Atemluft ausgepresst wird. Bei ruhiger Atmung ist die Exspiration also ein passiver Vorgang, der nicht wesentlich mehr Zeit in Anspruch nimmt als die Inspiration. Das Atemruhevolumen wird beim Vorgang der Ruheatmung normalerweise nicht unterschritten, und das bei jedem Atemzug transportierte Luftvolumen beträgt unter physiologischen Bedingungen nicht mehr als etwa einen halben Liter.

Beim Sprechen findet eine raschere Einatmung statt, und die Dauer der Exspirationsphase wird erheblich verlängert. Dies ermöglicht es, auch längere Phrasen ohne Unterbrechung durch Inspirationspausen zu sprechen und erleichtert es den Hörern, gesprochene Texte nach Sinneinheiten zu gliedern. Das Atemzugvolumen bei der Einatmung umfasst beim Sprechen etwa das Doppelte des Ruheatmungsvolumens. Bei lautem Sprechen wird ein größeres Luftvolumen eingeatmet als bei normaler oder geringer Sprechlautstärke. Im Unterschied zur Ruheatmung sind am Inspirationsvorgang beim Sprechen neben dem Zwerchfell auch die externen und die interchondralen Abschnitte der internen Zwischenrippenmuskeln beteiligt, deren Kontraktion zu einer Anhebung des Brustkorbs führt. Durch gleichzeitige Kontraktion der abdominalen Muskulatur wird ein festes „Widerlager" und damit eine Stabilisierung für die Zwerchfellaktivität geschaffen.

Die Ausatmung verläuft beim Sprechen in einem komplizierten Zusammenspiel passiver Vorgänge mit aktiver Kontrolle der thorakalen und

---

[1] Ruheatmung in diesem strengen Sinne liegt nur in Tiefschlafphasen, unter leichter Narkose oder bei manchen Patienten mit einem Locked-in-Syndrom vor (Heywood et al. 1996). Im Wachzustand wird das Atmungsmuster immer durch motorische, perzeptuelle, kognitive oder emotionale Prozesse beeinflusst.

abdominalen Muskeln. Nach Hixon u. Hoit (2005) müssen, außer bei sehr leisem Sprechen, die passiven Ausatmungskräfte fast immer durch zusätzliche Exspirationskräfte unterstützt werden, um den erforderlichen respiratorischen Druck zu erzeugen. Lediglich bei sehr tiefer Einatmung muss in der Anfangsphase der Exspiration das Entweichen des Luftstroms durch ein nur langsames Nachlassen der Kontraktion der Inspirationsmuskulatur gebremst werden. Im Verlauf der Exspirationsphase sinkt der Beitrag der passiven Rückstellkräfte immer mehr ab und das Ausmaß an aktiver Exspirationskraft muss kontinuierlich erhöht werden, um einen relativ konstanten und ausreichend hohen Ausatmungsstrom zu gewährleisten. Dabei werden hauptsächlich die interossealen Abschnitte der internen Zwischenrippenmuskeln und die Abdominalmuskulatur tätig.

Bei der Sprechatmung kann – im Unterschied zur Ruheatmung – unter physiologischen Bedingungen die Atemmittellage geringfügig unterschritten werden. Die exspiratorische Reserve wird dann genutzt, wenn eine Phrase nicht auf den normalen Exspirationszyklus zu Ende gesprochen werden kann und der Sprecher eine Unterbrechung des Redeflusses durch vorzeitiges Einatmen verhindern möchte. Auf diese Weise können es gesunde Sprecher in den allermeisten Fällen vermeiden, Bedeutungseinheiten der Rede durch Einatmungspausen zu unterbrechen. Vielen Patienten mit einer Dysarthrie gelingt dies nicht mehr: sie sprechen sehr häufig „auf Restluft" und atmen mitten in einer Phrase oder sogar im Wort ein.

Sprechen ist mit einer willkürlichen Veränderung des stereotypen Musters der metabolischen Atmung verbunden; die Erfordernisse des Gasaustauschs und der Kommunikation stehen gewissermaßen in Konkurrenz zueinander. Längeres Sprechen führt zu Hyperventilation. Wenn wir unter körperlicher Anstrengung (Treppensteigen, Radfahren) sprechen, diktiert der erhöhte Sauerstoffbedarf eine Anpassung des Sprechatmungsmusters. Bei Patienten, die neben einer Dysarthrie noch ein motorisches Problem, z.B. beim Gehen, haben, wirken sich solche Anstrengungsfaktoren vermutlich noch drastischer aus. Eine sehr ausführliche Darstellung der Physiologie der Sprechatmung findet sich bei Hixon u. Hoit (2005) und Hoit et al. (1990).

! **Die Adaptivität der Sprechatmung**
Die Sprechatmung ist ein anschauliches Beispiel für die hohe Adaptivität der Sprechmotorik. Die vielen beteiligten Muskeln sind in ihrem Zusammenwirken differenziert aufeinander abgestimmt: Das Kontraktionsmuster passt sich während des Ausatmungsvorgangs dynamisch an die Änderung der physikalischen Bedingungen an. Es variiert in Abhängigkeit von der Körperhaltung (Sitzen, Stehen, Liegen), vom Luftverbrauch während des Sprechens (stimmlose Konsonanten sind mit höherem Luftverlust verbunden als stimmhafte), von kommunikativen Erfordernissen (lautes vs. leises Sprechen), von linguistischen Bedingungen (Einatmung an Phrasen- oder Satzgrenzen, Betonungsmuster) oder von kognitiven Anforderungen (Lesen eines Textes vs. freie Rede vs. Nachsprechen etc.). Das motorische „Geschick", das sich in dieser Adaptivität zeigt, ist eine spezifisch menschliche Errungenschaft, die im Laufe der Sprachentwicklung erst relativ spät ausreift (Boliek et al. 2009). Die für Erwachsene typischen Muster stellen sich erst im Alter von etwa 10–16 Jahren ein (Hoit et al. 1990).

Laryngealer Funktionskreis

Der **Kehlkopf** besteht aus einem Knorpelgerüst mit dem Ringknorpel, dem Schildknorpel und den paarigen Stellknorpeln, sowie aus „Nebenknorpeln" und dem Kehldeckel (Epiglottis, unpaarig). Der Ringknorpel bildet den oberen Abschluss der Trachea, die pyramidenförmigen Aryknorpel sitzen im hinteren Kehlkopfbereich mit ihrer glatten, konkaven Unterfläche auf dem Ringknorpel auf, und der kräftige Schildknorpel schließt das Kehlkopfgerüst oberhalb des Ringknorpels nach vorne ab. Die Kehlkopfknorpel sind durch die intrinsischen Kehlkopfmuskeln miteinander verbunden und gegeneinander beweglich (Tab. 2.2). Die extrinsischen Kehlkopfmuskeln verbinden den Kehlkopf mit knöchernen Strukturen des Schädels, des Thorax und des Schultergürtels und bilden die „Aufhängung" des Vokalisationsorgans im Hypopharynx. Illustrative Darstellungen des Kehlkopfgerüsts und der laryngealen Muskulatur finden sich in Atlanten zur Anatomie des Kopfes (z.B. Schünke et al. 2006).

Eine wichtige Vitalfunktion der Kehlkopfmuskulatur besteht darin, durch Kontraktion der Adduktoren und das Absenken der Epiglottis einen Verschluss zu bilden und dadurch die unteren Atemwege vor dem Eindringen von Partikeln zu schützen. Dies geschieht reflektorisch, z.B. wäh-

Tab. 2.2 Laryngeale Muskulatur (Jürgens 2002, Simonyan u. Ludlow 2007).

Muskeln	Motorische Innervation	Funktion beim Sprechen
intrinsische Kehlkopfmuskeln		
M. thyroarytaenoideus	N. recurrens,	SL-**ad**duktion, -spannung
M. interarytaenoideus	Nucl. ambiguus (X)	SL-**ad**duktion
M. cricoarytaenoideus lateralis		SL-**ad**duktion
M. cricoarytaenoideus posterior		SL-**ab**duktion
M. cricothyroideus	N. laryngeus superior externus, Nucl. ambiguus (X)	Dehnung und Spannung der SL
extrinsische Kehlkopfmuskeln		
M. thyrohyoideus	Ansa cervicalis, Vorderhornzellen des Zervikalmarks (C1, C2)	Stabilisierung des Schildknorpels, vor allem bei extremen Tonhöhen- und Lautstärkeänderungen; Kehlkopfabsenkung und -anhebung
M. sternothyroideus		
M. sternohyoideus		

rend des Schluckvorgangs. Die laryngeale Sphinkterfunktion ist auch als „Widerlager" bei Austreibvorgängen (z. B. beim Geburtsvorgang) und zur Druckerzeugung beim Abhusten von vitaler Bedeutung.

Beim Sprechen dient die laryngeale Muskulatur der Erzeugung des Stimmtones oder eines Flüstergeräusches (Phonation). Bei der stimmhaften Phonation werden die Stimmlippen adduziert, und durch den Aufbau eines Exspirationsdruckes unterhalb der Glottis wird eine periodische Stimmlippenschwingung in Gang gesetzt. Bei jedem Schwingungszyklus entsteht an der Glottis ein kurzzeitiger Luftstoß, der durch seine periodische Wiederholung die Luftsäule im Mundraum zu einer obertonreichen Schwingung anregt. So entsteht der stimmhafte Sprachschall.

Die „aktiven" Anteile dieses Vorgangs bestehen lediglich in der Aufrechterhaltung eines möglichst konstanten Exspirationsstromes durch die Atmungsmuskulatur (s.o.) und der Kontrolle des Spannungszustandes und der Adduktionsstellung der Stimmlippen. Der Schwingungsvorgang selbst ist dann das Resultat rein physikalischer Mechanismen, nämlich aerodynamischer Gesetze (Druckaufbau, Bernoulli-Effekt) und passiver „Rückstellkräfte" der Kehlkopfmuskeln, weshalb man auch von der „myoelastisch-aerodynamischen Theorie der Phonation" spricht.

Beim Sprechen wechseln sich stimmhafte Laute (Vokale, stimmhafte Konsonanten) und stimmlose Konsonanten in rascher Folge ab. Um dies zu realisieren, müssen wir sehr schnell und zielgenau die adduzierte Glottiskonfiguration durch „Entstimmungsgesten", also kurze Abduktionsbewegungen, unterbrechen und ebenso rasch wieder in die für die stimmhafte Phonation erforderliche Stimmlippenposition zurückfinden. Diese kurzen Entstimmungsgesten werden vermutlich höchst ökonomisch und adaptiv ausgeführt: Da durch die konsonantische Engebildung an den Artikulatoren der transglottale Luftstrom gebremst wird, genügt meist eine nur geringfügige Öffnung der Glottis, um den Schwingungsvorgang zum Erliegen zu bringen, eine ebenso geringfügige erneute Adduktion führt zum Wiedereinsetzen des Stimmtones.

> Dieses Prinzip liefert eine Erklärung, warum Patienten mit schweren Artikulationsstörungen oft durchgängig stimmhaft sprechen (die Phonation „durchschleifen"): Wenn bei der Konsonantenartikulation wegen unvollständiger Verschlussbildung oder wegen eines velopharyngealen „Lecks" der Luftstrom nicht mehr ausreichend gebremst wird, bleibt der beschriebene Druckabfall an der Glottis aus und die gewohnten kleinen Abduktionsbewegungen reichen nicht mehr aus, um die Stimmlippenschwingungen zu stoppen. Diese Patienten müssten wesentlich größere Abduktionsbewegungen ausführen, um stimmlose Konsonanten zu realisieren. Dadurch würde für sie das Sprechen aber noch mühsamer und langsamer, und der Luftverlust würde sich durch die langen Öffnungsphasen der Glottis noch erhöhen.

Die Adduktionsbewegung wird durch Kontraktion der Mm. Cricoarytaenoideus lateralis, Arytaenoideus und Thyroarytaenoideus vollzogen, wobei die Aryknorpel gekippt und zusammengeführt und damit die Stimmlippen aneinander gelegt werden. Die Stimmlippenadduktoren zeichnen sich durch äußerst schnelle Muskelfasern aus, was den raschen Wechsel zwischen stimmlosen und stimmhaften Sprachlauten begünstigt (Simonyan u. Ludlow 2007). Die Abduktionsbewegung bei der Entstimmung wird durch Kontraktion des M. Cricoarytaenoideus posterior bewirkt. Die motorische Innervation dieser Muskeln erfolgt über Äste des Vagusnervs (N. X), nämlich den N. recurrens und den N. laryngeus superior externus, die beide ihren Ursprung im X. Hirnnervenkern, dem Nucl. ambiguus, haben (Tab. 2.2).

Zusätzlich zu den Ad- und Abduktionsbewegungen während des Sprechens ist es außerdem wichtig, die Spannung der Stimmlippen so zu kontrollieren, dass die Stimme während der kurzen vokalischen Phasen natürlich klingt und keine inadäquaten Tonhöhensprünge vollzieht, und dass die Intonation einem linguistisch angemessenen Verlauf folgt. Dies geschieht in erster Linie durch die Mm. cricothyroideus und thyroarytaenoideus, aber auch durch extrinsische Kehlkopfmuskeln (Tab. 2.2).

Das Phonationsorgan artikuliert beim Sprechen also mit und ist daher immer in Aktion. Die Kontrolle des Stimmtons während des Sprechens unterliegt aus den beschriebenen Gründen daher ganz anderen Anforderungen, als beispielsweise während einer Vokalhalteaufgabe, bei der über einen längeren Zeitraum eine konstante Adduktionsspannung aufrecht erhalten werden muss (Kap. 6).

Velopharyngealer Funktionskreis

Das **Gaumensegel** (Velum) bildet den Abschluss des Nasopharynx gegenüber dem Oro- und Laryngopharynx. Es besteht aus dem weichen Gaumen und der Uvula (Zäpfchen). Ein flaches Sehnenstück dient als Einrahmung des weichen Gaumens und als Ansatzstelle der velaren Muskeln. Der velopharyngeale Mechanismus beruht auf dem Zusammenwirken von 5 Muskelpaaren, einem intrinsischen und 4 extrinsischen (Tab. 2.3). Diese werden danach eingeteilt, ob sie das Velum anheben oder senken.

Die *Uvula* ist der einzige intrinsische Muskel des Velums. Seine Kontraktion versteift das Velum, wodurch es gegen die Kräfte der extrinsischen velaren Muskeln stabilisiert wird sowie schnelle und präzise Bewegungen ermöglicht. Die Uvula wird durch den pharyngealen Ast des Vagusnervs über den Plexus pharyngeus innerviert, der seinen Ausgang im Nucl. ambiguus des Hirnstamms hat.

Der *M. levator veli palatini* gilt als hauptverantwortlicher Muskel für den Verschluss der velopharyngealen Pforte. Dieser Muskel setzt am Schläfenbein, oberhalb der sagittalen Mittellinie des Velums an und bildet eine Schlinge durch das Velum hindurch. Bei Kontraktion des M. levator veli palatini hebt sich das Velum an und verlagert sich nach superior und posterior. Die motorische Innervation erfolgt über den kranialen Abschnitt des N. accessorius spinalis (XI), der zusammen mit dem N. vagus (X) und dem N. glossopharyngeus den Plexus pharyngeus bildet. Die sensorische Innervation läuft vorrangig über Fasern des N. trigeminus (V), N. facialis (VII) und N. glossopharyngeus (IX).

Der *M. tensor veli palatini* hat seinen oberen Ansatz an der mittleren Pterygoideusplatte und haftet seitlich an den beiden Tuben. Seine Muskel-

Tab. 2.3 Velopharyngeale Muskulatur (Jürgens 2002).

Muskeln	Motorische Innervation	Funktion beim Sprechen
M. levator veli palatini	Plexus pharyngeus, Nucl. ambiguus (X)	Anhebung des Gaumensegels
M. tensor veli palatini	N. mandibularis, Nucl. motor. n. trigemini (V$_3$)	Versteifung des Gaumensegels
M. palatopharyngeus	N. accessorius, R. cranial. (XI), Nucl. ambiguus (X)	Verengung des Pharynx
M. palatoglossus	N. accessorius, R. cranial. (XI), Nucl. ambiguus (X)	Absenken des Gaumensegels
M. uvulae	Plexus pharyngeus, Nucl. ambiguus (X)	Versteifung des Gaumensegels

fasern bündeln sich an einer Sehne, die sich um den Hamulus pterygoideus wickelt und medial verlaufend die anteriore Aponeurosis palatini bildet. Entsprechend dem komplizierten Verlauf werden diesem Muskelpaar mehrere Funktionen zugeschrieben: Er spannt den vorderen Teil des Velums, hebt oder senkt es und erweitert die Tube. Motorisch innerviert wird er vom mandibulären Ast des N. trigeminus (V).

Der *M. palatopharyngeus* bildet mit seinen langen dünnen inneren Fasern den muskulären Anteil der hinteren Gaumenbögen. Er zieht vom Velum herab, wobei seine äußeren Fasern mit dem M. constrictor pharyngis verflochten sind, bevor sie an den pharyngealen Wänden enden. Eine Kontraktion dieses Muskels führt zu einem Einrücken der pharyngealen Wände und damit einer Verengung des Schlundes. Die neuronale Versorgung geschieht durch den kranialen Teil des N. accessorius (XI) über den Plexus pharyngeus.

Die Fasern des *M. palatoglossus* beginnen im Velum und ziehen zu beiden Seiten herab, wo sie seitlich in die Zungenränder einmünden und so die vorderen Gaumenbögen formen. Der M. palatoglossus kann sowohl das Öffnen des velopharyngealen Sphinkters als auch die Anhebung der Hinterzunge unterstützen. Die Innervation ist die gleiche wie die des M. palatopharyngeus.

Der *M. constrictor pharyngis superior* zählt nicht mehr zu den velaren Muskeln, ist aber am velaren Funktionsmechanismus beteiligt. Er besteht aus mehreren Faserbündeln, von denen vor allem die Pars pterygopharyngea aktiv am velopharyngealen Verschluss beteiligt zu sein scheint. Die Fasern verlaufen breit gefächert horizontal an der Oberfläche des Pharynx in Höhe des Velums, der Zunge und des Unterkiefers. Ihre Kontraktion lässt die seitliche und hintere Rachenwand hervortreten. Die Innervation erfolgt durch den N. vagus (X) über den Plexus pharyngeus.

Die wesentliche Aufgabe des Velums besteht darin, die Verbindung von Mund- und Nasenraum zu öffnen oder zu verschließen, um damit so unterschiedliche Vorgänge wie die Nasenatmung, Saugen und Schlucken, Husten und Würgen oder die Belüftung des Mittelohres zu unterstützen.

> Die Gaumensegelfunktion beim Sprechen beinhaltet eine Anhebung während der Phonation und bei der Artikulation „oraler" Sprachlaute und eine Absenkung bei der Artikulation der nasalen Laute; im Deutschen sind das die 3 Konsonanten [m], [n] und [ŋ]. Die Gaumensegelanhebung bewirkt, dass der große nasale Resonanzraum akustisch vom Mundraum „entkoppelt" und damit die nasale Resonanz unterdrückt wird. Je nach dem Grad der Absenkung des Velums und dem Grad der Kieferöffnung wird der Sprachschall durch nasale Resonanz beeinflusst. Bei verschlossenem Mundraum und abgesenktem Gaumensegel (wie etwa bei [m] oder [n]) dominiert der nasale Klang. Im Übrigen hebt sich das Gaumensegel nicht nach dem Alles-oder-nichts-Prinzip; die Bewegungen werden vielmehr sehr sparsam und effizient dosiert. Der Grad der Anhebung variiert mit den verschiedenen Lautklassen, entsprechend der Reihenfolge: Nasale – offene Vokale – geschlossene Vokale – Plosive und Frikative – orale Konsonantenfolgen.

Linguo- und labiomandibulärer Funktionskreis

Die Funktion der „primären Artikulatoren", also der **Zunge** und der **Lippen**, zeichnet sich dadurch aus, dass sie beim Sprechen in enger „Kooperation" mit der Unterkiefermuskulatur koordiniert wird. Zunge und Unterlippe sind mechanisch mit dem Unterkiefer verbunden, sodass sich jede Unterkieferbewegung unmittelbar auf diese Organe überträgt und daher die Bewegungsfunktionen von Zunge und Unterkiefer bzw. von Lippen und Unterkiefer flexibel aufeinander abgestimmt werden müssen. Wir sprechen daher von einem linguomandibulären und einem labiomandibulären Funktionskreis.

Kiefermuskulatur

Die Kiefermuskulatur hat ihre primäre Funktion bei der Nahrungsaufnahme, nämlich beim Saugen des Neugeborenen und beim Kauen. Die größte Bewegungsauslenkung des Unterkiefers besteht in einer Rotation um das Kiefergelenk, die zu einer Anhebung bzw. Absenkung des Unterkiefers beim Mundschluss bzw. der Mundöffnung führt. Die Anhebung wird durch eine Kontraktion dreier Muskeln bewirkt:
- des kräftigen *M. masseter*, der vom Jochbein zum Kieferknochen zieht,
- des vom Schläfenbein zum Unterkiefer ziehenden *M. temporalis*,

- des von der Schädelbasis zum vertikal aufsteigenden Teil des Kieferknochens ziehenden *M. pterygoideus medius*.

Diese Muskulatur ist auch in Ruhe aktiv, um eine Kieferabsenkung durch die Schwerkraft zu verhindern. Der Unterkiefer kann auch seitlich bewegt und nach vorne verschoben werden. Für diese Bewegungen ist neben den genannten Muskeln der M. pterygoideus lateralis verantwortlich, der ebenfalls von der Schädelbasis horizontal in den hinteren oberen Anteil des Kieferknochens zieht. Dieser Muskel kann daneben auch die durch die Schwerkraft begünstigte Kieferöffnungsbewegung unterstützen. Weitere, weniger kräftig ausgebildete Kiefersenker sind die Mm. geniohyoideus, digastricus (pars anterior) und mylohyoideus, die alle von der Innenseite des Unterkiefers zum Zungenbein ziehen.

Die motorische Innervation der Kiefermuskulatur geschieht durch den mandibulären Ast des N. trigeminus (N. V_3), der im motorischen Trigeminuskern in der Brückenformation des Hirnstamms seinen Ausgang hat. Eine Ausnahme bildet der an der Kieferabsenkung beteiligte M. digastricus, der vom Fazialisnerv mitversorgt wird (Tab. 2.4).

Für die Artikulation sind ausschließlich die Öffnungs- und Verschlussbewegungen und die tonische Stabilisierung des Unterkiefers von Bedeutung. Bei normalem Artikulieren werden nur sehr eingeschränkte Kieferbewegungen unter geringem Kraftaufwand ausgeführt. Der größte Öffnungswinkel ist für die Bildung des Vokals /a/ erforderlich, etwas geringere Winkel für die weniger offenen Vokale (z. B. /i/ und /e/) und der geringste Winkel bei der Konsonantenartikulation, insbesondere der bilabialen Verschlussbildung für die Konsonanten /m/, /b/ und /p/. Die „großen" Kieferhebermuskeln, Mm. temporalis und masseter, kommen dabei nicht zum Einsatz – sie dienen vermutlich eher der Stabilisierung der Unterkieferkonfiguration als „Widerlager" für die phasischen Artikulationsbewegungen. Die Unterkieferanhebung bei der Artikulation wird nahezu ausschließlich durch den M. pterygoideus medialis, die Öffnungsbewegung durch den M. digastricus bewirkt. Darin unterscheidet sich die Unterkiefermotorik der Artikulation deutlich von der des Kauens (Smith 2006). In Kapitel 7 wird in Zusammenhang mit der Dysarthrietherapie häufig davon die Rede sein, wie die Halte- und Widerlagerfunktion des Unterkiefers beeinflusst werden kann.

Zunge

Die Zunge wird als das wichtigste Artikulationsorgan angesehen, da sie an der Bildung aller Vokale und der meisten Konsonanten beteiligt ist. Im Unterschied zu den meisten Gliedmaßenmuskeln bewirkt die Zunge keine Gelenkbewegungen. Kontraktionen der Zungenmuskulatur führen vielmehr zu Verformungen des Zungenkörpers selbst und zu Verlagerungen seiner Masse innerhalb des Mundraumes. Man nennt solche Muskeln auch muskuläre Hydrostaten.

Die Zunge wird grob anatomisch unterteilt in die Zungenspitze, das Zungenblatt, den Zungenrücken und die Zungenwurzel. Sie besteht zum größten Teil aus Muskelgewebe. Die Zungenmuskeln zeichnen sich durch eine hohe Kontraktionsgeschwindigkeit und eine geringe Ermüdbarkeit aus (Sawczuk u. Mosier 2001).

Man unterscheidet intrinsische und extrinsische Zungenmuskeln (Tab. 2.5). Die intrinsischen Muskeln haben ihren Ausgang und ihre Endigung im Muskelgewebe der Zunge selbst. Durch Kon-

Tab. 2.4 Kiefermuskulatur (Jürgens 2002).

Muskeln	Motorische Innervation	Funktion beim Sprechen
M. digastricus	N. facialis, Nucl. facialis (VII)	Kieferabsenkung
M. mylohyoideus	N. mandibularis, Nucl. motor. N. trigemini (V_3)	
M. pterygoideus lateralis	N. mandibularis, Nucl. motor. N. trigemini (V_3)	
M. geniohyoideus	N. hypoglossus, Vorderhorn C1, C2	
(M. temporalis)	N. mandibularis, Nucl. motor. N. trigemini (V_3)	Kieferanhebung
(M. masseter)		
M. pterygoideus medius		

traktion dieser Muskeln lässt sich der Zungenkörper auf vielfältige Weise verformen.

Zu den **intrinsischen** Muskeln zählen:
- die vertikalen Fasern des *M. verticalis*, die bei Kontraktion die Zunge flach und breit formen;
- der *M. longitudinalis inferior*, der in der Tiefe des Zungengewebes das Zungenblatt mit dem Zungengrund verbindet und bei Kontraktion die Zungenspitze absenkt und der Zunge eine konvexe Form gibt;
- der an der Oberfläche in Längsrichtung verlaufende *M. longitudinalis superior*, der bei Kontraktion die Zunge verkürzt und die Zungenspitze anhebt;
- der *M. transversus*, dessen Fasern senkrecht zur Mittelinie in Horizontalrichtung verlaufen und bei Kontraktion zu einer Anhebung der Zungenränder und zu einer Verengung und Verlängerung der Zunge führen.

Die **extrinsischen** Zungenmuskeln verbinden die Zunge mit dem Unterkiefer (M. genioglossus), dem Schläfenbein (M. styloglossus), dem harten Gaumen (M. palatoglossus) und dem Zungenbein (M. hyoglossus). Ihre Kontraktion führt zu einer Verlagerung der Zunge nach vorne oder hinten, oben oder unten, oder in seitlicher Richtung. Der M. genioglossus strahlt fächerförmig vom Kieferknochen in die Zunge ein und hat einen großen Anteil an der Masse des Zungenkörpers. Kontraktion der vorderen Faseranteile des Genioglossus bewirkt eine Absenkung und Retraktion, die der hinteren Faseranteile eine Anhebung und Protrusion. Der M. styloglossus, der seitlich in den Zungenkörper einstrahlt und die Zunge mit dem Schläfenbein verbindet, hebt bei Kontraktion die Zungenränder an und retrahiert den Zungenkörper. Der M. hyoglossus, der am Zungenbein ansetzt und als Teil der Zungenwurzel in den hinteren Anteil der Zunge einstrahlt, retrahiert die Zunge und senkt die Zungenränder seitlich ab. Der M. palatoglossus verbindet den hinteren Anteil der Zunge mit dem Gaumen und bewirkt, antagonistisch zum M. hyoglossus, eine Anhebung des Zungenrückens.

Die motorische Innervation der intrinsischen und extrinsischen Zungenmuskeln wird ausschließlich durch den im Hypoglossuskern der Medulla oblongata entspringenden zwölften Hirnnerv, den N. hypoglossus, besorgt (Tab. 2.5).

Die primäre motorische Funktion der Zunge besteht in der Manipulation und im Transport der Nahrung beim Kauen und Schlucken. Zungenbewegungen sind aber auch bei der Atmung, beim Husten oder Gähnen und bei anderen oral-motorischen Aktivitäten zu beobachten (Sawczuk u. Mosier 2001). Die Zunge ist ferner auch unser Geschmacksorgan. Außerdem kann sie sehr flexibel zur Reinigung des Mundraums und der Lippen von Fremdkörpern oder Speiseresten eingesetzt werden.

Die Beteiligung der verschiedenen Zungenmuskeln an der Artikulation ist ein komplexes Geschehen. Beispielsweise ist der M. genioglossus hauptsächlich an der Bildung der hohen Vorderzungenvokale (/i/, /e/) beteiligt während der

Tab. 2.5 Zunge (Jürgens 2002).

Muskeln	Motorische Innervation	Funktion beim Sprechen
Intrinsische Zungenmuskeln		
M. longitudinalis superior M. longitudinalis inferior M. transversus M. verticalis	N. hypoglossus, Nucl. hypoglossus (XII)	Anhebung/Absenkung der Zungenspitze, Anhebung oder Absenkung der Zungenränder, Verkürzung oder Abflachung der Vorderzunge
Extrinsische Zungenmuskeln		
M. genioglossus M. hyoglossus M. styloglossus	N. hypoglossus (XII), Nucl. hypoglossus	Protrusion/Retraktion und Anhebung/Absenkung des Zungenkörpers
M. palatoglossus	N. accessorius (XI), Nucl. ambiguus	

M. hyoglossus den Zungenrücken für die Bildung der tiefen Vokale (z. B. /a/) absenkt. Zur Bildung und anschließenden Lösung eines alveolaren Verschlusses durch die Vorderzunge (/d/, /t/, /n/) ist abwechselnd eine Konstriktion des oberen und des unteren Longitudinalmuskels erforderlich, während die Anhebung des Zungenrückens für /g/, /k/, /x/ durch eine vereinte Aktivität der Mm. styloglossus und palatoglossus erzielt wird, die nachfolgende Absenkung durch eine Kontraktion des M. hyoglossus. Eine noch komplexere und vor allem sehr präzise Muskelaktivität ist schließlich für Laute wie den Frikativ /s/ erforderlich, wo das Zungenblatt an den harten Gaumen angehoben und dabei zu einer zentralen Furche verformt werden muss. Die Anhebung wird wiederum durch den M. genioglossus erreicht, die Verformung der Zunge durch den M. styloglossus und den unteren Longitudinalmuskel. Gerade diese Feinabstimmung der Zungenkonfiguration kann schon durch geringfügige sprechmotorische Beeinträchtigungen empfindlich gestört sein.

Periorale Muskulatur

Die Muskulatur der unteren Gesichtshälfte, also die den Mund umgebende (periorale) Muskulatur, hat ihre primäre Funktion ebenfalls in der Nahrungsaufnahme, daneben aber auch im mimischen Ausdruck, beim Menschen z. B. beim Lachen oder Weinen. Beim Sprechen trägt die periorale Muskulatur – zusammen mit der Kiefermuskulatur – zum Verschluss bzw. zum Öffnen des Mundes bei labialen Konsonanten bei, aber auch zur Verlängerung bzw. Verkürzung des Vokaltrakts durch Protrusion bzw. Spreizung der Lippen. Der Hauptanteil der perioralen Muskulatur wird durch den Ringmuskel M. orbicularis oris gebildet, der bei Kontraktion eine Lippenrundung und -protrusion bewirkt, aber auch an der Lippenschlussbewegung beteiligt ist. Rundung und Protrusion werden z. B. für die Artikulation der gerundeten Vokale /y/, /ø/, /u/ und /o/ benötigt, Lippenschluss für die Verschlusslaute /m/, /b/ und /p/. Weitere für die labiale Artikulation wichtige Muskeln sind die seitlich in die Lippen einstrahlenden Mm. risorius und buccinator sowie der M. zygomaticus major. Diese Muskeln spreizen die Lippen, z. B. bei der Bildung der Vokale /i/ und /e/ oder der Frikative /v/ und /f/, wobei die Spreizbewegung bei der Artikulation – wenn überhaupt – sehr gering ausgeprägt ist. Ober- und Unterlippe können auch vertikal durch den M. levator labii superior und den M. depressor labii inferior bewegt werden, z. B. bei der Verschlussbildung für die Konsonanten /m/, /b/ und /p/. Allerdings wird der Hauptanteil dieser Bewegungen durch den M. orbicularis oris und die Anhebung bzw. Absenkung des Unterkiefers besorgt (Tab. 2.**6**).

Die emotionalen mimischen Ausdrucksbewegungen, an denen noch weitere, hier nicht genannte periorale Muskeln beteiligt sind, sind in ihrer Amplitude und der damit verbundenen Muskelaktivität oft weit ausgeprägter und dabei auch stereotyper als die artikulatorischen Mundbewegungen. Die gesamte Muskulatur der unteren Gesichtshälfte wird motorisch von den unteren Ästen des N. facialis innerviert, der seinen Ausgang im Fazialiskern in der Brückenregion des Hirnstamms hat.

Tab. 2.**6** Periorale Muskulatur (Jürgens 2002).

Muskeln	Motorische Innervation	Funktion beim Sprechen
M. orbicularis oris	N. facialis, Nucl. facialis (VII)	Lippenrundung, -protrusion
M. zygomaticus		Lippenspreizung
M. buccinator		
M. depressor anguli oris		
M. levator labii superior		Mundöffnung
M. depressor labii inferior		
M. levator anguli oris		Lippenprotrusion
M. mentalis		

Zusammenspiel der Akteure

Wenn wir die Sprechmuskulatur nach Funktionskreisen unterteilen, so ist dies eine Vereinfachung, die den tatsächlichen Verhältnisse nicht wirklich gerecht wird. Zwischen den Funktionskreisen bestehen nämlich zahlreiche anatomische und funktionelle Kopplungen, deren Kenntnis wichtig ist, um die Symptome dysarthrischer Patienten und die in Kapitel 7 beschriebenen Behandlungsansätze zu verstehen.

!
Anatomische Kopplungen zwischen den Funktionskreisen: Die Mechanik des Sprechens
- Wie beschrieben, ist der Zungenkörper mechanisch mit dem Unterkiefer verbunden, Gleiches gilt für die Unterlippe. Bei geringer Kieferöffnung ist der Bewegungsraum von Zunge und Lippen eingeschränkt, sodass geringfügige Bewegungsamplituden ausreichen, um Verschlüsse zu bilden oder Friktionsgeräusche zu erzeugen. Umgekehrt müssen bei großer Kieferöffnung die Artikulatoren „weite Wege gehen", um die Konsonantenartikulation zu bewerkstelligen. Zu geringe und zu weite Kieferöffnung treten häufig als primäre oder als kompensatorische Symptome dysarthrischer Störungen auf und haben entsprechende Auswirkungen auf Zungen- und Lippenbewegungen (Kap. 7).
- Die Zunge ist über das Zungenbein mit der extrinsischen Kehlkopfmuskulatur verbunden, was aus rein anatomischen Gründen dazu führen kann, dass sich Änderungen der Zungenposition auf die Lage des Kehlkopfs und damit auch auf den Spannungszustand der Stimmlippen übertragen. So ist es z.B. zu erklären, dass Vokale mit hoher Zungenlage meist mit einer etwas höheren Sprechstimme (Grundfrequenz) gesprochen werden als etwa der offene Vokal /a/, weil durch die Anhebung der Zunge der Kehlkopf etwas gekippt und die Stimmlippen gespannt werden („intrinsische Tonhöhe"). Aus demselben Grund klingt die Stimme bei Patienten mit einer Dysphonie bei hohen Vokalen oft weniger rau, da die höhere Grundspannung der Stimmlippen einen regelmäßigeren Schwingungsablauf fördert.
- Die Zunge ist über den M. palatoglossus an den nasopharyngealen Verschlussmechanismus gekoppelt. Ein Ergebnis dieser Kopplung könnte sein, dass offene Vokale meistens mit einer größeren Velumabsenkung verbunden sind als geschlossene Vokale oder Konsonanten.
- Das Funktionieren der intrinsischen Kehlkopfmuskulatur ist von einer stabilen Haltefunktion der äußeren Kehlkopfmuskeln abhängig, die ein Widerlager für die Ab- und Adduktionsmanöver und die Spannungsveränderungen der Stimmlippen darstellen. Die Kopplung dieses Halte- und Stützapparats an Zungen- und Kieferbewegungen über die Mm. thyrohyoideus und mylohyoideus wurde bereits erwähnt. Eine ähnliche Kopplung besteht mit thorakalen Strukturen, vor allem mit dem Brustbein, und zwar in erster Linie über die Mm. sternothyroideus und sternohyoideus. Auf diesem Weg kann sich eine Fehlhaltung des Oberkörpers nicht nur auf die Atmung, sondern auch auf die Kehlkopffunktion auswirken (Kap. 7).

!
Funktionelle Kopplungen zwischen den Funktionskreisen: Die Pneumatik des Sprechens
- Sprechatmung und **Phonation** interagieren durch aerodynamische Prozesse: Zum einen hängt der Schwingungsvorgang der Stimmlippen bei der stimmhaften Phonation entscheidend vom respiratorischen Anblasedruck ab; ist dieser zu gering, kann es rasch zu einer Unterbrechung des Schwingungsablaufs, also zu Entstimmungen oder Stimmabbrüchen kommen. Ist umgekehrt der Anblasedruck zu hoch, kommt es zu erhöhter Sprechlautstärke oder zu einem kompensatorischen laryngealen Pressen. Was in diesen Fällen als Stimmstörung erscheint, wird also eigentlich durch ein respiratorisches Problem verursacht.
Zum andern wird die Dauer der Exspirationsphase beim Sprechen von der Qualität des Glottisschlusses bei der Phonation beeinflusst; bei unvollständigem Glottisschluss, etwa infolge einer Stimmlippenparese, entweicht die Atemluft sehr rasch und die Exspirationsphase verkürzt sich. Hier wird also auf der Oberfläche ein Sprechatmungsproblem hörbar, hinter dem eigentlich aber eine laryngeale Ursache steckt.
- In ähnlicher Weise interagiert die Sprechatmung mit der **Artikulation**: So hängen die Artikulationsschärfe von Plosiven und Frikativen oder die Vibration von Zungenspitze oder Uvula bei der Bildung von /r/ oder /ʀ/ entscheidend vom oralen Luftstrom ab; ist dieser nicht ausreichend kräftig, können kein deutliches Plosions- oder Friktionsgeräusch und keine Oszillation von Uvula oder Zungenspitze entstehen. Die Artikulationsschärfe ist dadurch verringert, obwohl die primäre Ursache dieses Artikulationsproblems im verringerten Anblasedruck zu finden ist. Umgekehrt kann eine Reduktion der Verschlusskraft bei der Bildung der Plosive und der Frikative dazu führen, dass der exspiratorische Luftstrom beim Sprechen zu rasch entweicht, was wiederum zu einer Verkürzung der Exspirationsphase und einer Erhöhung der Einatmungshäufigkeit beim Sprechen führt. Die häufigeren Einatmungen sind dann sekundäre Folge eines artikulatorischen Problems.
- Der velopharyngeale Funktionskreis interagiert funktionell mit Sprechatmung, Phonation und Artikulation. Wenn z.B. infolge einer Gaumensegeldysfunktion Luft vermehrt durch die Nase entweicht, führt dieser

erhöhte Luftverlust zu einer Verkürzung der Exspirationsphasen und zu vermehrten Einatmungspausen. Aus dem gleichen Grund verändern sich auch die Luftströmungsverhältnisse an der Glottis, was dazu führen kann, dass kleine Abduktionsgesten der Glottis nicht mehr zu Entstimmung führen und durchgängig stimmhafte Phonation resultiert (s. o.). Der Versuch, den transnasalen Luftverlust durch erhöhte Glottisadduktion kompensatorisch zu bremsen, führt zu einer veränderten Stimmqualität (laryngeales Pressen). Ein anderes kompensatorisches Manöver kann darin bestehen, die dominierende nasale Resonanz durch eine Vergrößerung des oralen Resonanzraums auszugleichen. Patienten, die diese Strategie verfolgen, sprechen mit stark erhöhter Kieferöffnung, was meist mit bizarren und übermäßigen Zungenbewegungen oder einer stark reduzierten Artikulationsschärfe verbunden ist („offenes Artikulieren").

Die anatomischen und funktionellen Abhängigkeiten zwischen den Funktionskreisen haben zur Folge, dass eine Störung eines Funktionskreises häufig „sekundäre" Störungen eines zweiten Funktionskreises nach sich ziehen kann. Bei dysarthrischen Patienten sind solche Abhängigkeiten die Regel. Um die Symptome dysarthrischer Patienten zu verstehen, müssen wir den Bewegungsvorgang daher als Ganzes betrachten und die wechselseitigen Beeinflussungen von Atmungskontrolle, Kehlkopfkontrolle und Artikulation in Rechnung stellen. In Kapitel 7 werden wir sehen, wie solche Interaktionen die therapeutische Herangehensweise beeinflussen können.

Die Rolle sensorischer Information

In den vorangegangenen Abschnitten haben wir die Sprechorgane ausschließlich in ihren Bewegungsfunktionen beschrieben. Sprechen ist jedoch ein **sensomotorischer** Vorgang; die Steuerung der Sprechbewegungen bezieht also auch die Verarbeitung sensorischer Information ein. Eine wichtige Rolle spielen dabei, wie bei fast allen motorischen Aktivitäten, somatosensorische Afferenzen. Während die Bewegungen der Gliedmaßen außerdem auch zu einem hohen Anteil durch visuelle Verarbeitungsprozesse beeinflusst werden, ist die Sprechmotorik jedoch nicht von visueller Information abhängig. Wenn wir sprechen, bewegen wir uns eher in einer akustischen als in einer visuell-räumlichen Welt. Neben der somatosensorisch-afferenten Information ist für das Sprechen daher die auditive Wahrnehmung der selbst produzierten Äußerungen, die **auditive Reafferenz**, von großer Bedeutung.

Somatosensorische Afferenz

Die Bewegungsvorgänge beim Sprechen sind mit verschiedenen somatosensorischen Ereignissen verbunden, die für die sprechmotorischen Kontrollfunktionen vermutlich bedeutsam sind und die durch verschiedene Rezeptororgane registriert und an das zentrale Nervensystem weiter geleitet werden. Dazu zählen etwa Mechanorezeptoren oder freie Nervenendigungen in der Schleimhaut von Mund- und Rachenraum, die Berührungsreize (z. B. an Zunge oder Gaumen) oder Vibrationsreize (z. B. in den Kehlkopfschleimhäuten) erfassen. Gelenkrezeptoren, die in der Gliedmaßenmotorik eine wichtige Funktion bei der Rückmeldung von Gliedmaßenstellungen erfüllen, spielen in der Sprechmotorik naturgemäß eine geringe Rolle: lediglich die Cricoarytaenoid- und Cricothyroidgelenke und die Kiefergelenke sind mit solchen Rezeptoren ausgestattet. Ein anderes für die Körpermotorik wichtiges sensorisches Organ, das beim Sprechen von geringerer Bedeutung ist, sind die Muskelspindeln. Sie erfassen den Dehnungszustand der Muskelfasern und vermitteln dem Zentralorgan Informationen über den Kontraktionszustand der einzelnen Muskeln. Dehnungsrezeptoren und spiralförmige Nervenendigungen sind nur in einigen der am Sprechen beteiligten Muskelgruppen zu finden. So wird das in der Lunge befindliche Luftvolumen oder der Dehnungszustand von intrinsischen Kehlkopfmuskeln, der Lippen- und Kiefermuskulatur oder einiger Muskeln des Nasopharynx durch solche Rezeptoren erfasst. In den pharyngealen Muskeln, dem Versorgungsbereich des Trigeminus, Glossopharyngeus und Vagus und auch im Levator veli palatini, im Palatopharyngeus und der Uvula finden sich dagegen keine derartigen sensorischen Organe. Muskelspindeln weisen lediglich der Tensor veli palatini sowie einige wenige der Palatoglossus auf.

Die Rolle sensorischer Information

Stattdessen reagieren die verschiedenen in der (Schleim-)Hautoberfläche befindlichen freien Nervenenden und Mechanorezeptoren, mit denen die Oberflächen des Gaumens und des Rachens reichlich ausgestattet sind, auf leichte Berührungen, auf Deformationen, die von Dehnung oder von Muskelkontraktionen herrühren, auf Temperaturänderungen oder auf Vibration. Die Verarbeitung von Berührungsreizen ist von besonderer Bedeutung, da sich die Artikulationsorgane, vor allem die Zunge, auf engstem Raum bewegen und geometrisch komplexe Berührungsreize an den Schleimhäuten von Wangen, Gaumen und Pharynx auslösen. Eine weitere somatosensorische Besonderheit des Sprechbewegungsapparats besteht darin, dass Druck- und Luftstromrezeptoren die aerodynamischen Verhältnisse im Mundraum und an den Lippen erfassen, also z.B. den intraoralen Druck bei der Bildung von Verschlusslauten oder den Luftstrom an artikulatorischen Engstellen, wie bei der Frikativartikulation (Furusawa et al.1992).

Über die Verarbeitung dieser Reize während des Sprechens ist wenig bekannt. Es gibt einige tierexperimentelle Evidenz und wenige klinische Hinweise, wonach somatosensorische Informationen aus dem Kehlkopf oder den Atmungsorganen für die Vokalisation bzw. die Phonation von Bedeutung sind. Einige Versuche haben auch gezeigt, dass durch Leitungsanästhesie des N. trigeminus die Artikulation beeinträchtigt werden kann (Jürgens 2002). Auch experimentelle Beobachtungen, wonach mittels eines Beißblocks oder durch unvorhersagbare mechanische Störungen von Artikulationsbewegungen rasche Kompensationsreaktionen ausgelöst werden konnten[2], wurden immer wieder als Resultat afferenter somatosensorischer Feedbackmechanismen erklärt: Wenn z.B. der Kieferöffnungsgrad durch einen zwischen die Backenzähne geklemmten Beißblock fixiert wird, setzt eine fast unmittelbare Adaptationsreaktion der übrigen Artikulatoren ein, die dazu führt, dass die mit dem Beißblock produzierten Äußerungen akustisch nahezu unverändert gegenüber Äußerungen ohne Beißblock sind. Bei der Interpretation dieser und ähnlicher experimenteller Befunde geht man davon aus, dass die experimentell veränderte geometrische Konfiguration des Vokaltrakts über ein somatosensorisches Feedback zu einer Reorganisation der Artikulation führt, mit dem Ziel, trotz der eingetretenen Veränderung das gewünschte akustische Signal zu produzieren (s.u.). Aus diesem Grund spielt in den meisten neueren Sprachproduktionsmodellen die somatosensorische Afferenz eine wichtige Rolle für die Kontrolle von Sprechbewegungen (Tremblay et al. 2003, Guenther et al. 2006).

> Wenn somatosensorische Afferenzen für die Reorganisationsprozesse bei experimentellen Störungen des Sprechens hirngesunder Versuchspersonen so wichtig sind, dann sind sie das sicher auch für die Wiederherstellung normaler Sprechfunktionen nach einer Hirnschädigung. Ohne regelrechte taktile oder propriozeptive Rückmeldung über die Bewegungen von Artikulationsorganen und Kehlkopf sind dysarthrische Patienten nicht in der Lage, Korrekturprozesse in Gang zu setzen oder therapeutische Instruktionen umzusetzen. Ein besonders drastischer Fall gestörter sensorischer Reafferenz liegt vor, wenn sich infolge einer Gaumensegelinsuffizienz, wie bei einer paretischen Dysarthrie (Kap.5), die intraoralen Druck- und Luftströmungsverhältnisse verändern: Wenn die Luft ungehindert durch die offene velopharyngeale Pforte abfließt, erhalten die Druck- und Luftstromrezeptoren der Mundschleimhaut nicht mehr den gewohnten Input, der beispielsweise den Druckaufbau bei der Plosiv- oder Frikativartikulation zurückmeldet. Diese Veränderungen stehen einem Wiedererlernen der Artikulation im Wege. In Kapitel 7 wird dies ein wichtiges Argument für die therapeutische Maßnahme der Anpassung einer Gaumensegelprothese sein.

Auditive Afferenz

Ein zweiter Wahrnehmungskanal, der für das Sprechen bedeutsam ist, ist die Hörwahrnehmung. Zunächst spielt die auditive Verarbeitung der selbst produzierten Äußerungen natürlich im Spracherwerb eine wichtige Rolle. Man geht davon aus, dass Kinder in der Sprachentwicklung das auditive Feedback ihrer eigenen Äußerungsversuche benutzen, um ihre Lautproduktion an das Erwachsenenmodell anzunähern. Kinder, die mit einer schweren Minderung der Hörfähigkeit geboren wurden, können weder die Äußerungen der Erwachsenen noch ihre eigenen Äußerungen hören und sind daher vom regulären Erwerb der Lautsprache abgeschnitten. Nach abgeschlossenem Spracherwerb spielt diese adaptive Funktion des auditiven Feedbacks zwar eine geringere Rolle, dennoch verwenden auch erwachsene Sprecher

---

[2] Zu diesen Experimenten wird im Abschnitt über motorische Äquivalenz noch Näheres berichtet.

noch auditive Rückkopplungsmechanismen. Dies kann man aus experimentellen Untersuchungen mit verändertem auditivem Feedback herleiten: Wenn der Sprachschall auf dem Weg zum eigenen Ohr technisch manipuliert wird, zeigen Sprecher ein automatisches Adaptations- und Kompensationsverhalten, indem sie ihre Tonhöhe oder Lautstärke nachkorrigieren oder die Vokalartikulation so anpassen, dass sich der erwartete Höreindruck einstellt (Houde u. Jordan 2002). Ein anderer Beleg für die Rolle der auditiven Afferenz kommt aus Untersuchungen von Erwachsenen, die nach Abschluss des Spracherwerbs gehörlos geworden sind: Der Hörverlust erwachsener Sprecher führt nicht nur zu einem Verlust der Kontrollfunktionen für Tonhöhe, Lautstärke und Intonation, sondern längerfristig auch zu Veränderungen bei der Artikulation von Vokalen und Konsonanten (Waldstein 1990). Man geht daher davon aus, dass auditives Feedback auch nach abgeschlossenem Spracherwerb eine wichtige Rolle zur langfristigen Aufrechterhaltung sprechmotorischer Funktionen erfüllt (Perkell et al. 1997). Adaptives Verhalten der Sprechmotorik ist lebenslang wichtig, da wir uns z. B. an die langsamen altersbedingten Veränderungen unserer Sprechorgane anpassen oder kurzfristige Veränderungen – z. B. durch eine Zahnspange oder im höheren Alter durch eine Zahnprothese – kompensieren müssen. Das auditive Feedback führt dazu, dass wir diese allmählichen oder plötzlichen Veränderungen wahrnehmen und unsere Sprechbewegungen automatisch an die neuen Bedingungen anpassen.

Schließlich verwenden wir den auditiven Wahrnehmungskanal auch, um unsere Sprechfehler zu korrigieren. Probanden, die während des Sprechens durch ein Maskierungsgeräusch vertäubt werden, sprechen flüssiger und korrigieren sich weniger häufig (Postma 2000). Vermutlich nutzen auch Patienten mit einer Sprechapraxie den auditiven Kanal intensiv, um ihre Fehler zu korrigieren.

> **!**
> **Auditive Kontrolle des eigenen Sprechens bei Patienten mit Dysarthrie**
> Was geschieht, wenn der auditive „Monitor" – wie das bei dysarthrischen Patienten der Fall sein muss – einen krass veränderten akustischen „Output" zurückmeldet? Ein funktionierender audiomotorischer „Regelkreis" würde, wie wir gesehen haben, versuchen, die gestörten Bewegungsabläufe so zu adaptieren, dass wieder ein akzeptables akustisches Ergebnis zustande kommt. Bei dysarthrischen Patienten scheint dies nicht mehr zu funktionieren; sei es, weil die motorischen Prozesse so sehr „verstellt" sind, dass die natürlichen Adaptationsvorgänge nicht mehr wirksam werden können oder weil der gestörte Sprechbewegungsapparat kein ausreichendes Anpassungspotenzial mehr besitzt oder aber weil die auditiven (und auch die somatosensorischen) Rückmeldemechanismen von der Bewegungskontrolle „abgekoppelt" sind. Eine wichtige klinische Beobachtung ist in diesem Zusammenhang, dass viele dysarthrische Patienten das Ausmaß der Veränderung ihrer Sprechweise gar nicht zu erkennen scheinen oder nicht adäquat bewerten. Von Parkinson-Patienten vermutet man, dass sie, obwohl sie sehr leise sprechen, oft der Meinung sind, ihre Sprechlautstärke sei angemessen. Eine wichtige therapeutische Aufgabe besteht in diesen Fällen darin, sensorische Kontrollprozesse wieder in Gang zu setzen (Kap. 7).

Sprechen, um verstanden zu werden

Meister der Anpassung

Die beschriebenen Beobachtungen über die Rolle sensorisch-afferenter Prozesse beim Sprechen haben zu der Einsicht geführt, dass die Sprechmotorik – wie übrigens alle anderen erlernten Bewegungsfunktionen auch – einer zielorientierten Organisation gehorcht. Die sprechmotorischen Kontrollfunktionen ordnen sich demnach der Erreichung eines Handlungsziels unter – des Ziels, verständliche und natürliche Sprache zu erzeugen.

> **!**
> **Pfeifenraucher, Bauchredner und die motorische Äquivalenz**
> Ein häufig erwähntes Beispiel für diesen Sachverhalt ist das „Pfeifenraucherphänomen" – eine Alltagsvariante des bereits erwähnten Beißblockversuchs: Geübte Pfeifenraucher können, wenn sie ihre Pfeife zwischen die Zähne klemmen, oft nahezu unbeeinträchtigt, jedenfalls sehr verständlich, sprechen. Diese Beobachtung ist, wie die beschriebenen Beißblockbefunde, deswegen bedeutsam, weil man aus ihr ableiten kann, dass wir die Laute unserer Sprache auf vielen verschiedenen Wegen hervorbringen können. Wenn wir mit den Zähnen eine Pfeife festhalten, wird der Unterkiefer fixiert

und alle Beiträge, die normalerweise die Unterkieferbewegungen zur Lautproduktion leisten, müssen durch veränderte Bewegungsabläufe der übrigen Artikulatoren ausgeglichen werden. Dieser Sachverhalt wird durch den Begriff der **motorischen Äquivalenz** beschrieben. Er besagt, dass wir eine motorische „Zielvorgabe" mit ganz unterschiedlichen, in ihrer Funktion aber äquivalenten motorischen Aktionen erfüllen können. Die „Zielvorgaben" für das Sprechen bestehen darin, verständliche Laute, Silben und Wörter hervorzubringen. Der geübte Pfeifenraucher kann diese Ziele auf verschiedenen Wegen – mit frei beweglichem oder mit fixiertem Unterkiefer – gleich gut erreichen. Ein Bauchredner nutzt übrigens dasselbe Prinzip: Er bewegt beim Sprechen seinen Mund so geringfügig, dass wir seine Äußerungen eher den auffälligen Mundbewegungen der Puppe zuschreiben, die er in der Hand hält, als seinem eigenen, scheinbar unbeweglichen Sprechorgan.

Das Prinzip der motorischen Äquivalenz ist natürlich nicht auf die Pfeifenrauchersituation und auf die artifiziellen Bedingungen phonetischer Experimente beschränkt; es wird vielmehr immer ausgenutzt, wenn wir sprechen. Die Bedingungen, unter denen wir Sprechbewegungen ausführen, ändern sich ständig: Wir sprechen im Stehen und Gehen, im Sitzen oder im Liegen, wodurch sich immer wieder neue mechanische Bedingungen für den Bewegungsablauf ergeben (z. B. unterschiedliche Auswirkungen der Schwerkraft auf Kiefer, Gaumensegel und Brustkorb), und wir sprechen, während wir essen oder Kaugummi kauen. Dabei passen sich die Bewegungsvorgänge „automatisch", also ohne unsere bewusste Kontrolle, an die jeweils veränderten Bedingungen an, und zwar immer mit dem Ziel, verständliche und natürliche Sprachlaute zu erzeugen. Es gibt im Übrigen aus phonetischen Untersuchungen viele Belege, wonach wir diese „Freiheitsgrade" des Artikulierens auch unter sonst gleich bleibenden Bedingungen ständig nutzen. So kann z. B. der akustische Effekt der Lippenprotrusion bei gerundeten Vokalen (/u/, /o/, /y/, /ø/) auch mit anderen artikulatorischen Mitteln erzielt werden, nämlich durch Anpassungen der Zungenlage oder eine leichte Absenkung des Kehlkopfs. Auf diese funktionell äquivalenten Möglichkeiten wird immer wieder zurückgegriffen, und sie werden sehr variabel miteinander kombiniert (Guenther et al. 1999). Von dieser hohen Anpassungskunst war bereits im Abschnitt über die Sprechatmung die Rede.

> Die Artikulationsbewegungen für Laute oder Silben vollziehen sich nicht immer gleich, sondern passen sich flexibel an unterschiedliche Gegebenheiten und unterschiedliche Kontexte an. Das Bewegungsziel, also die Erzeugung eines gewünschten Lautes, bleibt konstant, die Wege zu diesem Ziel, also die Bewegungen der Sprechorgane, sind dagegen variabel.

Bewegung im akustischen Raum

Das im vorangegangenen Abschnitt beschriebene Prinzip kann man auch so interpretieren, dass wir uns beim Sprechen nicht in einem visuell-geometrischen Raum bewegen und dort Effekte erzeugen, wie wir das etwa beim Greifen und Zeigen, beim Schreiben oder beim Gehen tun. Vielmehr steuern wir unsere Sprechorgane so, dass wir Effekte in einem „akustischen Raum" erzeugen: die Sprachlaute. So, wie wir uns mit den Händen, Armen und Beinen in einem visuell-geometrischen Raum bewegen, bewegen wir uns mit unseren Sprechorganen in einem „akustischen Raum".

Natürlich lassen sich die Bewegungen von Zunge und Gaumensegel beim Sprechen geometrisch mit den Raumkoordinaten unserer Mundhöhle beschreiben, aber wie wir gesehen haben, sind diese Bewegungsabläufe sehr variabel und dienen eigentlich dem Ziel, die hörbaren Laute und Silben unserer Sprache zu generieren. Man spricht in diesem Zusammenhang auch vom „akustischen Referenzraum" des Sprechens. Wie wichtig die akustische Referenz für uns ist, kann man daran erkennen, dass phonetische Laien meist gar keine bewusste Vorstellung vom räumlich-geometrischen Verlauf von Artikulationsbewegungen haben und eine Instruktion wie „schließen Sie Ihre Glottis" oder „heben Sie Ihr Gaumensegel an" gar nicht befolgen können. Sie sind jedoch sehr wohl imstande, diese Bewegungen auszuführen, wenn sie entsprechende Geräusche imitieren (z. B. ein Räuspern) oder Silben nachsprechen.

In einem Modell von Frank Guenther und Joseph Perkell wird daher die Kontrolle von Sprechbewegungen als ein „Navigieren" im akustischen Raum unserer Sprachlaute beschrieben (Abb. 2.1).

In der frühen Phase des Spracherwerbs erlernen Kinder nach diesem Modell den Zusammenhang zwischen den Bewegungen ihrer Sprechorgane, den damit verbundenen taktil-sensorischen

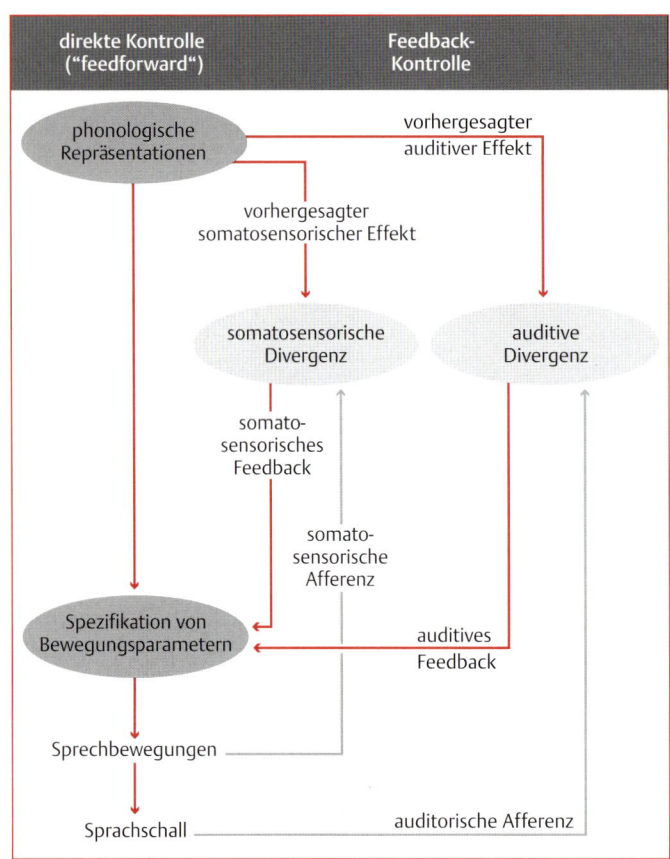

Abb. 2.1 Sprachproduktionsmodell (adaptiert nach Guenther et al. 2006). Die phonologischen Repräsentationen von Phonemen oder Silben einer Äußerung aktivieren die Bewegungsparameter, die zur Produktion dieser Sprachlaute führen (links). Gleichzeitig aktivieren die abstrakten phonologischen Repräsentationen auch „Kopien" der erwarteten somatosensorischen und auditiven Effekte, die mit dem Aussprechen des Ziellautes verbunden sind. Diese Verknüpfungen – man spricht auch von direkten („forward") Modellen – werden während des Spracherwerbs hergestellt. Die Kopien erwarteter somatosensorischer Effekte werden mit den eintreffenden afferenten somatosensorischen Signalen verglichen, und die Diskrepanz zwischen den beiden führt zu einer Korrektur der Bewegungsinformation (innere Feedbackschleife). Ebenso wird das erwartete „Klangbild" des Ziellautes oder der Zielsilbe mit dem tatsächlich produzierten akustischen Muster verglichen (äußere Feedbackschleife). Diese beiden Schleifen dienen im Spracherwerb der Entwicklung von „forward"-Kontrollprozessen, bei Erwachsenen dienen sie Adaptations- und Korrekturmechanismen.

und propriozeptiven Reizen und den entstehenden Lauten. Sie lernen dabei ihre Sprechbewegungen so zu kontrollieren, dass die verständlichen und natürlich klingenden Laute und Silben entstehen, mit denen wir kommunizieren. Dabei spielen die bereits diskutierten afferenten sensorischen und auditiven Prozesse eine wichtige Rolle. Ist dieser Lernprozess einmal vollzogen, wird der akustische Raum der Laute unserer Muttersprache zum unmittelbaren Referenzraum der sprechmotorischen Steuerungsfunktionen: Wir kontrollieren die Bewegungen von Zunge, Lippen, Unterkiefer, Zwerchfell etc. so, dass die gewünschten akustischen Ereignisse entstehen (Perkell et al. 1997).

Sprechen – erlernter Gebrauch eines „Werkzeugs" zur Erzeugung von Sprachschall

Wir haben in diesem Kapitel gesehen, dass am Bewegungsvorgang des Sprechens sehr viele, zum Teil weit voneinander entfernte und in ihrer Funktion sehr unterschiedliche Muskelgruppen beteiligt sind. Die Kooperation und Koordination dieser Muskelaktivitäten dient dabei einem übergeordneten Ziel: dem Ziel, verständliche und natürlich klingende Laute, Silben, Wörter und Sätze zu erzeugen. Die Wirkungszusammenhänge zwischen den einzelnen Muskelkontraktionen und den dadurch generierten Lauten sind in ihrer Komplexität kaum zu durchschauen. Ein Beispiel: Um in dem Wort „Nase" den stimmhaften alveolaren Frikativ [z] korrekt zu produzieren, müssen wir innerhalb von Millisekunden eine Balance zwischen respiratorischem Anblasedruck, laryngealer Adduktionsspannung und Anhebung und Verformung der Zungenspitze erreichen, die zur Erzeugung genau dieses Lautes führt. Dabei gibt es nicht nur eine festgelegte Kombination von Muskelkontraktionen, die wir ansteuern müssen, sondern wir haben die Auswahl zwischen vielen verschiedenen, motorisch äquivalenten Kontraktionsmustern, die alle zum gleichen akustischen Ergebnis, dem Laut [z], führen; und wir sind jederzeit in der Lage, den jeweils ökonomischsten „Bewegungspfad" zu finden, um dieses Ziel schnell und effizient zu erreichen.

Man kann diese motorische Fertigkeit mit der Bedienung eines komplizierten Werkzeugs vergleichen; eines Werkzeugs, mit dem sich durch das geschickte Zusammenwirken vieler Muskeln akustische Signale erzeugen lassen. Die „Mechanik" dieses Werkzeugs ist so kompliziert, dass wir sie nicht bewusst durchschauen können. Durch unsere Muskelkontraktionen werden Drücke erzeugt und Luftströmungen generiert, Gewebeteile in harmonische Oszillationen versetzt oder an Engstellen turbulente Strömungen produziert, und es werden Resonanzräume gebildet und gezielt verändert – alles mit dem Ziel, einen kontinuierlichen Fluss von Sprachschallereignissen hervorzubringen. Die implizite Kenntnis darüber, wie dieses komplizierte pneumatische Werkzeug zielgerichtet zu bedienen ist, haben wir über viele Jahre der Sprachentwicklung hinweg durch motorisches Lernen erworben. Die Fertigkeit, die wir uns dabei angeeignet haben, versetzt uns – wie das auch bei anderen Werkzeugen der Fall ist – in die Lage, das „distale" Endresultat unserer Bewegungen direkt zu kontrollieren und dabei die physikalischen Eigenschaften des Werkzeugs in unsere Bewegungskontrolle einzubeziehen (Abb. 2.2).

Dysarthrische Patienten sind mit dem Problem konfrontiert, dass das beschriebene „Werkzeug" seinen gewohnten Dienst versagt, da bei dem Versuch, Wörter und Sätze in der gewohnten Weise zu erzeugen, die gelernten Muster von Muskelkontraktionen nicht mehr mit der erforderlichen Geschwindigkeit, Kraft, Zielsicherheit oder Koordiniertheit aktiviert werden können. Die Sprachäußerungen klingen verändert, aber das sprechmotorische System ist nicht mehr in der Lage, diese Veränderungen durch Adaptationsprozesse zu kompensieren. Das Prinzip der motorischen Äquivalenz, nach dem kleinere Abweichungen in einem Teil des Bewegungssystems automatisch durch

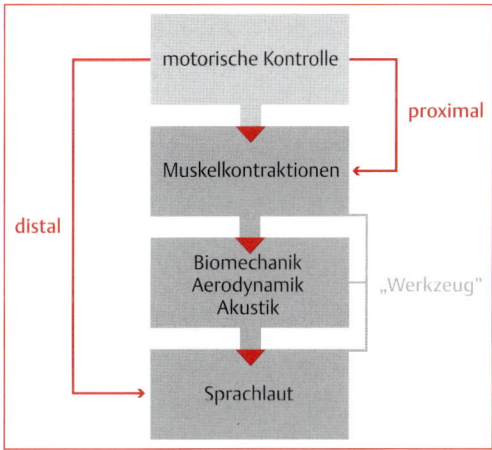

Abb. 2.2 Der Sprechbewegungsapparat als „Werkzeug" zur Erzeugung von Sprachschall. Wir benutzen die Sprechmuskulatur mit dem Ziel, Sprachlaute zu erzeugen („distal"). Während des Spracherwerbs haben wir die biomechanischen, aerodynamischen und akustischen Gesetzmäßigkeiten erlernt, nach denen aus unseren Bewegungen hörbare Laute werden. Die motorischen Kontrollfunktionen sind daher nur noch auf die „distalen" Ziele des Sprechens, die Erzeugung von Lautfolgen, ausgerichtet. Die dafür erforderlichen muskulären („proximalen") Ereignisse ergeben sich aus hoch automatisierten somatosensorischen Vorgängen, die unserer bewussten Kontrolle nicht zugänglich sind.

Anpassung anderer Bewegungskomponenten ausgeglichen werden könnten, stößt bei diesen Patienten an eine Grenze; entweder weil die Abweichungen zu groß sind, um kompensiert werden zu können oder weil durch die Hirnschädigung dem gesamten Sprechbewegungsapparat diese Regulationsfähigkeit abhanden gekommen ist.

3 Funktionelle Neuroanatomie des Sprechens

Dieses Kapitel vermittelt einen Überblick über die an der Kontrolle der Sprechmotorik beteiligten Hirnstrukturen. Dabei spielt die Unterscheidung zwischen einem „limbischen" System zur Kontrolle intrinsischer Vokalisationen und einem „neokortikalen", willkürmotorischen System eine zentrale Rolle. Die Komponenten des willkürmotorischen neuronalen Systems sind
- der primärmotorische Kortex mit den absteigenden kortikobulbären Bahnen,
- der Basalganglienschaltkreis,
- der zerebelläre Schaltkreis,
- die supplementär-motorische Area (SMA).

Am Ende des Kapitels begründen wir die These, dass Sprechbewegungen einer eigenständigen neuronalen Steuerung unterliegen, die sich von der Steuerung nichtsprachlicher orofazialer Willkürbewegungen unterscheidet. Dazu gehen wir auf die Bedeutung lernabhängiger Plastizitätsvorgänge im Gehirn ein.

„Motorische Endstrecke" und Hirnstammmechanismen

Die in Kapitel 2 beschriebene Muskulatur des Sprechbewegungsapparats wird über die motorischen Hirnnerven N. trigeminus (V), N. facialis (VII), N. glossopharyngeus (IX), N. vagus (X), N. accessorius (XI) und N. hypoglossus (XII) und über spinale Nerven aus den Vorderhornzellen des cervikalen (C1–C8), des thorakalen (T1–T12) und des lumbalen Rückenmarks (L1–L5) versorgt. Umgekehrt gelangt bewegungsrelevante somatosensorische Information über sensorische Fasern an die sensorischen Hirnnervenkerne und die Hinterhornzellen des Rückenmarks und von dort über Umschaltstellen im Thalamus zu den sensomotorischen Zentren der Großhirnrinde. Tab. 3.1 gibt einen Überblick über die motorische und sensible Versorgung der Sprechmuskulatur.

Die motorischen Hirnnerven haben ihren Ausgangspunkt in den im Hirnstamm gelegenen motorischen Hirnnervenkernen. Von dort verlaufen sie zu den Vokaltraktmuskeln, wo sie über die motorische Endplatte Muskelkontraktionen auslösen können. Die supralaryngeale Muskulatur wird überwiegend durch Fasern der Hirnnerven V, VII und XII innerviert, die aus dem motorischen Trigeminuskern, dem Fazialiskern und dem Hypoglossuskern entspringen. Die **intrinsische** Kehlkopfmuskulatur erhält ihren Input über den in einer langen Schleife verlaufenden N. recurrens und den N. laryngeus superior externus, beides Äste des aus dem Nucl. ambiguus entspringenden Vagusnervs (N. X), während die **extrinsischen** Kehlkopfmuskeln durch Fasern der Ansa cervicalis aus den Vorderhornzellen der ersten beiden Rückenmarksegmente motorisch innerviert werden. Die motorische Innervation der Atmungsmuskulatur hat ihren Ursprung in den Vorderhornzellen der Rückenmarksegmente C3–L3, wobei das Zwerchfell aus besonders hoch liegenden Zervikalsegmenten versorgt wird (C3–C5), die Thorakalmuskeln aus den Vorderhornzellen des Zervikal- und Thorakalmarks und die abdominalen Atmungsmuskeln aus thorakalen und lumbalen motorischen Kernen (Tab. 3.1).

Die motorischen Kerne des Hirnstamms und des Rückenmarks und die peripheren motorischen Fasern (zweites motorisches Neuron) bilden die „motorische Endstrecke" der Innervation der Sprechmuskulatur. Läsionen des zweiten motorischen Neurons haben daher die Eigenschaft, dass sie alle Bewegungsfunktionen der betroffenen Muskulatur beeinträchtigen oder – bei kompletter Schädigung – völlig unterbinden. Das heißt, dass die Schädigung sowohl reflektorische als auch emotional vermittelte und willkürmotorische Funktionen betrifft. Dies ist ein differenzialdiagnostisch wichtiges Merkmal der peripheren paretischen Dysarthrie (Kap. 5).

Tab. 3.1 Motorische und sensible Versorgung der Sprechmuskulatur.

Hirnnerven	Kerngebiete	motorische Versorgung	sensible Versorgung
N. trigeminus, mandibulärer Ast (V$_3$)	Nucl. motorius n. trigemini	Kiefermuskulatur	Kiefer, Zunge, Mundboden, Gesichtshaut, Mundschleimhaut
	Nucl. mesencephalicus n. trigemini	M. tensor veli palatini	
	Nucl. principalis n. trigemini		
	(obere Brückenregion, Mittelhirn)		
N. facialis (VII)	Nucl. facialis	Mm. digastricus, stylohyoideus	–
	(Brückenhaube)		
N. glossopharyngeus (IX)	motorisch: Nucl. ambiguus	M. stylopharyngeus	Schleimhaut der Zunge (hinteres Drittel), des Nasopharynx, der Unterseite des weichen Gaumens und der Gaumenbögen
	sensibel: Nucl. tractus solitarii	M. cricopharyngeus (unterer Schlundschnürer)	
	(Medulla oblongata)		
N. vagus (X) Rami pharyngei N. laryngeus superior N. laryngeus inferior (recurrens)	motorisch: Nucl. ambiguus	Gaumensegel, Pharynx äußere Kehlkopfmuskulatur, M. cricothyroideus, M. cricopharyngeus (unterer Anteil) innere Kehlkopfmuskulatur	Pharynxschleimhaut Epiglottis, Kehlkopf
	sensibel: Nucl. tractus solitarii		
	(Medulla oblongata)		
N. accessorius (XI)	Nucl. ambiguus	Mm. trapezius, sternocleidomastoideus	–
	(Medulla oblongata)	M. palatoglossus	
N. hypoglossus (XII)	Nucl. hypoglossus	intrinsische Zungenmuskulatur	–
	(Medulla oblongata, ventral)	Mm. styloglossus, hypoglossus, genioglossus	

Im Hirnstamm befinden sich auch die Kerngebiete für die Verarbeitung somatosensorischer Information. Die sensorisch-afferente Information nimmt ihren Ausgang in den Rezeptoren der Muskulatur, der Schleimhäute und der Gelenke (Kap. 2), von wo sie über sensorische Fasern an die Hinterhornzellen der Rückenmarksegmente und an sensorische Kerne im Hirnstamm geleitet wird. Für die Verarbeitung somatosensorischer Information aus dem Kehlkopf stellt der in der Medulla oblongata gelegene Nucl. tractus solitarii eine wichtige Formation dar. In diesem Kern treffen auch sensible Afferenzen aus der Atmungsmuskulatur und der supralaryngealen Muskulatur ein. Weitere wichtige sensorische Hirnnervenkerne sind die mesenzephalen und pontinen Trigeminuskerne (Jürgens 2002). Von den sensorischen Kerngebieten des Hirnstamms bestehen direkte Verbindungen zum Kleinhirn und über den Thalamus zu den sensorischen Kortexarealen. Eine umfassende Übersicht über die Anatomie der Hirnnerven, einschließlich der Hirnnervenerkrankungen, findet sich in dem Sammelband von Hopf u. Kömpf (2006).

Zwischen den Hirnnervenkernen des Hirnstamms bestehen nahezu keine direkten Verbindungen. Die Koordination der Kernstrukturen bei der Aktivierung der Sprechmuskulatur erfolgt vielmehr über einen Neuronenpool, der Teile der Formatio reticularis und andere Zellgruppen in der Brückenregion und der Medulla oblongata des Hirnstamms umfasst. Die Formatio reticularis ist ein dichtes Netzwerk aus Faserverbindungen und Kernen, das sich über die gesamte Länge des Hirnstamms erstreckt. Dieses Netzwerk verbindet die motorischen und sensorischen Hirnnervenkerne und die Vorderhornzellen des Rückenmarks untereinander und bildet so ein umfassendes Koordinationszentrum für den schnellen Austausch sensorischer und motorischer Informationen der Atmungs-, Kehlkopf- und Artikulationsmuskulatur. Diese Strukturen sind wichtig, um z. B. die Kontraktionsmuster dieser Muskeln bei der Respiration aufeinander abzustimmen oder das komplexe Bewegungsmuster des Schluckvorgangs zu koordinieren.

Auch beim Sprechen spielt das Netzwerk der Formatio reticularis vermutlich eine wichtige Rolle. Es enthält Interneurone, die als Teil der indirekten absteigenden motorischen Bahn (s. u.) die Aktivität der motorischen Kerne modulieren und dadurch u. a. zur Regulierung des Muskeltonus beitragen. Nur auf der Grundlage einer stabilen und ausgeglichenen Tonisierung können die präzise abgestimmten motorischen Kommandos für das Sprechen wirksam werden. Außerdem findet beim Sprechen vermutlich bereits auf Hirnstammebene eine Integration sensorischer und motorischer Information statt. In Kapitel 2 war mehrfach von der hohen Adaptivität der Sprechmotorik die Rede, also davon, dass sich unsere Sprechbewegungen unwillkürlich an Veränderungen der Körperposition, an Änderungen aerodynamischer Bedingungen oder an „Störungen" des Bewegungsablaufs (z. B. durch einen Beißblock) anpassen. Für einen Teil dieser Prozesse spielt die netzwerkartige Verschaltung von motorischen und sensorischen Kernen vermutlich eine wichtige Rolle, da sie einen sehr raschen Abgleich sensorischer und motorischer Informationen ermöglicht.

> **!** **Atmen, Schlucken, Gähnen: zentrale Mustergeneratoren im Hirnstamm**
> Die Kontrolle vitaler motorischer Funktionen wie (metabolische) Atmung, Kauen oder Schlucken findet durch Kerngruppen im Hirnstamm statt, die man wegen ihrer weitgehend autonomen und zyklischen Funktionsweise auch als „central pattern generators" (CPG) bezeichnet. Die zentralen Mustergeneratoren des Hirnstamms generieren komplexe, aber stereotype

und autonome Bewegungsabläufe. Die rhythmische Aktivität der Ruheatmung wird z. B. durch ein Netzwerk aus Kernen der Brückenregion (pneumotaktisches Zentrum) und aus einer dorsalen und einer ventralen respiratorischen Gruppe in der dorsomedialen Medulla oblongata kontrolliert. Diese Kerngruppen sind mit dem Nucl. ambiguus und dem Nucl. tractus solitarii verbunden und projizieren auf die motorischen Kerne der Atmungsmuskulatur sowie auch auf den Hypoglossuskern. Dieses Netzwerk erhält Informationen zentraler und peripherer Chemorezeptoren über den CO_2-Gehalt des Blutes, sowie somatosensorische Informationen über Lage und Dehnungszustand der Atmungsorgane. Es koordiniert die zyklische motorische Aktivität der thorakalen und abdominalen Atmungsmuskulatur mit den atmungsbezogenen Bewegungen von Kehlkopf, Pharynx und Zunge. Daraus ergibt sich ein Regelkreis, der durch den Sauerstoffbedarf angestoßen und von unserem ersten bis zu unserem letzten Atemzug aufrechterhalten wird.

Auch andere stereotype Muster wie das Kauen, Gähnen oder Husten unterliegen solchen Kontrollprinzipien. Eine Beschreibung der zentralen Mustergeneratoren des Schluckvorgangs findet sich z. B. bei Jean (1984).

Für die Willkürkontrolle der Vokaltrakt- oder der Atmungsmuskulatur spielen diese zentralen Mustergeneratoren des Hirnstamms keine Rolle. Die Bewegungsmuster willkürlicher motorischer Aktivitäten wie dem Sprechen beruhen ja eher auf gelernten und veränderbaren motorischen Programmen als auf fest verschalteten, stereotypen Abläufen. Eine neuronale Organisationsform nach dem Prinzip der zentralen Mustergeneratoren wäre für derartige Kontrollprozesse ungeeignet. Die Funktion dieser autonomen Schaltkreise muss für die Ausführung von Willkürbewegungen daher sogar zum Teil „umgangen" werden. Dies geschieht über die direkten und indirekten kortikalen Projektionen auf die motorischen Kerne. Bei der willkürlichen Atmungskontrolle, also wenn wir für einige Sekunden die Luft anhalten oder auf Kommando tief ein- oder ausatmen, wird die autonome Regelkreisfunktion der metabolischen Atmung zeitweise unterbrochen, und die Atmung wird direkt über die absteigenden kortikospinalen Fasern kontrolliert (Shea 1996). Die Fähigkeit, Atmungsmuster willkürlich zu modulieren, gilt als eine wichtige neurobiologische Grundlage der Entwicklung der Sprechfähigkeit.

Zentrale Netzwerke des Sprechens

In diesem Abschnitt unterscheiden wir 3 umfassende Funktionssysteme, die für das Verständnis „supranukleärer", also oberhalb der Ebene der Hirnnervenkerne lokalisierter Sprechstörungen wichtig sind:

- ein als „neokortikales" System bezeichnetes Netzwerk für die willkürmotorische Kontrolle der Vokaltraktmuskulatur,
- ein dazu paralleles „limbisches Vokalisationssystem", das im Zusammenhang mit affektiven

und intrinsischen Lautäußerungen eine wichtige Rolle spielt,
- ein neuronales System der sprechmotorischen Planung, das Teil des sogenannten „dorsalen Stroms" ist und die Sprechmotorik in ein audiovokales Kommunikationsnetzwerk einbettet. Abb. 3.1 gibt einen Überblick über den Aufbau dieses Systems.

„Limbisches" vs. willkürmotorisches Kontrollsystem

Die im vorigen Abschnitt besprochenen motorischen Hirnnervenkerne und die Kerne der Vorderhornzellen des Rückenmarks erhalten Bewegungsinformationen aus unterschiedlichen motorischen Feldern der Hirnrinde und über unterschiedliche kortikonukleäre (also von der Rinde zu den motorischen Kernen ziehende) Bahnen. Dabei lassen sich 2 funktionell und anatomisch unterschiedliche Systeme differenzieren: ein evolutionär älteres „limbisches" System, das intrinsische und emotionale Vokalisationen steuert und ein in der primärmotorischen Rinde entspringendes System, das für die Kontrolle willkürlicher Vokaltraktbewegungen zuständig ist (Jürgens 2002; Abb. 3.1).

Das limbische Vokalisationssystem ist bereits unmittelbar nach der Geburt funktionsbereit und vermittelt die intrinsischen Lautäußerungen von Neugeborenen. Bei nichtmenschlichen Primaten, z. B. bei Totenkopfäffchen, Makaken oder Schimpansen, ist das dazu homologe System für die Kontrolle der angeborenen intrinsischen Vokalisationen dieser Tiere zuständig (Jürgens 2002). Beim erwachsenen Menschen vermittelt dieses System die emotionale Ausdrucksmotorik, wie z. B. Lachen und Weinen, Stöhnen, Schluchzen oder Lächeln. Ausgangspunkt dieses bilateralen Systems ist der vordere zinguläre Kortex, ein zu beiden Seiten des Interhemisphärenspalts gelegenes frontales Rindenareal, das dem limbischen System zugeordnet

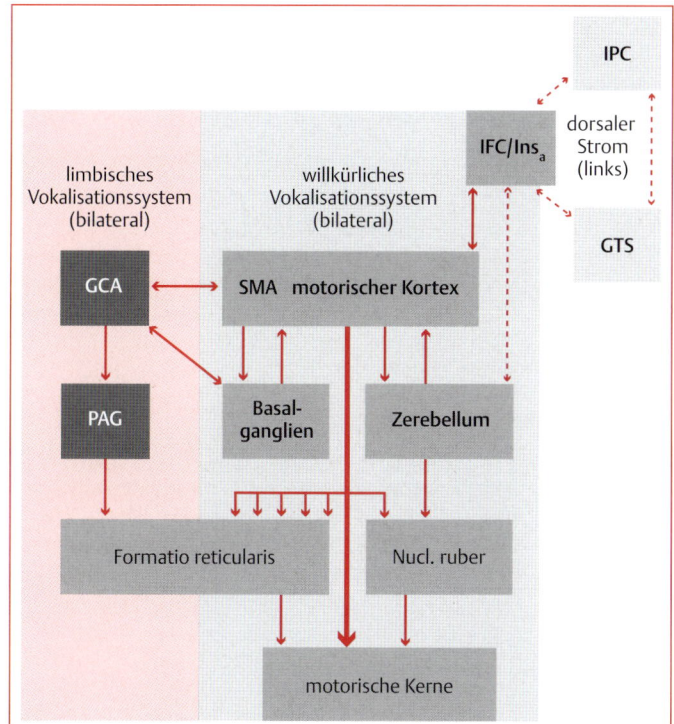

Abb. 3.1 Organisation der Sprechmotorik (mod. nach Ackermann u. Ziegler 2010). Die am Sprechen beteiligten Muskeln erhalten ihre Bewegungsinformation über die motorischen Hirnnervenkerne des Hirnstamms. Die Hirnnervenkerne können auf (mindestens) 2 separaten Wegen kortikale motorische Information erhalten.
Das **„limbische" Vokalisationssystem** mit dem vorderen zingulären Kortex, der über das zentrale Höhlengrau (PAG) im Mittelhirn und die Formatio reticularis auf die Hirnnervenkerne projiziert (links, rot schattiert), ist verantwortlich für die Kontrolle intrinsischer Vokalisationen und emotionaler Ausdrucksbewegungen.
Das **willkürmotorische Vokalisationssystem** (dunkel schattiert) ist verantwortlich für die willkürliche Kontrolle der Sprechmuskulatur. Es umfasst den motorischen und supplementär-motorischen Kortex und die direkten kortikobulbären Projektionen, sowie eine zerebelläre und eine Basalganglienschleife. Beim Sprechen erhält dieses System Input aus linkshemisphärischen motorischen Planungszentren, nämlich dem hinteren Anteil des inferior-frontalen Kortex (IFC) bzw. der anterioren Insula (Ins$_a$). Diese Areale sind Teil eines Netzwerks, das superior-temporale (GTS) und inferior-parietale Rindenareale umfasst („dorsaler Strom"). GCA: Gyrus cinguli anterior; PAG: periaquaeductales Grau (zentrales Höhlengrau); SMA: supplementärmotorische Area; IFC: inferiorer frontaler Kortex; IPC: inferior-parietaler Kortex; GTS: Gyrus temporalis superior.

und mit der Kontrolle von Antriebsprozessen und der Affektsteuerung in Verbindung gebracht wird. Von dort verlaufen Faserverbindungen über das zentrale Höhlengrau im Mittelhirn und die Formatio reticularis zu den Hirnnervenkernen, wo sie Kehlkopf- und Vokaltraktbewegungen auslösen. Das limbische Vokalisationssystem hat eine geringe „Plastizität", d.h., es kann durch motorische Lernvorgänge vermutlich nicht verändert werden. Tatsächlich haben subhumane Primaten eine nur sehr gering ausgeprägte Fähigkeit, ihre angeborenen Laute durch Training zu beeinflussen oder willkürlich – z.B. als gelernte Reaktion auf einen Stimulus – Laute zu produzieren (Ackermann u. Ziegler 2010; Abb. 3.1).

Das im motorischen Kortex der lateralen Präzentralregion entspringende Vokalisationssystem (Abb. 3.1) steuert dagegen die Willkürbewegungen der Sprechmuskulatur. Dieses System ist z.B. beim Imitieren von Mundbewegungen aktiv, beim Grimassenschneiden, beim Singen oder beim Summen eines Tones, beim Luftanhalten, bei Vokalhalte- oder Silbenwiederholungsaufgaben oder eben auch beim Sprechen.

> Im Unterschied zum limbischen hat das willkürmotorische System eine hohe Plastizität, ist also durch motorische Lernvorgänge veränderbar. Aus diesem Grund kann man davon ausgehen, dass sich die Architektur dieses Netzwerks während des langen Prozesses des Sprechenlernens differenziert und sich ein für das Sprechen spezialisiertes motorisches System entwickelt.

Die beiden Netzwerke, das im limbischen und das im Neokortex entspringende, sind im Übrigen nicht völlig unabhängig voneinander. Sie sind auf mehreren Etagen verbunden, z.B. über die supplementärmotorische Area (SMA) und über die Basalganglien (Abb. 3.1). Auf diesem Weg nehmen vermutlich die emotionale Befindlichkeit oder das Erregungsniveau eines Sprechers Einfluss auf den Sprechvorgang, was sich dann in der Stimmqualität, der emotionalen Färbung der Prosodie oder im Redefluss zeigt.

Sprechmotorische Planung und „dorsaler Strom"

Das erwähnte neokortikale motorische System benötigt für die Ausführung von Sprechbewegungen Bewegungspläne aus „höheren" motorischen Zentren (motorische Assoziationskortizes). In der Organisation der Gliedmaßenmotorik übernimmt der laterale prämotorische Kortex in Verbindung mit parietalen Arealen solche Planungsfunktionen. Für die Planung oder Programmierung von Sprechbewegungen werden vor allem Areale der linken Hemisphäre als zuständig erachtet und zwar in erster Linie der hintere Anteil des inferior-frontalen Kortex (Broca-Area) und/oder der vordere Anteil der linken Insula. Das sind die Areale, die mit dem Syndrom der Sprechapraxie in Verbindung gebracht werden (Ziegler 2008, Aichert u. Staiger 2009). Sie spielen im weiteren Verlauf dieser Darstellung keine Rolle mehr. Wichtig für das Verständnis ist allerdings, dass die für die sprechmotorische Planung zuständigen Areale in der sprachdominanten Hemisphäre beheimatet sind, dass also eine nur linksseitige Schädigung dieser kortikalen Zentren zu schweren und anhaltenden (sprechapraktischen) Störungen führen kann. Für die in Zusammenhang mit den Dysarthrien diskutierten kortikalen Regionen gilt dies nicht: Einseitige Läsionen dieser Regionen, ob rechts oder links, führen meistens nur zu vorübergehenden und leichten (dysarthrischen) Störungen.

Die linkshemisphärischen motorischen Planungsareale des Sprechens sind Teil eines „dorsalen Stroms", in dem die motorische Information mit auditiver Information aus der oberen Temporalwindung integriert wird. Dabei spielen auch Strukturen des inferioren Parietallappens eine Rolle, die einerseits mit der Verarbeitung somatosensorischer Information aus dem Vokaltrakt in Verbindung gebracht werden, andererseits auch als Repräsentationsareal für „abstrakte" sprechmotorische und phonologische Prozesse gelten (Hickok u. Poeppel 2004; Abb. 3.1). Der dorsale Strom ist vermutlich die neuronale Grundlage der in Kapitel 2 besprochenen Prozesse des Erwerbs auditorisch-motorischer Repräsentationen während der Sprachentwicklung und der auditiven und somatosensorischen Feedbackprozesse bei erwachsenen Sprechern (s. Abb. 2.1). Für die Dysarthrien hat das System keine weitere Bedeutung, dagegen aber für das Verständnis der phonologischen Störungen bei aphasischen Patienten.

Komponenten des willkürmotorischen Netzwerks

Die folgenden Abschnitte beschreiben das Netzwerk, das für die Kontrolle der Ausführung von Sprechbewegungen im engeren Sinne zuständig ist. Dieses Netzwerk umfasst
- den primärmotorischen Kortex und das von dort zu den motorischen Kernen führende „absteigende" Fasersystem,
- einen Schaltkreis, der die Basalganglien einschließt,
- einen zweiten, zerebellären Schaltkreis,
- ein dem Ganzen vorgeschaltetes weiteres motorisches Rindenareal, die supplementärmotorische Area (Abb. 3.1).

Motorische Rinde und erstes (zentrales) motorisches Neuron

Kernstück des sprechmotorischen Systems sind die Repräsentationsareale der Sprechorgane im lateralen präzentralen Kortex (primärmotorischer Kortex, Brodmann-Area 4) und die Projektionen dieser Regionen auf die motorischen Kerne im Hirnstamm und Rückenmark (Abb. 3.2). Aus elektrischen Stimulationsstudien, aus Läsionsstudien und neuerdings auch aus Studien mit bildgebenden Verfahren weiß man, dass Zunge, Kehlkopf und Lippen in relativ großen Rindenarealen im unteren Drittel der lateralen Präzentralwindung beider Hemisphären repräsentiert sind („motorischer Gesichtskortex"). Die größte Ausdehnung des motorischen Kortex der Gesichts-, Mund- und Kehlkopfmuskulatur liegt in der Tiefe der Zentralfurche (Amunts u. Zilles 2007). Die Repräsentationsareale der Atmungsmuskulatur befinden sich in der dorsolateralen Präzentralregion, nahe der Mantelkante.

> **!** **Funktionelle Differenzierung der motorischen Rinde**
> Der primärmotorische Kortex ist kein funktionell homogenes Areal. Er besteht aus verschiedenen parallel verlaufenden Subarealen (Area 4a, 4p), die wichtige funktionelle Unterschiede in der motorischen Kontrolle aufweisen (Weiss-Blankenhorn u. Fink 2007). Dies ist bisher allerdings nur für die Bewegungen der Hand und der Finger belegt. Wenn diese Unterteilung auch für die Repräsentationen der Vokaltraktmuskulatur existiert, könnte dies bedeuten, dass weiter rostral gelegene Anteile der motorischen Mund- und Gesichtsregion (Area 4a) komplexere motorische Aktivitäten repräsentieren, als die kaudalen Anteile (Area 4p) und

dass z. B. Läsionen rostraler Anteile des motorischen Gesichtskortex, insbesondere in der linken Hemisphäre, zu komplexeren artikulatorischen Störungsmustern führen als Läsionen, die eher kaudal lokalisiert sind.

Die motorischen Areale der Präzentralregion sind nicht der primäre Ausgangspunkt sprechmotorischer Aktivität. Sie erhalten vielmehr Input aus verschiedenen anderen Kortexarealen, nämlich
- motorische Planungsinformationen aus lateralen prämotorischen Feldern (Greenlee et al. 2004), im Falle der Sprechmotorik vermutlich aus der Broca-Region oder der anterioren Inselrinde (Abb. 3.1),
- Information zur Vorbereitung und Initiierung von Sprechbewegungen aus der supplementärmotorischen Area, einem Rindenfeld auf der Medialseite des Frontallappens (Abb. 3.1) und
- somatosensorische (propriozeptive) Afferenzen aus parietalen Rindenarealen.

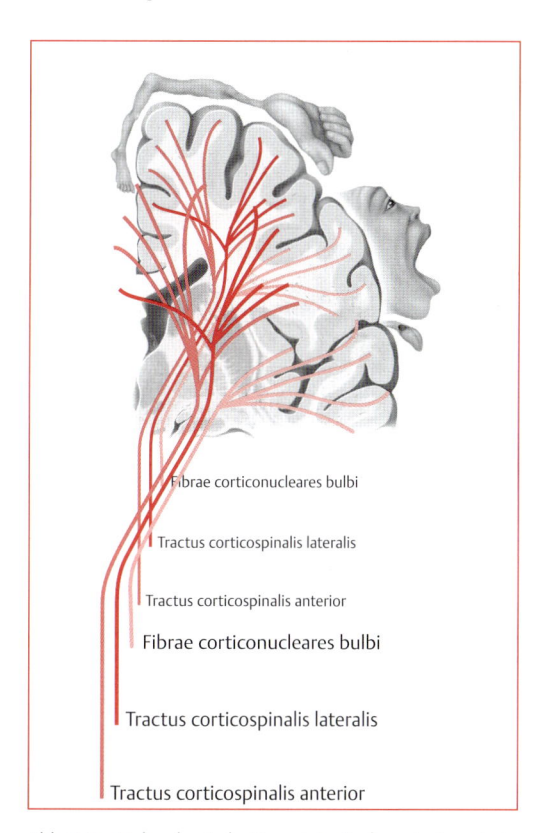

Abb. 3.2 Makroskopische Somatotopie des primärmotorischen Kortex und der absteigenden kortikobulbären und kortikospinalen Bahnen (aus: Schünke et al. 2006).

Von den Zellen der motorischen Rinde ziehen absteigende Fasern zu den motorischen Hirnnervenkernen im Hirnstamm (kortikobulbär) und den Vorderhornzellen des Rückenmarks (kortikospinal; Abb. 3.2). Da diese Fasern auf Höhe der Pyramide im Hirnstamm mehrheitlich auf die jeweils gegenüberliegende Körperseite ziehen, nennt man sie auch Pyramidenbahnfasern. Beim Menschen und bei manchen subhumanen Primaten gibt es monosynaptische (also direkte) Projektionen des motorischen Gesichtskortex auf die motorischen Hirnnervenkerne, beim Menschen ist der Anteil dieser direkten Verbindungen allerdings viel stärker ausgeprägt als bei anderen Primaten. Ferner scheint es direkte motorkortikale Verbindungen zum Nucl. ambiguus, dem für die Kehlkopfmuskulatur zuständigen Hirnnervenkern, nur beim Menschen zu geben (Jürgens 2002, Simonyan u. Jürgens 2003).

> Die Existenz solcher direkten Verbindungen gilt als wichtige Voraussetzung für die Fähigkeit, differenzierte feinmotorische Handlungen separater Muskelgruppen auszuführen, und damit auch als wichtige Voraussetzung für die Sprechfähigkeit. Insbesondere die schnellen Anpassungsbewegungen der Kehlkopfmuskulatur während des Artikulierens (Abb. 2.2) wären vermutlich ohne die direkte monosynaptische Verbindung des Nucl. ambigus mit der motorischen Rinde nicht möglich (Ackermann u. Ziegler 2010).

Neben den beschriebenen direkten Projektionen gibt es noch parallele Fasern, die in der Formatio reticularis enden oder über Interneurone umgeschaltet werden und ebenfalls zu den motorischen Kerngebieten des Hirnstamms führen. Außerdem zweigen von diesem absteigenden Faserbündel kollaterale Projektionen zu den Basalganglien, zum Nucl. ruber des Mittelhirns, zu Brückenkernen, zum Thalamus oder zur unteren Olive ab (Jürgens 2002). Die kortikalen Fasern, die über Interneuronen zu den motorischen Kernen gelangen, bezeichnet man auch als indirekte absteigende Bahn oder als parapyramidale Fasern, da sie parallel zu den Fasern der Pyramidenbahn verlaufen. Die Unterscheidung zwischen direkten und indirekten kortikonukleären Fasern wird bei der Diskussion der zentralparetischen Dysarthrie in Kapitel 5 noch eine wichtige Rolle spielen.

Die indirekten und die direkten Projektionen werden gemeinsam als erstes motorisches Neuron bezeichnet. Abb. 3.1 zeigt aus Gründen der Vereinfachung nur einen Teil der beschriebenen Verbindungen.

Die kortikobulbären Projektionen (direkte und indirekte Anteile) ziehen zunächst als Teil der Corona radiata zum hinteren Schenkel der inneren Kapsel, nach Durchquerung der inneren Kapsel dann zum Pedunculus cerebri (Hirnschenkel) und weiter zu den in der Brücke gelegenen motorischen Trigeminuskernen und den in der Medulla oblongata gelegenen motorischen Kerngebieten des Nucl. facialis, Nucl. ambiguus und Nucl. hypoglossus. Dabei kreuzen die Fasern mehrheitlich auf die kontralaterale Seite, ein Teil der Fasern zieht jedoch zu den ipsilateralen Hirnnervenkernen. Das sprechmotorische System ist somit also im Wesentlichen bilateral organisiert. Das heißt, dass die Muskulatur der linken Zungenhälfte Bewegungsinformation primär aus dem motorischen Kortex der rechten Hemisphäre (kontralateral) erhält, aber gleichzeitig zu einem erheblichen Anteil auch Input aus dem linken Motorkortex. Die Fazialiskerne werden in diesem Zusammenhang häufig als Ausnahme genannt, mit dem Hinweis, sie würden für die Muskulatur der unteren Gesichtshälfte – ähnlich den Gliedmaßen – fast ausschließlich Input aus den kontralateralen Motorkortizes und kaum über ungekreuzte Fasern erhalten. Dennoch ist offensichtlich auch die periorale Muskulatur bei den meisten Menschen bilateral innerviert (Yildiz et al. 2005), allerdings scheinen die ungekreuzten Fasern der Fazialis-Innervation eine geringere Relevanz als die der anderen kortikonukleären Projektionen zu haben (Liscic u. Zidar 1998).

> Das bilaterale Organisationsprinzip der Sprechmuskulatur hat eine erhebliche klinische Bedeutung, da es die rasche Erholung der Sprechmotorik nach einseitigen Läsionen des motorischen Gesichtskortex oder der kortikobulbären Fasern erklärt (Muellbacher et al. 1999; Abb. 3.3; Kap. 5). Einseitige zentrale Fazialislähmungen können dagegen sehr lange bestehen bleiben.

Trotz der bilateralen Innervation der Vokaltraktmuskulatur scheint es für die Sprechfunktionen auf der Ebene des primärmotorischen Kortex eine relative Dominanz der linken Hemisphäre zu geben. Dies konnte durch funktionelle Kernspinstudien (Wildgruber et al. 1996), durch transkranielle Magnetstimulation (Epstein et al. 1999, Sowman et al. 1999) oder mittels Magnetenzephalografie (Salmelin u. Sams 2002) gezeigt werden. Es gibt im

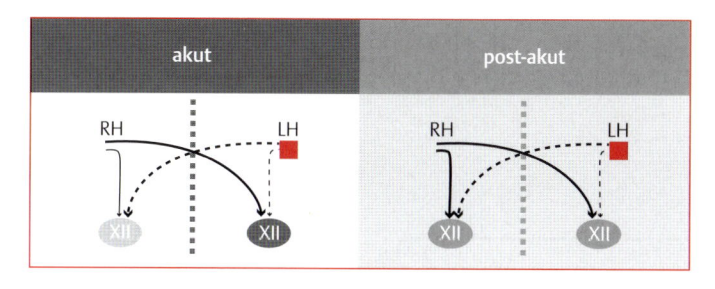

Abb. 3.3 Bilaterale Organisation der kortikobulbären Projektionen am Beispiel des Nucl. hypoglossus (XII) und die neuronale Reorganisation nach linkshemisphärischem Infarkt. Das rote Quadrat repräsentiert eine Läsion, z. B. im motorischen Kortex oder in der inneren Kapsel der linken Hemisphäre. Dadurch werden die zum rechten Hypoglossuskern (XII) ziehenden massiven Faserverbindungen unterbrochen, ebenso die wenigen ipsilateralen Fasern zum linken Hypoglossuskern. Es resultiert eine rechtsseitige zentrale Hypoglossusparese (linkes Diagramm). Im Verlauf findet eine funktionelle Reorganisation der ipsilateralen Projektionen aus der ungeschädigten rechten Hemisphäre zum rechten Hypoglossuskern statt, die Hypoglossusparese bildet sich zurück (rechtes Diagramm). Nach Müllbacher et al. (1999).

Übrigen auch klinische Hinweise auf eine solche funktionelle Asymmetrie, denn bei linkshemisphärischen Infarkten kommt es statistisch gesehen häufiger zu einer Dysarthrie als bei rechtshemisphärischen Infarkten (Urban et al. 2006). In beiden Fällen sind die Sprechstörungen allerdings, wie wir in den folgenden Kapiteln noch sehen werden, nur milde und auch nur vorübergehend.

Basalganglienschaltkreis

Die Basalganglien bilden eine Gruppe von in der Tiefe der Hemisphären (subkortikal) gelegenen Kernen. Dazu zählen der Nucl. caudatus, das Putamen und der Globus pallidus mit seinem externen und internen Segment, die Substantia nigra und der subthalamische Kern des Mittelhirns, sowie das ventrale Striatum. Der Kaudatuskern und das Putamen werden häufig unter den Begriffen Corpus striatum, Striatum oder Neostriatum zusammengefasst, Putamen und Pallidum werden aufgrund ihrer äußeren Form auch als Linsenkern (Nucl. lentiformis) bezeichnet. Striatum und Pallidum sind durch die innere Kapsel vom Thalamus getrennt.

Die Basalganglien sind Teil eines Systems funktionell-anatomischer Schleifenbahnen, die von frontalen Kortexarealen zum Striatum ziehen und von dort über weitere Basalganglienkerne und den Thalamus auf den frontalen Kortex zurückprojizieren. Es wurden mehrere solcher Basalganglienschleifen identifiziert, die unterschiedliche kortikale Ausgangsregionen haben, in den Basalganglien und im Thalamus räumlich getrennt verlaufen und auf ihre kortikalen Ausgangsfelder zurückprojizieren. Diese Schaltkreise unterstützen unterschiedliche kognitive, emotionsverarbeitende und motorische Funktionen (Middleton u. Strick 2000). Schädigungen dieser Schaltkreise können daher auch zu verschiedenen Störungen von Verhalten, Erleben, Kognition und Motorik führen.

Eine dieser Basalganglienschleifen ist als Teil des sogenannten „extrapyramidal-motorischen" Systems in willkürmotorische Funktionen eingebunden und daher auch für das Sprechen von Bedeutung. Insbesondere geht man davon aus, dass die motorische Basalganglienschleife eine wichtige Funktion beim motorischen Lernen besitzt und zur Initiierung und Feinabstimmung von gelernten sequenziellen Bewegungen beiträgt (Abb. 3.4).

Ausgangspunkt des motorischen Basalganglienschaltkreises sind Zellen im medialen prämotorischen Kortex (SMA6). Deren Axone projizieren auf das Putamen und von dort auf das interne Pallidum, von wo sie über die motorischen Thalamuskerne auf die supplementärmotorische Area zurückführen. Dieser Schaltkreis ist – zumindest in einem makroskopischen Sinn – somatotop organisiert. So weiß man vom internen Pallidum, dass dort unterschiedliche Neuronenpools existieren, die auf separaten Bahnen über die thalamischen Kerne auf Arm-, Rumpf- und Gesichtsareale im supplementärmotorischen Feld projizieren.

Innerhalb des motorischen Basalganglienschaltkreises gibt es eine direkte kortiko-striato-thalamo-kortikale motorische Schleife und eine indirekte Schleifenbahn, die vom Putamen über das äußere Segment des Globus pallidus und den subthalamischen Kern auf das innere Segment des Globus pallidus und erst dann über die thalamischen Kerne zum prämotorischen Kortex projiziert (Abb. 3.4). Diese Anordnung bildet ein komplexes System interner Hemmungs- und

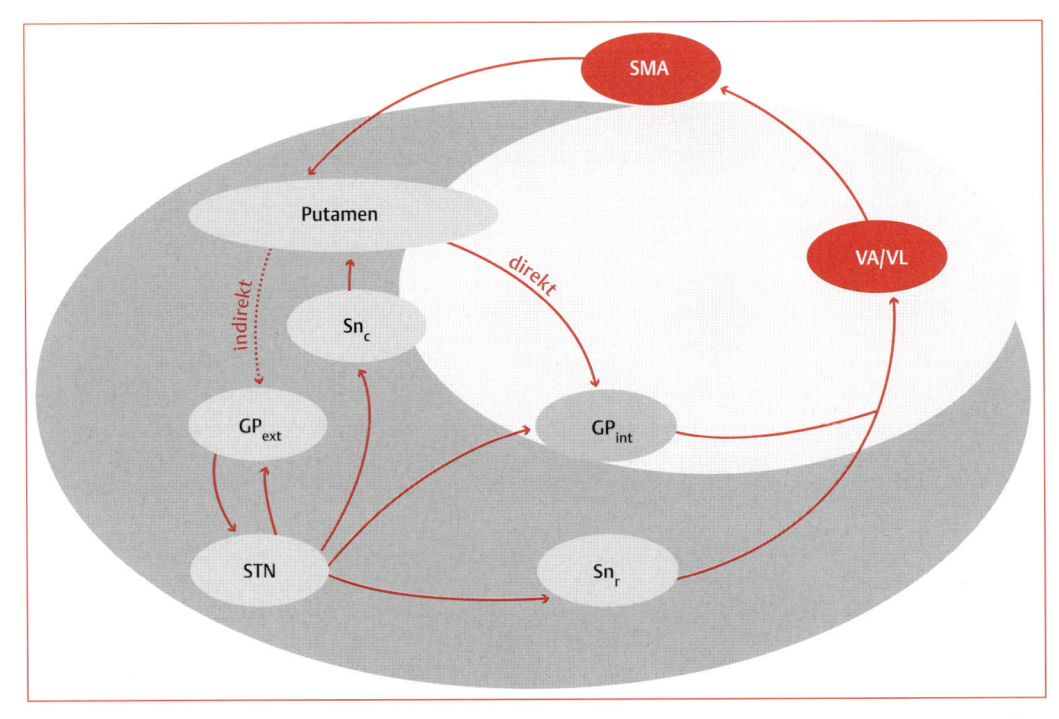

Abb. 3.4 Motorischer Basalganglienschaltkreis (vereinfacht nach Jahanshahi u. Frith 1998). Die Projektionen verlaufen vom medialen prämotorischen Kortex (SMA) zum ventralen Putamen und dann über weitere Basalganglienkerne und die motorischen Thalamuskerne (VA, VL) zu prämotorischen Kortexarealen zurück. Innerhalb der Basalganglien gibt es eine direkte Schleifenbahn, die über das interne Segment des Globus pallidus und den Thalamus direkt auf den Kortex zurückprojiziert (hellgrau unterlegt) und eine indirekte Schleife, die unter anderem über den Globus pallidus externus, den subthalamischen Kern und die Substantia nigra, pars reticulata auf das Putamen zurück führt (dunkelgrau unterlegt). Auf den unterschiedlichen Etappen dieses Bahnensystems werden verschiedene Neurotransmitter freigesetzt (Dopamin, Glutamat, GABA), die exzitatorisch oder inhibitorisch wirken und sich damit wechselseitig hemmen oder enthemmen. Auf diese Weise werden die prämotorischen Kortexareale über thalamische Aktivität gezielt und in einer präzisen Balance erregt. Bei einer Störung dieser Balance kann es zu hypokinetischen oder hyperkinetischen Symptomen kommen (Kap. 5). SMA: supplementärmotorische Area; GPext, GPint: externes und internes Segment des Globus pallidus; Sn_c, Sn_r: Substantia nigra, pars compacta und pars reticulata; VA, VL: Nucl. ventralis anterior und lateralis (motorische Thalamuskerne).

Bahnungsmechanismen, die in ihrem Zusammenwirken zu einer differenzierten Modulation der motorkortikalen Erregung durch den Thalamus beitragen. In Kapitel 5 werden wir die Pathomechanismen der Akinesie und der Hyperkinesie besprechen, die aus einer Deregulierung der Balance dieses Systems der striatalen Bewegungsmodulation resultieren.

Ein wichtiger „Treibstoff" des Basalgangliensystems ist das in der Substantia nigra produzierte Dopamin, das auf direktem Weg in das Striatum gelangt. Viele Erklärungsansätze striataler Funktions- und Pathomechanismen beruhen daher auf Neurotransmittermodellen der in Abb. 3.4 dargestellten Hemmungs- und Erregungsprozesse. Insbesondere beruhen die pharmakologischen Therapieansätze der Basalganglienerkrankungen auf solchen Modellen (Deuschl 2008).

Kleinhirn und zerebellärer Schaltkreis

Das Kleinhirn (Zerebellum) befindet sich in der hinteren Schädelgrube, unterhalb der Großhirnhemisphären. Die beiden Kleinhirnhemisphären sind von einer stark gefalteten **Kleinhirnrinde** überdeckt, in dem darunter liegenden Marklager befinden sich 3 Paare von **Kleinhirnkernen**. Den paramedianen Teil des Kleinhirns bildet der **Kleinhirnwurm** (Vermis), an den sich die beiden Hemisphären anlagern. Das Kleinhirn ist über die 3 paarigen **Kleinhirnstiele** mit dem Hirnstamm verbunden. Über diese verlaufen alle afferenten und efferenten Kleinhirnprojektionen.

Die Afferenzen des Kleinhirns kommen aus dem Rückenmark, aus dem Gleichgewichtsorgan und den Vestibulariskernen, aus den sensorischen Hirnnervenkernen sowie – umgeschaltet über Kerne im Bereich der Brücke – aus verschiedenen motorischen und sensorischen Kortexarealen, insbesondere auch dem inferioren frontalen Kortex. Das Kleinhirn erhält somit Informationen aus den verschiedenen Sinneskanälen, insbesondere vestibuläre und somatosensorische Information, und es erhält gleichzeitig auch „Kopien" der aktuellen „Bewegungsentwürfe" des prämotorischen Kortex. Diese beiden Informationsstränge bilden die Grundlage der motorischen Regulierungsfunktion des Zerebellums.

Die motorischen Efferenzen des Kleinhirns ziehen über Axone aus dem Nucl. dentatus, einem der Kleinhirnkerne, und über den im Mittelhirn gelegenen Nucl. ruber zu den motorischen Thalamuskernen, von wo sie zum motorischen und zum prämotorischen Kortex weiterziehen (Middleton u. Strick 2000). Insgesamt ergibt sich damit ein kortiko-ponto-zerebello-rubro-thalamo-kortikaler Schaltkreis, der sensorisch-afferente und motorische Informationen abgleicht und damit zur Koordination von Bewegungen beiträgt. Das Kleinhirn wird dabei oft als Sitz interner motorischer „Modelle" beschrieben, die mittels der somatosensorischen Informationen aus der Peripherie des Bewegungsapparates und mittels der Kopien kortikaler motorischer Kommandos das Resultat der geplanten Bewegung vorherzusagen vermögen. Eine ähnliche Theorie nimmt an, dass das Kleinhirn über feedbackgesteuerte motorische Lernprozesse in der Lage ist, motorische Kontrollkommandos zu „berechnen" (Wolpert et al. 1998).

Aus Untersuchungen mit funktionellen Bildgebungsverfahren und aus klinischen Befunden weiß man, dass der beschriebene motorische Kleinhirnschaltkreis auch an der Kontrolle sprechmotorischer Prozesse beteiligt ist. Es wird vermutet, dass das Kleinhirn unter anderem zur zeitlichen Organisation motorischer Prozesse der Produktion von Lauten und Silben beiträgt (Ackermann 2008). Läsionen des Kleinhirns führen häufig zu dysarthrischen Störungen, auch wenn keine Hirnstammbeteiligung vorliegt (Kap. 5). Insbesondere scheinen es die wurmnahen Regionen im rostralen Anteil des anterioren Kleinhirnlappens zu sein, die an der Entstehung von Sprechstörungen beteiligt sind (Urban et al. 2003, Ackermann et al. 1992).

> **!** **Das kognitive Kleinhirn**
> Wie bereits für die Basalganglien beschrieben, ist auch das Kleinhirn in mehrere parallele Schaltkreise einbezogen. Diese entspringen in verschiedenen Kortexarealen, ziehen auf getrennten Wegen zum Kleinhirn und projizieren über unterschiedliche Kanäle aus den Kleinhirnkernen zu ihren kortikalen Ausgangsarealen zurück. Auf diesem neuroanatomischen Modell multipler separater Kleinhirnschleifen beruhen Theorien, die dem Kleinhirn neben motorischen Kontrollfunktionen auch unterschiedliche kognitive Funktionen zuschreiben (Middleton u. Strick 2000).
> Manche Autoren vermuten, dass die kognitiven Funktionen des Kleinhirns indirekt mit dessen sprechmotorischen Kontrollfunktionen zu tun haben: Viele kognitive Leistungen gründen teilweise auf Funktionen des verbalen Arbeitsgedächtnisses, dieses wiederum benutzt „stummes" artikulatorisches Wiederholen („Rehearsal") der gespeicherten verbalen Information, um ein Erlöschen der Arbeitsgedächtnisinhalte zu verhindern. Die sprechmotorischen Funktionen des Kleinhirns sind nach diesen Vorstellungen am artikulatorischen „Rehearsal" entscheidend mitbeteiligt (Chen u. Desmond 2005). Aus diesem Grund kann es, so die Theorie, bei einer Kleinhirnschädigung zu Beeinträchtigungen von kognitiven Leistungen, die „inneres Artikulieren" erfordern, kommen (Ackermann 2008).

Über eine mögliche Lateralisation sprechmotorischer Funktionen im Kleinhirn gibt es widersprüchliche Befunde. In einigen jüngeren fMRT-Studien wurde eine stärkere Aktivierung der rechten Kleinhirnhemisphäre bei Sprechaufgaben berichtet (z. B. Sidtis et al. 2006). Dazu passen klinische Daten, wonach isolierte Läsionen der rechten Kleinhirnhemisphäre häufiger zu einer Dysarthrie führen, als linkshemisphärische zerebelläre Läsionen (Urban et al. 2003). Die relative Rechtslateralisierung der Sprechmotorik im Kleinhirn korrespondiert mit der bereits erwähnten linksseitigen Asymmetrie von sprechmotorischen Funktionen im motorischen Kortex und den absteigenden Fasern. Der Grund für diese gekreuzte Asymmetrie ist darin zu sehen, dass die kortikalen Afferenzen und Efferenzen des Kleinhirns auf der Ebene der Brücke die Mittellinie kreuzen, dass die rechte Kleinhirnhemisphäre über die pontinen Kerne Projektionen aus dem motorischen und prämotorischen Kortex der linken Großhirnhemisphäre erhält und auch ihre Efferenzen an linkshemisphärische motorische Kortexareale zurück sendet.

Supplementärmotorische Area

Das beschriebene System absteigender kortikobulbärer motorischer Fasern mit den beiden subkortikalen Schaltkreisen (striatal und zerebellär) wurde als motorisches „Ausführungsorgan" beschrieben, das die aus „höheren" motorischen Zentren gelieferten Bewegungspläne in flüssige und zielgenaue Bewegungsabläufe transformiert (Abb. 3.1). Dieses System erhält nun noch einen weiteren wichtigen kortikalen Input und zwar aus der supplementärmotorischen Area 6 (SMA 6), dem auf der medialen Rindenoberfläche der Hemisphären gelegenen Teil des prämotorischen Kortex (Brodmann Area 6). Auch dieses Areal besitzt, wie die Präzentralregion mit dem primärmotorischen Kortex, eine somatotope Organisation, also distinkte Repräsentationsareale für obere und untere Extremität, Rumpf und Gesichts- bzw. Mundregion.

> Der SMA 6 wird in erster Linie die Funktion zugeschrieben, motorische Prozesse „in Gang zu setzen" und die sequenziellen Aspekte einer Bewegungsfolge zu kontrollieren.

Hinweise auf diese Funktion kommen aus der Gliedmaßenmotorik, aber auch aus intraoperativen Stimulationsstudien bei Patienten mit pharmakologisch unbehandelbarer Epilepsie. Bei elektrischer Stimulation dieser Region kam es teilweise zu Silbenwiederholungen und zu rhythmischen Lautäußerungen, insgesamt also zu wesentlich komplexeren motorischen Antworten als bei der Stimulation primärmotorischer Kortexareale (Lim et al. 1994). In Kapitel 5 werden wir auf Sprechstörungen eingehen, die in Zusammenhang mit Läsionen der supplementärmotorischen Area stehen und bei denen Aspekte des Redeflusses und der Initiierung von Äußerungen sowie Sprechantriebsfunktionen betroffen sind.

Somatotopie

In den Beschreibungen der Komponenten des sprechmotorischen Netzwerks haben wir immer wieder darauf hingewiesen, dass dieses Netzwerk auf seinen verschiedenen Etagen – zumindest makroskopisch – eine somatotope Organisation aufweist. Bekannt geworden ist diese Tatsache vor allem für die primärmotorische Rinde der Präzentralwindung und die somatosensorischen Repräsentationen im Gyrus postcentralis. Die bekannten Homunculusdarstellungen (Abb. 3.2) illustrierten ursprünglich Befunde aus elektrischen Stimulationsstudien, wonach motorische bzw. sensorische Repräsentationen des Rumpfes und der unteren Gliedmaßen, des Armes, der Hand und der Finger und schließlich von Gesicht, Mund, Rachen und Kehlkopf in unterschiedlichen Kortexarealen gelegen sind.

Wir haben erwähnt, dass die Repräsentationsfelder der Vokaltraktmuskulatur im unteren Drittel der Zentralregion, nahe der sylvischen Furche liegen. Die von dort ausgehenden kortikobulbären Fasern behalten die grobe Zuordnung zu den motorischen Organen bei, sodass z.B. auf der Ebene der inneren Kapsel, wo diese Bahnen durchziehen, zwischen Faserbündeln der unteren und oberen Extremitäten oder der Sprechmuskulatur unterschieden werden kann (Abb. 3.2). Die den motorischen Hirnnervenkernen zugeordneten Fasern sind dabei im Bereich des Knies der inneren Kapsel zu finden (Fries et al. 1993). Das somatotope Organisationsprinzip ist darüber hinaus auch im Putamen, in den motorischen Thalamuskernen, im Nucl. dentatus des Kleinhirns, im lateralen prämotorischen Kortex und in der supplementärmotorischen Area zu finden (Weiss-Blankenhorn u. Schneider 2007, Jürgens 2002, Schott 1993).

> Eine klinische Konsequenz der somatotopen Organisation sensomotorischer Repräsentationen ist, dass kleine Läsionen (z.B. lakunäre Infarkte; Kap. 4) zu isolierten Ausfällen einzelner motorischer Systeme und Funktionen führen können, also auch zu einer isolierten Dysarthrie. Isolierte Dysarthrien wurden z.B. für Patienten mit Lakunen im Bereich der inneren Kapsel, des Mittelhirns, des Hirnschenkels oder der Brücke beschrieben – also entlang des Verlaufs der kortikobulbären Faserbündel, die der Vokaltraktmuskulatur zugeordnet werden. Die Somatotopie führt aber auch dazu, dass bei Patienten mit ausgedehnteren Läsionen verschiedene motorische Systeme in unterschiedlichem Ausmaß betroffen sein können, dass also z.B. die Schweregrade der Paresen der oberen und unteren Extremitäten und das Ausmaß der Dysarthrie relativ zueinander variieren können (Fries et al. 1993).

Nach modernerer Auffassung stellen die motorischen „Landkarten" der Homunculusdarstellungen jedoch allenfalls grobe Orientierungsraster dar. Bei genauerem Hinsehen zeigt sich, dass die Zellpopulationen des motorischen Kortex, die für einzelne Muskelgruppen zuständig sind, über große Areale verteilt sind und sich gegenseitig überlappen. Je nach den funktionellen Anforderungen einer motorischen Handlung werden unterschiedliche Netzwerke in diesen Neuronenpopulationen aktiviert. Die klarsten Befunde dazu stammen bisher vor allem aus Untersuchungen zur Repräsentation von Hand- und Fingerbewegungen, aber auch für die Repräsentationsareale der Mund-, Gesichts- und Larynxregion wurden Belege für eine hohe funktionsabhängige Spezifizierung der primärmotorischen Neuronennetzwerke gefunden (Martin et al. 2004, Salmelin u. Sams 2002). Das bedeutet, dass eine Bewegung wie das Absenken des Unterkiefers beim Sprechen durch ein anderes Neuronennetzwerk ausgelöst werden kann als die gleiche Bewegung im Kontext einer mundmotorischen Untersuchung („Öffnen Sie den Mund!"). Diese neuronalen Aktivierungsmuster sind außerdem in hohem Maße plastisch. Das heißt, dass die Repräsentationsfelder für motorische und sensorische Organe und Funktionen veränderbar sind, z. B. durch motorisches Lernen.

!
Neuronale Plastizität, sprechmotorisches Lernen und nichtsprachliche Mundmotorik
Wenn wir die Neuroanatomie der Sprechmotorik bei Erwachsenen betrachten, schauen wir auf ein motorisches System, das durch einen langen Lern- und Reifungsprozess gegangen ist. Aus Untersuchungen der Artikulationsbewegungen von Kindern und Erwachsenen weiß man, dass die Bewegungsmuster erst im Alter von etwa 14–16 Jahren die Stabilität und Schnelligkeit erreichen, die erwachsene Sprecher zeigen (Smith 2006). Im Abschnitt über die Sprechatmung (Kap. 2) haben wir schon erwähnt, dass die Flexibilität und Adaptivität der Sprechatmungskontrolle, wie sie sich bei Erwachsenen zeigt, erst im Alter zwischen 10 und 16 Jahren ausreift. Darüber hinaus finden auch im höheren Lebensalter noch Anpassungsprozesse und sprechmotorisches Lernen statt, etwa nach Veränderungen im Zahnstatus, z. B. nach Implantaten oder prothetischen Maßnahmen (Sessle et al. 2007).
Aus vielen Studien – meistens zur Hand- und Fingermotorik – ist bekannt, dass motorisches Lernen auf allen Ebenen des neuronalen motorischen Netzwerks zu Veränderungen führt. Das trifft vor allem für den motorischen Kortex zu, von dem man weiß, dass bereits kurzfristige motorische Lernprozesse nachweisbare strukturelle und funktionelle Veränderungen bewirken (Sanes u. Donoghue 2000, Dragansky et al. 2004). Für den kindlichen Erwerb sprechmotorischer Fertigkeiten ist eine Studie besonders interessant, die sich auf das fingermotorische Geschick geübter Musiker bezog (Elbert et al. 1995). In dieser Studie zeigte sich, dass Musiker, die ein Saiteninstrument beherrschen, über eine größere kortikale Repräsentation der Fingerareale der linken Hand verfügten als eine Vergleichsgruppe von Nichtmusikern. Bemerkenswert war dabei, dass dieser Zuwachs an kortikaler Repräsentation umso größer war, je früher ein Musiker in seiner Kindheit das Instrument erlernt hatte. Früher Beginn intensiven motorischen Lernens scheint sich demnach besonders drastisch auf die kortikale Organisation spezifischer motorischer Aktivitäten auszuwirken, was sich aus der besonderen Plastizität des kindlichen Gehirns gut begründen lässt. Andere Studien haben gezeigt, dass motorische Fertigkeiten, die auf ausgedehnten Lernprozessen beruhen, auch in einer spezifischen Weise neuronal repräsentiert sind (Ungerleider et al. 2002). In der Übertragung auf das Sprechen bedeutet dies, dass die motorkortikale Organisation des Sprechens beim Erwachsenen Resultat eines langen Lernprozesses ist und daher nicht nur in einem besonders ausgedehnten kortikalen Areal repräsentiert ist, sondern auch auf sprechspezifischen neuronalen Netzwerken beruht (Ziegler 2003, 2006).
Die lernabhängige Plastizität des zentralen Nervensystems geht weit über die kortikale Ebene hinaus. Ungerleider et al. (2002) beschreiben die strukturellen und funktionellen Veränderungen als Kaskade von Umbauvorgängen, die auf der Ebene des Kleinhirns beginnen, dann den kortikozerebellären und schließlich auch den kortikostriatalen Schaltkreis einbeziehen. Auch der Beitrag der supplementärmotorischen Area zur Kontrolle motorischer Handlungen verändert sich durch Übungs- und Lernprozesse. Offenbar sind, zumindest nach tierexperimentellen Befunden, sogar auch die Leitungseigenschaften der absteigenden kortikospinalen Faserverbindungen durch Übung modulierbar (Davidson et al. 2007). Das willkürmotorische System des Menschen hat also auf allen Ebenen ein erhebliches plastisches Potenzial.
Daraus ergeben sich wichtige Konsequenzen für das Verhältnis, in dem sprechmotorische Funktionen zu anderen Bewegungsfunktionen der Vokaltraktmuskulatur stehen. Die neuronalen Strukturen, die den Sprechvorgang steuern, sind durch den im frühen Kindesalter einsetzenden, langjährigen Lernprozess geformt und deshalb auch für diese eine motorische Funktion, das Sprechen, besonders spezialisiert. Um andere Bewegungsvorgänge der gleichen Muskulatur zu kontrollieren, z. B. Öffnen und Schließen des Mundes im raschen Wechsel, Herausstrecken der Zunge, mit der Zunge über die Unterlippe streichen etc., benutzen wir deshalb vermutlich nicht die gleichen neuronalen Ressourcen wie für das Sprechen. Wir können solche „neuen

Aufgaben" üben und unsere motorischen Leistungen darin verbessern, und durch dieses Üben entstehen, wie man aus den bereits erwähnten Lernstudien weiß, neue neuronale Verknüpfungen und ausgedehntere kortikale Repräsentationen. Diese sind aber wiederum auf die neu erlernte motorische Aufgabe spezialisiert (Svensson et al. 2006, Sessle et al. 2007).

Nach grober anatomischer Einteilung sind es natürlich die gleichen Hirnstrukturen, die an der Sprechfunktion und an den nichtsprachlichen Bewegungsfunktionen des Vokaltraktes beteiligt sind, nämlich die motorischen Kortexareale mit den absteigenden kortikobulbären Fasern und die beiden subkortikalen Schleifenbahnen (Abb. 3.1). Funktionsspezifische Unterschiede sind wohl eher auf einer differenzierteren funktionell-anatomischen Ebene zu suchen, und vermutlich wird die Funktionsspezifität mit zunehmender Konvergenz auf die Hirnnervenkerne auch geringer. Auf der „Endstrecke" des zweiten motorischen Neurons ist die Funktionsspezifität schließlich ganz aufgehoben, weshalb Läsionen der Hirnnerven alle Bewegungsfunktionen der betroffenen Muskulatur in gleichem Ausmaß beeinträchtigen.

Die Diskussion über die Plastizität des neuronalen Netzwerks der Vokaltraktkontrolle war Anlass für einen Sonderband der amerikanischen Zeitschrift Journal of Speech, Language, and Hearing Research zu diesem Thema, insbesondere zu den Implikationen für die Therapie (Kleim u. Jones 2008, Gonzalez Rothi et al. 2008, Ludlow et al. 2008).

Teil 2

Ursachen und Pathomechanismen dysarthrischer Störungen

4 Neurologische Ursachen dysarthrischer Störungen 36
   Schlaganfall 36
   Schädel-Hirn-Trauma 38
   Multiple Sklerose 39
   Degenerative Erkrankungen der Basalganglien 39
   Primäre Dystonien 41
   Spinozerebelläre Ataxien 42
   Motoneuronerkrankungen 43
   Erkrankungen der Muskulatur – Myasthenia gravis 44

5 Pathomechanismen und Dysarthriesyndrome 45
   Paretische Dysarthrien 45
   Ataktische Dysarthrie 54
   Rigid-hypokinetische Dysarthrie 56
   Hyperkinetische Dysarthrieformen 59
   Tremor 61
   Erworbenes neurogenes Stottern (ENS) .. 62
   Mutismus 63

4 Neurologische Ursachen dysarthrischer Störungen

Dysarthrien sind Störungen der in Kapitel 2 beschriebenen sprechmotorischen Vorgänge, die nach einer erworbenen Schädigung des zentralen oder peripheren Nervensystems auftreten. In diesem Kapitel werden die wichtigsten neurologischen Erkrankungen genannt, bei denen Dysarthrien auftreten können. In der Taxonomie dieser Erkrankungen und bei der Beschreibung von Prävalenz und Inzidenz orientieren wir uns, wo es geht, an den **Leitlinien für Diagnostik und Therapie in der Neurologie** der Deutschen Gesellschaft für Neurologie (4. Auflage, Diener, Putzki u. Kommission „Leitlinien der Deutschen Gesellschaft für Neurologie" 2008)[3]. Die Erkrankungen werden kurz beschrieben, wobei besonderes Gewicht auf das Auftreten von Sprechstörungen gelegt wird. In Tab. 4.1 versuchen wir eine grobe Abschätzung der Auftretenshäufigkeit dysarthrischer Störungen in Deutschland.

Schlaganfall

Unter diesem Begriff werden ischämische Infarkte und Blutungen der Hirngefäße zusammengefasst. Zu den häufigsten Ursachen für das Auftreten eines Schlaganfalls zählen Herz-Kreislauf-Erkrankungen, Arteriosklerose und Bluthochdruck. Beim ischämischen Schlaganfall wird die Durchblutung von Hirngewebe unterbrochen, was zu einem Funktionsverlust und einem Absterben von Hirnzellen infolge des Sauerstoffmangels führt. Intrazerebrale Blutungen kommen durch Gefäßrupturen zustande, die meist durch Bluthochdruck bedingt sind, aber auch durch Gefäßtraumen, einen Tumor oder medikamentös ausgelöst werden können. Dies führt ebenfalls zu einem Untergang von Hirngewebe, als sekundäre Folge kann es zu einer Erhöhung des Hirndrucks mit weiteren Funktionsausfällen kommen.

In Deutschland treten jährlich etwa 130 000–190 000 ischämische Infarkte auf, in mehr als der Hälfte aller Fälle kommt es zu bleibenden Behinderungen wie Halbseitenlähmung, Sprach- oder Sprechstörungen, Neglekt oder Depressionen. Die Prävalenz aller zerebrovaskulären Erkrankungen wird auf etwa 700–800 pro 100 000 Einwohner geschätzt, das entspricht einer Zahl von etwa 600 000 Schlaganfallpatienten in Deutschland (Hacke 2008).

Wenn durch die Ischämie oder die Hirnblutung sprechmotorisch relevante Areale direkt geschädigt wurden oder eine Minderdurchblutung solcher Areale vorliegt, kommt es zu einer Dysarthrie. In der Akutphase sind Dysarthrien sehr häufig, in der chronischen Phase haben sich viele der Sprechstörungen nach einseitigen Hemisphäreninfarkten jedoch zurückgebildet. Außerdem variiert die Auftretensrate von Dysarthrien in Abhängigkeit von den Gefäßsyndromen. Eine zuverlässige Schätzung der Prävalenz zerebrovaskulär bedingter Dysarthrien ist daher schwierig.

In einer Studie, in die mehr als 3000 Patienten mit radiologisch nachgewiesenem zerebralem Infarkt der Schlaganfalldatenbank der Deutschen Schlaganfallhilfe eingeschlossen wurden, hatten 41 % bei Aufnahme eine Dysarthrie (Weimar et al. 2002). In der Studie des Lausanne Stroke Registry (n = 1000) waren dagegen nur 12,4 % der Patienten dysarthrisch (Bogousslavski et al. 1988), in einer großen türkischen Studie nur 8 % (Kumral et al. 1998). Geht man mit Verweis auf eine Schätzung von Wade et al. (1986) von einer mittleren Rate von etwa 15 % aus, so erhält man, bezogen auf die Bevölkerung Deutschlands, eine Zahl von etwa 90 000 Patienten mit zerebrovaskulär bedingter Dysarthrie (Tab. 4.1).

---

[3] Die Leitlinien zu den einzelnen Erkrankungen werden unter dem Namen des jeweils federführenden Autors zitiert.

Tab. 4.1 Hauptursachen dysarthrischer Störungen.

Erkrankung		Prävalenz (pro 100 000)	Auftretensrate dysarthrischer Symptome	Geschätzte Zahl dysarthrischer Patienten in Deutschland
zerebrovaskuläre Erkrankungen		700–800	8–41 %	90 000
Schädel-Hirn-Trauma (mittel und schwer)		120	30 %	30 000
Multiple Sklerose		140–175	40–50 %	55 000
degenerative Basalganglienerkrankungen	Parkinson-Syndrome	110–200	60–90 %	75 000
	M. Huntington	2–7	80–90 %	3000
primäre Dystonien		> 40	?	> 1000
spinozerebelläre Ataxien		5	90–100 %	3500
Motoneuronerkrankungen		6–8	45 %	2500
Myasthenia gravis		20–50	≈ 10 %	2500

Die Schätzungen in der rechten Spalte beruhen auf den Mittelwerten der Prävalenzbereiche für die Grunderkrankung (linke Spalte), bezogen auf eine Population von 80 Millionen. Für die Auftretensraten dysarthrischer Symptome wurden konservative Schätzwerte angenommen (untere Bereichsgrenzen der mittleren Spalte).

Bei Infarkten im Stromgebiet der Arteria basilaris und vertebralis, vor allem bei Hirnstamminfarkten, sind Dysarthrien besonders häufig, da diese Infarkte in vielen Fällen die absteigenden kortikobulbären Verbindungsbahnen und die motorischen Kerngebiete der Vokaltraktmuskulatur einbeziehen. In der zitierten Studie der Deutschen Schlaganfallhilfe hatten von 340 Patienten mit isolierten Hirnstamminfarkten 56 % bei Aufnahme eine Dysarthrie. In einer anderen Studie, die sich nur auf Infarkte der Medulla oblongata bezog, waren es sogar 71 % (Kameda et al. 2004). In einer neueren Studie, die 86 Patienten mit Infarkten ausschließlich des medialen Anteils der Medulla oblongata einschloss, hatten 63 % eine Dysarthrie, ein Viertel davon eine schwere (Kim 1999). Brückeninfarkte führen zu einer Dysarthrie, wenn vor allem die paramedianen Anteile der oberen und mittleren Brückenregion betroffen sind (Schmahmann et al. 2004). Bedingt durch die Gefäßversorgung des Hirnstamms können bei Hirnstamminfarkten spezifische Muster von Hirnnervenausfällen vorkommen, die klinisch als vaskuläre Hirnstammsyndrome unterschieden werden. Im Hinblick auf das Auftreten dysarthrischer Störungen sind vor allem die Syndrome des kaudalen Hirnstamms bedeutsam, wie die medialen medullären Syndrome (z. B. das Déjérine-Syndrom) oder das laterale medulläre Syndrom (Wallenberg-Syndrom).

Bei den Kleinhirninfarkten sind es vor allem die Infarkte der A. cerebelli superior, die Dysarthrien hervorrufen (Ackermann et al. 1992), aber auch bei Infarkten der unteren Kleinhirnarterien kann es zu dysarthrischen Störungen kommen, wenn auch vermutlich nur bei zusätzlicher Hirnstammbeteiligung (Urban et al. 2003).

Unter den Infarkten supratentorieller Hirnregionen spielen diejenigen, die den Verlauf der kortikobulbären Bahnen betreffen, eine besondere Rolle für das Entstehen dysarthrischer Symptome. Dazu zählen vor allem Infarkte der Capsula interna und striatokapsuläre Infarkte. Wie in Kapitel 3 bereits erwähnt, kommt es bei linkshemisphärischen Infarkten vermutlich etwas häufiger zu einer Dysarthrie als bei rechtshemisphärischen (Urban et al. 2001). Viele der hier besprochenen Dysarthrien gehen auf „lakunäre Infarkte" zurück, also auf Infarkte kleiner Gefäße mit entsprechend begrenzten (lakunären) Läsionen. Diese Sprechstörungen sind klinisch von untergeordneter Bedeutung, da sie sich relativ rasch zurückbilden. Die Bedeutung der lakunären Syndrome liegt eher in ihrer funktionell-neuroanatomischen Spezifität. Vor allem aus den lakunären Läsionen, die eine reine Dysarthrie (also eine Dysarthrie ohne zusätzliche Paresen oder Ataxien der Arme oder Beine, meistens auch ohne Dysphagie) hervorrufen, lassen sich Schlussfolgerungen über die Neuroanatomie des Sprechens ableiten (Urban et al. 1999).

> Von großer **klinischer Bedeutung** sind dagegen Dysarthrien, die nach multiplen bilateralen Infarkten oder im Rahmen diffuser vaskulär bedingter Hirnschädigungen auftreten. Solche Erkrankungen können, wenn sie das absteigende kortikobulbäre System beider Hemisphären betreffen, zu einer schweren Dysarthrie im Rahmen einer Pseudobulbärparalyse oder eines Foix-Chavany-Marie-Syndroms führen. Nicht selten sind die betroffenen Patienten sogar mutistisch (Kap. 5). Loeb et al. (1990) schätzen die Häufigkeit der Pseudobulbärparalyse unter den Patienten, die einen Schlaganfall überlebt haben, auf etwa 4 %.

Schädel-Hirn-Trauma

Schädel-Hirn-Traumen sind mit einer Hirnschädigung infolge mechanischer Gewalteinwirkung auf den Schädel, z. B. durch einen Verkehrsunfall oder einen Sturz, verbunden. Dabei kann es primär zu fokalen Läsionen (Epi- oder Subduralhämatome, intrazerebrale Hämatome, Kontusionsblutungen) oder zu diffusen Schädigungen (axonale Verletzungen) kommen. Sekundär können sich raumfordernde Prozesse entwickeln (Hämatome, Hirnödeme, Hydrozephalus), und infolge einer Hirnschwellung kann es auch zu Mittelhirneinklemmungen mit entsprechenden Läsionen kommen. Weitere sekundäre Mechanismen führen zu stoffwechselbedingten zellulären Schädigungen (Beer 2008b).

Schädel-Hirn-Traumen werden klinisch nach dem Schweregrad der Hirnschädigung, der Dauer der Bewusstlosigkeit und dem Ausmaß des neurologischen Defizits in leicht, mittel und schwer eingeteilt. Pro Jahr erleiden in Deutschland im Durchschnitt etwa 12 000–16 000 Menschen ein schweres Schädel-Hirn-Trauma, die Zahl der mittelschweren Traumen ist etwa ebenso hoch (Beer 2008a, Beer 2008b). Die Altersverteilung dieser Erkrankungen weist einen deutlichen Gipfel zwischen 15 und 25 Jahren auf. Mittelschwere und schwere Schädel-Hirn-Traumen machen zusammen nur etwa 5 % aller traumatischen Hirnverletzungen aus, 95 % der Schädigungen werden als leichte Schädel-Hirn-Traumen klassifiziert, die in den meisten Fällen ohne bleibende Folgen verlaufen (Vos et al. 2002).

Durch die Verbesserungen in der Notfallmedizin nimmt der Anteil der Patienten, die ein schweres Schädel-Hirn-Trauma überleben und damit auch der Anteil an Patienten mit chronischer traumatischer Hirnschädigung zu. Zuverlässige Daten zur Prävalenz chronischer traumatischer Hirnschädigungen existieren für die europäischen Länder nicht (Tagliaferri et al. 2006). MacDonald et al. (2000) gehen von einer Lebenszeitprävalenz von etwa 60 Patienten je 100 000 Einwohner mit schwerem Schädel-Hirn-Trauma aus, die Prävalenz der Folgen mittelschwerer Traumen dürfte mindestens ebenso hoch sein. In Deutschland leben demnach vermutlich knapp 100 000 Menschen, die an den Folgen eines mittelschweren bis schweren Schädel-Hirn-Traumas leiden (Tab. 4.1).

Zu den chronischen Folgen traumatischer Hirnschäden zählen eine Reihe von kognitiven, emotionalen und Verhaltensproblemen. In einer Studie von Ponsford et al. (1995) waren zu einem Zeitpunkt 2 Jahre nach dem Trauma unter den häufigsten neuropsychologischen Folgen Gedächtnisstörungen, Ermüdbarkeit, Wortabrufstörungen und Ablenkbarkeit/aggressives Verhalten, mit Auftretenshäufigkeiten von jeweils über 65 %. Häufige chronische Folgen sind kognitive Verlangsamung, Verringerung der Konzentrationsfähigkeit, verminderter Antrieb oder depressive Verstimmung.

> Der Anteil an Patienten, die eine Dysarthrie haben, wird nach mehreren übereinstimmenden Berichten auf etwa ⅓ geschätzt (z. B. Sarno et al. 1986). Manche dieser Patienten sind initial mutistisch (Levin et al. 1983, Cramon u. Vogel 1981). Im Verlauf der Rückkehr der Sprechfähigkeit können sich – je nach der vorliegenden Hirnschädigung – unterschiedliche Dysarthriesyndrome entwickeln. In den meisten Fällen liegt eine gemischte Dysarthrie vor.

Unter den Patienten, die eine traumatische Hirnschädigung erlitten haben, scheinen diejenigen mit einer Dysarthrie eine vergleichsweise ungünstige Prognose zu haben, vermutlich wegen der häufigen Beteiligung von Strukturen des Mittelhirns und des Hirnstamms (Najenson et al. 1978). Beeinträchtigungen der Kommunikation stellen in ihrer Gesamtheit ein besonderes Hindernis für die Partizipation dieser Patienten dar, insbesondere für ihre Wiedereingliederung in das Berufsleben (Brooks et al. 1987). Die vielen neuropsychologischen Defizite, die Patienten mit posttraumatischer Hirnschädigung oft haben, können die therapeutischen Möglichkeiten in der Behandlung traumatischer Dysarthrien erheblich einschränken (Kap. 7).

Multiple Sklerose

Die Multiple Sklerose (MS) ist eine chronisch entzündliche Erkrankung des zentralen Nervensystems. In Deutschland geht man von einer Prävalenz von 140–175 pro 100 000 Einwohner aus. Frauen sind 1,8- bis 2,6-mal häufiger betroffen als Männer (Flachenecker et al. 2007). Die Erkrankung beginnt meist im frühen Erwachsenenalter (Mittelwert 30 Jahre) und führt nach einem meist schubförmigen Verlauf in der Regel zu einer dauerhaften Behinderung (Flachenecker et al. 2007). Nach 11–15 Jahren mündet die Erkrankung bei der Hälfte der Patienten in einen chronisch-progredienten Verlauf ein (Pöhlau et al. 2001).

Durch den Entzündungsprozess werden die Markscheiden der Nervenfasern im Gehirn und Rückenmark geschädigt. Dadurch entstehen über das zentrale Nervensystem verteilte Läsionsherde (Plaques), die zu einer Verminderung der Nervenleitfähigkeit führen und je nach Lokalisation das klinische Erscheinungsbild der Erkrankung bestimmen. In der Frühphase dominieren Sehstörungen und Sensibilitätsstörungen, im weiteren Verlauf sind in der Mehrzahl aller Patienten Motorik, Sensibilität und Sehen gleichermaßen betroffen; es treten Schwindel, vegetative Störungen und kognitive Beeinträchtigungen auf (Pöhlau et al. 2001).

Die Dysarthrie gehört, neben Nystagmus und Intentionstremor, zur „Triade" der Leitsymptome der MS. In einer südschwedischen Population von mehr als 200 Patienten hatten 44 % eine Dysarthrie (Hartelius u. Svensson 1994), auf eine ähnliche Zahl kamen auch Darley et al. (1972). Die Heterogenität der Hirnschädigungsmuster, die bei dieser Patientengruppe auftreten können, wirkt sich auch auf die dysarthrischen Störungsbilder aus. Am häufigsten wurden spastische und ataktische Dysarthrien sowie Mischformen dieser beiden Syndrome beschrieben (Hartelius et al. 2000).

Degenerative Erkrankungen der Basalganglien

Parkinson-Syndrome

Unter dem Begriff „Parkinson-Syndrome" wird eine Gruppe unterschiedlicher degenerativer Erkrankungen mit Beteiligung der Basalganglien zusammengefasst, die sich durch das Vorliegen einer Akinese (Kap. 5) sowie eines der 3 Symptome Rigor, Ruhetremor und Haltungsinstabilität auszeichnen (Oertel 2008). Dazu zählen in erster Linie die Parkinson-Erkrankung selbst (Morbus Parkinson, idiopathisches Parkinson-Syndrom), aber auch die „atypischen Parkinson-Syndrome", wie

- Multisystematrophie,
- progressive supranukleäre Blickparese (PSP, auch „Steele-Richardson-Olszewski-Syndrom"),
- kortikobasale Degeneration.

Eine parkinsonähnliche Symptomatik kann aber auch bei anderen Erkrankungen auftreten, z. B. nach einer Enzephalitis (postenzephalitischer Parkinsonismus) oder – seltener – nach Stammganglieninfarkten (Benamer u. Grosset 2009).

Idiopathisches Parkinson-Syndrom. Die häufigste unter diesen Erkrankungen ist der Morbus Parkinson, mit einer Prävalenz von etwa 115–200 pro 100 000; das entspricht einer Zahl von etwa

150 000 Parkinson-Kranken in Deutschland (Deuschl 2008). Die Häufigkeit der Erkrankung steigt mit zunehmendem Alter stark an, mit einer Prävalenz von 1,2% bei den über 75-Jährigen. Bei den betroffenen Patienten kommt es zu einer Degeneration der dopaminproduzierenden Zellen in der Substantia nigra (pars reticulata), mit der Folge einer reduzierten Dopaminkonzentration im Striatum und einer Störung der kortiko-striato-thalamo-kortikalen Modulation von Willkürbewegungen (Abb. 3.**4**). Im Vordergrund der Erkrankung stehen – vor allem in den ersten Erkrankungsjahren – motorische Symptome wie Akinese, Rigor und Ruhetremor, die zu Störungen der Körperhaltung und des Ganges, der Mimik (mimische Starre), der Handfunktion (z.B. Mikrografie beim Schreiben), der Nahrungsaufnahme und des Sprechens führen. Daneben treten aber auch schwerwiegende nichtmotorische Störungen auf, z.B. eine kognitive Verlangsamung, Störungen des Antriebs und des emotionalen Befindens (Apathie, Depression, Angststörungen) und Störungen autonomer Funktionen (Deuschl 2008). Die medikamentöse Behandlung durch L-Dopa, Dopaminagonisten oder andere Substanzen ist über die ersten Erkrankungsjahre hinweg meist sehr erfolgreich, vor allem was die Linderung der motorischen Symptome betrifft. In den letzten Jahren wird vor allem bei frühem Erkrankungsbeginn zunehmend die Methode der tiefen Hirnstimulation eingesetzt (Kap. 7).

Im Verlauf einer Parkinson-Erkrankung tritt in den meisten Fällen auch eine Dysarthrie auf – in der Literatur werden Prävalenzzahlen von bis zu 90% genannt. Allerdings kann sich die Sprechstörung erst relativ spät im Krankheitsverlauf einstellen – in der Hälfte der Fälle später als 7 Jahre nach Diagnosestellung. Für die Prävalenzschätzung in Tab. 4.**1** wurde daher ein Wert an der Untergrenze der in der Literatur genannten Auftretenshäufigkeiten herangezogen. Nach konservativer Schätzung leben in Deutschland also etwa 75 000 Parkinson-Patienten mit einer Dysarthrie. Der Beginn einer Sprechstörung geht dabei in der Regel dem Einsetzen einer Dysphagie voraus (Müller et al. 2001).

> Es ist bemerkenswert, dass das Ausmaß der dysarthrischen Störung bei vielen Parkinson-Kranken mit dem Ausmaß der allgemeinmotorischen Störung kontrastiert: Die Sprechstörung tritt nicht nur häufig erst deutlich später auf, sie ist meistens auch weit weniger stark ausgeprägt (Hinterberger et al. 2008).

Das Störungsbild der Parkinson-Dysarthrie entspricht in den meisten Fällen dem Syndrom der **hypokinetischen Dysarthrie** (Kap. 5), wobei aber auch zusätzliche Symptome wie Stimmtremor, Iterationen (Laut- und Silbenwiederholungen), oder Palilalie (mehrfaches Wiederholen der letzten Silben einer Äußerung bei abnehmender Sprechlautstärke) auftreten können (Ackermann u. Hertrich, 2008). Durch die medikamentöse Therapie bedingt kann es zu Fluktuationen der Symptomatik kommen. Je nach der Dosierung der Medikamente können in den „On-Phasen" hyperkinetische Symptome oder eine Palilalie auftreten (Kap. 5).

In der älteren Literatur zur Parkinson-Dysarthrie wird zwischen den Varianten des idiopathischen Parkinsonismus und der atypischen Parkinson-Syndrome oft nicht hinreichend unterschieden, daher dürften einige der älteren Beschreibungen stark abweichender Varianten der Parkinson-Dysarthrie auf solche diagnostischen Unschärfen zurückzuführen sein.

Atypische Parkinson-Syndrome. Tritt bereits im ersten Jahr nach Diagnose eines Parkinson-Syndroms eine ausgeprägte Sprechstörung auf, kann dies als Hinweis auf das Vorliegen eines der atypischen Parkinson-Syndrome gewertet werden. Vor allem bei Patienten mit einer progressiven supranukleären Blickparese (PSP) oder einer Multisystematrophie (MSA) liegt in der Hälfte aller Fälle bereits innerhalb der ersten 24 Monate nach Krankheitsbeginn eine deutliche Sprechstörung vor; bei Patienten mit einer kortikobasalen Degeneration innerhalb der ersten 3½ Jahre (Müller et al. 2001). Die Dysarthrie kann hier also zu einem differenzialdiagnostisch wichtigen Indiz werden (Hinterberger et al. 2008). Die moderne Klassifikation der atypischen Parkinson-Syndrome ist jedoch immer stärker durch neuropathologische Konzepte geprägt, die mit den klinischen Varianten dieser Erkrankungen nur schwer in Einklang zu bringen sind (Williams u. Lees 2009).

Differenzialdiagnostisch bedeutsam ist, dass bei vielen atypischen Parkinson-Syndromen das Muster der Sprechstörung erheblich vom Bild der hypokinetischen Dysarthrie des Morbus Parkinson abweicht. So kann es beim zerebellären Subtyp der Multisystematrophie zu einer ataktischen Dysarthrie kommen (Gilman et al. 1998); bei der progressiven supranukleären Blickparese (PSP) wurden ebenfalls ataktische aber vor allem auch spastische Dysarthrien bzw. Mischformen dieser

Syndrome beschrieben (Kluin et al. 1993, Gilman et al. 1998). In einer klinikopathologischen Studie von Kluin (2001) war bei Patienten mit PSP das Auftreten hypokinetischer Dysarthriesymptome, wie sie dem typischen Bild der Parkinson-Dysarthrie entsprechen, mit Substanzminderungen und Gliosen im Bereich der Substantia nigra korreliert. Therapeutisch ist von Bedeutung, dass die atypischen Parkinson-Syndrome – im Unterschied zum idiopathischen Parkinson-Syndrom – oft nicht durch die übliche Dopaminsubstitutionsbehandlung beeinflussbar sind (Kap. 7).

> Eine seltene Variante der progressiven supranukleären Blickparese zeigt sich initial als langsam fortschreitende **Sprechapraxie** und bildet dann im weiteren Verlauf die Symptome einer „atypischen PSP" mit entsprechenden dysarthrischen Symptomen aus. Dieses Syndrom wird im Zusammenhang mit den primärprogredienten nichtflüssigen Aphasien diskutiert (Josephs et al. 2006, Williams et al. 2009).

Morbus Huntington

Die Huntington-Krankheit ist eine autosomal-dominant vererbte degenerative Erkrankung des Gehirns, deren genetische Basis sehr gut erforscht ist (Harbo et al. 2009). Das mittlere Erkrankungsalter liegt zwischen dem 30. und 50. Lebensjahr, der Verlauf ist chronisch-progredient. Die Prävalenz beträgt etwa 2–7 pro 100 000 Einwohner, damit leben in Deutschland ca. 1500–5500 Huntington-Kranke.

Die Erkrankung ist zu Beginn mit einem Untergang inhibitorischer Neurone im Globus pallidus verbunden, mit der Folge einer Degeneration des Nucl. caudatus und des Putamens (Abb. 3.**4**). Im weiteren Verlauf kommt es zu Atrophien im Bereich der Substantia nigra, des Hypothalamus und des Thalamus sowie auch zu frontalen kortikalen Atrophien (Wallesch u. Förstl 2005).

Die Symptome des Morbus Huntington beinhalten motorische und kognitive sowie neuropsychiatrische Auffälligkeiten. Die motorische Beeinträchtigung ist durch das Symptom der Chorea geprägt. Darunter versteht man das häufige Vorkommen unwillkürlicher, schneller und unregelmäßig einschießender Bewegungen der Extremitäten-, der Gesichts- und der Rumpfmuskulatur. Diese choreatischen Hyperkinesen können in Ruhe und während willkürlicher Bewegungen auftreten und sind häufig mit dystonen Fehlhaltungen des Rumpfes oder der Gliedmaßen verbunden. Die Symptomatik betrifft auch die am Sprechen beteiligte Muskulatur und führt daher zu dysarthrischen Störungen. Zur choreatischen Bewegungsstörung können auch Rigidität, Bradykinesie und Myoklonien treten. Neben diesen motorischen Beeinträchtigungen entwickeln Patienten mit Chorea Huntington auch neuropsychologische Auffälligkeiten wie eine Apraxie der Gliedmaßen, Aufmerksamkeitsstörungen und andere kognitive Beeinträchtigungen, sowie kognitiv bedingte Störungen der Textproduktion und -verarbeitung (Meul et al., 2009). Mit zunehmender Erkrankungsdauer entwickeln die Patienten eine Demenz. Damit verbunden sind bereits zu einem frühen Zeitpunkt psychiatrische Auffälligkeiten wie Persönlichkeitsänderungen, Reizbarkeit und Aggressivität, Verwirrtheit oder Depression.

Im Verlauf der Erkrankung stellt sich bei allen Patienten eine Dysarthrie ein. In einer Stichprobe von 48 Patienten in vorwiegend frühen Stadien der Erkrankung fanden wir nur 5 Patienten (10 %) ohne dysarthrische Symptome (unveröffentlicht). Die Auftretenshäufigkeit dysarthrischer Symptome wird mit 80–90 % angegeben. Meistens handelt es sich um hyperkinetische Dysarthrieformen (Kap. 5).

Primäre Dystonien

Als primäre Dystonien werden Erkrankungen bezeichnet, deren einziges oder hauptsächliches Symptom **dystone Bewegungsstörungen** sind. Dystone Störungen sind unwillkürliche Muskelkontraktionen, die zu langsamen, schraubenförmigen Bewegungen und zu Haltungsanomalien oder zu rhythmisch einschießenden Bewegungen (Myoklonien) führen. Diese Erkrankungen haben sehr häufig eine genetische Basis, und es gibt mittlerweile eine differenzierte genetische Klassifikation verschiedener Erkrankungsformen (Müller 2009, Harbo 2009).

Einige dieser Erkrankungen werden als reine Dystonien klassifiziert, eine zweite Gruppe (wegen der Assoziation dystoner Symptome mit anderen motorischen Zeichen wie z. B. Parkinsonismus) als Dystonie-plus-Syndrome, eine weitere Gruppe sind die paroxysmalen (d. h. anfallsartig auftretenden) Dystonien. Eine Gemeinsamkeit der primären Dystonien ist, dass neuropathologische Befunde allenfalls gering ausgeprägt sind oder ganz fehlen. In einigen Fällen finden sich Hinweise auf Basalganglienschädigungen (Müller 2009). Die motorischen Symptome können generalisiert sein (also den ganzen Körper betreffen) oder auf einzelne Muskelgruppen wie die Augenmuskulatur, die Halsmuskulatur, die Hände, die oromandibuläre oder die laryngeale Muskulatur beschränkt sein (fokal). Fokale Dystonien können sich auch auf bestimmte motorische Aktivitäten beziehen, wie etwa der Schreibkrampf oder verschiedene Musikerkrämpfe. Viele der primären generalisierten Dystonien, wenn auch nicht alle, führen zu dysarthrischen Störungen. Fokale Dystonien der Vokaltraktmuskulatur sind die **oromandibuläre Dystonie** und die **spasmodische Dysphonie** (Kap. 3).

Volkmann (2008) schätzt die Prävalenz aller dystonen Syndrome auf mindestens 40/100 000. Die Gesamtzahl allein der fokalen laryngealen Dystonien (spasmodische Dysphonie) in Deutschland liegt, wenn man die Angaben von (Defazio et al. 2007) zugrunde legt, zwischen 1000 und 4500.

Spinozerebelläre Ataxien

Eine weitere Gruppe von neurologischen Erkrankungen zeichnet sich durch degenerative Prozesse aus, die das Kleinhirn und seine afferenten und efferenten Verbindungen betreffen. Ein großer Teil dieser Erkrankungen wird autosomal-dominant vererbt, man spricht von den **autosomal-dominanten zerebellären Atrophien** (ADCA). Daneben gibt es auch spinozerebelläre Ataxien, die dem Augenschein nach sporadisch auftreten (bei denen jedenfalls kein Erbgang nachweisbar ist), sowie eine rezessiv vererbte Form, die **Friedreich-Ataxie**.

Autosomal-dominante zerebelläre Ataxien

Die autosomal-dominant vererbten degenerativen Erkrankungen des Kleinhirns werden nach neuerer Konvention nach ihren genetischen Ursachen klassifiziert, also nach der Art der Mutationen und nach deren Ort auf dem Chromosomensatz. In der Übersicht von Schöls et al. (2004) wurden bereits 24 Untertypen beschrieben, inzwischen sind weitere Typen spinozerebellärer Ataxien hinzugekommen. Sie unterscheiden sich nicht nur nach genetischen Kriterien, sondern auch nach Auftretenshäufigkeit, Erkrankungsalter, klinischem Erscheinungsbild und Läsionsmuster. Die Prävalenz dieser Erkrankungen wird auf mindestens 3 Fälle pro 100 000 geschätzt (Schöls et al. 2004).

Die weltweit häufigste Form, als SCA3 bezeichnet, führt zu einer Atrophie im Bereich der Olive, der Brücke und des Kleinhirns (olivopontozerebelläre Atrophie, OPCA), u. a. verbunden mit ataktischen, hypokinetischen und/oder spastischen Bewegungsstörungen der Gliedmaßen, okulomotorischen Störungen und Dysarthrie. Die SCA6 ist eine rein zerebelläre Ataxie mit spätem Erkrankungsbeginn, ataktischen Bewegungsstörungen, Dysarthrie und Nystagmus. Nahezu alle Unterformen der spinozerebellären Atrophien sind mit dysarthrischen Störungen verbunden, allerdings nicht immer mit einer zerebellären (ataktischen) Dysarthrie. So kann die SCA2 zu einem parkinsonähnlichen Störungsbild mit entsprechender Dysarthrie, ohne jegliche zerebelläre Zeichen führen. Für die SCA20 ist das Auftreten eines Gaumensegelmyoklonus typisch (Knight et al. 2004). Insgesamt können die klinischen Bilder jedes Genotyps stark variieren, und die Störungsmuster der verschiedenen Erkrankungsformen überlappen sehr stark, sodass nahezu kein klinisches Zeichen für irgendeinen genetischen Subtyp spezifisch ist (Schöls et al. 2004). Systematische Untersuchungen zur Dysarthrie liegen für diese genetisch definierten Formen der autosomal-dominanten zerebellären Ataxien noch kaum vor (z. B. Schalling et al. 2006). Dagegen gab es zahlreiche Untersuchungen der nach konventioneller Taxonomie klassifizierten „rein zerebellären" oder „olivopontozerebellären" Ataxien (Ackermann u. Ziegler 1992).

Friedreich-Ataxie

Die Friedreich-Ataxie ist die häufigste Form der hereditären Ataxien, mit einer geschätzten Prävalenz von etwa 2,5 Fällen pro 100 000. Im Unterschied zu den oben besprochenen Erkrankungen wird sie rezessiv vererbt. Auch bei dieser Erkrankung haben sich die diagnostischen Kriterien von einer klinischen zu einer genetischen Basis verschoben (Schöls 1997). War bislang ein Hauptkriterium der frühe Erkrankungsbeginn (<25 Jahre), so gibt es mittlerweile auch Beschreibungen einer „late-onset"-Form mit dem für diese Erkrankung spezifischen Gendefekt auf Chromosom 9q (Bhidayasiri et al. 2005). Die Prävalenz dysarthrischer Störungen wird auf über 90% geschätzt. Innerhalb eines Zeitraums von etwa 10 Jahren nach Erkrankungsbeginn entwickeln alle Patienten eine Dysarthrie. Das Dysarthriesyndrom der Friedreich-Ataxie ist durch überwiegend ataktische Symptome geprägt, es können aber auch Zeichen einer zentralparetischen Dysarthrie auftreten (Kap. 5).

Motoneuronerkrankungen

Unter diesem Begriff wird eine Gruppe von degenerativen Erkrankungen zusammengefasst, die das zweite oder erste motorische Neuron betreffen. Der wichtigste Vertreter dieser Erkrankungen ist die **Amyotrophe Lateralsklerose** (ALS), die durch degenerative Prozesse im Bereich der motorischen Hirnnervenkerne (mit Ausnahme der okulomotorischen Kerne), des Spinaltrakts und der Vorderhornzellen definiert ist, mit progredienten Zeichen peripherer und zentraler Läsionen (Brooks et al. 2000). Die Erkrankung beginnt selten vor dem 40. Lebensjahr. Initial liegt am häufigsten eine einseitige Parese distaler Extremitätenmuskeln vor, in 20–40% aller Fälle beginnt die Erkrankung mit bulbären Symptomen wie Dysphagie und Dysarthrie, wobei Dysarthrien etwa 8-mal häufiger auftreten als Dysphagien (Traynor et al. 2000). Ein wichtiges Instrument in der Differenzialdiagnostik der ALS ist die elektromyografische Untersuchung der bulbären Muskulatur, vorwiegend der Zunge, da die Motoneurone des Nucl. hypoglossus bevorzugt und frühzeitiger als andere motorische Hirnnerven von der Erkrankung betroffen sind (Preston et al. 1997).

In der großen Mehrzahl der Fälle entwickelt sich im Verlauf der Erkrankung eine Dysarthrie. Unter den von Gubbay et al. (1985) beschriebenen Patienten (n = 318) hatten 46% eine Dysarthrie, in einer von Massman et al. (1996) beschriebenen Kohorte von 146 Patienten hatten 47% eine Sprechstörung, mehr als 20% eine mittelschwere bis schwere.

Ein anderes vorherrschendes Symptom ist die Ateminsuffizienz, meist bedingt durch zentrale oder periphere Zwerchfellparesen (Similowski et al. 2000). In der Mehrzahl der Patienten mit ALS ist dies auch die Todesursache. Im Krankheitsverlauf findet sich ferner häufig pathologisches Lachen oder Weinen. In manchen Fällen ist die Erkrankung mit einer frontotemporalen kortikalen Atrophie verbunden. Massman et al. (1996) fanden in ihrer Studie in 36% der untersuchten Patienten klinisch relevante kognitive Defizite. ALS-Patienten sind häufig auffällig in visuellen Gedächtnisaufgaben, in Wortflüssigkeitsaufgaben, in Tests zur kognitiven Verarbeitungsgeschwindigkeit, Sprachtests und in der Testung von Exekutivfunktionen (Raaphorst et al. 2009). In etwa 3% der Fälle liegt eine Demenz vor (Abrahams et al. 1996). Es wurden auch Patienten beschrieben, die im Verlauf der Erkrankung eine primärprogrediente Aphasie oder eine progrediente Sprechapraxie entwickelt haben (Duffy et al. 2007). Die Erkrankung schreitet meistens rasch fort, vor allem bei bulbärem Beginn, die Überlebenszeiten betragen selten mehr als 5 Jahre. Die Todesursache ist in den meisten Fällen eine respiratorische Insuffizienz.

Da der degenerative Prozess das erste und das zweite motorische Neuron einschließt, liegt in den meisten Fällen eine paretische Dysarthrie mit gemischt zentralen und peripheren Anteilen vor. Die Gewichte dieser beiden Syndrome können sich jedoch von Fall zu Fall verschieben (Langmore u. Lehman 1994). Ein Teil der Patienten wird im Verlauf der Erkrankung mutistisch und ist auf unterstützte Kommunikation angewiesen (Kap. 7).

Erkrankungen der Muskulatur – Myasthenia gravis

Zu den neuromuskulären Erkrankungen zählen unter anderem die Myopathien und die myotonen Dystrophien. Bei diesen Erkrankungsformen liegen Muskelschwäche und Atrophie vor. Dabei können auch die faziale, die oropharyngeale oder die laryngeale Muskulatur betroffen sein. Über Sprechstörungen bei diesen Erkrankungen gibt es kaum systematische Berichte.

Die unter dem Gesichtspunkt der Sprechstörungen wichtigste Erkrankung dieses Formenkreises ist die Myasthenia gravis. Sie basiert auf einer Störung der Erregungsmechanismen am neuromuskulären Übergang, der motorischen Endplatte. Die Prävalenz dieser Autoimmunerkrankung liegt in Deutschland unter etwa 50/100 000 (Toyka 2008), andere Studien berichten über Prävalenzen zwischen 20 und 40 pro 100 000 (Vincent 2001). Das Kardinalsymptom der Myasthenia gravis ist eine belastungsabhängige Muskelschwäche und eine rasche Ermüdbarkeit der betroffenen Muskulatur. Eine Subgruppe der sogenannten generalisierten Myasthenien zeichnet sich durch eine besondere Beteiligung der oropharyngealen und/oder der Atemmuskulatur aus. In knapp 30 % der Fälle beginnt die Erkrankung mit einer Schwäche der laryngealen Muskulatur (Mao et al. 2001). Ein unverwechselbares Zeichen ist die Ermüdbarkeit bei längerem Sprechen. Die Patienten zeigen z. B. beim Lesen eines längeren Textes eine deutlich erkennbare Verschlechterung von Sprechatmung und Artikulation und eine Verlangsamung des Sprechens. Das dysarthrische Störungsmuster, das sich dabei zeigt, entspricht dem Syndrom der peripherparetischen (schlaffen) Dysarthrie (Kap. 5). Bei Tonhalteaufgaben zeigt sich das typische „sinking-pitch"-Symptom, also ein allmähliches Absinken der Tonhöhe (Walker 1997). Auch die mimischen Bewegungen können durch Muskelschwäche betroffen sein.

Zur Häufigkeit dysarthrischer Symptome bei Patienten mit Myasthenia gravis gibt es keine gesicherten Daten. In Beschreibungen der klinischen Symptome wird die Dysarthrie, neben Dysphagie und okulomotorischen Störungen, immer wieder als Hauptsymptom genannt. Eine Häufigkeitsschätzung allein für die Dysphonien bei Myasthenia gravis nennt eine Rate von insgesamt 6 %, wobei im Verlauf der Erkrankung etwa 60 % der Patienten eine Stimmstörung entwickeln (Mao et al. 2001). In einer konservativen Schätzung aller Patienten mit Myasthenia gravis, die Stimm- oder Artikulationsstörungen haben, gehen wir von einer Auftretensrate von etwa 10 % aus, woraus sich eine Prävalenz von 2500–3000 Dysarthriepatienten dieser ätiologischen Gruppe ergibt (Tab. 4.1).

> **!** **Zur Prävalenz der Dysarthrien in Deutschland**
> Aus den in Tab. 4.1 zusammengefassten Prävalenzdaten ergibt sich eine Zahl von mehr als 250 000 Patienten mit Dysarthrie in Deutschland. Diese Zahl beruht auf einer groben Schätzung, die eine Reihe von möglichen Fehlerquellen beinhaltet. Erstens sind in der Tabelle bei weitem nicht alle neurologischen Erkrankungen aufgelistet, die zu einer Dysarthrie führen können – insbesondere fehlen z. B. die Erkrankungen des Kindesalters und die Tumorerkrankungen. Zum zweiten sind in den meisten Fällen weder die Angaben zur Prävalenz der Grunderkrankung noch die Angaben zur relativen Prävalenz von Dysarthrien gut gesichert. Dies trifft vor allem auch für die 3 großen Gruppen der Schlaganfall-, Parkinson- und Schädel-Hirn-Trauma-Patienten zu. Im Falle der zerebrovaskulären Erkrankungen fehlen vor allem Daten zur Häufigkeit dysarthrischer Störungen im chronischen Stadium der Erkrankung. Für das Schädel-Hirn-Trauma gibt es ohnehin sehr wenige Daten zur Prävalenz chronischer Folgen, dies gilt in besonderem Maße auch für die Dysarthrie. Was die Dysarthrien der Parkinson-Syndrome angeht, bestehen Unsicherheiten in Bezug auf die Bestimmung des Erkrankungsbeginns, und die Angaben über die relative Prävalenz von Sprechstörungen schwanken erheblich. Nachdem diese 3 Erkrankungen vermutlich mehr als ⅔ aller Dysarthrien verursachen, wirken sich Schätzfehler hier besonders drastisch aus. Die Unsicherheit dieser epidemiologischen Daten ist teilweise dem Umstand geschuldet, dass es keine einheitlichen Kriterien für die Diagnose einer Dysarthrie und keine standardisierten Diagnostikverfahren gibt. Trotz dieser Unschärfen gibt es keinen Zweifel daran, dass die Zahl der dysarthrischen Patienten die der Aphasiker bei weitem übersteigt.

5 Pathomechanismen und Dysarthriesyndrome

Seit den Arbeiten aus der Gruppe um Darley werden die Dysarthrien bevorzugt nach den pathophysiologischen Mechanismen klassifiziert, die einer Sprechbewegungsstörung vermutlich zugrunde liegen (Darley et al. 1975). Diese Klassifikation orientiert sich an der Taxonomie der Störungen der Gliedmaßenmotorik wie sie in der Neurologie verwendet wird. Die hier beschriebene Einteilung unterscheidet sich in einigen Aspekten von der ursprünglichen Klassifikation Darleys. Tab. 5.1 gibt einen groben Überblick über die Syndrome und deren wichtigste klinische Kennzeichen, Tab. 5.2 fasst die auditiven Merkmale zusammen.

Paretische Dysarthrien

Der Begriff der **Parese** – angewandt auf die Motorik der Gliedmaßen – bezeichnet eine Kraftminderung bei Willkürbewegungen und bei der Haltungskontrolle sowie eine Verminderung der Geschwindigkeit bei der Entfaltung von Muskelkräften. Das Ausmaß der Lähmung eines Muskels der Gliedmaßen wird auf üblichen Pareseskalen nach Kriterien skaliert, wie z. B. auf der Pareseskala nach dem Medical Research Council (frei übersetzt und vereinfacht nach Masur 2004):

- 0 – keine Kontraktion
- 1 – Kontraktion palpierbar, aber keine Bewegung
- 2 – aktive Bewegung ohne Schwerkrafteinfluss möglich, aber nicht in vollem Ausmaß
- 3 – aktive Bewegungen gegen die Schwerkraft möglich, aber nicht gegen einen Widerstand
- 4 – aktive Bewegung gegen Schwerkraft und gegen einen Widerstand möglich, aber schwächer als auf der nicht betroffenen Seite
- 5 – normale Kraft

An den Kriterien solcher Skalen wird die Schwierigkeit deutlich, einen Pathomechanismus wie den der Parese auf die Sprechmotorik zu übertragen: Viele Sprechmuskeln (etwa das Zwerchfell oder die Kehlkopfmuskeln) lassen sich nicht palpieren (Skalenstufe 1), der Einfluss der Schwerkraft kann nicht, wie bei Armen oder Beinen, einfach ausgeschaltet werden (Stufe 2), ein Widerstand lässt sich gegen Velum- oder Kehlkopfbewegungen nicht so leicht applizieren wie bei der Prüfung von Armbewegungen (Stufen 3 und 4), und die Bestimmung von Zungen- oder Lippenkräften (Stufen 4 und 5) ist ein komplizierter Vorgang, wie wir in Kapitel 6 noch genauer zeigen werden. Wenn wir also eine paretische Dysarthrie diagnostizieren, ist dies mit vielen Analogieschlüssen und Interpretationen verbunden, aus denen wir einen der Gliedmaßenlähmung vergleichbaren Pathomechanismus ableiten. Dabei lassen sich 2 Syndrome paretischer Sprechstörungen unterscheiden – eine peripher und eine zentral bedingte.

Periphere paretische Dysarthrie (schlaffe Dysarthrie)

Periphere Hirnnervenparesen und das Syndrom der Bulbärparalyse

Schädigungen des zweiten motorischen Neurons inklusive des neuromuskulären Übergangs und Schädigungen der von einem solchen Neuron innervierten Muskelfasern führen zu einer Schwäche oder einer vollständigen Lähmung der betroffenen Muskulatur.

5 Pathomechanismen und Dysarthriesyndrome

> Das zweite Motoneuron wurde in Kapitel 3 auch als „motorische Endstrecke" bezeichnet, mit dem Hinweis, dass eine vollständige Läsion von Hirnnervenkern, Leitungsbahn oder motorischer Endplatte zu einer kompletten Trennung des betroffenen Muskels von jeglichem motorischem Input – ob willkürlich, emotional-expressiv oder reflektorisch – bedeutet.
> Ein wichtiges Kennzeichen peripher bedingter Paresen ist daher, dass die betroffene Muskulatur weder willkürlich noch emotional-expressiv noch reflektorisch aktiviert werden kann.

Die von einer peripheren Lähmung betroffene Muskulatur wirkt schlaff. Besonders ausgeprägt zeigt sich die schlaffe Lähmung der oralen und fazialen Muskulatur im Vollbild einer **Bulbärparalyse**, wie sie nach einer bilateralen Schädigung der motorischen Hirnnervenkerne, z. B. infolge einer ALS (Kap. 4), auftreten kann: Die Zunge ist in Ruhe breit, nach vorn verlagert und bei Palpation weich, der Mund ist leicht geöffnet, in den Mundwinkeln kann Speichelfluss auftreten. Bei passiver Bewegung des Unterkiefers und der Zunge ist kein Widerstand spürbar. Willkürliche Mundbewegungen sind verlangsamt und eingeschränkt, ebenso die emotionalen Ausdrucksbewegungen beim Lachen oder Weinen. Reflektorische Reaktionen – z. B. bei der Prüfung des Masseterreflexes – sind abgeschwächt oder völlig abwesend. Paresen, die durch periphere Läsionen bedingt sind, führen im Verlauf zu einer Atrophie der Muskulatur und zu Faszikulationen und Fibrillationen; dies sind Zeichen einer pathologischen Spontanaktivität der Muskulatur, die an der Zungenoberfläche sichtbar und ansonsten durch EMG-Ableitung messbar ist (Kap. 6).

Der Grad der Parese nach periphermotorischen Läsionen kann in Abhängigkeit von der Zahl der betroffenen motorischen Einheiten stark variieren – von einer leichten Schwäche, die nur bei Ermüdung erkennbar wird, bis zu einer kompletten Lähmung der betroffenen Muskulatur. Bei lokaler, isolierter Motoneuronschädigung ist nur die von den betroffenen Nervenfasern innervierte Muskelgruppe gelähmt. Daraus ergeben sich die verschiedenen Syndrome peripherer Hirnnervenparesen.

! **Periphere Fazialisparesen** (N. VII) zeigen sich in einer einseitigen Mundastschwäche, die in Ruhe, bei Willkürbewegungen („Mund breitziehen") oder bei emotionalen mimischen Bewegungen (Lächeln) zu sehen ist. Sie können im Rahmen einer idiopathischen Bell-Lähmung auftreten oder als Folge entzündlicher Erkrankungen, und sie können traumatisch (z. B. bei Felsenbeinfrakturen) oder neoplastisch (z. B. durch ein Meningeom) bedingt sein. In seltenen Fällen treten periphere Fazialisparesen auch bilateral auf (Glocker u. Hopf 2006).

Periphere Vagusparesen (N. X) wirken sich, je nachdem, welche der Vagusäste betroffen sind, auf die velopharyngeale und/oder die laryngeale Motorik aus (s. Tab. 3.1). Einseitige Vagusläsionen führen zu einem Herabhängen des weichen Gaumens auf der betroffenen Seite und einer fehlenden Gaumensegelhebung bei Phonation oder reflektorisch (Würgreflex). Bei Phonation tritt das „Kulissenphänomen" auf, also ein Verziehen der hinteren Pharynxwand zur gesunden Seite. Die aus einer einseitigen Parese des weichen Gaumens resultierende funktionelle Einschränkung ist meist nur gering. Bilaterale periphere Gaumensegellähmungen führen dagegen zu Schluckbeschwerden (Regurgitation) und Hypernasalität.

Periphere Kehlkopflähmungen sind in den meisten Fällen durch Läsionen des N. laryngeus inferior (recurrens) bedingt. Einseitige Rekurrensparesen führen zu einer Paramedianstellung der betroffenen Stimmlippe mit entsprechender Stimmstörung (s. u.). Beidseitige periphere Stimmlippenlähmungen können bei einer Engstellung der Stimmlippen zu einem inspiratorischen Stridor führen.

Schädigungen des N. X im Bereich des Nucl. ambiguus können als Folge einer Motoneuronerkrankung auftreten oder durch Infarkte in der dorsolateralen Medulla oblongata bedingt sein (z. B. Wallenberg-Syndrom). Andere Ursachen sind entzündliche Erkrankungen oder Tumoren. Rekurrensparesen resultieren häufig aus einer unbeabsichtigten Durchtrennung des Rekurrensnervs, z. B. bei Schilddrüsenoperationen (Urban 2006b).

Periphere Hypoglossusparesen (N. XII) nach Läsionen der Hypoglossuskerne in der Medulla oblongata oder des zwölften Hirnnervs können als Folge einer Motoneuronerkrankung oder nach Infarkten im Versorgungsgebiet der A. vertebralis auftreten. Sie kommen außerdem bei Multipler Sklerose, bei Hirnstammtumoren, im Verlauf eines Guillain-Barré-Syndroms oder als Traumafolge vor. Isolierte Hypoglossusparesen sind sehr selten. Als Folge liegt eine halbseitige schlaffe Lähmung der ipsilateralen Zungenhälfte vor, mit einem Abweichen zur betroffenen Seite beim Herausstrecken der Zunge (Urban 2006a).

Tab. 5.1 Klassifikation der Dysarthrien nach Pathomechanismen.

Pathomechanismus		Schädigungsort[1]	Ätiologien[2]	Merkmale[3]
Parese	peripher	Hirnnervenkerne, zweites motorisches Neuron, neuromuskulärer Übergang	Trauma, ALS, Myasthenia gravis	verlangsamte, eingeschränkte, undifferenzierte Bewegungen infolge einer schlaffen Lähmung
				alle Funktionen sind betroffen, inkl. emotionaler Ausdruck, Reflexe etc.
	zentral	motorischer Kortex, erstes motorisches Neuron (direkte und indirekte Fasern)	Infarkte/Blutungen, Multiple Sklerose, Schädel-Hirn-Traumen	verlangsamte, eingeschränkte, undifferenzierte Bewegungen infolge eines Syndroms des ersten Motoneurons
				emotionale Ausdrucksfunktionen sind oft erhalten, Reflexe z. T. übersteigert
				bleibende schwere Dysarthrie nur nach bilateralen Läsionen
Ataxie		Kleinhirn, efferente und afferente Kleinhirnprojektionen	spinozerebelläre Ataxien, Infarkte, Multiple Sklerose, Intoxikationen	zielungenaue Bewegungen, instabile Haltephasen
Akinesie/ Rigidität		Basalganglien	Parkinson-Syndrome	verzögerte Initiierung und eingeschränkter Umfang von Sprechbewegungen, Steifheit der Muskulatur
Tremor		Basalganglien, Kleinhirn, untere Olive	Morbus Parkinson, zerebelläre Ataxien, spasmodische Dysphonie, essenzieller Tremor	Muskelzittern mit 2–3 Hz (zerebellärer Tremor) oder mit > 4 Hz (andere Tremorformen)
Dyskinesie/ Dystonie	choreatische Hyperkinesie	Nucl. caudatus, Putamen, diffuse kortikale Läsionen	Morbus Huntington	unkontrollierte, schnelle überschießende Bewegungen
	fokale Dystonien	vermutlich Basalganglien	primäre Dystonien	anhaltende unwillkürliche Kontraktionen der Stimmlippenad- oder abduktoren (spasmodische Dysphonie) oder der oromandibulären Muskulatur (oromandibuläre Dystonie)

[1] Es werden die wichtigsten Läsionsorte genannt. Einige Syndrome können auch durch Läsionen anderer Hirnstrukturen verursacht werden.
[2] Es werden nur die wichtigsten Beispiele neurologischer Erkrankungen genannt.
[3] Es werden nur ausgewählte prototypische Merkmale aufgezählt.

Dysarthrische Symptome

Sofern nur isolierte einseitige Hirnnervenläsionen vorliegen, sind die Auswirkungen auf das Sprechen gering. Am ehesten treten die Symptome dann bei Ermüdung auf. Eine Ausnahme ist die einseitige Rekurrensparese, bei der als Folge der eingeschränkten Beweglichkeit einer Stimmlippe die Stimme häufig behaucht klingt und lautes Sprechen oder Rufen nicht mehr möglich sind.

Bei beidseitigen Läsionen mehrerer Hirnnerven, insbesondere im Rahmen einer Bulbärparalyse, zeigt sich das voll ausgeprägte Bild der schlaffen Dysarthrie. Durch die Muskelschwäche sind alle Bewegungsprozesse verlangsamt, und die Bewegungen sind in ihrem Umfang eingeschränkt.

- **Sprechatmung:** Eine Schwäche der Inspirationsmuskeln führt zu verringerter Einatmungstiefe mit entsprechend verkürzten Exspirationsphasen und häufigen Einatmungspausen. Der Anblasedruck an der Glottis ist verringert; daraus ergeben sich eine Einschränkung der Sprechlautstärke und eine Ineffizienz des Phonationsmechanismus, die sich in einer rauen Stimme oder in Stimmabbrüchen und Entstimmungen ausdrücken kann. Auch der intraorale Luftdruck verringert sich, mit der Folge einer reduzierten Schallenergie bei der Bildung von Frikativen oder bei der Verschlusslösung von Plosiven.
- **Phonation:** Eine Schwäche der Stimmlippenadduktoren führt zu unvollständigem Glottisschluss mit behauchter Stimme, im Extremfall einer schwachen Flüsterstimme oder sogar einer Aphonie. Der Luftverlust an der Glottis verstärkt die Tendenz zu verkürzten Exspirationsphasen und häufigen Inspirationspausen. Die Stimmlippenspannung ist reduziert, was zu einem Absinken der Sprechstimmlage führen kann. Anpassungen der Stimmlippenspannung während des Sprechens sind verlangsamt oder fehlen, mit der Folge einer Einschränkung der Tonhöhenmodulation.
- **Resonanz:** Eine Schwäche der pharyngealen Muskulatur und der Muskulatur des weichen Gaumens führt zu einer verlangsamten und insuffizienten Anhebung des Gaumensegels bei Phonation und damit zu einem hypernasalen Stimmklang oder einem Entweichen von Luft durch die Nase bei der Verschlussbildung oder bei Frikativen („nasaler Durchschlag" oder „nasale Emission"). Im Extremfall werden die oralen Konsonanten nasal gebildet [b] → [m], [d] → [n], [g] → [ŋ]). Die velopharyngeale Insuffizienz ist eine Hauptursache der Verständlichkeitsminderung bei schlaffer Dysarthrie. Sie trägt außerdem zu einem Luftverlust bei und befördert die Tendenz, die Atemmittellage zu überziehen oder häufig einzuatmen.
- **Kieferkontrolle:** Eine Schwäche der Kiefermuskulatur führt dazu, dass die Patienten mit erhöhtem Kieferöffnungswinkel sprechen. Der Artikulationsmotorik fehlt infolge der geringen Stabilität der Unterkiefermuskulatur eine solide Basis für rasches und sicheres Artikulieren, durch den abgesenkten Unterkiefer werden die Artikulationswege länger und die Bewegungsabläufe langsamer.
- **Artikulation:** Eine Schwäche von Zunge und Lippen führt, im Verein mit der veränderten Kieferstellung, zu einer Verlangsamung aller Artikulationsprozesse. Je nach Schweregrad der Störung sind Plosive und Frikative durch unvollständige Engebildung charakterisiert. Es resultiert eine Lenisierung von Plosiven und eine Reduktion der Artikulationsschärfe bei allen Obstruenten. In ausgeprägten Fällen liegt das Symptom des „offenen Artikulierens" vor, bei dem der Luftstrom durch die Konsonantenartikulation nicht oder nur unvollständig unterbrochen wird. Dies wirkt sich negativ auf die Verständlichkeit der Patienten aus.
- **Prosodie:** Aus den beschriebenen Symptomen ergeben sich Konsequenzen für die Prosodie: Das Sprechen ist verlangsamt und durch Einatmungspausen vielfach unterbrochen und unflüssig. Die eingeschränkte Beweglichkeit der laryngealen Muskulatur führt zu monotonem Sprechen. Das Fehlen deutlich artikulierter Obstruenten ist mit einer Auflösung der klaren silbischen Gliederung von Wörtern und Sätzen verbunden, worunter wiederum die Verständlichkeit leiden kann.

Für die Myasthenia gravis ist charakteristisch, dass die beschriebenen Symptome nicht von Sprechbeginn an, sondern erst innerhalb einer sehr rasch eintretenden Ermüdungsphase (also z.B. beim Lesen eines kurzen Textes) auftreten. Tab. 5.2 enthält eine Zusammenstellung der wichtigsten Merkmale der schlaffen Dysarthrie.

Tab. 5.2 Auditive Merkmale prototypischer Dysarthriesyndrome.

Syndrom	Sprechatmung	Stimme	Artikulation	Prosodie	Bemerkungen
peripherparetisch	verkürzte Exspirationsphasen, erhöhte Einatmungsfrequenz, Überziehen der Atemmittellage, hörbar angestrengte Einatmung	behaucht, leise, manchmal zu tief	Artikulationsunschärfe, eingeschränkter Vokalraum, Hypernasalität	verlangsamt, monoton	bei isolierten Hirnnervenläsionen nur Teilsysteme beeinträchtigt (z. B. Stimme); rasche Ermüdbarkeit
zentralparetisch	verkürzte Exspirationsphasen, erhöhte Einatmungsfrequenz, Überziehen der Atemmittellage, hörbar angestrengte Einatmung	gepresst und rau, manchmal zu hoch, manchmal zu laut	Artikulationsunschärfe, eingeschränkter Vokalraum, Hypernasalität	verlangsamt, monoton	verschiedene Funktionskreise können in unterschiedlichem Ausmaß betroffen sein; hörbare Anstrengung
ataktisch	paradoxe Atmung, unkontrollierte Einatmungen	rau-gepresst; Tonhöhen- und Lautstärkeschwankungen; Stimmzittern	wechselnde Artikulationsschärfe; manchmal „explosive" Artikulation	verlangsamt, skandierend, bizarre Intonation	Vokalhalten und Diadochokinese überproportional beeinträchtigt
hypokinetisch	verkürzte Exspirationsphasen; erhöhte Einatmungsfrequenz	rau-behaucht, manchmal Stimmzittern, leise (vor allem am Äußerungsende)	reduzierte Kieferbeweglichkeit, Artikulationsunschärfe (vor allem am Äußerungsende)	normales, manchmal beschleunigt wirkendes Tempo; Iterationen; monoton	Das einzige Syndrom, das auch bei schwerer Ausprägung nicht durch stark verlangsamtes Sprechen charakterisiert ist!
hyperkinetisch[1]	unkontrollierte Einatmungen, Überziehen der Atemmittellage	unwillkürliche Vokalisationen, bizarre Tonhöhen-/Lautstärkevariationen, wechselnde Stimmqualität	wechselnde Artikulationsschärfe, unwillkürliche Schnalz- und Mundöffnungsgeräusche	verlangsamt, Sprechpausen, Blockaden, bizarre Intonation	Die Symptome fügen sich in das Bild der Körpermotorik ein: motorische Unruhe, unkontrolliertes Grimassieren etc.

[1] Es wird nur der choreatische Typ beschrieben.

Zentrale paretische Dysarthrie (spastische Dysarthrie)

Syndrom des ersten Motoneurons

Lähmungen, die als Folge von Läsionen der vom motorischen Kortex zu den motorischen Hirnnerven oder den Vorderhornzellen des Rückenmarks absteigenden Bahnen resultieren, werden als **zentrale Paresen** bezeichnet und als Teil eines „Syndroms des ersten Motoneurons" (Upper Motor Neuron Syndrome) angesehen. Als eine der Ursachen zentraler Paresen werden die Verminderung des kortikalen Inputs auf die motorischen Kerne und eine verminderte Modulation motorkortikaler Aktivierungsmuster angesehen. Daraus resultieren in erster Linie eine verminderte Rekrutierung agonistischer Muskelfasern und eine Reduktion der Muskelkraft, eine Verlangsamung der Kraftentwicklung und eine verringerte Selektivität der Kontraktion von Muskelfasern (Lang et al. 2009). Diese Symptome werden oft auch als die negativen

Zeichen oder die **Minussymptome** zentralparetischer Störungen bezeichnet und einer Schädigung der direkten kortikospinalen und kortikobulbären Fasern (Pyramidenbahnfasern) zugeordnet (Kap. 3).

Daneben gibt es ein ganzes Bündel von positiven Zeichen (**Plussymptomen**) dieses Syndroms, deren Gemeinsamkeit in muskulärer Überaktivität oder in fehlgeleiteter muskulärer Aktivität besteht (Abb. 5.1). Die Plussymptome werden einer Schädigung der parallel zur Pyramidenbahn verlaufenden indirekten (parapyramidalen) Faserverbindungen zwischen Motorkortex und motorischen Kernen zugeschrieben (Kap. 3). Zur Plussymptomatik des Syndroms des ersten Motoneurons zählen z. B. übersteigerte Sehnenreflexe, Kloni, Muskelspasmen und Spastizität. Letztere ist definiert als eine Form der Tonuserhöhung, die durch eine geschwindigkeitsabhängige Steigerung tonischer Dehnungsreflexe zustande kommt. Das bedeutet, dass bei passiver Dehnung ein geschwindigkeitsabhängiger Widerstand eintritt: je schneller die passive Bewegung, desto höher der Widerstand (Sheean 2002). Dieser Mechanismus basiert auf einer durch die zentrale Läsion bedingten Veränderung der Verarbeitung propriozeptiver Reize. Eine weitere Komponente der Spastizität resultiert aus strukturellen Veränderungen des Muskelgewebes, die bei längerem Bestehen einer Schädigung des ersten Motoneurons eintreten. Zeitaspekte scheinen auch eine Rolle für die Entwicklung des Verhältnisses zwischen negativen und positiven Symptomen zu spielen: Nach dem klassischen Modell stehen unmittelbar nach Eintreten der Hirnschädigung die negativen Zeichen, also Muskelschwäche und der Verlust feinmotorischer Fertigkeiten im Vordergrund, während die positiven Symptome erst im weiteren Verlauf an Einfluss gewinnen. Die positiven Symptome sind ein differenzialdiagnostisch wichtiges Kennzeichen des zentralparetischen Syndroms gegenüber der (schlaffen) peripheren Parese.

Die Tatsache, dass es sich bei diesem Modell des Syndroms des ersten Motoneurons um ein Modell der spinalen Reflexsteuerung handelt, erschwert die Übertragung auf die am Sprechen beteiligte Muskulatur. Tonussteigerungen der Kiefermuskulatur können am ehesten noch im Sinne dieses Modells erklärt werden, da die Unterkiefer-

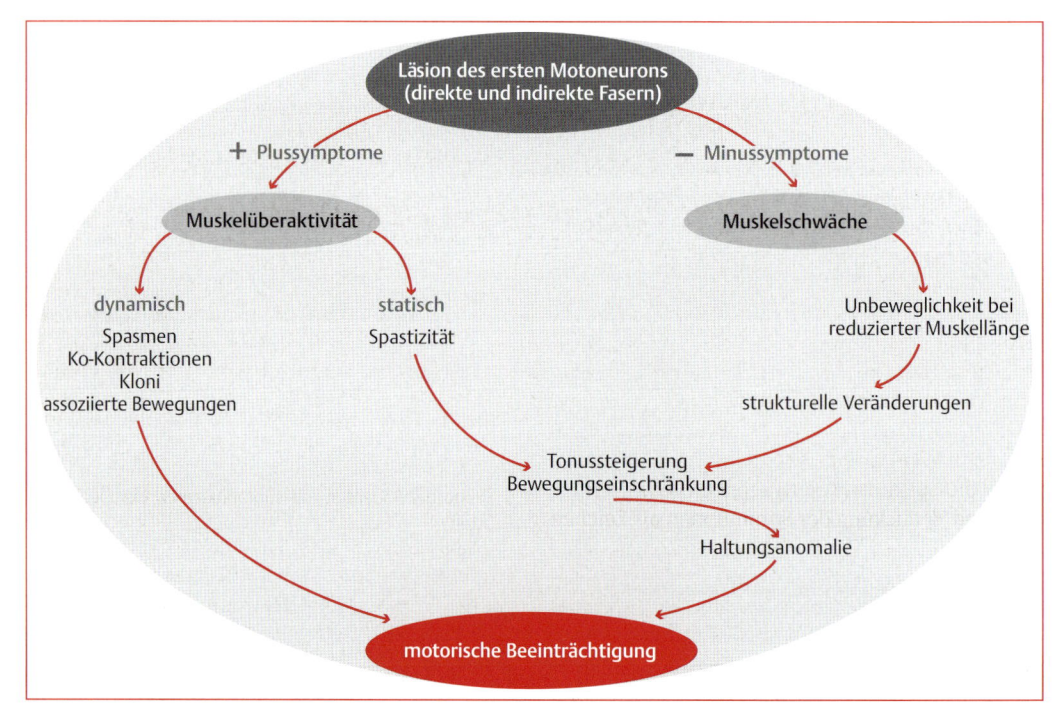

Abb. 5.1 Modell des Syndroms des ersten Motoneurons (Upper Motor Neuron Syndrome; vereinfacht nach Sheean 2002). Das Modell beschreibt die über spinale Reflexmechanismen kontrollierte Motorik des Rumpfes und der Gliedmaßen. Die motorische Beeinträchtigung ist Resultat eines komplexen Zusammenwirkens verschiedener Mechanismen.

muskeln, wie auch die Muskulatur der Gliedmaßen, einer andauernden Gravitationskraft unterliegen und da Unterkieferbewegungen auch Gelenkbewegungen sind, die durch afferenten Input von Gelenkrezeptoren und Muskelspindeln beeinflusst werden (Kap. 2). Für die meisten anderen Vokaltraktmuskeln trifft dies alles nicht zu, sodass wichtige physiologische Voraussetzungen für eine Übertragung des spinalen Modells auf die Vokaltraktmuskulatur fehlen. Auch die untersuchungstechnischen Voraussetzungen für die Diagnostik eines spastischen Syndroms sind nicht gegeben, da die Feststellung eines geschwindigkeitsabhängigen Widerstandes gegen passive Dehnung z. B. an Kehlkopf oder Gaumensegel gar nicht möglich ist.

Gibt es dennoch klinische Anzeichen, die auch für die Vokaltraktmuskulatur eine Abgrenzung zentraler von peripheren Lähmungen erlauben? In Kapitel 3 wurde den über Interneurone verschalteten, indirekten absteigenden Fasern eine Rolle bei der Tonusregulierung und bei der Inhibierung von reflektorischer Aktivität zugeschrieben. Unabhängig davon, durch welche Rezeptoren und durch welche Mechanismen die reflektorische Aktivität der Vokaltraktmuskeln moduliert wird, kann man auch für die am Sprechen beteiligte Muskulatur erwarten, dass durch eine Schädigung dieser Bahnen Plussymptome entstehen. Solche Symptome sind durch Augenschein oder bei Inspektion häufig auch erkennbar. So ist das typische Bild einer Pseudobulbärparalyse, wie sie aus einer bilateralen Schädigung der kortikobulbären Fasern resultiert, vom oben beschriebenen Bild der (schlaffen) Bulbärparalyse deutlich zu unterscheiden: Der Unterkiefer ist nicht schlaff herabhängend, stattdessen ist in der Lippen- und Kiefermuskulatur eine erhöhte Spannung sichtbar und ertastbar, manchmal zeichnet sich eine scharfe Nasolabialfalte ab. Die Zunge ist in Ruhe nicht flach und breit, sondern schmal geformt, die Gaumenbögen sind scharf konturiert. Bei der laryngoskopischen Kehlkopfinspektion (Kap. 6) zeigt sich eine Verkürzung und Verdickung der Stimmlippen als Zeichen einer laryngealen Tonuserhöhung (Morasch et al. 1987). Reflektorische Bewegungen wie z. B. der Masseterreflex sind nicht aufgehoben, sondern manchmal sogar übersteigert. Auch die Auslösung des Schluckreflexes ist unbeeinträchtigt.

Die positiven Zeichen des zentralparetischen Syndroms sind nicht bei allen Patienten so augenfällig, wie sie hier geschildert wurden, da auch bei einer Schädigung des ersten Motoneurons schlaffe oder kombiniert schlaff-spastische Symptome auftreten können. Nach Fries (1997) führen Läsionen, die auf den motorischen Kortex oder die Pyramidenbahn beschränkt sind, an den oberen Extremitäten eher zu einer schlaffen als zu einer spastischen Lähmung. Daher ist es nicht überraschend, dass auch die Vokaltraktmuskulatur in Abhängigkeit von Ort und Art der Hirnläsion schlaffen und erhöhten Tonus in verschiedenen Mischformen zeigen kann. Es gibt außerdem keine systematischen Untersuchungen darüber, welche der in Abb. 5.1 aufgeführten statischen und dynamischen Zeichen muskulärer Überaktivität bei der Sprechmuskulatur auftreten können. Die Unterscheidung zwischen zentraler und peripherer Parese der Sprechmuskulatur lässt sich daher nicht immer anhand eindeutiger Zeichen eines erhöhten bzw. verminderten Tonus treffen.

> **!**
>
> **Willkürliche, reflektorische, automatische und emotionale Ausdrucksbewegungen**
> Ein deutliches klinisches Kennzeichen des Syndroms des ersten Motoneurons ist, dass die Bewegungsstörung nicht, wie das für die peripheren Paresen gilt, alle motorischen Aktivitäten in gleichem Maße betrifft. Es kann vielmehr deutliche Dissoziationen zwischen verschiedenen motorischen Modalitäten geben.
> **Reflexe:** Es wurde bereits erwähnt, dass die reflektorische Beweglichkeit (Masseter-, Schluck-, Würg-, Hustenreflex) durch supranukleäre Läsionen im Allgemeinen nicht aufgehoben, manchmal sogar übersteigert ist.
> **Automatisierte Bewegungen:** Die in Kapitel 3 beschriebenen „zentralen Mustergeneratoren" des Hirnstamms, z. B. zur Aufrechterhaltung der metabolischen Atmung, sind bei zentralen Läsionen oberhalb der Ebene der Medulla nicht betroffen. Selbst wenn – wie bei einem Locked-in-Syndrom – die willkürliche Kontrolle von Atmungsbewegungen schwer beeinträchtigt ist, kann die autonome Atmungsfunktion vollständig erhalten sein, sodass viele dieser Patienten nicht beatmet werden müssen (Heywood et al. 1996). Auch andere autonome Bewegungsmuster wie das Gähnen sind bei Patienten mit supranukleären Läsionen erhalten.
> **Emotionale Ausdruckbewegungen:** Eine ebenso auffällige Dissoziation gibt es zwischen willkürlich ausgeführten Bewegungen und den Bewegungen des emotionalen Ausdrucks. Beispielsweise können Patienten mit einem Foix-Chavany-Marie-Syndrom nach bilateralen Läsionen des anterioren Operculums (Kap. 4) oder Patienten mit einer Pseudobulbärparalyse völlig unfähig sein, willkürlich ihre Lippen breit zu ziehen oder stimmhaft zu phonieren, wohingegen bei spontanem Lachen oder Weinen ausgeprägte mimische Bewegun-

gen und stimmhafte Phonation auftreten. Dies lässt sich daraus erklären, dass – wie in Kapitel 3 beschrieben – Willkürbewegungen und emotionale Ausdrucksbewegungen durch zwei voneinander getrennte neuronale Netzwerke kontrolliert werden, das willkürliche (neokortikale) und das limbische motorische System (s. Abb. 3.1). Bei Läsionen des ersten Motoneurons sind die vom mesiofrontalen Kortex absteigenden kortikobulbären Fasern oft erhalten und die Vokaltraktmuskulatur kann für emotionale Ausdrucksbewegungen uneingeschränkt rekrutiert werden.

Eine etwas weniger augenfällige Dissoziation kommt bei einseitigen zentralen Fazialisparesen vor: Patienten mit solchen Paresen zeigen bei Aufforderung, die Lippen zu spreizen, eine deutliche Mundasymmetrie, mit eingeschränkter oder fehlender Abduktion der kontraläsionalen Mundhälfte. Bei spontanem Lachen oder Lächeln werden die beiden Mundhälften dagegen völlig symmetrisch gespreizt. Dieses Störungsbild wird auch als „willkürliche Fazialisparese" bezeichnet. Es gibt, z. B. nach striatokapsulären Infarkten, auch eine „emotionale Fazialisparese", bei der spontanes Lächeln asymmetrisch aussieht, während das willkürliche Spreizen der Lippen völlig symmetrisch ausgeführt werden kann (Hopf et al. 1992, Ross u. Mathiesen 1998, Michel et al. 2008).

Ein anderer wichtiger klinischer Aspekt der zentralparetischen Dysarthrien besteht darin, dass einseitige Läsionen des ersten motorischen Neurons nicht dauerhaft zu einer merklichen Sprechstörung führen. Die anfängliche Dysarthrie bildet sich innerhalb weniger Wochen zurück, der dafür verantwortliche Kompensationsmechanismus wurde in Kapitel 3 bereits beschrieben (s. Abb. 3.3). Bilaterale Läsionen der für das Sprechen verantwortlichen Areale des (primär-)motorischen Kortex oder der absteigenden kortikobulbären Fasern führen dagegen zu meist schweren persistierenden Dysarthrien vom spastischen Typ. Solche Läsionen treten u. a. nach multiplen Infarkten, bei Multipler Sklerose oder im Rahmen schwerer traumatischer Hirnschädigung mit Mittelhirn- oder Hirnstammbeteiligung auf (Tab. 5.1).

Dysarthrische Symptome: apparative Studien

Eine messbare Reduktion der Maximalkräfte von Zunge oder Lippen wurde wiederholt für Patienten mit einer spastischen Dysarthrie beschrieben, ohne dass es allerdings einen Nachweis dafür gibt, ob und wie sich dies auf das Sprechen auswirkt. Ferner wurden in akustischen oder apparativ-physiologischen Untersuchungen mehrfach Hinweise auf verlangsamte Bewegungen der Artikulatoren, z. B. bei Silbenwiederholungsaufgaben oder auch beim Sprechen, gefunden. Insgesamt gibt es aber enttäuschend wenige direkte Nachweise für das Vorliegen einer Parese der Sprechmuskulatur bei Patienten mit bilateralen Läsionen des ersten Motoneurons (Murdoch et al. 2009). Noch geringer ist die Evidenz für die oben erwähnte Plussymptomatik des Syndroms des ersten Motoneurons, also die spastische Tonuserhöhung und die Hyperreflexivität. Man vermutet, dass die Tonuserhöhung sich vor allem auf die laryngeale Motorik auswirkt und zwar im Sinne einer Hyperadduktion der Stimmlippen mit verringerter Glottisöffnung. Es gibt aber nur einige wenige laryngoskopische Studien, die diese Hypothese belegen (z. B. Morasch u. Cramon 1984).

Auditive Merkmale

Die Merkmale der zentral bedingten paretischen Dysarthrien ähneln in vielerlei Hinsicht denen der schlaffen Dysarthrie, da in beiden Fällen eine Schwäche der Muskulatur zu verlangsamten Bewegungen mit eingeschränktem Bewegungsradius führt. Die wichtigsten Unterscheidungskriterien beziehen sich auf die Merkmale der Stimmstörung (Tab. 5.2).

- **Sprechatmung:** Eine Schwäche der Inspirationsmuskeln führt zu verringerter Einatmungstiefe und damit zu verkürzten Exspirationsphasen und häufigen Einatmungspausen. Ein verminderter exspiratorischer Druck geht mit reduzierter Sprechlautstärke einher. Im Unterschied zur schlaffen Dysarthrie kann es phasenweise zu einer erhöhten Sprechlautstärke kommen, wenn die verbleibende Exspirationskraft vermehrt eingesetzt wird, um den erhöhten Glottiswiderstand (s. u.) zu sprengen.
- **Phonation:** Es wird vermutet, dass ein erhöhter Tonus der Kehlkopfmuskulatur zu Hyperadduktion und zu einer Verkürzung und Verdickung der Stimmlippen führt. Die Glottis ist dadurch verengt, der Glottiswiderstand erhöht. Ein vermehrter Kraftaufwand ist erforderlich, um den Glottisschluss zu sprengen und stimmhafte Phonation in Gang zu setzen. Typisch ist die hörbar gepresste Stimme und manchmal auch eine erhöhte Sprechstimmlage, die davon herrührt, dass nur ein geringer medialer Anteil der Stimmlippen überhaupt in Schwingungen versetzt wird.

- **Resonanz:** Wie bei der schlaffen Dysarthrie liegt eine velopharyngeale Insuffizienz vor. Ursache dafür kann ein erhöhter Tonus der pharyngealen Muskulatur sein, wodurch die Gaumensegelanhebung nur verlangsamt und in eingeschränktem Umfang möglich ist. Es resultiert, wie im Falle beidseitiger peripherer Gaumensegelparesen, eine Hypernasalität. Wie bereits beschrieben, kann dies zu einem erhöhten Luftverlust beitragen und die Symptomatik der Sprechatmungsstörung verstärken. Die pharyngeale Tonuserhöhung kann außerdem auch den gepressten Stimmklang verstärken.
- **Kieferkontrolle:** Der Einfluss der Schwerkraft auf den Unterkiefer lässt einen erhöhten Tonus der kräftigen Kieferheber, M. masseter und M. temporalis, erwarten. Diese beiden Muskelpaare sind zwar nur wenig an den Unterkieferbewegungen beim Sprechen beteiligt, sie bilden aber den posturalen Rückhalt für die phasischen Kieferbewegungen (s. Tab. 2.4). Eine statisch verengte Kieferöffnung lässt nur wenig Spielraum für differenzierte Konsonanten- und Vokalartikulation zu und verstärkt den Eindruck einer gepressten Stimme – man spricht von einer „geschlossenen" Artikulation.

  Häufig liegt aber auch das dazu gegensätzliche Bild einer erhöhten Kieferöffnung, eines „Ansperrens" des Unterkiefers, vor. Dies tritt vor allem bei Patienten mit sehr schweren Dysarthrien und häufig auch in Zusammenhang mit einer velopharyngealen Insuffizienz auf. Man könnte dieses Muster als eine Fehlanpassung interpretieren, mit der die Patienten versuchen, die Dominanz der nasalen Resonanz durch eine Vergrößerung des oralen Resonanzraums zu kompensieren. Das Ergebnis ist wiederum eine undifferenzierte Artikulation, oft mit unvollständigen oder fehlenden Verschlüssen. Wir bezeichnen dieses Muster auch als „offenes Artikulieren". Die Unterscheidung zwischen offenem und geschlossenem Artikulieren ist therapeutisch sehr relevant (Kap. 7), und sie wird uns auch im Diagnostikkapitel als Störungsmerkmal wieder begegnen (s. Tab. 6.4).
- **Artikulation:** Zentralparetische Störungen der Zungen- und Lippenbewegungen beim Sprechen ähneln in ihren Auswirkungen denen der schlaffen Parese: Vermutlich aufgrund der Muskelschwäche sind die Artikulationsbewegungen verlangsamt, die Konsonantenartikulation unpräzise, die Verschlüsse unvollständig, Friktionsgeräusche schwach oder fehlend. In ausgeprägten Fällen kann es zu durchgängig stimmhaftem, vokalisierendem Sprechen kommen, weil Gaumensegel und Artikulatoren keinerlei Luftstromwiderstand bilden und allein die Glottisadduktion dem Entweichen des Luftstroms entgegenwirken kann.
- **Prosodie:** Aus den beschriebenen Symptomen ergeben sich als prosodische Merkmale wieder ein verlangsamtes und durch Einatmungspausen unterbrochenes, unflüssiges Sprechen und eine eingeschränkte Modulation von Lautstärke und Tonhöhe (monotones Sprechen).

!
Operkulumsyndrom – Foix-Chavany-Marie-Syndrom – Pseudobulbärparalyse

Diese Begriffe werden zum Teil synonym, zum Teil mit leicht unterschiedlichen Bedeutungen verwendet, um das Störungsbild schwerer, zentral bedingter, bilateraler Lähmungen der Vokaltraktmuskulatur zu beschreiben. Der Begriff des operkulären Syndroms bezieht sich dabei auf die Folgen (bilateraler) Läsionen des anterioren operkulären Kortex, der die Mund- und Gesichtsregion der (primären) motorischen Rinde einbezieht. Auch der Begriff des Foix-Chavany-Marie-Syndroms wird für die durch (bilaterale) kortikale Läsionen des ersten Motoneurons verursachten Störungen der Vokaltraktmotorik verwendet, während Pseudobulbär- oder Suprabulbärparalyse auch subkortikale Schädigungen der kortikobulbären Bahnen einbeziehen.

Die genannten Syndrome sind häufig mit einer kompletten Anarthrie und Aphonie und in der Regel auch mit schweren Schluckstörungen verbunden. Außerdem wird als Charakteristikum meist auch eine „automatisch-willkürliche Dissoziation" erwähnt, also das Phänomen, dass die Patienten trotz einer kompletten Aufhebung der Willkürbeweglichkeit von Zunge, Lippen, Kiefer, Gaumensegel und Kehlkopf stimmhaft lachen und weinen und dabei ausgeprägte mimische Bewegungen zeigen, ihren Mund beim Gähnen öffnen und schließen oder erhaltene reflektorische Bewegungen zeigen, z. B. einen erhaltenen Schluckreflex.

Eine ebenfalls in diesem Zusammenhang diskutierte Beobachtung ist das pathologische Lachen und/oder Weinen, das bei Patienten mit einer Pseudobulbärparalyse nach bilateralen Läsionen im Bereich des Mittelhirns und der Brücke auftreten kann (Wild 2003). Pathologisches Lachen und Weinen kann die therapeutische Arbeit mit diesen ohnehin massiv beeinträchtigen Patienten noch erheblich erschweren (Kap. 7).

Ataktische Dysarthrie

Das zerebelläre Syndrom

Schädigungen des Kleinhirns und seiner afferenten und efferenten Projektionen können zu motorischen Störungen führen, die mit dem Begriff der **Ataxie** beschrieben werden. Klinische Ataxieskalen wie die International Cooperative Ataxia Rating Scale (ICARS; Cano 2009) berücksichtigen folgende Merkmale:

- **Gangataxie**, d.h. ein breitbasiger, unsicherer, torkelnder Gang
- **Standataxie** mit Schwanken und Fallneigung, vor allem beim Stehen mit geschlossenen Augen und mit enger Fußstellung
- **Dysmetrie** bzw. **Hypermetrie**, also Treffunsicherheit bzw. Überschießen bei Zielbewegungen der oberen und unteren Extremitäten, z.B. beim Finger-Nase-Versuch (Finger soll zur Nasenspitze geführt werden) oder beim Knie-Hacke-Versuch (Ferse eines Beines soll zum Knie des anderen Beines geführt werden), speziell mit geschlossenen Augen
- **Dysdiadochokinese**, also eine Verlangsamung oder Unregelmäßigkeiten bei Wechselbewegungen (z.B. Glühbirne eindrehen),
- **Intentionstremor**, also ein Zittern der Gliedmaßen bei zielgerichteten Bewegungen wie z.B. beim Finger-Nase-Versuch
- **Dysarthrie**

Erklärungsversuche zerebellärer Bewegungsstörungen beruhen auf Modellen, nach denen das Kleinhirn an der Vorausberechnung von Bewegungspfaden oder an der Verfeinerung der motorischen Kommandos durch den Abgleich von geplanten Bewegungsabläufen mit dem aktuell vorliegenden sensorischen Feedback beteiligt ist. Die Integration sensorischer Information mit motorischen Kontrollprozessen ist durch die neuroanatomische Position des Kleinhirns möglich: Das Kleinhirn ist, wie in Kapitel 3 beschrieben, Teil eines Schaltkreises, der sensorische Afferenzen aus den Bewegungsorganen mit motorischer Information aus dem prämotorischen Kortex zusammenführt und die adaptierte Information über den Thalamus an motorische Kortexareale zurücksendet. Eine Unterbrechung dieses Schaltkreises kann erklären, warum ataktische Patienten Unsicherheiten zeigen, zielgerichtete Bewegungen unter Feedbackkontrolle auszuführen (Manto u. Nowak 2009).

Das zerebelläre Syndrom ist neben den ataktischen auch noch durch andere Symptome gekennzeichnet, z.B. durch Verlangsamung, Tonusminderung und eine rasche motorische Ermüdbarkeit.

Ataktische Bewegungsstörungen können als Folge der in Kapitel 4 beschriebenen spinozerebellären Ataxien auftreten, aber auch nach Kleinhirnläsionen im Rahmen einer Multiplen Sklerose, bei Kleinhirninfarkten, zerebellären Tumoren oder nach Intoxikationen. Patienten mit langsam fortschreitenden zerebellären Erkrankungen können über einen langen Verlaufszeitraum hinweg nahezu symptomfrei sein, während ein abrupter Erkrankungsbeginn (z.B. bei Kleinhirninfarkten) häufig zu einer ausgeprägten Ataxie führt.

Ataktische Dysarthrien kommen nicht nur nach einer Schädigung des Kleinhirns selbst vor, sondern auch nach Läsionen verschiedener Komponenten des zerebellären Schaltkreises (Kap. 3). So können Patienten mit Infarkten oder Blutungen im oberen Hirnstamm schwere ataktische oder gemischt ataktisch-paretische Dysarthrien haben, wenn die über die Kleinhirnstiele verlaufenden afferenten und efferenten zerebellären Projektionen betroffen sind (s. das Beispiel in Abb. 6.**6b**). Auch bei der Friedreich-Ataxie geht man davon aus, dass die Sprechstörung eher durch eine Unterbrechung afferenter Fasern als durch eine Schädigung des Kleinhirns selbst verursacht wird. Ataktische Dysarthrien können ferner auch aufgrund von Läsionen zerebello-thalamo-kortikaler Verbindungsbahnen im Mittelhirn oder Thalamus entstehen (Cramon 1981, Perez u. Nunez 2008).

Dysarthrische Symptome: apparative Studien

In apparativen Studien respiratorischer Kontrollfunktionen konnten bei verschiedenen Patientengruppen mit zerebellären Ataxien Störungen der Koordination thorakaler und abdominaler Atmungsbewegungen beim Sprechen dokumentiert werden, die im Sinne einer respiratorischen Ataxie erklärbar sind (Murdoch et al. 1991).

Apparative Untersuchungen ataktischer Stimmstörungen beschränkten sich bislang auf akustische Analysen von Tonhöhe, Lautstärke und Stimmqualitätsparametern (Cannito u. Marquardt 2009). Dabei konnten als ein prominentes Merkmal Fluktuationen der Tonhöhe und akustische Korrelate irregulärer Stimmlippenschwingungen („Jitter") gemessen werden, allerdings vorwiegend bei Vokalhalteaufgaben und nicht beim Sprechen. In einer Studie von 20 Patienten mit zerebellären Erkrankungen fand sich kein Hinweis auf einen Zusammenhang zwischen dem Ausmaß der Tonhöhenfluktuationen bei Vokalhalteaufgaben einerseits und anderen Dysarthriemerkmalen oder dem Ausmaß der ataktischen Bewegungsstörung andererseits (Ackermann u. Ziegler 1994a).

Apparative Analysen ataktischer Artikulationsstörungen wurden bei einer kleinen Zahl von Patienten mit zerebellären Erkrankungen mittels Bewegungsmessungen an Lippen und Unterkiefer durchgeführt. Ein Hauptbefund dieser Untersuchungen war, dass die Artikulationsbewegungen der ataktischen Patienten verlangsamt waren (Cannito u. Marquardt 2009). Das Artikulationstempo war auch Gegenstand einiger akustischer Analysen, die meistens Hinweise auf verlangsamtes Sprechen ergaben. Einige dieser Studien verwendeten die Wiederholungsrate bei schnellen Silbenwiederholungsaufgaben als Maß für das Sprechtempo, also bei Aufgaben, bei denen die Patienten möglichst rasch eine vorgegebene Silbe (z. B. /pa/) wiederholen sollen (/papapapapa.../; Kap. 6). Diese Aufgabe prüft jedoch eine ganz besondere Leistung, die wir oben bereits als Diadochokinese (schnelle Wechselbewegungen) beschrieben haben. Die artikulatorische Diadochokinese ist bei zerebellären Patienten oft herausragend gestört, sodass die Silbenwiederholungsrate nicht mit dem Sprechtempo bei natürlichem Sprechen gleichgesetzt werden sollte (Ziegler u. Wessel 1996, Ziegler 2002).

Die Beobachtung einer erhöhten Variabilität der Dauern von Silben oder Phonemen hat manche Autoren dazu geführt, die ataktische Dysarthrie als eine Störung der zeitlichen Organisation motorischer Prozesse der Sprachproduktion zu sehen (z. B. Ackermann 2008).

Auditive Merkmale

Die Merkmale der ataktischen Dysarthrie können zwischen unterschiedlichen Patienten erheblich variieren, ohne dass wir die Gründe dafür sicher benennen können. Vor allem ein oft als Leitsymptom genanntes Merkmal, die unwillkürlichen Tonhöhen- und Lautstärkeschwankungen, muss nicht in allen Fällen beobachtbar sein (Ackermann u. Ziegler 1994). Vermutlich spielen bei der Ausprägung des Störungsmusters sekundäre kompensatorische Mechanismen eine große Rolle.

Die hörbaren Merkmale der ataktischen Dysarthrie lassen sich unterschiedlich interpretieren: als Ausdruck eines Problems, die vielen Bewegungskomponenten der Sprechorgane gleichzeitig zu koordinieren, als Ausdruck eines Problems, Zielvorgaben (z. B. hinsichtlich des Anblasedrucks, der laryngealen Spannung, des Tempos, der Artikulationsorte) zielsicher zu treffen oder über längere Zeit stabil zu halten und als Ausdruck eines Versuchs der Kompensation dieser beiden Probleme (Tab. 5.**2**).

- **Sprechatmung:** Die bereits erwähnte Störung der Abstimmung abdominaler und thorakaler Atmungsbewegungen kann zu einem paradoxen Atmungsmuster und einer Ineffizienz der Sprechatmung führen, mit dem Ergebnis verkürzter Exspirationsphasen bzw. erhöhter Einatmungshäufigkeit. In schwereren Fällen ist auch eine Dyskoordination zwischen respiratorischen und laryngealen bzw. supralaryngealen Mechanismen beobachtbar, mit der Folge, dass bei der Inspiration ein Stimmton hörbar wird oder die Patienten gar eine oder mehrere Silben inspiratorisch produzieren. Eine mangelnde Kontrolle des Anblasedrucks kann sich darin zeigen, dass Patienten mit ataktischer Dysarthrie manchmal – durchgängig oder phasenweise – viel zu laut sprechen.
- **Phonation:** Die Stimmstörung ist oft das prominenteste Merkmal der ataktischen Dysarthrie. Viele Patienten sprechen mit einer rauen oder gepresst-rauen, manchmal einer weinerlich klingenden Stimme, die Stimmqualität kann dabei auch fluktuieren. Ein noch auffälligeres Symptom sind die Tonhöhen- und Lautstärkeschwankungen, die manche Patienten beim Sprechen (s. das Beispiel in Abb. 6.**6b**) oder deutlicher noch bei Vokalhalteaufgaben zeigen. Die Schwankungen sind entweder irregulär oder periodisch oszillierend (Stimmtremor), mit einer Tremorfrequenz von weniger als 4 Hz. Die schnelle und zielgerichtete Ansteuerung einer adäquaten Stimmlippenspannung oder die Aufrechterhaltung dieser Spannung über die Dauer einer Vokalhalteaufgabe gelingt in diesen Fällen nicht. Bei anderen Patienten kann die Stimme allerdings auch durch ein deutlich hörbares durchgängiges

Pressen charakterisiert sein, das möglicherweise kompensatorisch zur Unterdrückung von unkontrollierten Tonhöhenänderungen eingesetzt wird.
- **Resonanz:** Eine durchgehende Hypernasalität als Zeichen einer velopharyngealen Insuffizienz zählt nicht zu den Merkmalen der ataktischen Dysarthrie. Dagegen kann die präzise Synchronisation von Gaumensegelbewegungen mit Zungen- oder Lippenbewegungen für manche Patienten eine Hürde darstellen. Nasale Konsonanten klingen dann manchmal (aber nicht regelhaft) hyponasal oder komplett denasaliert, und umgekehrt können orale Konsonanten vereinzelt auch nasaliert klingen.
- **Kieferkontrolle:** Bei schnellen Silbenwiederholungsaufgaben kann es zu übermäßigen, unökonomischen und auch irregulären Öffnungsbewegungen kommen; beim Sprechen tendieren manche Patienten dagegen zu einer eher geringen Kieferöffnung und einer starren, fast unbeweglichen Haltung dieser Position. Dieses Muster könnte kompensatorisch eingesetzt werden, um dysmetrische, irreguläre Kieferbewegungen zu unterdrücken und die Komplexität der Abstimmung zwischen mandibulären Bewegungen einerseits und Zungen- oder Lippenbewegungen andererseits zu reduzieren.
- **Artikulation:** Die Bewegungen der primären Artikulatoren, Zunge und Lippen, unterliegen prinzipiell keinen Einschränkungen, weswegen es – im Unterschied zu den meisten anderen Dysarthriesyndromen – nicht durchgängig zu einer Reduktion der Artikulationsschärfe kommt. Die bereits erwähnte mangelnde Kontrolle des respiratorischen Anblasedrucks kann im Gegenteil dazu führen, dass Frikative übermäßig scharf klingen oder Verschlusslaute „explosionsartig" gelöst werden. Artikulatorische Dysmetrie drückt sich in einem Wechsel zwischen unterschießend und überartikuliert gebildeten Konsonanten aus. Bei den meisten Patienten sind die Artikulationsbewegungen verlangsamt.
- **Prosodie:** Die Prosodie ist durch verlangsamtes und von Einatmungspausen unterbrochenes, unflüssiges Sprechen geprägt. Patienten mit unkontrollierten Tonhöhen- und Lautstärkeschwankungen zeigen bizarre Intonationsverläufe. Als charakteristisches Zeichen der ataktischen Dysarthrie gilt das „skandierende Sprechen". Der Eindruck einer silbischen, rasterhaften Sprechweise entsteht vermutlich aus einer deutlichen artikulatorischen Abgrenzung aufeinander folgender Silben, manchmal sogar durch kurze intersilbische Pausen. Die Patienten neigen dabei zu einem metronomartigen Abmessen der bei normalem Sprechen ja sehr unterschiedlichen Silbendauern. Dass ataktische Patienten die Artikulationsbewegungen aufeinander folgender Silben nicht – wie gesunde Sprecher – ineinander verschränken und miteinander verschleifen, könnte ein kompensatorischer Versuch sein, die Komplexität des Synchronisierens und des Koartikulierens vieler Bewegungskomponenten zu reduzieren. Auch das Gleichmaß der Silbendauern kann eine kompensatorische Stütze sein, die der ungeregelten Variabilität von räumlichen und zeitlichen Parametern des Sprechens entgegenwirkt.

Rigid-hypokinetische Dysarthrie

Akinesie und Rigidität

Neurodegenerative Erkrankungen der Basalganglien können zu einem motorischen Störungsbild führen, das durch eine Bewegungsarmut gekennzeichnet ist. Die betroffenen Patienten können z. B. nicht oder nur mit Mühe aus einem Stuhl aufstehen oder sich im Bett umdrehen, sie bewegen sich nur langsam und mit kleinen Schritten fort oder haben Schwierigkeiten, ihren Gang zu initiieren, ihre Mimik ist starr (Amimie), die Bewegungen beim Schreiben haben nur eine geringe Auslenkung (Mikrografie). Der Komplex dieser Bewegungsstörung wird durch die 3 Begriffe der **Bradykinesie** (Bewegungsverlangsamung), der **Hypokinesie** (Verminderung des Bewegungsumfangs) und der **Akinesie** (Hemmung der Bewegungsinitiierung) charakterisiert. Dabei liegt als Ursache dieser Bewegungsarmut jedoch keine Lähmung der Gliedmaßen oder der Gesichtsmuskulatur vor, sondern eine Verminderung der Aktivität bewegungsvorbereitender oder bewegungsinitiierender Kortexareale. Beim idiopathischen Parkinsonismus (Kap. 4) wird diese Aktivitätsminderung durch den Untergang dopaminproduzierender Zellen in der Substantia nigra, pars compacta, einer im Mittelhirn gelegenen Kerngruppe der Basalganglien, ausgelöst. Dadurch wird, vereinfacht gesagt, eine Enthemmung des Nucl. subthalamicus und des internen Pallidums verursacht, die wiederum zu einer verstärkten Hemmung thalamokortikaler Projektionen und damit zur Akinese führt (Deuschl 2008). Das Ausmaß der Brady- oder Akinesie kann durch sensorische Reize (z. B. die Vorgabe eines Taktes) oder durch bewusste Aufmerksamkeitszuwendung abgemildert werden (Berardelli et al. 2001).

Das akinetische Störungsbild ist bei Parkinson-Patienten in der Regel mit einem weiteren Symptom, der Rigidität (erhöhte Muskelsteifheit) verbunden. Diese zeigt sich bei passiver Dehnung eines Muskels durch einen gleichförmig erhöhten und – im Unterschied zur Spastizität – nicht beschleunigungsabhängigen Widerstand. Als Ursache wird eine erhöhte Koaktivierung agonistischer und antagonistischer Muskelgruppen vermutet (Berardelli et al. 1983).

Rigidität und Akinesie sind voneinander unabhängige Störungsmechanismen, die aber häufig gemeinsam auftreten. Da es gegenwärtig keine Möglichkeit gibt, die Einflüsse dieser beiden Pathomechanismen auf den Sprechvorgang klinisch voneinander zu trennen, charakterisieren wir das entsprechende Dysarthriesyndrom mit der Bezeichnung rigid-hypokinetisch. Als Modell der rigid-hypokinetischen Dysarthrie gilt die beim idiopathischen Parkinsonismus beobachtbare Dysarthrieform. Die Parkinson-Dysarthrie umfasst allerdings mehr als nur rigid-hypokinetische Störungsanteile, in manchen Fällen z. B. auch einen Stimmtremor, stotterähnliche Symptome (iterative Dysarthrie) oder eine Palilalie – also Symptome, die in keinem eindeutigen Zusammenhang mit den Mechanismen der Hypokinesie oder der Rigidität stehen und die daher auch nicht in den Merkmalskatalog des rigid-hypokinetischen Dysarthriesyndroms aufgenommen werden.

Eine rigid-hypokinetische Form der Dysarthrie kann auch bei atypischen Parkinson-Syndromen wie der Progressiven Supranukleären Blickparese (PSP) oder bei der „Westphal-Variante" des Morbus Huntington vorkommen (Kap. 4), und sie wurde bei Patienten mit infarktbedingten Läsionen des motorischen Basalganglienschaltkreises, z. B. im Thalamus oder im Mittelhirn, beschrieben (Ackermann et al. 1993, Kwon et al. 2008).

Dysarthrische Symptome: apparative Studien

Viele der Beeinträchtigungen respiratorischer Funktionen, die bei Parkinson-Patienten gefunden wurden, lassen sich auf Rigidität oder Akinese zurückführen. Die Atmungstätigkeit ist flach und die abdominalen und thorakalen Volumenänderungen sind starr gekoppelt. Es findet sich eine Steigerung der Atmungsfrequenz bis auf das Doppelte des Wertes gesunder Probanden. In fortgeschrittenen Krankheitsstadien kann es schon unter leichter körperlicher Anstrengung zu einer Dyspnoe kommen.

Laryngoskopische Untersuchungen der Phonation von Parkinson-Kranken haben wiederholt auf eine Hyperadduktion der Stimmlippen, verbunden mit einer Wölbung im mittleren Glottisabschnitt und somit einem unvollständigen Glottisschluss, hingewiesen. Dieses Bild wurde als Folge einer Rigidität der Stimmlippen oder als Ausdruck verringerter „Aktivierung" laryngealer Muskeln interpretiert. Hinweise auf einen unvollständigen Glottisschluss ergaben sich auch aus elektroglottografischen Untersuchungen, wie sie in Kapitel 6 beschrieben werden.

Apparative Untersuchungen von Lippen-, Kiefer- und Zungenbewegungen beim Sprechen und bei der Produktion schneller Silbenwiederholungen haben in Bezug auf Bewegungsauslenkung und Bewegungsgeschwindigkeit inkonsistente Ergebnisse erbracht. Offensichtlich gibt es erhebliche Unterschiede in Abhängigkeit von experimentellen Bedingungen (mit/ohne Beißblock), von der Aufgabenstellung (sprachlich/nichtsprachlich) oder von der Instruktion („laut", „langsam" etc.). Untersuchungen der Steifheit perioraler Muskeln konnten übereinstimmend das Vorliegen einer Rigidität nachweisen.

Was den Verlauf der rigid-hypokinetischen Dysarthrie bei Morbus Parkinson angeht, gibt es zahlreiche Hinweise, wonach die Störung auf der Ebene laryngealer Funktionen beginnt und erst im weiteren Verlauf zunehmend auf supralaryngeale Bewegungsfunktionen übergreift.

Ausführlichere Beschreibungen apparativer Befunde von Untersuchungen zur rigid-hypokinetischen Dysarthrie finden sich in Ackermann u. Hertrich (2008), Ziegler (2008) und Adams u. Dykstra (2009).

> **!** In apparativen Untersuchungen artikulatorischer Parameter bei Parkinson-Patienten wurden wiederholt auch klare Unterschiede zwischen Sprechbewegungen und nichtsprachlichen Willkürbewegungen gefunden. So gab es Hinweise auf eine Verlangsamung (Bradykinesie) von Kieferbewegungen bei (nichtsprachlichen) Folgebewegungsaufgaben, nicht aber beim Sprechen (Connor u. Abbs 1991). McAuliffe et al. (2005) untersuchten bei 14 Parkinson-Patienten Zungenkräfte bei verschiedenen nichtsprachlichen Aufgaben und fanden keinerlei Beziehung zwischen diesen Parametern und den artikulatorischen Problemen der Patienten. Diese Ergebnisse bestätigen die bereits mehrfach erwähnte Spezifität sprechmotorischer gegenüber nichtsprachlichen (willkürmotorischen) Kontrollfunktionen (Kap. 2 und 3).

Auditive Merkmale

Unter den hörbaren Merkmalen der hypokinetischen Dysarthrie spielen die auf Sprechlautstärke, Stimme und Prosodie bezogenen Symptome eine herausragende Rolle. Besonders erwähnenswert ist außerdem die Tatsache, dass auch bei schwerer rigid-hypokinetischer Dysarthrie das Sprechtempo unbeeinträchtigt oder allenfalls geringfügig verlangsamt sein kann (Tab. 5.2).

- **Sprechatmung:** Aus Rigidität und Bewegungsarmut der Atmungsmuskulatur resultiert eine flache und infolge der starren Kopplung abdominaler und thorakaler Atmungstätigkeit auch ineffiziente Sprechatmung. Es kommt zu verkürzten Exspirationsphasen und erhöhter Atmungsfrequenz. Die Stimme ist – unter anderem aus diesen Gründen – durchgängig zu leise (Hypophonie).
- **Phonation:** Hyperadduktion der Stimmlippen bei gleichzeitig unvollständigem Glottisschluss im medialen Stimmlippenbereich („Wölbung") führt zu einer behauchten Phonation und manchmal zu erhöhter Sprechstimmlage. Die behauchte, leise und dabei monotone Stimme kann das gesamte Störungsbild dominieren – diese Kombination ist eines der charakteristischen Kennzeichen der rigid-hypokinetischen Dysarthrie.
- **Resonanz:** Hypernasalität als Zeichen einer velopharyngealen Akinesie kann bei einem Teil der Patienten in milder Ausprägung auftreten. Bei Patienten mit Tiefenhirnstimulation (Kap. 7) kann eine schwere Hypernasalität auf einen sekundären paretischen Schädigungsmechanismus hinweisen, der durch den operativen Eingriff oder durch eine unerwünschte Wirkung der Stimulatoren bedingt ist.
- **Kieferkontrolle:** Die Kieferöffnung ist bei vielen Patienten durchgängig reduziert, und es finden nur geringfügige Kieferbewegungen statt. Durch die geringe Kieferöffnung werden die Artikulationswege von Zunge und Lippen minimiert. Es resultiert das Störungsbild des „geschlossenen Artikulierens" mit geringer oraler Resonanz, stark geräuschhafter Artikulation und nur kurzen vokalischen Phasen. Bei starker Ausprägung dieses Musters ist die Verständlichkeit erheblich beeinträchtigt.
- **Artikulation:** Ein Kennzeichen der rigid-hypokinetischen Artikulation ist, dass bei Patienten mit einer schweren Störung nahezu keine sichtbaren Bewegungen stattfinden: Nicht nur die Kieferbewegungen sondern auch die Lippenbewegungen können so stark reduziert sein, dass nur geringfügige Sprechbewegungen zu sehen sind. Die Bewegungsziele von Zunge und Lippen werden nicht oder nur unvollständig erreicht, mit dem Resultat einer verringerten Artikulationsschärfe.
- **Prosodie:** Die rigid-hypokinetische Dysarthrie ist durch 2 prosodische Kennzeichen geprägt: Monotonie und ein manchmal beschleunigt erscheinendes, jedenfalls nicht stark verlangsamtes Sprechtempo. Die Monotonie fügt sich in das Bild des hypophonen Sprechens mit behauchter Stimmqualität ein und ist vermutlich Ausdruck einer verringerten Modulierbarkeit der Stimmlippenspannung. Das Sprechtempo ist bemerkenswert, da im Unterschied zu den meisten anderen Syndromen selbst bei schwerer rigid-hypokinetischer Dysarthrie die Silbenrate nicht oder jedenfalls nicht erheblich verringert ist. In der Gliedmaßenmotorik ist die Akinesie ja durch eine Bewegungsverlangsamung gekennzeichnet. Beim Sprechen muss Bradykinesie – sofern sie überhaupt vorliegt – jedoch nicht unbedingt zu einer Verlangsamung des Redeflusses führen, da die Artikulationsbewegungen auch kleinamplitudig und unvollständig ausgeführt werden können. Das Sprechtempo geht dann auf Kosten der Artikulationsschärfe, die Äußerungen klingen „nuschelnd" und überhastet. Bei schwerer Ausprägung können die Silbengrenzen fast völlig verschwinden und es entsteht der Eindruck

eines „eingefrorenen", leicht oszillierenden und dabei unverständlichen Äußerungsstroms.

Ein besonderes Kennzeichen dieser Patientengruppe ist, dass bei formaler Testung (z.B. in Nachsprechaufgaben oder bei der Verständlichkeitsprüfung) viele Dysarthriemerkmale vergleichsweise milde ausgeprägt sein können. Wenn der starre Rahmen einer diagnostischen Prüfung wegfällt oder wenn die Patienten unter erhöhten kognitiven Anforderungen sprechen, verstärkt sich das Störungsbild erheblich.

Hyperkinetische Dysarthrieformen

Hyperkinesen sind unkontrollierte, überschießende Bewegungen. Sie können in den Extremitäten, der Rumpfmuskulatur und der Gesichts- und Vokaltraktmuskulatur auftreten, und sie können eine langsame (Athetose, Dystonie) oder eine schnelle Charakteristik haben (Myoklonus, Tics, Ballismus, Chorea). Wie die Akinesie gilt auch die Hyperkinesie als „extrapyramidales" Symptom. Akinesie und Hyperkinesie werden als gegensätzliche Pole einer gestörten Balance motorischer Modulationsprozesse des in Kapitel 3 beschriebenen Basalganglienschaltkreises verstanden. Während man bei der Akinesie von einer verstärkten Hemmung thalamokortikaler Projektionen spricht, sind diese Projektionen bei hyperkinetischen Syndromen enthemmt.

Hyperkinesen können bei Parkinson-Patienten als Folge überdosierter Dopaminsubstitution auftreten. Dann kommt es zu Bewegungsunruhe und zu unkontrollierten Bewegungen von Armen oder Beinen, und auch die Sprechmotorik kann in solchen Fällen durch eine „überschießende" Symptomatik, wie eine Palilalie, charakterisiert sein. Palilalie bedeutet, dass die Patienten am Ende einer Äußerung die letzte Silbe mehrfach wiederholen und dabei zunehmend schneller und leiser werden (Ackermann et al. 1989).

Hyperkinesen können aber auch als primäres Symptom bei Basalganglienerkrankungen auftreten. Im Zusammenhang mit zentralen Sprechstörungen sind vor allem die choreatischen und die dystonen Formen von Bedeutung (Zraick u. LaPointe (2009).

Choreatisch-hyperkinetische Dysarthrie

Das choreatisch-hyperkinetische Syndrom

Als Modell für die choreatisch-hyperkinetische Form der Dysarthrie gilt die Huntington-Krankheit (Kap. 4). Allerdings haben nicht alle Huntington-Patienten eine choreatische Bewegungsstörung, und die Chorea ist auch meist nicht der einzige motorische Störungsmechanismus bei dieser Erkrankung. Meist liegt gleichzeitig auch eine Tonusminderung vor, häufig auch Rigidität.

Die choreatische Bewegungsstörung ist durch abrupt einschießende und irregulär auftretende Hyperkinesen charakterisiert. In den Anfangsstadien kommt es zu schnellen unwillkürlichen Bewegungen des Gesichts und der distalen Gliedmaßenabschnitte; die Patienten sind in ständiger Bewegungsunruhe. Im weiteren Verlauf lassen sich die unwillkürlich einschießenden Bewegungen immer weniger unterdrücken oder kaschieren, die Hyperkinesen greifen auch auf proximale Extremitätenabschnitte und den Rumpf über, die Patienten führen ausgreifende ballistische Armbewegungen aus, der Gang wirkt „hüpfend" und „tänzelnd". In späteren Stadien kommt es zunehmend auch zu langsamen, athetotischen Bewegungsstörungen und einer zunehmenden Rigidität der Muskulatur.

Auditive Merkmale

Die dysarthrischen Zeichen des choreatisch-hyperkinetischen Syndroms sind in erster Linie aus den beschriebenen körper- und gesichtsmotorischen Symptomen heraus zu verstehen. Die „posturale Plattform" auf der sich das Sprechen bei diesen Patienten abspielt, ist in ständiger Unruhe begriffen und gerät durch die ruckartigen und unvorhersehbar einschießenden Veränderungen immer wieder aus der Balance.
- **Sprechatmung:** Wurmartige Verkrümmungen oder abrupte Schleuderbewegungen des Rumpfes machen eine regelrechte Kontrolle der Sprechatmung unmöglich. Kurze myoklone Zwerchfellstöße lösen unwillkürliche, manchmal grunzende Vokalisationen oder Lautstärkeschübe aus, ein kurzzeitiges oder auch längeres Sistieren des Ausatmungsstroms führt zu

plötzlichem Abstoppen des Redeflusses, manchmal auch zu stummem Artikulieren kurzer Sequenzen oder zu langen Sprechpausen. Manche Patienten sprechen nur in kurzen Ausatmungsstößen und sind dabei nicht in der Lage, ihre Sprechlautstärke gleichmäßig zu dosieren.

- **Phonation:** Typische Ausprägungsformen der choreatischen Dysarthrie sind durch bizarre Variationen der Tonhöhe charakterisiert. Ebenso variabel kann die Stimmqualität sein: Manche Silben werden fast tonlos geflüstert, andere mit gepresster und rauer Stimme produziert, phasenweise gewinnt man den Eindruck einer kompletten laryngealen Stenose. Die Ursache dieser Fluktuationen ist vermutlich in unkontrollierten Ad- und Abduktionsbewegungen des Kehlkopfs und in einer sich ständig verändernden Stimmlippenspannung zu sehen.
- **Resonanz:** Auch die velopharyngeale Muskulatur ist vermutlich von hyperkinetischen Symptomen betroffen: Nasale Friktionsgeräusche und episodisch auftretende Nasalierung oraler Konsonanten oder Denasalierung von Nasalen deuten auf eine mangelnde Kontrolle des nasopharyngealen Verschlussmechanismus hin.
- **Artikulation:** Grimassierende Gesichtsbewegungen und ballistisch vorschießende Zungenbewegungen („Chamäleonzunge") interferieren mit der Artikulation und führen zu bizarren Artikulationsgeräuschen, zu irregulären Veränderungen von Lautdauern und zu abrupten Unterbrechungen des Artikulationsvorgangs.
- **Prosodie:** Die beschriebenen Symptome addieren sich zu einem verlangsamten und stockenden Redefluss, mit unangemessen langen Sprechpausen und abrupten Sprechschüben. Unwillkürliche Tonhöhen- und Lautstärkeschwankungen können zu einer bizarren Intonation führen (Tab. 5.2).

Fokale Dystonien der Sprechmuskulatur

Dystonien sind anhaltende, langsam und manchmal schraubenförmig verlaufende unwillkürliche Muskelkontraktionen, die zu bizarren Haltungsänderungen und Fehlstellungen der betroffenen Organe führen können (Volkmann 2008). Wie in Kapitel 4 beschrieben, steht der Begriff auch für eine Gruppe von Erkrankungen – die primären (idiopathischen) Dystonien –, deren einziges oder vordergründiges Symptom die dystonen Bewegungsstörungen sind. Dystone Hyperkinesien können aber auch zu den Symptomen anderer neurologischer Erkrankungen zählen, z. B. einer Enzephalitis, einer Intoxikation (z. B. durch Neuroleptika) oder eines Morbus Huntington. Für die Klassifikation der Dystonien ist die Unterscheidung nach der topischen Verteilung der Symptome bedeutsam (fokal, segmental, generalisiert; s. Kap. 4). Unter dem Gesichtspunkt der Sprechstörung sind vor allem 2 Formen fokaler Dystonien bedeutsam: die oromandibuläre Dystonie und die spasmodische Dysphonie. Kombinationen dystoner Störungen der Gesichts-, Nacken- und Kehlkopfmuskulatur werden als kraniale Dystonien bezeichnet.

Oromandibuläre Dystonie

Bei dieser Form ist die Muskulatur des Unterkiefers und der Zunge betroffen. Das sehr seltene Meige-Syndrom ist eine idiopathische Form der oromandibulären Dystonie, vergesellschaftet mit einem Blepharospasmus (Lidkrampf). Die oromandibuläre Dystonie ist durch unkontrollierte, anhaltende Zungenbewegungen und/oder durch einen verkrampften Mundschluss oder eine anhaltende Kieferöffnung mit erhöhter Spannung der perioralen Muskulatur gekennzeichnet. Dieses Störungsbild kann in seiner Ausprägung stark fluktuieren. Wie bei manchen anderen fokalen Dystonien kann die Störung durch „kompensatorische Tricks" positiv beeinflusst oder sogar (zeitweise) komplett behoben werden. So kann ein Beißblock die Symptomatik erheblich mindern (Kap. 7).

! Ein 46-jähriger Geschäftsmann leidet seit mehreren Monaten unter einer starken Verkrampfung von Zunge, Lippen und Kiefermuskulatur, die bevorzugt beim Sprechen einschießt: Die Lippen verformen sich zu einer fast kreisförmigen Öffnung, die Zunge nimmt eine zigarrenförmige, angespannte Gestalt an, der Unterkiefer verharrt in halb geöffneter Stellung fast unbeweglich. Der Patient ist dadurch nahezu unverständlich. Außer dieser Dystonie bestehen keine weiteren Krankheitszeichen. Etwa 2 Jahre vor Beginn der oromandibulären Bewegungsstörung bestand ein Schreibkrampf (eine weitere Form einer fokalen Dystonie), der sich aber beim Beginn der mundmotorischen Störung bereits wieder zurückgebildet hatte.
Der Patient fand durch eigenes Ausprobieren heraus,

dass seine Störung schlagartig verschwindet, wenn er mit den Backenzähnen auf den Bügel seiner Brille beißt. Durch diesen Eingriff entspannt sich die Mundstellung sichtbar und der Patient kann trotz der aufgehobenen Kieferbeweglichkeit verständlich sprechen. Er verwendet diesen selbst erfundenen „Beißblock" seither bei Telefonaten und in geschäftlichen Besprechungen.

Spasmodische Dysphonie

Die spasmodische Dysphonie ist eine fokale Dystonie der Kehlkopfmuskulatur. Es werden 2 Subtypen unterschieden: der Adduktor- und der (viel seltenere) Abduktortyp, außerdem kommen auch Mischformen vor. Beim Adduktortyp geht man davon aus, dass die laryngealen Spasmen überwiegend die an der Adduktion beteiligten Muskeln betreffen (s. Tab. 2.2), was zu einer laryngoskopisch nachweisbaren Hyperadduktion bei Vokalhalteaufgaben und beim Sprechen führt. Die Stimme klingt dadurch extrem gepresst und rau, und es kommt intermittierend sogar zu einer kompletten Unterbrechung des Stimmtones. In Routine-EMG-Untersuchungen ist allerdings nicht immer eine Veränderung nachweisbar. Beim Abduktortyp kommt es zu übermäßiger Abduktion der Arytaenoidknorpel und verzögerten Adduktionsbewegungen vor allem beim Übergang von stimmlosen Plosiven zu Vokalen. Die Stimme klingt dann eher behaucht und rau und es kann zu intermittierender Flüsterphonation kommen.

Viele Patienten mit spasmodischer Dysphonie haben zusätzlich einen Stimmtremor (vgl. das Beispiel in Abb. 6.8). Wie bei allen fokalen Dystonien kann das Störungsbild auch bei der spasmodischen Dysphonie sehr stark fluktuieren und vor allem bei psychischer Anspannung oder unter emotionalen Einflüssen zunehmen. Wenn die Patienten in einer hohen Stimmlage sprechen, können die Symptome dagegen abnehmen, ebenso bei nichtsprachlicher Vokalisation oder bei Flüsterphonation. Das Auftreten von „Inseln" normaler Stimmqualität zählt zu den differenzialdiagnostischen Kriterien dieser Erkrankung (Cannito u. Woodson 2000).

Tremor

Tremor ist ein Symptom, das bei verschiedenen neurologischen Erkrankungen auftreten kann. Er ist definiert als unwillkürliche rhythmische Oszillationen eines oder mehrerer Körperabschnitte. Für das Sprechen sind Tremores der Atmungs- und der Vokaltraktmuskulatur relevant, in erster Linie der Stimmtremor.

In der Klassifikation der Tremorformen wird zwischen verschiedenen Aktivierungsbedingungen (Ruhetremor, Haltetremor, Tremor bei Zielbewegungen) und verschiedenen Tremorfrequenzen (niederfrequent: 2–4 Hz, mittelfrequent: 4–7 Hz, hochfrequent: >7 Hz) unterschieden (Deuschl 2008).

Ein physiologischer Tremor findet sich bei jeder gesunden Person, mit einer Zunahme der Symptomatik im Alter oder einer Verstärkung z. B. durch Medikamente. Ein Stimmtremor mit Krankheitswert kann im Rahmen des Syndroms eines essenziellen Tremors auftreten oder als Symptom einer Parkinson-Erkrankung, einer Dystonie oder einer Kleinhirnerkrankung.

Beim **essenziellen Tremor** wird die Beteiligung der Stimme mit einer Häufigkeit von 16% beschrieben. Ein wichtiges differenzialdiagnostisches Kriterium ist die Reduktion der Tremorstärke durch Alkoholkonsum. Unter den Ursachen des essenziellen Tremors werden zerebelläre Funktionsstörungen genannt, die – unabhängig vom Symptom des Tremors – auch Stand- und Gangstörungen und eine Dysarthrie verursachen können (Kronenbuerger et al. 2009).

Der Stimmtremor im Rahmen eines **Parkinson-Syndroms** ist durch Frequenzen im mittleren oder im oberen Bereich (>4 Hz) charakterisiert; die bei **Kleinhirnerkrankungen** auftretenden Tremorformen sind dagegen eher niederfrequent. Der Kinn- oder Stimmtremor im Rahmen einer **Dystonie** (z. B. Stimmtremor bei spasmodischer Dysphonie) liegt typischerweise in einem Frequenzbereich von unter 7 Hz (vgl. das Beispiel in Abb. 6.8).

Ein mehrfach beschriebenes Syndrom ist der palatale Tremor (früher auch als Gaumensegelnystagmus oder palataler Myoklonus bezeichnet). Es wird zwischen der häufigeren symptomatischen (SPT) und der weniger häufigen essenziellen Variante (EPT) unterschieden. Beiden gemeinsam sind kurze rhythmische Kontraktionen des Gaumensegels, speziell des M. levator veli palatini

(SPT) oder des M. tensor veli palatini (EPT). Die Tremorfrequenz liegt in der symptomatischen Variante zwischen 2 und 3 Hertz, während der essenzielle palatale Tremor unterschiedliche Frequenzen aufweisen kann. Der EPT tritt als relativ isoliertes Symptom auf, häufig mit einem begleitenden Ohrklick, aber ohne andere neurologische Zeichen, während Patienten mit einem SPT weitere, z. T. schwere zerebelläre oder Hirnstammsymptome zeigen und in den meisten Fällen auch dysarthrisch sind (Deuschl et al. 1994). Die oszillierenden Gaumensegelbewegungen können während des Sprechens bestehen bleiben und den Sprachschall hörbar durch rhythmische Resonanz- und Lautstärkeänderungen beeinflussen. Bei manchen Patienten ist dagegen während des Sprechens keine Gaumensegeloszillation hörbar, und der Tremor kann nur in Ruhe durch Inspektion beobachtet werden. Unter den Ätiologien des palatalen Tremors werden zentrale Oszillatoren sowie peripher-mechanische, habituelle und psychogene Ursachen diskutiert (Zadikoff et al. 2006).

Erworbenes neurogenes Stottern (ENS)

Die bisher erwähnten Syndrome besitzen durchwegs eine Entsprechung in vergleichbaren Syndromen der Gliedmaßenmotorik. Dies gilt nicht mehr für das Syndrom des erworbenen neurogenen Stotterns (ENS). Eine damit vergleichbare Bewegungsstörung des Rumpfes oder der Gliedmaßen ist nicht bekannt.

Ein im Erwachsenenalter erworbenes Stottern ist sehr selten. Dies ist deswegen bemerkenswert, da die im Sprachentwicklungsalter auftretende Redeunflüssigkeit, das kindliche Stottern, die häufigste kindliche Sprechstörung darstellt, und immerhin noch 1 % der Erwachsenenbevölkerung an einem während der Sprachentwicklung entstandenen Stottern leidet. Die Vulnerabilität des sprechmotorischen Symptoms für diese spezifische Form der Redeunflüssigkeit scheint also sehr stark an den Sprachentwicklungsprozess geknüpft zu sein, während eine im Erwachsenenalter erworbene Hirnschädigung nur in Ausnahmefällen vergleichbare Stottersymptome verursacht.

ENS wurde in erster Linie für Patienten nach einem Hirninfarkt und für Parkinson-Patienten beschrieben, die Störung kann aber auch durch Psychopharmaka bedingt sein oder nach Schädel-Hirn-Traumen auftreten. Es gibt einige Merkmale, die das ENS vom kindlichen Stottern unterscheiden – in erster Linie das Vorherrschen von klonischen gegenüber den tonischen Elementen und die geringe Ausprägung oder das weitgehende Fehlen von Vermeidungsverhalten und von sekundären Mitbewegungen (De Nil et al. 2009).

Die in der Literatur beschriebenen Symptome stellen vermutlich kein einheitliches Störungsmuster dar:

- Die bei manchen Parkinson-Patienten auftretende Symptomatik von raschen Laut- oder Silbeniterationen (iterative Dysarthrie) ist meist mit dem Eindruck eines beschleunigten Sprechens verknüpft. Die Lippen- oder Zungenbewegungen scheinen dabei tremorartig und mit geringer Auslenkung zu oszillieren, manchmal entsteht daraus ein „Einfrieren" der Artikulationsbewegungen und es ist nur noch ein rhythmisch leicht modulierter, anhaltender Stimmton zu hören (Machetanz et al. 1988).
- Patienten, die nach einem linkshemisphärischen Mediainfarkt im Zusammenhang mit einer Aphasie stotterähnliche Symptome aufweisen, erinnern in ihrem gesamten Störungsbild an sprechapraktische Patienten, mit dem Unterschied, dass die Lautenstellungen und die Phonemfehler der Sprechapraxie in den Hintergrund treten und Laut- und Silbeniterationen – vor allem am Wortanfang – vorherrschen. Bei diesen Patienten stellt sich meist die Frage nach der differenzialdiagnostischen Abgrenzung zur Sprechapraxie.
- Iterative Phänomene können auch bei Patienten mit Läsionen des mesiofrontalen Kortex, insbesondere der supplementärmotorischen Area (SMA; Kap. 3) auftreten, manchmal in der Rückbildungsphase nach einem akinetischen Mutismus oder einer transkortikal-motorischen Aphasie. Die Patienten sprechen sehr zögerlich, mit Initiierungsproblemen, häufigen Pausen und mit Wiederholungen von Lauten oder Silben. Dabei kann es zu Dissoziationen zwischen sehr unflüssigen Äußerungen bei freier Sprachproduktion und flüssigeren Äußerungen beim Nachsprechen oder Lesen kommen (Ackermann et al. 1996, Ziegler et al. 1997).

Häufig stellt sich bei Erwachsenen mit einer erworbenen Stottersymptomatik die (auch gutachterlich relevante) Frage, ob es sich dabei um eine unmittelbare Folge einer Hirnschädigung oder um eine psychogene Störung im Sinne einer Konversionsreaktion handelt. Als Hinweise auf eine psychische Ursache gelten:
- ein erkennbarer Zusammenhang zu einem auslösenden Ereignis,
- anamnestische Hinweise auf frühere psychische Störungen,
- keine Symptomänderung bei „Chorsprechen", Sprechen mit Maskierungsgeräusch oder mit verzögertem auditiven Feedback,
- keine „Inseln störungsfreier Produktion".

Mahr u. Leith (1992) nennen außerdem das Fehlen sekundärer Zeichen und eine indifferente Einstellung zur Sprechstörung als differenzialdiagnostische Merkmale psychogenen Stotterns, aber diese beiden Zeichen finden sich – wie berichtet – häufig auch bei Patienten mit einem ENS.

Bei der Anamnese ist es wichtig, nach dem Bestehen eines Stotterproblems in der Kindheit zu fragen.

! Ein 42-jähriger Patient entwickelte nach einem schweren Schädel-Hirn-Trauma mit frontalen Kontusionen eine ausgeprägte Stottersymptomatik, mit sowohl klonischen als auch tonischen Elementen und mit sekundären Symptomen (z. B. Lidschluss während tonischer Phasen). Die Anamnese ergab, dass der Patient bis zu seinem 15. Lebensjahr wegen einer chronischen Stottersymptomatik in logopädischer Behandlung war. Er absolvierte eine journalistische Ausbildung, erwarb sich mit weiterer therapeutischer Unterstützung erfolgreich Techniken zur Kompensation seiner Sprechstörung und erhielt eine Stelle bei einer öffentlichen Rundfunkanstalt. Seine Stottersymptomatik hatte er zu diesem Zeitpunkt so gut kompensiert, dass er in seiner journalistischen Tätigkeit auch eigene Wortbeiträge und mündliche Reportagen produzierte. Tondokumente seiner damaligen Tätigkeit bestätigten, dass der Patient zum Zeitpunkt vor seinem Unfall symptomfrei sprach. Unmittelbar nach der Hirnschädigung trat das kindliche Stottern erneut auf, dazu eine kognitiv bedingte Kommunikationsstörung. Das Störungsbild wurde als Folge eines Zusammenbrechens der mühsam erworbenen Kompensationsstrategien infolge der Frontalhirnschädigung interpretiert.

Mutismus

Unter Mutismus versteht man die vollständige oder nahezu vollständige Aufhebung der Fähigkeit zu sprechen. Mutistische Patienten sind aphon, d. h., sie können weder stimmhaft sprechen noch flüstern, und anarthrisch, d. h., sie führen auch keine „lesbaren" stummen Artikulationsbewegungen aus.

Mutismus kann sehr unterschiedliche Ursachen haben:
- Psychiatrische Störungsbilder wie die Schizophrenie oder Drogenintoxikationen können mit einem katatonen Mutismus einhergehen, der oft von einem ganzkörperlichen Starrezustand (Stupor) begleitet ist (Taylor u. Fink 2003).
- Im Kindesalter, seltener auch bei Erwachsenen, kann es zu einem selektiven (d. h., auf bestimmte Situationen oder Personen beschränkten) oder einem totalen Mutismus kommen, der meist von anderen Symptomen (Sozialangst, Rückzugsverhalten, Essstörungen) begleitet ist und als Zeichen einer dissoziativen Störung oder einer posttraumatischen Belastungsstörung interpretiert wird.
- Bei bilateralen Läsionen des mesiofrontalen Kortex (vorderer zingulärer Kortex, SMA) oder des mesodienzephalen Übergangs kann es zu einem akinetischen Mutismus kommen. Dabei ist nicht nur die Sprechmotorik, sondern die gesamte Körpermotorik betroffen. Die Akinesie und der Mutismus dieser Patienten werden als Zeichen einer ausgeprägten motorischen Antriebsstörung interpretiert (Ackermann u. Ziegler 1995).
- Patienten mit ausgedehnten Infarkten im Mediastromgebiet der linken Hemisphäre sind unmittelbar nach dem Infarkt häufig mehrere Stunden oder Tage unfähig zu sprechen. Wenn sich in der Erholungsphase eine schwere Sprechapraxie zeigt, geht man davon aus, dass die vorübergehende mutistische Phase als sprechapraktischer Mutismus interpretiert werden kann, also als schwere Ausprägungsform der Sprechapraxie.

- Alle Formen dysarthrischer Störungen können bei extremer Ausprägung zu einer kompletten Sprechunfähigkeit, also einem Mutismus, führen. Patienten mit einer Pseudobulbärparalyse oder einem Foix-Chavany-Marie-Syndrom sind in schweren Fällen aufgrund ihrer beidseitigen Lähmungen nicht in der Lage, willkürlich zu phonieren oder bedeutsame Artikulationsbewegungen auszuführen. Auch bei Parkinson-Syndromen oder bei Morbus Huntington kann es im späten Erkrankungsverlauf zu einem Mutismus kommen (Ackermann u. Ziegler 1994).
- Eine Sonderrolle spielt der zerebelläre Mutismus, der bei Kindern postoperativ nach Entfernung von Tumoren der hinteren Schädelgrube auftritt. Dabei wird diskutiert, ob es sich um eine schwere Form einer zerebellären Bewegungsstörung, also um eine schwere ataktische Dysarthrie, handelt. Da nicht alle Patienten in der Remission auch dysarthrisch sind, gilt diese Hypothese als unwahrscheinlich. Wahrscheinlicher ist, dass es sich um ein psychoreaktives Symptom oder um die Folge einer schweren Antriebsminderung handelt (Ozimek et al. 2004).

! **Reine und gemischte Dysarthriesyndrome**
Die konventionelle Klassifikation der Dysarthrien nach Darley et al. (1975) sieht neben den beschriebenen Syndromen auch das Störungsbild einer gemischten Dysarthrie vor. Mischsyndrome erwartete man üblicherweise bei Ätiologien mit diffusen oder über mehrere Hirnregionen verstreuten Läsionen, wie bei Multipler Sklerose (häufig paretische und ataktische Symptome) oder bei Schädel-Hirn-Traumen mit Marklagerläsionen (paretische, hypokinetische und ataktische Symptome in unterschiedlichen Zusammensetzungen). Auch bei Hirnstammsyndromen, z.B. bei medullären oder pontinen Infarkten oder bei Motoneuronerkrankungen, kommt es – aufgrund der neuroanatomischen Verhältnisse – sehr häufig zu gemischten Störungsbildern mit zentral- und peripherparetischen Anteilen (Medulla oblongata) oder mit paretischen und ataktischen Symptomen (Brücke).

Bei genauer Betrachtung findet man jedoch – abgesehen von den erwähnten Mischkonstellationen – überhaupt nur sehr selten Patienten, die einen der beschriebenen Pathomechanismen in „reiner" Ausprägung zeigen. Bei Patienten mit Basalganglienerkrankungen vermischen sich häufig Rigidität, Hypokinesie, hyperkinetische Zeichen und Tremor; bei Patienten mit spinozerebellären Ataxien können ataktische Symptome mit hypotonen, hypokinetischen und spastischen Symptomen kombiniert sein; bei Patienten mit zentral bedingten paretischen Dysarthrien können sich schlaffe und spastische Symptome in unterschiedlichen Gewichtungen ausprägen. Die Identifikation pathophysiologischer Mechanismen wird noch zusätzlich dadurch erschwert, dass manche Symptome erst bei einem bestimmten Schweregrad in Erscheinung treten und dass störungsspezifische Muster durch Kompensationsverhalten überdeckt sein können.

In der Diagnostik der Dysarthrien spielt die Frage einer eindeutigen Syndromzuordnung aus diesen Gründen nicht immer die Rolle, die ihr in der Vergangenheit zugeschrieben wurde. Es kommt viel eher darauf an, die verschiedenen Störungskomponenten, die bei dysarthrischen Patienten in unterschiedlicher Kombination vorliegen können, zu identifizieren und in ihrem jeweiligen Beitrag zum Gesamtbild der Störung zu gewichten. Daraus lassen sich wichtige Schlussfolgerungen für die Therapie ableiten (Kap. 7).

Teil 3

Diagnostik und Therapie

6 Diagnostik dysarthrischer Störungen ... 66
  Diagnostische Fragen –
  von der Funktion zur Teilhabe 66
  Funktionsbezogene Diagnostik 69
  Untersuchung nichtsprachlicher
  Bewegungsfunktionen 88
  Verständlichkeitsmessung 95
  Selbstbeurteilung 97

7 Therapie 100
  Einleitung 100
  Therapieziele 101
  Leitlinien und Konzepte 103
  Medizinische Maßnahmen 117
  Funktionskreisspezifische Behandlung .. 118
  Syndromspezifische Behandlungsansätze 157
  Dysarthrietherapie in der Gruppe 196
  Unterstützte und alternative
  Kommunikation 198
  Beratung 200

6 Diagnostik dysarthrischer Störungen

In diesem Kapitel werden verschiedene Verfahren der Untersuchung dysarthrischer Störungen vorgestellt. Der Schwerpunkt liegt dabei auf Methoden, die in der klinischen Diagnostik, soweit sie von Sprachtherapeuten durchgeführt wird, eine Rolle spielen. Verfahren, die bislang noch vorwiegend in wissenschaftlichen Untersuchungen Verwendung finden und medizinische Untersuchungsverfahren werden nur kurz erwähnt. Die verschiedenen Methoden werden nach den Kriterien der ICF-Klassifikation der Weltgesundheitsorganisation eingeordnet.

Diagnostische Fragen – von der Funktion zur Teilhabe

Die klinische Diagnostik dysarthrischer Störungen verfolgt unterschiedliche Fragestellungen. Ein Teil dieser Fragen bezieht sich auf **Schweregrads-** und **Ausleseaspekte**:
- Liegt überhaupt eine Sprechstörung vor?
- Wie schwer ist die Beeinträchtigung von Funktion, Aktivitäten und Teilhabe?
- Hat sich der Befund im Vergleich zur Voruntersuchung verbessert/verschlechtert?

Eine zweite Gruppe diagnostischer Fragestellungen betrifft das **Störungsmuster**. Dabei geht es um differenzialdiagnostische Fragen und um die vermuteten Pathomechanismen:
- Handelt es sich um eine Dysarthrie oder um eine andere Störung?
- Wie lassen sich die Störungsmerkmale charakterisieren und klassifizieren?
- Ergeben sich aus der Sprechstörung Hinweise auf die Grunderkrankung?

Schließlich ist es Aufgabe der Diagnostik, **therapeutisches Handeln** zu begründen:
- Ist eine Behandlung angezeigt?
- Welche Behandlungsziele sollen verfolgt werden?
- Welche spezifischen Behandlungsansätze bieten sich an?

Es gibt ganz unterschiedliche Ansätze, das Ausmaß und die Kennzeichen einer Dysarthrie zu charakterisieren, um Fragen nach dem Schweregrad oder den Behandlungszielen zu beantworten. Das von der Weltgesundheitsorganisation (WHO) entwickelte Modell der Internationalen Klassifikation der Funktionsfähigkeit, Behinderung und Gesundheit (ICF; DIMDI 2005) eröffnet verschiedene Perspektiven, unter denen Erkrankungsfolgen wie die einer Dysarthrie betrachtet und diagnostiziert werden können.

Das Ziel dieses Modells ist es, einen begrifflichen Rahmen zur Beschreibung und Dokumentation von Gesundheitsproblemen zu schaffen. Im Mittelpunkt steht dabei die Unterscheidung zwischen zwei grundlegenden Aspekten von Gesundheit: einem auf **Körperfunktionen** und **-strukturen** und einem auf **Aktivitäten** und **Teilhabe** bezogenen Aspekt. Erkrankungen, zumal chronische Erkrankungen, wirken sich auf beide Aspekte aus. Außerdem werden die Folgen eines Gesundheitsproblems auf beiden Ebenen noch durch **Umweltfaktoren** und durch **personenbezogene Faktoren** beeinflusst. Das ICF-Modell bietet damit ein umfassendes Konzept der „funktionalen Gesundheit", das biologische, psychische und soziale Aspekte vereinigt (Abb. 6.1).

Dieses Modell hat die gesundheitspolitische Diskussion über die Rehabilitation chronischer Erkrankungen in jüngerer Zeit stark beeinflusst. Das Sozialgesetzbuch IX, das den gesetzlichen Rahmen für die Rehabilitation und Teilhabe behinderter Menschen beschreibt, rückt in seiner Definition

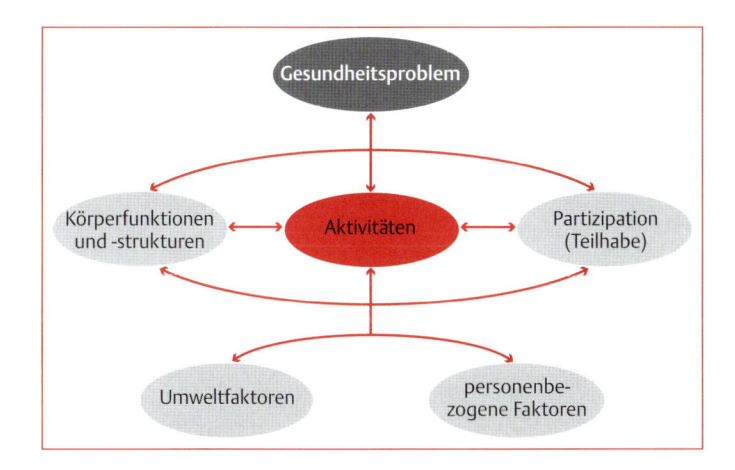

Abb. 6.1 Das ICF-Modell (WHO 2005).

von Behinderung den ICF-Begriff der Teilhabe in den Vordergund (SGB IX, § 2). Ferner orientieren sich zunehmend Kostenträger und Heil- und Hilfsmittelverordnungen an diesem Konzept, und es gab speziell für den Bereich der Sprachtherapie immer wieder Anregungen und Empfehlungen, die ICF-Klassifikation zur Grundlage klinischer Entscheidungen zu machen (Grötzbach u. Iven 2009). Auch die American Speech-Language-Hearing Association (ASHA) hat ihren Mitgliedern die Übernahme der Terminologie und des Klassifikationssystems der ICF in der Diagnostik und Behandlung von Kommunikationsstörungen nahe gelegt (Donovan et al. 2008).

Das ICF-Manual erfasst die Komponenten von Gesundheit nach 3 Hauptkategorien:
- Körperfunktionen
- Körperstrukturen
- Aktivitäten und Partizipation (Teilhabe)

In einer vierten Kategorie werden Umweltfaktoren beschrieben, die einen Einfluss auf die Gesundheit haben können. Um das Gesundheitsproblem eines Patienten nach dem ICF-Modell zu erfassen, werden die einzelnen Aspekte des Problems in umfangreichen Listen, die den genannten Kategorien entsprechen, identifiziert. Jede Komponente ist mit einem Buchstaben-Ziffern-Kode versehen:
- Körperstrukturen mit „s"-Kodes (z. B. s11000 für den Frontallappen des Großhirns)
- Körperfunktionen mit „b"-Kodes (z. B. b176 für komplexe motorische Handlungen)
- Aktivitäten und Partizipation mit „d"-Kodes (z. B. d330 für Sprechen)
- Umweltfaktoren mit „e"-Kodes (z. B. e1251 für technische Kommunikationshilfen)

Diese Kodes werden ergänzt durch Merkmale, mit denen z. B. der Grad einer Beeinträchtigung ausgedrückt wird (0 = nicht vorhanden bis 4 = voll ausgeprägt). So würde etwa ein Patient mit einer schweren Sprechapraxie auf der Ebene der Körperfunktionen mit dem Kode b176.4 klassifiziert, der für eine voll ausgeprägte Beeinträchtigung (Stufe 4) einer komplexen motorischen Handlung (b176) steht.

Innerhalb der Komponente der Körperstrukturen sind für Patienten mit einer Dysarthrie diejenigen Kennziffern anzuwenden, die sich auf **Strukturen des Nervensystems** beziehen (Kapitel 1 des ICF-Manuals), da es die Schädigung dieser Strukturen ist, die das Gesundheitsproblem verursacht. Die verschiedenen Komponenten des zentralen und peripheren Nervensystems haben jeweils eigene Kennziffern (Tab. 6.1).

Im Bereich der Körperfunktionen hält das Manual ein eigenes Kapitel über **Stimm- und Sprechfunktionen** vor (Kapitel 3), in dem auch die Kennziffern für dysarthriebedingte Stimm-, Artikulations- und prosodische Probleme zu suchen sind. Ziffern zur Sprechatmung sind an dieser Stelle nicht vorgesehen, dazu muss ein Kode aus Kapitel 4 (Funktionen des kardiovaskulären, hämatologischen, Immun- und Atmungssystems), Abschnitt b445 (Funktionen der Atemmuskulatur), vergeben werden.

In der ICF-Klassifikation der Aktivitäten und der Partizipation wird dem Bereich **Kommunikation** ein eigenes Kapitel gewidmet. Hier sind

Tab. 6.1 ICF-Kodierung der kommunikationsbezogenen Krankheitsfolgen.

Kode	Beschreibung
Körperstrukturen	
s11051.271	Brückenregion (s11051). Mittelgradig (2), Strukturveränderung (7), rechts (1)
s1104.271	Kleinhirn (s1104). Mittelgradig (2), Strukturveränderung (7), rechts (1)
Erläuterung: I.C. hat infarktbedingte strukturelle Läsionen im Bereich der Brücke und des Kleinhirns rechts.	
Körperfunktionen	
b445.2	Atmung (b445). Mäßig ausgeprägte Schädigung (2)
b3100.3	Stimmbildung (b3100). Erheblich ausgeprägte Schädigung (3)
b320.1	Artikulationsfunktionen (b320). Leicht ausgeprägte Schädigung (1)
b3301.1	Sprechrhythmus (b3301). Leicht ausgeprägte Schädigung (1)
b3302.2	Sprechtempo (b3302). Mäßig ausgeprägte Schädigung (2)
Erläuterung: I.C. hat eine mittelgradig ausgeprägte Sprechatmungsstörung, eine mittelschwere bis schwere Stimmstörung, eine leichte Artikulationsstörung, leicht skandierendes Sprechen und spricht leicht bis mittelgradig verlangsamt.	
Aktivitäten/Teilhabe	
d3500.3	Eine Unterhaltung beginnen (d3500). Erheblich ausgeprägtes Problem (3)
d7500.3	Informelle Beziehungen zu Freunden (d7500). Erheblich ausgeprägtes Problem (3)
d8502.4	Vollzeitbeschäftigung (d8502). Problem voll ausgeprägt (4)
Erläuterung: I.C. hat Probleme, Gespräche zu führen. Sie hat Kontakte zu Freunden abgebrochen. Sie hat ihre Arbeitsstelle als Verkäuferin verloren und ist derzeit ohne Anstellung.	
Umweltfaktoren	
e1250.3	Allgemeine Produkte und Technologien für die Kommunikation (e1250). Barriere erheblich ausgeprägt (3)
Erläuterung: I.C. hat früher viel und gern mit ihrem Handy telefoniert. Das tut sie jetzt nur noch in dringenden Ausnahmefällen.	

56-jährige Patientin, I.C., mit einer ataktischen Dysarthrie nach Brückeninfarkt (ICD-10: I63.2). Es sind nur die auf Sprechen und Kommunikation bezogenen Störungsmerkmale kodiert.

die Kodes für alle Arten von Kommunikationsproblemen, rezeptiv oder expressiv, zu finden, inklusive spezifischer Probleme im Umgang mit Kommunikationstechniken. Für Dysarthriepatienten ist hier in erster Linie die Ziffer **d330** mit dem Titel Sprechen einschlägig, in der Sprechen jetzt als komplexe Alltagsaktivität und nicht als motorische Funktion verstanden wird. Darüber hinaus gibt es weitere Kapitel, in denen verschiedene individuelle Einschränkungen dysarthrischer Patienten kodiert werden können, etwa die sozialen und beruflichen Konsequenzen der Dysarthrie. Auf diesen Ebenen sind jedoch die spezifischen Folgen der Sprechstörung nicht mehr von den Folgen anderer Aspekte der Hirnschädigung (Immobilität, kognitive Beeinträchtigungen etc.) zu trennen.

Die letzte Komponente des ICF-Manuals beinhaltet eine Klassifikation von **Umweltfaktoren**, insbesondere technologischer und natürlicher Umweltfaktoren sowie des persönlichen Beziehungsgeflechts und der sozialen Einbettung. Auch hier gibt es eine Kennziffer, die speziell für dysarthrische Patienten einschlägig sein kann, nämlich die Ziffer **e125**, Produkte und Technologien zur Kommunikation. Für Patienten, die auf eine technische Kommunikationshilfe angewiesen sind, muss dieser Kode vergeben werden.

Tab. 6.1 zeigt am Beispiel einer Patientin, die nach einem Brückeninfarkt dysarthrisch war, wie eine ICF-Klassifikation verschiedener Komponenten ihres individuellen Gesundheitsproblems im Detail aussieht.

Dabei sind nur die im engeren Sinne auf das Sprechen und die Kommunikation bezogenen Komponenten erfasst. Dass die Patientin wegen Gleichgewichtsstörungen und einer schweren Gangataxie im Rollstuhl sitzt, einfache manuelle Fertigkeiten verloren hat, ihren Alltag nicht mehr selbstständig bewältigen kann und unter einer Depression leidet, müsste zusätzlich durch weitere „b"-, „d"- und „e"-Kodes aus dem ICF-Manual beschrieben werden. Auf diese Weise entsteht ein umfassend kodiertes Bild des Gesundheitsproblems dieser Patientin.

Das Beispiel aus Tab. 6.1 illustriert, wie die strenge Kategorisierung und Kodierung von Beeinträchtigungen nach dem ICF-Modell helfen kann, Gesundheitsprobleme und deren Folgen zu dokumentieren und so z. B. auch statistisch zu erfassen. Das Beispiel zeigt allerdings auch, dass mit den vorgefertigten ICF-Komponenten nur ein sehr dürftiges Bild des individuellen Sprech- und Kommunikationsproblems dieser Patientin gezeichnet werden kann. Um etwa sinnvolle und überprüfbare Rehabilitationsziele zu definieren, wäre es erforderlich, die Alltagsprobleme der Patientin und ihre Ressourcen viel konkreter und detaillierter zu erfassen, als es die Merkmalslisten des ICF-Manuals ermöglichen (Goldenberg et al. 2002). Auch reichen die wenigen Attribute, die zur Beschreibung der Sprechstörung auf der Funktionsebene angeboten werden, bei Weitem nicht aus, um eine maßgeschneiderte Therapie zu planen und auf ihre Wirksamkeit zu überprüfen. Schließlich ist die sehr aufwändige Vergabe der ICF-Kodeziffern eine Maßnahme, die zum eigentlichen therapeutischen Prozess nichts beiträgt.

> Das ICF-Modell hat bei Ärzten und Therapeuten das Bewusstsein für die Bedeutung teilhabeorientierter Diagnostik- und Therapieverfahren geschärft. Für den therapeutischen Alltag sind die ICF-Beschreibungen von Krankheitsfolgen trotz ihrer Differenziertheit aber zu wenig konkret, um im Einzelfall maßgeschneiderte Behandlungsziele oder einen individualisierten Behandlungsansatz daraus abzuleiten. Die Suche nach dem jeweils passenden ICF-Listeneintrag und die reglementierte Vergabe von ICF-Kennziffern haben keinen unmittelbaren Nutzen für die Planung einer Dysarthriebehandlung. Die ICF bietet also einen umfassenden begrifflichen Rahmen und eine Basis für die Dokumentation der Folgen einer Dysarthrie, aber keine ausreichend konkreten Leitlinien für therapeutisches Handeln.

Wir werden die ICF-Terminologie in diesem Kapitel immer wieder zur Charakterisierung der verschiedenen diagnostischen Ansätze heranziehen. Im folgenden Abschnitt werden zunächst Verfahren beschrieben, die eindeutig den Ebenen der Körperstrukturen und -funktionen angehören, während in den letzten beiden Abschnitten des Kapitels dann die Untersuchung von dysarthriebedingten Einschränkungen der Aktivitäten und der Partizipation im Vordergrund steht.

Funktionsbezogene Diagnostik

Dieser Abschnitt geht allein auf die Diagnostik der „Funktionsstörung Dysarthrie" ein und beschreibt die verschiedenen Ebenen, auf denen sich die Dysarthrie als motorische Störung manifestiert. Von der ursächlichen Schädigung motorischer Kontrollprozesse im Gehirn („proximal") bis zum hörbaren Störungsmerkmal („distal") lässt sich eine Kette von Symptomen nachvollziehen, deren einzelne Glieder alle zum Gegenstand diagnostischer Untersuchungen werden können (Abb. 6.2). Die klinische Dysarthriediagnostik beschränkt sich jedoch, zumindest derzeit noch, fast ausschließlich auf die Oberfläche der akustisch und auditiv analysierbaren Symptome einer Sprechstörung. In der folgenden Darstellung nimmt die Beschreibung apparativer Verfahren, die sich auf physiologische Aspekte des Sprechens beziehen, daher einen relativ geringen Raum ein.

Apparative Methoden

Bildgebende Verfahren und transkranielle Stimulation

Auf der obersten Ebene der Symptomkette aus Abb. 6.2 geht es darum, die neuronalen Grundlagen einer dysarthrischen Störung unmittelbar zu

6 Diagnostik dysarthrischer Störungen

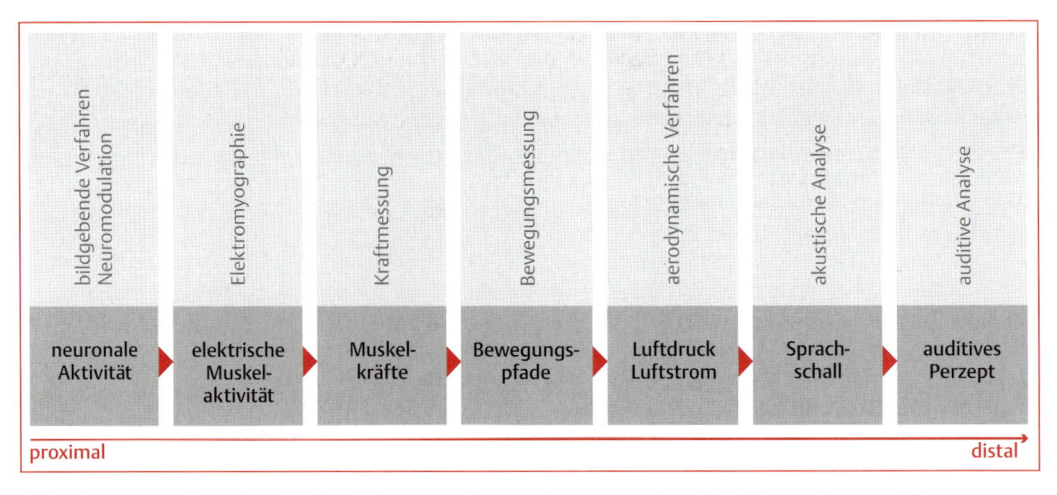

Abb. 6.2 Symptomkette dysarthrischer Störungen und zugeordnete neurophonetische Untersuchungsverfahren.

erfassen. Nach der ICF-Klassifikation entspricht dies der Ebene der Körperstrukturen. Strukturell-bildgebende Verfahren (CT, MRT) dienen dazu, Hirnläsionen zu lokalisieren und mit Methoden der Neuromodulation, z. B. mit transkranieller Magnetstimulation (TMS), die funktionelle Integrität von Verbindungsbahnen zu prüfen. Diese Verfahren liegen ausnahmslos im ärztlichen Verantwortungsbereich.

Die **transkranielle Magnetstimulation** erlangt dabei zunehmende klinische Bedeutung. Bei diesem Verfahren wird durch eine Magnetspule an der Oberfläche des Kopfes z. B. die Gesichts- und Mundregion des Motorkortex stimuliert, und mittels Oberflächenelektroden werden – etwa auf der Zunge – die Muskelantworten abgeleitet. Fehlende oder verzögerte Potenziale weisen auf eine Schädigung der absteigenden motorischen Bahnen hin. Durch geeignete Wahl des Stimulationsortes kann auch die Leitfunktion peripherer motorischer Hirnnerven selektiv geprüft werden. Die TMS-Methode wurde z. B. in einer Studie von Urban et al. (1997) verwendet, um bei dysarthrischen Patienten die Leitfunktion kortikolingualer und kortiko-orofazialer Verbindungen selektiv zu prüfen. Das Verfahren wird inzwischen als Standard in der neurologischen Diagnostik von Erkrankungen motorischer Hirnnerven empfohlen (Urban 2006a, Urban 2006b, Glocker u. Hopf 2006). Auch in der Diagnostik von zentralen Ventilationsstörungen und von Zwerchfellparesen spielt die TMS eine Rolle (z. B. Similowski et al. 1996).

Elektromyografie

Außerhalb des zentralen Nervensystems ist das erste messbare Signal gestörter Sprechmotorik die für die Muskelkontraktion generierte elektrische Aktivität, die „Muskelaktionspotenziale" (MAP). Diese können mittels Nadelelektroden oder (nicht-invasiv) mittels Oberflächenelektroden gemessen werden (Luschei u. Finnegan 2009). Verschiedene Funktionsstörungen können dazu führen, dass Muskelaktionspotenziale ausbleiben oder abgeschwächt werden, z. B. bei einer Schädigung des neuromuskulären Übergangs (wie bei der Myasthenia gravis), bei peripheren Neuropathien oder anderen Erkrankungen der Hirnnerven oder bei Motoneuronerkrankungen wie der ALS (Kap. 4). Die Denervierung eines Muskels kann sich im Elektromyogramm auch in Fibrillationspotenzialen zeigen. Der elektromyografische Nachweis einer kompletten Denervierung z. B. der Zunge hat wichtige therapeutische Konsequenzen.

Als Standardverfahren wird die Elektromyografie in der neurologischen Diagnostik von Erkrankungen der motorischen Hirnnerven verwendet, etwa bei Fazialisparesen (Glocker u. Hopf 2006) oder bei Hypoglossusparesen (Urban 2006b), sowie auch in der Differenzialdiagnostik der ALS (Brooks et al. 2000, Preston et al. 1997). Es gibt ferner auch evidenzbasierte Empfehlungen für elektromyografische Untersuchungen der Kehlkopfmuskulatur in der Diagnostik neurologisch bedingter laryngealer Funktionsstörungen (Sataloff et al. 2003).

Messung von Muskelkräften

Durch die elektrisch ausgelösten Muskelkontraktionen entfalten sich Muskelkräfte, die zur Beschleunigung einer Bewegung beitragen oder gegen einen Widerstand (z.B. des harten Gaumens) wirksam werden. In der Gliedmaßenmotorik ist die Beurteilung von Muskelkräften ein wichtiger Bestandteil der Diagnostik von Paresen (Kap. 5). Im Bereich der Dysarthriediagnostik sind orientierende „manuelle" Verfahren der Kraftprüfung nur sehr eingeschränkt und allenfalls für die gut zugänglichen Organe (Lippen, Zunge, Unterkiefer) einsetzbar. Das von Masur herausgegebene Verzeichnis von Skalen und Scores in der Neurologie (Masur 2004) erwähnt einige Skalen zur Beurteilung der „willkürlichen Muskelkraft" der Gesichtsmuskulatur bei Fazialisparesen, die aber in Wirklichkeit eher den Bewegungsumfang von Mundbewegungen als die Kraft der Gesichtsmuskulatur messen (z.B. die Granger-Skala, Masur 2004). Mit dem Fehlen von verlässlichen klinischen Urteilen über Muskelkräfte ist eine Unsicherheit in der Übertragung der Pathomechanismen gestörter Gliedmaßenmotorik, vor allem von Parese, Spastizität und Rigor, auf das Sprechen gegeben (Kap. 5).

Mit speziellen Kraftaufnehmern lassen sich isometrische Kräfte der Zungen-, Lippen- und Kiefermuskulatur apparativ messen (Dynamometrie). Allerdings geht es dabei nicht um die beim Sprechen selbst auftretenden Muskelkräfte, sondern meistens um Maximalkräfte oder um die Aufrechterhaltung oder gezielte Veränderung dosierter Kräfte bei visuomotorischen Folgebewegungsaufgaben („Tracking"). Im Hinblick auf die Messung maximaler Kräfte besteht das Problem, dass die Bedeutung dieses Parameters für die Sprechfunktion noch nicht ausreichend geklärt ist. Die beim Sprechen auftretenden Kräfte betragen nur etwa 20% der Maximalkräfte (Ballard et al. 2009), und es ist auch kein Zusammenhang zwischen den Ergebnissen von Kraftmessungen an Zunge, Lippen oder Kiefer einerseits und dem Vorliegen oder dem Schweregrad einer Sprechstörung andererseits nachweisbar (Langmore u. Lehman 1994). Aus diesem Grund und wegen des technischen Aufwands, der mit apparativer Kraftmessung verbunden ist, spielt die Dynamometrie bislang keine nennenswerte Rolle in der Dysarthriediagnostik.

Ein spezieller Fall liegt bei der Bestimmung respiratorischer Muskelkräfte vor. Diese werden in manchen Anwendungen indirekt aus aerodynamischen Parametern wie der Vitalkapazität oder dem maximalen inspiratorischen oder exspiratorischen Druck geschätzt (Lyall et al. 2001).

Messung von Bewegungsparametern (Kinematik)

In der phonetischen Forschung werden Apparaturen eingesetzt, mit denen sich die kinematischen Parameter der Artikulation, also die Bewegungspfade und die daraus abgeleiteten Maße der Auslenkung, Geschwindigkeit und Beschleunigung von Bewegungen bestimmen lassen. Für die Anwendung auf dysarthrische Sprechstörungen sind kinematische Parameter relevant, wenn es etwa um die Quantifizierung der Bewegungseinschränkung und der Verlangsamung infolge einer Parese oder einer Akinesie geht oder um die Analyse abweichender Bewegungspfade bei ataktischen oder hyperkinetischen Dysarthrien (Kap. 5).

Artikulografie

Unter den verfügbaren Verfahren der Bewegungsmessung ist die Elektromagnetische Artikulografie (EMA) gegenwärtig wohl dasjenige, das den Anforderungen eines klinischen Einsatzes am nächsten kommt. Bei diesem Verfahren befindet sich der Kopf des Patienten unter einem mit 3 großen Magnetspulen versehenen Helm. Die Spulen erzeugen magnetische Wechselfelder. Auf Lippen, Zunge und Unterkiefer werden kleine Spulen aufgeklebt, die über Drähte mit einem Computer verbunden sind. Wenn diese Spulen beim Sprechen bewegt werden, entstehen Induktionsströme, aus denen sich die Bewegungspfade der Messaufnehmer rechnerisch rekonstruieren lassen. Damit können Bewegungsumfang und Bewegungsgeschwindigkeit der Artikulationsorgane aufgezeichnet werden. Neben der EMA sind noch verschiedene andere kinematische Verfahren bekannt, z.B. optoelektronische Techniken oder mechanische Bewegungssensoren, mit denen vor allem Lippen- und Kieferbewegungen gemessen werden können (Barlow et al. 2009). Mit Ultraschallmethoden (Sonografie) können die Bewegungen und Verformungen der Zunge dargestellt werden, Anwendungen dieser Methode finden sich in der Dysphagiediagnostik (Angerstein 1994).

Es gibt einige wissenschaftliche Studien, in denen – mit älteren Verfahren oder auch mit der

EMA – kinematische Parameter der Artikulation bei dysarthrischen oder bei sprechapraktischen Patienten gemessen wurden (z.B. Jaeger et al. 2000, Weismer et al. 2003). Klinische Routineanwendungen solcher Verfahren sind dagegen bisher noch nicht bekannt. Dies liegt einerseits am technischen Aufwand, der bei der Messung betrieben werden muss, andererseits an der Unsicherheit über die klinische Relevanz der dabei entstehenden Daten und der fraglichen Validität der Methoden. Oft sind die Unterschiede solcher Messwerte zwischen Patienten mit dem gleichen Dysarthriesyndrom größer als zwischen Patienten mit verschiedenen Dysarthriesyndromen (Yunusova et al. 2008), und die messbaren kinematischen Unterschiede zwischen verschiedenen Dysarthrietypen sind oft erheblich geringer als die auditiv wahrnehmbaren Unterschiede (Ackermann et al. 1997). Ein zukünftiger klinischer Einsatz solcher Verfahren setzt daher noch ausgiebige phonetische und neurophonetische Grundlagenforschung voraus.

Elektropalatografie

Beim Sprechen sind nicht nur die Pfade freier Bewegungen wichtig, sondern auch die bei der Artikulation auftretenden Kontakte zwischen Zunge und Gaumen oder Unter- und Oberlippe. Allein aus dem Bewegungspfad einer EMA-Spule auf der Zungenspitze eines Patienten geht z.B. nicht hervor, ob es bei der Artikulation zu einem vollständigen oder teilweisen Verschluss des Vokaltrakts kommt oder ob sich die Vorderzunge den Alveolen nur unvollständig annähert. Diese Merkmale sind aber für die Beurteilung der Qualität der Konsonantenartikulation sehr wichtig – sie entscheiden z.B darüber, ob Frikative wie Frikative und Plosive wie Plosive klingen.

Einige dieser Aspekte der Artikulation können mit der Methode der Elektropalatografie (EPG) gemessen werden. Dazu muss für den Patienten eine individuell angepasste Gaumenplatte hergestellt werden, in die – je nach Gerätetyp – bis zu 96 kontaktsensitive Elektroden eingegossen sind. Die Elektroden sind über Drähte, die über die Mundwinkel herausgeleitet werden, mit einem Computer verbunden. Das Gerät misst die Berührungen der Zunge am harten Gaumen und kann deshalb zur Untersuchung der Artikulation lingualer Konsonanten vor allem der alveolaren und alveopalatalen Artikulationszone ([n, d, t, s, ʃ, l]) eingesetzt werden (Hardcastle u. Gibbon 1997). Da das Kontaktmuster in Echtzeit am Bildschirm dargestellt werden kann, eignet sich die Elektropalatografie auch für Biofeedback-Behandlungsverfahren (Kap. 7).

Auch die EPG ist in verschiedenen Studien bereits zur Untersuchung dysarthrischer Störungen eingesetzt worden (McAuliffe u. Ward 2006). Im klinischen Alltag spielt das Verfahren bislang allerdings nur eine geringe Rolle, in erster Linie wegen des zeitlichen, technischen und finanziellen Aufwands, der mit der Herstellung der Gaumenplatte verbunden ist. Ein weiterer Nachteil besteht darin, dass nicht alle Patienten ihre Sprechbewegungen an die veränderten Bedingungen, die durch das Einsetzen eines künstlichen Gaumens gegeben sind, adaptieren können. Außerdem weiß man, dass unterschiedliche Sprecher auch ganz unterschiedliche individuelle EPG-Kontaktmuster aufweisen können. Ohne zusätzliches Wissen über den von der Zunge ausgeübten Druck am harten Gaumen und den intraoralen Anblasedruck sind diese Muster auch nur eingeschränkt interpretierbar. So konnten McAuliffe et al. (2006) bei einer Gruppe von 9 Parkinson-Patienten keine Auffälligkeiten der EPG-Kontaktmuster gegenüber gesunden Probanden vergleichbaren Alters feststellen, obwohl die Patienten die untersuchten Konsonanten mit hörbar verminderter Präzision produziert hatten. Möglicherweise führt aber das therapeutische Potenzial, das die EPG-Methode besitzt, in Zukunft zu einer etwas größeren Verbreitung (Kap. 7).

Untersuchung von Kehlkopfbewegungen

Der Kehlkopf ist das am wenigsten zugängliche Sprechorgan, und daher sind die Kehlkopfbewegungen auch am schwersten zu beobachten und zu messen. Im Vordergrund der Diagnostik von Kehlkopffunktionen stehen Fragen nach der Vollständigkeit der Adduktion, der Spannung der Stimmlippen und der Symmetrie der Stimmlippenspannung während der Phonationsphasen des Sprechens. Viele Aspekte der Kehlkopffunktion werden nur indirekt, nämlich anhand von Darstellungen des Verlaufs der Stimmlippenschwingungen erfasst, und dies in der Regel auch nicht während des Sprechens, sondern während Vokalhalteaufgaben.

Laryngoskopie und direkte Glottografie

Im Rahmen einer phoniatrischen Untersuchung kommen unterschiedliche Verfahren der visuellen Beobachtung laryngealer Strukturen und Bewegungen und des Schwingungsvorgangs der Stimmlippen zur Anwendung (Seidner u. Eysholdt 2005). Die **transorale Lupenlaryngoskopie** mittels eines starren Endoskops ermöglicht es, den Kehlkopf und den Hypopharynx in Ruhe und bei der Phonation isolierter Vokale zu beobachten. Mit dieser Methode lassen sich vor allem Gewebsschädigungen am Kehlkopf entdecken, wie sie z. B. als Folge einer Intubation auftreten können, aber auch neurologisch bedingte Lage- und Formänderungen, Asymmetrien, Hyperkinesen, Myoklonien oder ein Stimmlippentremor. Lupenlaryngoskopische Untersuchungen haben zu differenzierten Beschreibungen spastischer (Morasch u. Cramon 1984), hypokinetischer (Stelzig et al. 1999) oder hyperkinetischer Bewegungsstörungen des Kehlkopfs geführt (Perez et al. 1996).

Mit einem **flexiblen Nasenendoskop** lässt sich der Kehlkopf nicht nur bei isolierter Phonation, sondern auch während des Artikulierens beobachten. Dies kann spezifischen Aufschluss über laryngeale Funktionsstörungen beim Sprechen geben, z. B. darüber, ob ein in Ruhe beobachtbarer Tremor oder Myoklonus auch beim Sprechvorgang persistiert. Die laryngoskopische Untersuchung sollte in beiden Fällen mittels eines Videosystems für die spätere Analyse und die Dokumentation aufgezeichnet werden („Videoendoskopie").

Um die hochfrequenten Stimmlippenschwingungen sichtbar zu machen, können Endoskope mit einer Stroboskoplichtquelle kombiniert werden. Die **Laryngostroboskopie** zeigt den Schwingungsablauf in einer „Pseudo-Zeitlupe" und macht Unregelmäßigkeiten oder Asymmetrien sowie die Form und Vollständigkeit des Glottisschlusses sichtbar (Blumin et al. 2004). Allerdings ist die Methode bei schwereren Dysphonien nicht einsetzbar, da das Stroboskopprinzip an eine strenge Periodizität der Stimmlippenschwingungen geknüpft ist. In diesen Fällen kann eine Videokymografie oder die – weitaus kostspieligere – Hochgeschwindigkeitsglottografie weiterhelfen (Seidner u. Eysholdt 2005). Eine Zusammenfassung und Bewertung moderner Verfahren der direkten Glottografie findet sich in einem Themenheft der Zeitschrift Sprache, Stimme, Gehör aus dem Jahr 2005 (28. Jahrgang).

Elektroglottografie

Eine nichtinvasive Methode, mit der sich das Kehlkopfverhalten analysieren lässt, ist die Elektroglottografie (EGG). Dabei werden 2 Oberflächenelektroden mit einem elastischen Band zu beiden Seiten des Schildknorpels am Hals befestigt. Bei geschlossener Glottis kann zwischen den beiden Elektroden ein schwacher hochfrequenter Strom fließen. Je mehr sich die Glottis öffnet, desto geringer wird der Stromfluss. Auf diese Weise entsteht ein Signal, das die Form und die Frequenz der Stimmlippenschwingungen abbildet und die Berechnung einiger Stimmparameter ermöglicht, z. B. der Dauer von Stimmlippenschwingungen, der Periodizität des Schwingungsvorganges oder des relativen Anteils der Öffnungsphase an der Dauer einer Stimmlippenschwingung (z. B. Seidner u. Eysholdt 2005). Zwischen diesen Parametern und den tatsächlichen physiologischen Vorgängen am Kehlkopf besteht allerdings nur ein indirekter Zusammenhang. Wichtige Details wie Asymmetrien der Stimmlippenschwingungen lassen sich aus dem EGG-Signal nicht ableiten. Es wurden bereits einige Anwendungen auf neurologisch bedingte Dysphonien beschrieben (Hertrich 1997).

Messung von Atmungsbewegungen

Ein besonderes Messproblem bietet auch die Erfassung der Bewegungsfunktionen der Sprechatmung, da die respiratorische muskuläre Aktivität auf viele verschiedene und noch dazu wenig zugängliche Muskelgruppen verteilt ist. Insbesondere gibt es z. B. nur sehr eingeschränkte Möglichkeiten, die Bewegungsfunktionen des Zwerchfells oder der Zwischenrippenmuskulatur – etwa bei Verdacht auf eine Zwerchfellparese – isoliert zu messen (Gibson 1989). Für spezifische pulmonologische Fragestellungen eignen sich bildgebende Untersuchungen von Thorax und Zwerchfell mittels Magnetresonanztomografie (Cluzel 2000).

Was der Bewegungsmessung dagegen leichter zugänglich ist, sind die indirekten Auswirkungen der Aktivität dieser Muskeln, nämlich die Anhebung und Absenkung von Thorax und Abdomen bei der Ein- und Ausatmung. Diese lassen sich durch Dehnungsmessstreifen (induktive Plethysmografie) oder durch ventral und dorsal angebrachte Magnetspulen (Magnetometrie) messen. Mit beiden Verfahren können unabhängig voneinander die Veränderungen von Brust- und Bauchumfang und damit indirekt die abdominalen und thorakalen Volumenänderungen bei der Ein- und Ausatmung gemessen werden (Hixon u. Hoit 2005). Mit dieser Methode wurden die Sprech- und Ruheatmungsmuster bei Patienten mit Parkinson-Erkrankung (Vercueil et al. 1999) oder mit zerebellär bedingten Dysarthrien (Murdoch et al. 1991) untersucht. Mittels optoelektronischer Methoden können die Volumenänderungen während der Atmung noch genauer gemessen und auch Seitenunterschiede, z.B. bei hemiplegischen Patienten, erfasst werden (Lanini 2003).

Messung von aerodynamischen Parametern des Sprechvorgangs

Die Veränderungen von Thorax und Abdomen, die Bewegungen des Kehlkopfs, die Gaumensegelbewegungen und die Bewegungen der primären Artikulatoren (Zunge und Lippen) setzen aerodynamische Veränderungen in Gang: Es wird ein subglottischer Druck erzeugt, ein transglottaler Luftstrom entsteht, der Luftstrom wird durch Gaumensegelbewegungen gelenkt, er wird durch Engebildungen und Verschlüsse gebremst und in Turbulenzen versetzt oder kurzzeitig gestoppt, während eines Verschlusses ([b], [t], [g] etc.) baut sich intraoraler Druck auf, bei der Verschlusslösung baut sich der Druck rasch ab. All diese physikalischen Ereignisse sind Bestandteil der „pneumatischen Maschinerie" des Sprechens (Kap. 2) und tragen unmittelbar zur Sprachschallerzeugung bei. Wie in Kapitel 2 bereits erwähnt, besitzen wir auch zahlreiche Rezeptoren in Mund, Rachen und Kehlkopf, die für diese aerodynamischen Ereignisse sensitiv sind. Wenn bei dysarthrischen Patienten die Sprechbewegungen aus den Fugen geraten, verändern sich alle aerodynamischen Vorgänge. Viele der in Kapitel 2 beschriebenen Interaktionen beruhen auf aerodynamischen Zusammenhängen zwischen Atmung, Phonation und Artikulation, und alle bewegungsphysiologisch gemeinten therapeutischen Ansätze müssen diese Zusammenhänge berücksichtigen (Kap. 7). Daher wäre es wichtig und wünschenswert, Aufschluss über nasale und orale Luftstromraten oder den intraoralen Druck während des Sprechens zu erhalten.

Unter den Verfahren zur Messung aerodynamischer Parameter hat bisher jedoch allein die **Pneumotachografie** (Messung von Luftstromgeschwindigkeiten) einige klinische Bedeutung erlangt.

Dabei wird eine Gesichtsmaske verwendet, die den Luftstrom über einen Messaufnehmer erfasst. Aus den gemessenen Geschwindigkeiten können auch die Volumina der ein- und ausgeatmeten Luft berechnet werden. Es gibt kommerziell erhältliche Komplettsysteme mit denen solche Messungen durchgeführt werden können, wie das Phonatory Aerodynamic System (PAS) der Firma KayPentax. Ein Nachteil dieses Verfahrens ist allerdings, dass viele Patienten das Tragen einer Gesichtsmaske als sehr unangenehm empfinden. Bei schwerer erkrankten Patienten kann die Untersuchung daher häufig nicht durchgeführt werden (Vercueil 1999). Außerdem kann durch die Maske die Kieferbeweglichkeit beim Sprechen stark eingeschränkt werden (Hixon u. Hoit 2005, Hixon et al. 2008).

Wenn nur die Luftvolumina gemessen werden sollen, kann dafür auch ein handelsübliches **Spirometer** verwendet werden. Diese Geräte verwenden anstelle einer Gesichtsmaske meist nur ein Mundstück, mit dem Nachteil, dass bei dysarthrischen Patienten durch ungenügenden Mundschluss ein Luftverlust entstehen und den Messwert verfälschen kann. Nasaler Luftverlust muss durch eine Nasenklammer verhindert werden. Die Aerodynamik des Sprechvorgangs lässt sich auf diese Weise natürlich nicht erfassen, jedoch können spirometrische Messungen der Vitalkapazität u.a. für die Diagnostik einer Atmungsinsuffizienz – etwa bei Patienten mit ALS – eingesetzt werden. Die Vitalkapazität und die Menge der forciert in einer Sekunde eingeatmeten Luft besitzen – neben einigen anderen Schätzwerten für respiratorische Muskelkräfte – prädiktiven Wert für die Vorhersage einer Hyperkapnie bei diesen Patienten (Lyall et al. 2001). Um die Funktion des Zwerchfells spezifisch zu erfassen, wird vorgeschlagen, Messungen der Vitalkapazität im Liegen und in aufrechter Position durchzuführen. Beim Vorliegen einer Zwerchfellparese sind die Messwerte in liegender Position um bis zu 50% geringer als bei einer aufrechten Messung (Gibson 1989).

> **!** **Proximal oder distal?**
> Die Aufeinanderfolge der Symptomebenen in Abb. 6.2 suggeriert, dass Dysarthriediagnostik auf einer proximalen Ebene (also möglichst nahe an der Störungsursache) ansetzen sollte. Die distalen (akustischen oder auditiven) Merkmale repräsentieren ja nur oberflächliche Symptome und sagen wenig über die Störungsmechanismen aus, während elektrophysiologische oder kinematische Parameter die Bewegungsstörung direkt

erfassen. Außerdem könnte man der Ansicht sein, dass sich aus der Kenntnis pathophysiologischer Mechanismen alle Oberflächenerscheinungen der Dysarthrie erschließen lassen. Kennt man die Bewegungsmerkmale der Sprechstörung eines Patienten, lässt sich daraus ableiten, so die Annahme, durch welche auditiven Merkmale die Störung charakterisiert und wie schwer ein Patient betroffen ist. Die Forderung nach einem solchen physiologischen Ansatz wurde immer wieder erhoben (z. B. Murdoch 1998).

Tatsächlich sind jedoch die Zusammenhänge zwischen den aufeinander folgenden Symptomebenen so komplex, dass eine Vorhersage von distalen (also am unteren Ende von Abb. 6.2 angesiedelten) Merkmalen aus physiologischen Daten nicht möglich ist. So lässt sich aus kinematischen Parametern wie der Geschwindigkeit von Lippenbewegungen keineswegs auf den (hörbaren) Schweregrad einer Sprechstörung oder auf die Verständlichkeit des Patienten schließen, und genauso wenig lässt die Messung von Muskelkräften Schlüsse auf das Ausmaß einer dysarthrischen Störung zu.

Daraus folgt, dass sich diagnostische Analysen auf den verschiedenen Ebenen nicht wechselseitig ersetzen, sondern höchstens ergänzen können. Untersuchungen proximaler Parameter können Hinweise geben, welche Pathomechanismen einer Sprechstörung zugrunde liegen, Untersuchungen am distalen Ende der Symptomkette dagegen informieren uns über die akustischen und auditiven Erscheinungsformen der Störung.

Es gibt wichtige Gründe, warum wir in der klinischen Diagnostik Verfahren bevorzugen, die sich auf die Oberfläche der akustischen und hörbaren Dysarthriemerkmale beziehen. Einer dieser Gründe ist, dass es für viele Bewegungsparameter noch gar keine hinreichenden Kenntnisse darüber gibt, was normal oder pathologisch ist. In Kapitel 2 haben wir darauf hingewiesen, dass die „Bewegungsziele" des Sprechens akustische und auditive Ziele sind, und dass Bewegungsparameter auch unter normalen Bedingungen eine hohe Variabilität besitzen. Das „Sprechwerkzeug" ist in seiner Funktion und im Zusammenspiel seiner Bestandteile so komplex, dass uns der mikroskopische Blick auf die Funktionen der Einzelteile nur selten klinisch bedeutsame Aussagen liefert. Außerdem können viele dieser Verfahren gar nicht eingesetzt werden, wenn der Sprechbewegungsapparat „in Aktion" ist, sondern nur in Ruhe oder bei nichtsprachlichen Aktionen. Unter dem „Mikroskop" apparativer elektrophysiologischer oder kinematischer Messungen können auch immer nur selektive Proben gesprochener Sprache analysiert werden, die nicht unbedingt repräsentativ für das Sprechverhalten des Patienten sind, wohingegen das Analysefenster auditiver Beurteilungsverfahren wesentlich breiter ist. Nicht zuletzt kommt es in der klinischen Diagnostik meist darauf an, möglichst verhaltensrelevante Störungsparameter zu erfassen, was mit akustischen und auditiven Methoden eher gegeben ist als z. B. mit Kraft- oder Bewegungsmessungen.

Akustische Analyseverfahren

Das aus den aerodynamischen Vorgängen bei der Artikulation resultierende akustische Sprachsignal kann durch ein Mikrophon aufgezeichnet werden, und aus diesem Signal können Parameter extrahiert werden, die die akustische Qualität der Äußerungen eines Patienten charakterisieren. Akustische Verfahren messen also nicht den Vorgang des Sprechens selbst, sondern das flüchtige Ergebnis dieses Vorgangs, den Sprachschall. Wie wir ja bereits wissen, ist das akustische Signal die „Zielgröße" des Sprechvorgangs (Kap. 2). Aus akustischen Messungen können wir also erfahren, ob und in welchem Maße ein Patient diese Bewegungsziele erreicht hat.

Wichtige Basisparameter der akustischen Phonetik sind Grundfrequenz und Schallpegel, die Dauern von Silben, Vokalen, Konsonanten oder von noch kleineren Einheiten, die Resonanzfrequenzen von Vokalen oder die spektralen Eigenschaften des Stimmtones oder von Friktionsgeräuschen. Durch die Messung der Veränderung von Zeit-, Frequenz- und Intensitätsparametern im Verlauf einer Äußerung lassen sich außerdem auch prosodische Merkmale erfassen.

> Mit der Verwendung solcher Verfahren in der klinischen Dysarthriediagnostik verbinden sich verschiedene Erwartungen:
> - Die subjektiven Befunde auditiver Diagnostikverfahren (s. u.) können durch eine akustische Analyse des Sprachschalls **objektiviert** werden. Dadurch werden diagnostische Aussagen zuverlässiger.
> - Die akustischen Parameter liefern eine **quantitative Beschreibung** der dysarthrischen Störung. Auf diese Weise lassen sich Schweregradunterschiede genauer bestimmen und Veränderungen der Störung im Verlauf präziser beschreiben.
> - Akustische Messungen sind möglicherweise **sensitiver** als das menschliche Ohr. Deshalb können auch kleine Veränderungen, die wir in der Therapie erreicht haben, erfasst und quantifiziert werden.

Technische Voraussetzungen

Akustische Analysen werden mittlerweile fast ausschließlich auf Computern durchgeführt; Analoggeräte spielen allenfalls in der Schallpegelmessung noch eine Rolle. Die Aufzeichnung des Sprachsignals erfolgt über ein Mikrofon, das über den Mikrofoneingang oder über einen USB-Eingang des Computers angeschlossen wird. Es empfiehlt sich die Verwendung eines Headset-Mikrofons, um einen konstanten Mikrofonabstand zu gewährleisten. Es sollte ein Mikrofon verwendet werden, das über einen möglichst großen Frequenzbereich (75 Hz–15 kHz) eine annähernd lineare Charakteristik (±3 dB) besitzt. Um Luftstromgeräusche zu vermeiden, muss das Mikrofon seitlich zur Mundöffnung positioniert werden. Der Mikrofonabstand zum Mund sollte bei Headset-Mikrofonen wenige Zentimeter betragen und innerhalb einer Sprachaufnahme sowie zwischen den Aufnahmen möglichst konstant bleiben. Je differenzierter die geplanten akustischen Analysen sind, desto größerer Wert muss auf die technische Qualität der Aufnahme geachtet werden. Spektrale Analysen der Stimmqualität erfordern, dass die Aufnahmen in einem schallgedämmten Raum durchgeführt werden, während es für die Bestimmung robusterer Parameter, wie dem Sprechtempo, genügt, in einem ruhigen Raum mit geringem Hall zu untersuchen. Die Abtastrate sollte mindestens 20 kHz (Monoaufzeichnung; Standard: 22050 Hz) betragen.

Es gibt zahlreiche Software-Angebote für die Aufzeichnung und Analyse von Sprachsignalen. Einige frei erhältliche Systeme sind für vielfältige Anwendungen geeignet, setzen aber Kenntnisse in akustischer Phonetik voraus (z.B. die Systeme WASP, www.phon.ucl.ac.uk/resource/sfs/wasp.htm, und PRAAT, www.fon.hum.uva.nl/praat/). Daneben gibt es kommerzielle Systeme, die für klinische Anwendungen spezialisiert sind, wie das Computerized Speech Lab (CSL 4500) der Firma Kay Pentax, das allerdings auch spezielle Hardwarekomponenten voraussetzt und um ein Vielfaches teurer ist, als Lösungen mit frei erhältlicher Software. Einfache akustische Analysen für die Dysarthriediagnostik können als Online-Dienstleistung angefordert werden (www.phonlab.de).

Das Sprachsignal

Abb. 6.3 zeigt das Sprachsignal für eine Satzäußerung eines Patienten mit spastischer Dysarthrie (rechts) im Vergleich mit der Äußerung eines gesunden Sprechers (links). Es handelt sich um einen der Testsätze aus dem *Münchner Verständlichkeitsprofil*, dargestellt im Oszillogramm (oben) und im Sonagramm (unten).

Das Oszillogramm stellt die Schalldruckkurve im Zeitverlauf dar und lässt harmonische Signal-

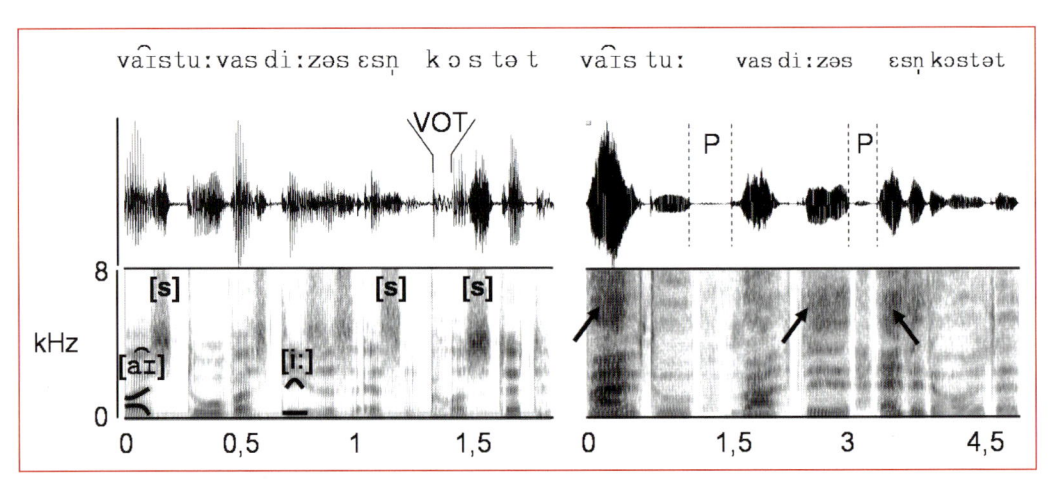

Abb. 6.3 Oszillogramm (oben) und Sonagramm (unten) des Testsatzes „Weißt du, was dieses Essen kostet?" (MVP-Online, Satzvorspann; vgl. Ziegler u. Zierdt, 2008). Links: männlicher Sprecher ohne Sprechstörung. Rechts: männlicher Patient mit spastischer Dysarthrie nach einem schweren Schädel-Hirn-Trauma. Im linken Oszillogramm ist die Voice Onset Time (VOT) für den Plosiv [k] markiert, im rechten Oszillogramm sind zwei Einatmungspausen gekennzeichnet („P"). In den beiden Sonagrammen ist die Energieverteilung zwischen 0 und 8 kHz dargestellt. Im linken Sonagramm sind die beiden ersten Formanten des Diphthongs [aɪ] und des Vokals [i:] durch Linien hervorgehoben. Bei den stimmlosen Frikativen (Beispiele durch [s] markiert) ist die Energiekonzentrationen im Spektralbereich über 4 kHz deutlich zu erkennen. Im Sonagramm des Patienten zeigt sich starke Geräuschenergie auch bei den Vokalen (Pfeile), was auf eine sehr geräuschhafte (gepresst-raue) Stimme hinweist. Dagegen zeigt sich kaum Friktionsenergie, stimmlose Frikative fehlen fast vollständig. Die Satzdauer beträgt im linken Beispiel 1,8 Sekunden, das entspricht 5 Silben pro Sekunde. Die Äußerung des Patienten ist mit 4,8 Sekunden deutlich länger, das Sprechtempo ist also stark verlangsamt (ca. 1,9 Silben pro Sekunde).

anteile (z. B. Vokale und Nasale), geräuschhafte Anteile (Frikative) oder Sprechpausen bzw. Verschlussphasen von Plosiven voneinander unterscheiden. Im Sonagramm wird die Signalenergie durch unterschiedliche Graustufen über der Frequenz (senkrechte Achse) und im Zeitverlauf (waagrechte Achse) dargestellt. Dabei zeigen sich die harmonischen Signalanteile durch Schwärzung im unteren Bereich des Frequenzspektrums, mit den charakteristischen Formantverläufen für die Vokale. Frikative sind durch Geräuschenergie im oberen Bereich des Frequenzspektrums charakterisiert. Phonetikexperten können aus dieser Darstellung noch eine Reihe weiterer Merkmale gesprochener Sprache „herauslesen" (Hixon et al. 2008). Für die klinische Diagnostik kommt es darauf an, aus Oszillogramm und Spektrogramm Parameter zu extrahieren, die sich zur Quantifizierung dysarthrischer Symptome eignen.

! **Was erwarten wir von akustischen Parametern in der klinischen Dysarthriediagnostik?**

Physiologische Spezifität. In der Funktionsdiagnostik der Dysarthrien erwartet man von akustischen Parametern, dass sie möglichst spezifisch auf sprechmotorische Defizite hinweisen. Physiologische Spezifität ist bei akustischen Parametern allerdings nur eingeschränkt möglich, da das Sprachsignal als Endresultat des Sprechvorgangs ja die Bewegungen aller beteiligten Organe untrennbar in sich vereint. Rhythmische Schwankungen des Schallpegels bei einem angehaltenen Vokal können beispielsweise aus einem Tremor der Atmungsmuskeln, der Stimmlippen, des Gaumensegels oder des Kiefers bzw. der Zunge resultieren – dem Sprachsignal ist nicht anzusehen, welches Organ die Oszillationen der Schallenergie verursacht. Bestehen aber die gleichen Schwankungen auch noch, wenn anstelle des Vokals ein stimmloser Frikativ über mehrere Sekunden angehalten wird, so scheidet für diesen Fall der laryngeale Tremor als Ursache weitgehend aus (Ackermann u. Ziegler 1991). So kann durch geeignete Aufgabenstellung oder durch geeignetes Sprachmaterial die Spezifität akustischer Parameter erhöht werden.

Robustheit und Reliabilität. Akustische Parameter gelten als objektiv. Die Ergebnisse akustischer Messungen hängen jedoch von vielen Faktoren ab, z. B. von der Qualität der Aufnahme, von der Aufgabenstellung und sogar vom Berechnungsalgorithmus. Rabinov et al. (1995) verglichen 4 verschiedene kommerzielle Analysesysteme hinsichtlich der Berechnung eines sehr gebräuchlichen Stimmqualitätsparameters, des „Jitters". Der Jitter beschreibt die Variabilität der Dauern aufeinander folgender Grundperioden des Sprachsignals und ist als akustisches Maß für die wahrgenommene Rauigkeit von Stimmen anerkannt. In dieser Studie zeigten sich paradoxerweise erhebliche Unterschiede zwischen den verschiedenen Computersystemen in der „objektiven" Stimmqualitätsmessung, wohingegen die subjektiven auditiven Urteile von Experten vergleichsweise zuverlässig waren. Ein anderes Problem der Bestimmung des Jitters besteht darin, dass bei sehr irregulären Periodendauern im Falle schwerer Dysphonien die konventionellen Jitter-Algorithmen versagen (Rabinov et al. 1995). Der Jitter ist also kein robuster Stimmqualitätsparameter.

Perzeptuelle Validität. Der Wert eines akustischen Parameters misst sich immer auch daran, wie gut er mit auditiven Bewertungen eines Störungsmerkmals korrespondiert. Parameter, die sich nicht auf hörbare Störungsmerkmale abbilden, besitzen keine ökologische Validität – wir wissen nicht genau, ob die gemessenen Änderungen überhaupt eine Bedeutung haben. Auditive Störungsmerkmale sind allerdings komplexe Wahrnehmungskonstrukte und lassen sich daher selten durch einen einzigen akustischen Parameter quantifizieren. Eine Ausnahme bildet vielleicht das Merkmal der Behauchtheit, dessen Ausprägung sich durch einzelne spektrale Parameter gut vorhersagen lässt (Hillenbrand u. Houde 1996).

Sprechtempo

Der eindrücklichste Unterschied der beiden Äußerungen in Abb. 6.3 betrifft das Sprechtempo, gemessen durch die Gesamtdauern der beiden 12-silbigen Sätze. Das Sprechtempo des Patienten beträgt etwa 2 Silben/s, gegenüber 5 Silben/s bei dem gesunden Vergleichssprecher. Durch diesen sehr einfach bestimmbaren und robusten Parameter lässt sich eines der wichtigsten Dysarthriemerkmale, die Verlangsamung des Sprechens, zuverlässig messen. Im Befundbogen des Münchner Verständlichkeitsprofils (MVP-Online) ist ein so bestimmtes Sprechtempomaß als Standard mit aufgenommen (www.phonlab.de). Abb. 6.4 zeigt, wie sich die durch MVP-Online bestimmten Silbenraten für eine große Gruppe von dysarthrischen Patienten im Vergleich mit gesunden Personen verteilen und wie die beiden Sprechproben aus Abb. 6.3 in dieser Verteilung abgebildet werden.

Im Sonagramm in Abb. 6.3 ist bei genauerem Hinsehen erkennbar, dass die Verlangsamung des Patienten einerseits durch gedehnte Lautübergänge bedingt ist (das zeigen die dunkel abgebildeten „Formantverläufe"), andererseits auch durch

6 Diagnostik dysarthrischer Störungen

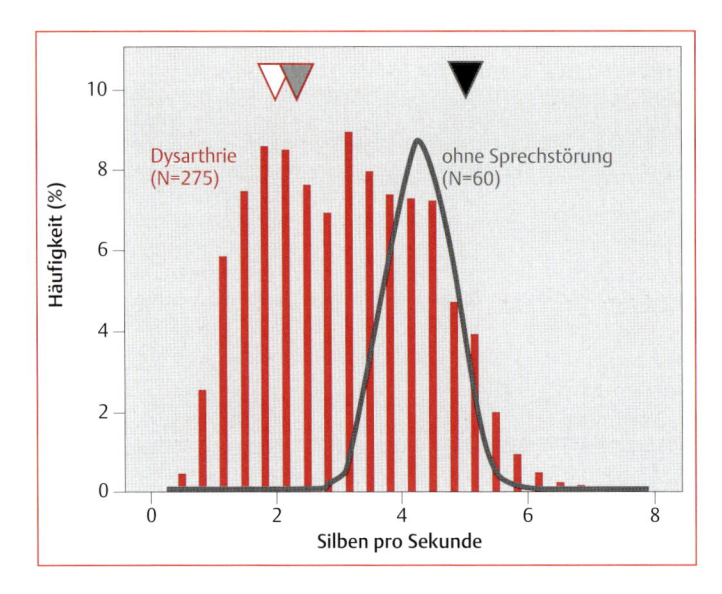

Abb. 6.4 Verteilung der Silbenraten für eine Gruppe von 275 dysarthrischen Patienten (senkrechte Balken) und eine Kontrollgruppe von 60 Probanden ohne Sprechstörung (Glockenkurve), nach MVP-Online. Die Mehrzahl der Patienten ist im Vergleich zu den gesunden Probanden deutlich verlangsamt, nur wenige Patienten haben eine erhöhte Silbenrate. Das weiße Dreieck am Oberrand der Grafik zeigt das mittlere Sprechtempo des in Abb. 6.3 (links) dargestellten Patienten, das hellgraue Dreieck den gleichen Patienten nach 5-wöchiger Therapie. Das dunkelgraue Dreieck zeigt den Kontrollsprecher aus Abb. 6.3 (rechts).

die Sprechpausen zwischen einzelnen Silben. Diese beiden Komponenten der Verlangsamung, verlangsamtes Artikulieren und unflüssiges, durch Pausen unterbrochenes Sprechen, lassen sich in einem globalen Maß der mittleren Silbenrate nicht voneinander trennen. Dazu sind aufwändigere Auswertungsschritte erforderlich, mit denen Sprech- und Pausenzeiten separat erfasst werden.

Schallpegel

Der Schallpegel ist ein akustisches Maß für die Sprechlautstärke. Die objektive Messung des Schallpegels während des Sprechens hat mit der Verbreitung des Lee Silverman Voice Treatment (LSVT; Kap. 7) an Bedeutung gewonnen, da bei diesem Therapieverfahren der Lautstärkekontrolle eine Schlüsselrolle zukommt. Absolute Pegelmessungen sind nur mit einem kalibrierten Schallpegelmesser möglich. Computerbasierte Analyseverfahren liefern dagegen nur relative Schallpegelwerte, die durch die elektronischen Eigenschaften der verwendeten Geräte (Mikrofon, Computer) beeinflusst sind. Außerdem hängen die Messwerte entscheidend vom Mikrofonabstand ab. Sollen also die (relativen) Schallpegel verschiedener Patienten miteinander verglichen oder Verlaufsmessungen durchgeführt werden, müssen für alle Messungen die gleiche apparative Ausstattung verwendet und die Mikrofonaussteuerung sowie der Mikrofonabstand konstant gehalten werden.

Der gemessene Schallpegel hängt ferner auch davon ab, wie die verschiedenen Frequenzanteile des Sprachschalls bewertet und über welches Zeitfenster die Schallpegelwerte integriert werden. Üblicherweise werden zur Pegelbestimmung unterschiedliche Frequenzbereiche verschieden „gewichtet", um eine Annäherung an die frequenzabhängige Empfindlichkeit des Gehörs zu erreichen. Der Schallpegel des Sprachsignals einer Äußerung ist am höchsten für die betonten Vokale und erreicht ein Minimum während Sprechpausen oder während der Verschlussphasen von Plosiven.

Grundfrequenz

Die Sprechstimmlage eines Patienten wird durch die mittlere Grundfrequenz der stimmhaften Anteile des Sprachsignals bestimmt. Die Grundfrequenz steht in direktem Zusammenhang mit der Frequenz der Stimmlippenschwingungen und ist ein wichtiger Index der wahrgenommenen Tonhöhe. Sie lässt sich relativ sicher bestimmen, sofern nicht eine schwere Stimmstörung mit einer stark aperiodischen oder sehr geräuschhaften Sprechstimme vorliegt. Um repräsentative Werte für die mittlere Grundfrequenz zu erhalten, müssen längere Sprachäußerungen in die Auswertung einbezogen werden. Die in MVP-Online berechneten Grundfrequenzdaten beruhen auf einer Auswertung über 5 Sätze mit mehr als 40 Silben. Vokalhalteaufgaben sind für die Bestimmung der

Sprechstimmlage weniger gut geeignet, da die meisten Patienten für diese Aufgaben ein spezifisches laryngeales „Setting" wählen. Die Tonhöhe liegt bei Vokalhalteaufgaben gewöhnlich um 1–2 Halbtöne über der Sprechstimmlage.

Veränderungen der Sprechstimmlage können als Folge einer Tonusänderung der Stimmlippenspanner auftreten. Duffy (2005) erwähnt eine Absenkung der Sprechstimmlage als Merkmal der spastischen und der hypokinetischen Dysarthrie; nach eigener Erfahrung kann eine tiefe Stimme aber auch bei (vor allem weiblichen) Patienten mit einer schlaffen Dysphonie auftreten. Umgekehrt kann durch laryngeale Tonuserhöhung ein Ansteigen der Sprechstimmlage eintreten (Kap. 5). Bei Männern scheint eine Absenkung der Sprechstimmlage unter den Normbereich seltener vorzukommen als eine Anhebung, während bei Frauen Änderungen in beide Richtungen auftreten (Abb. 6.5).

Da die Sprechstimmlagen neurologisch gesunder Personen über einen relativ breiten Frequenzbereich streuen, sind Abweichungen, die diesen Bereich überschreiten, bei dysarthrischen Patienten insgesamt nicht sehr häufig (Abb. 6.5). Für die Beurteilung, ob eine Veränderung der Sprechstimmlage stattgefunden hat, wäre es wichtig, die Stimmlage des Patienten vor der Erkrankung zu kennen. Dies ist selten der Fall. Allerdings können wiederholte akustische Messungen der Sprechstimmlage dazu beitragen, den Verlauf einer neurogenen Stimmstörung zu dokumentieren.

Stimmqualität

Akustische Parameter veränderter Stimmqualität bei Dysarthrie werden meistens aus Vokalhalteaufgaben gewonnen. Der Patient wird dabei aufgefordert, einen Vokal – häufig den Vokal /a/ – über mehrere Sekunden konstant anzuhalten. Es wurde bereits erwähnt, dass diese Aufgabenstellung ein besonderes laryngeales Setting evoziert, das für den eigentlichen Sprechvorgang nicht typisch ist. Dennoch geht man davon aus, dass die aus diesem Aufgabentyp gewonnenen akustischen Maße auch weitgehend repräsentativ für die Störungen der Sprechstimme eines Patienten sind (Parsa u. Jamieson 2001).

Die verschiedenen Algorithmen der Stimmqualitätsmessung zielen in erster Linie darauf ab, die geräuschhaften Anteile des Sprachsignals zu messen und Irregularitäten in der Dauer oder der

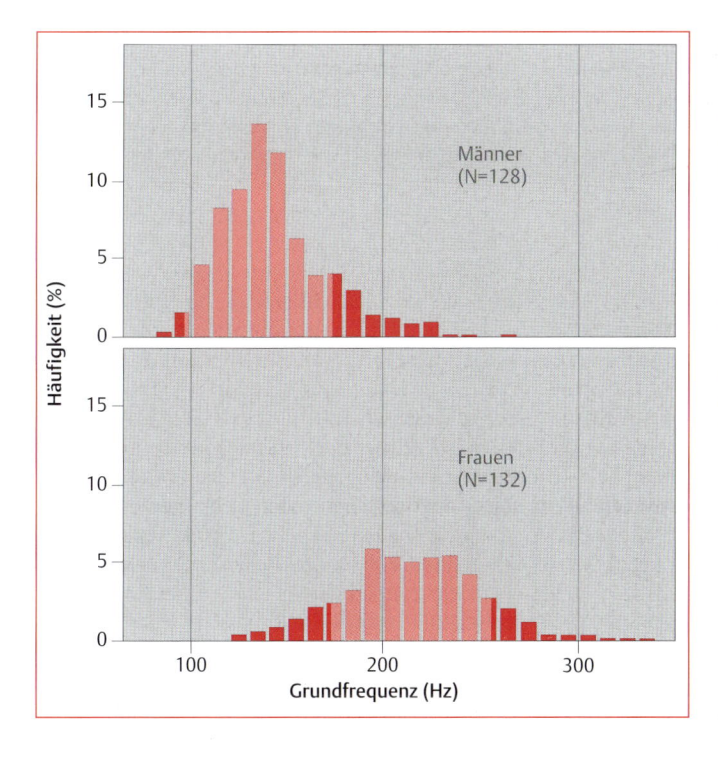

Abb. 6.5 Verteilung der mittleren Grundfrequenz für 260 dysarthrische Patienten (128 Männer, 132 Frauen), gemessen anhand der 5 Testsätze des MVP-Online (Ziegler u. Zierdt, 2008). Die Wertebereiche für hirngesunde Probanden (26 Männer, 24 Frauen) sind durch hellere Balken markiert. Die meisten Patienten liegen mit ihren Tonhöhenwerten innerhalb des Bereichs gesunder Probanden. Bei den männlichen Patienten treten nahezu ausschließlich Abweichungen nach oben auf, bei den Frauen mit Dysarthrie gibt es Abweichungen nach oben wie unten.

Amplitude der Grundperioden des Oszillogramms zu erfassen. Auf diese Weise sollen akustische Korrelate von Wahrnehmungsqualitäten wie behaucht, rau, gepresst, heiser etc. extrahiert und quantifiziert werden. Buder (2000) stellt in einer Übersicht die Algorithmen aus mehr als 500 Forschungsarbeiten zusammen – so vielfältig sind die Ansätze zur akustischen Messung der Stimmqualität. Für klinische Anwender ist es schwer, aus diesem Angebot an Parametern die für ihre Fragestellungen geeigneten auszuwählen. Kommerzielle Analysesysteme wie z.B. das Computerized Speech Lab (CSL) der Firma KayPentax, bieten einen festen Satz von Stimmqualitätsparametern für halbautomatisierte Standardanalysen an. Das in CSL implementierte Multi-Dimensional Voice Program (MDVP) etwa umfasst 30 Stimmparameter, die allerdings vielfältig untereinander korrelieren und deren Spezifität im Einzelnen noch nicht empirisch geklärt ist. Es gibt jedoch bereits zahlreiche Studien zu neurogenen Stimmstörungen verschiedener Ätiologien, in denen MDVP-Parameter verwendet wurden (Kent 2003).

Stimmstabilität

Patienten mit einer ataktischen Dysarthrie oder mit hyperkinetischen Dysarthrieformen zeigen oft Merkmale einer Instabilität der Stimme, wie abrupte Änderungen der Stimmqualität, unkontrollierte Schwankungen der Tonhöhe oder der Lautstärke oder plötzliche Stimmabbrüche. Weitere Instabilitätszeichen sind der Stimmtremor oder auch beispielsweise das „sinking pitch" – Phänomen der Myasthenia gravis (Kap. 5). Akustisch lassen sich diese Merkmale durch Messungen des Tonhöhen- oder des Intensitätsverlaufs einer Äußerung dokumentieren und quantifizieren.

Abb. 6.6 (mittlere Grafik) zeigt ein Beispiel für unkontrollierte Tonhöhenänderungen bei einem Patienten mit einer ataktischen Dysarthrie nach einem Brückeninfarkt. Die Grafik bildet den Grundfrequenzverlauf in dem Testsatz „Weißt du, was dieses Essen kostet?" aus dem Münchner Verständlichkeitsprofil (MVP-Online) ab. Während bei gesunden Sprechern die Grundfrequenz in diesem Satz um maximal 8–10 Halbtöne variiert, mit einem charakteristischen Tonhöhenanstieg am Satzende (Abb. 6.6a), verändert sich die Stimme dieses Patienten über einen Bereich von 1½ Oktaven (18 Halbtöne). Dabei liegt das Tonhöhenmaximum nicht, wie in einem Fragesatz zu erwarten wäre, am Satzende, sondern in der Mitte der Äußerung, auf der Silbe „die".

Die Instabilität der Stimme lässt sich in diesem Fall also durch die Variationsbreite der Grundfrequenz messen. Im Abschnitt über Halteaufgaben (s. u.) werden noch weitere Anwendungsbeispiele für akustische Messungen von Stimminstabilitäten diskutiert.

Qualität der Artikulation

Das Inventar an akustischen Parametern zur Beschreibung artikulatorischer Defizite ist im Vergleich zu den Stimmparametern wesentlich geringer.

Stimmhaft-stimmlos-Kontrast bei Plosiven: Voice-onset Time (VOT)

Die Voice-onset Time (VOT) kennzeichnet die Artikulation von Plosiven. Sie misst den Zeitraum zwischen der Lösung eines Verschlusses bis zum Vokaleinsatz und gilt als akustischer Parameter zur Unterscheidung stimmhafter von stimmlosen Plosiven. Die stimmhaften Plosive des Deutschen (/b/, /d/, /g/) weisen kurze VOTs (bis zu etwa 25 ms) auf, die stimmlosen Plosive längere (zwischen 30 und 75 ms). Die Realisierung der für einen Plosiv charakteristischen VOT wird im Allgemeinen als besondere Koordinationsleistung bei der zeitlichen Abstimmung von artikulatorischer Verschlusslösung und laryngealer Adduktionsbewegung angesehen. Diese besonderen zeitlichen Anforderungen der Plosivartikulation haben dazu geführt, dass VOT-Analysen mehrfach zur Prüfung der Hypothese einer zeitlichen Koordinationsstörung bei Patienten mit ataktischer Dysarthrie (Ackermann u. Hertrich 1997) oder mit Sprechapraxie (Ziegler u. Cramon 1986) eingesetzt wurden. In diesen Untersuchungen wird der VOT also eine gewisse physiologische Spezifität zugeschrieben.

Die Verwendung des Parameters VOT stößt in der Standarddysarthriediagnostik jedoch auf verschiedene Probleme. Bei vielen Patienten sind Voice-onset-Zeiten gar nicht zuverlässig messbar, da die Patienten entweder keine vollständigen Verschlüsse bilden können (z.B. wegen einer Gaumensegelinsuffizienz oder wegen fehlender Verschlusskraft von Lippen oder Zunge), oder aber der Beginn der Phonation nicht sicher bestimmt werden kann (z.B. wegen einer schweren Dysphonie). Die VOT ist also kein robuster Parameter. Aber

Funktionsbezogene Diagnostik

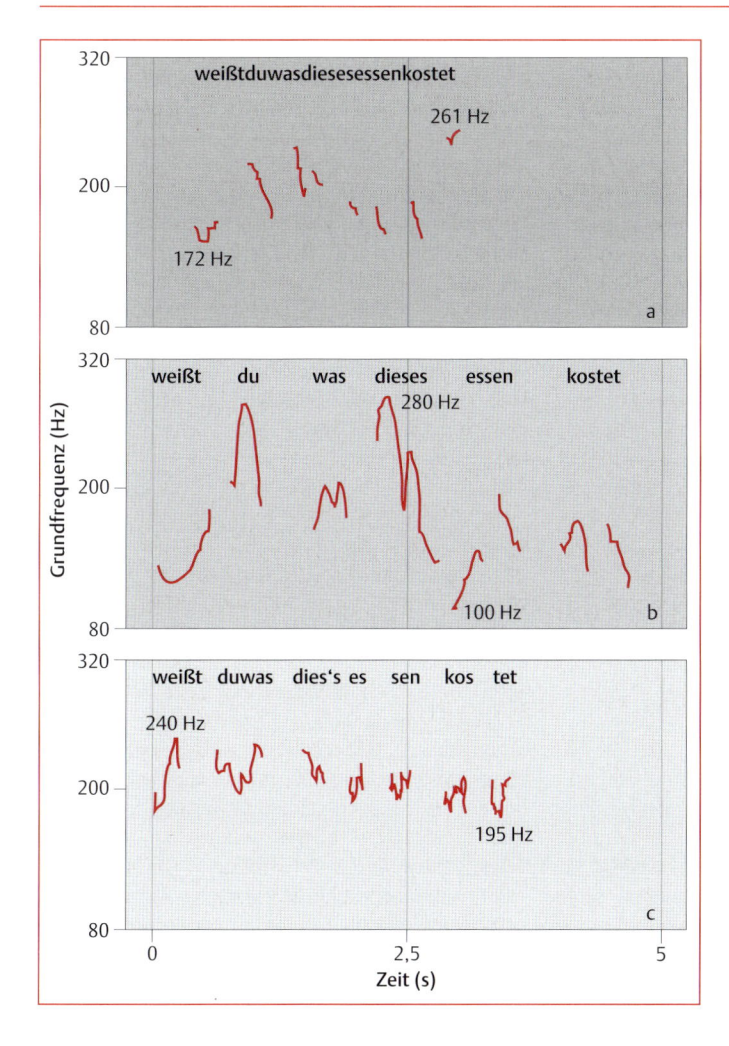

Abb. 6.6 Tonhöhenverlauf für den Testsatz „Weißt du, was dieses Essen kostet?", nach MVP-Online.
a Bei gesunden Probanden beträgt die Tonhöhenvariation in diesem Satz etwa 6–10 Halbtöne, mit einem Tonhöhenanstieg am Satzende (Frageintonation). Bei der dargestellten weiblichen Versuchsperson variiert die Tonhöhe über fast 9 Halbtöne.
b Unkontrollierte Tonhöhenänderungen bei einem Patienten mit ataktischer Dysarthrie. Die Tonhöhe variiert über 1½ Oktaven (18 Halbtöne).
c Monotones Sprechen bei einer Patientin mit Morbus Parkinson, mit sehr eingeschränkter Variation von weniger als 4 Halbtönen. Die charakteristische Frageintonation wird von keinem der beiden Patienten realisiert.

auch in Fällen, in denen die Zeitpunkte der Verschlusslösung und des Stimmeinsatzes im Sprachsignal deutlich erkennbar sind, kann es zu Problemen bei der Interpretation der gemessenen VOT-Werte kommen: Variable, verkürzte oder verlängerte VOT-Werte müssen bei dysarthrischen Patienten nicht notwendigerweise Anzeichen einer Dyskoordination sein, sie können auch durch Veränderungen des Anblasedrucks oder der Stimmlippenspannung oder durch supralaryngeale Veränderungen der aerodynamischen Verhältnisse hervorgerufen werden. Die VOT hat demnach bei dysarthrischen Patienten im Allgemeinen eine geringe physiologische Spezifität.

Formantfrequenzen

Bei der Vokalartikulation wird durch die Position der Zunge im Mundraum und den Öffnungsgrad des Vokaltrakts die Energie des Glottisschalls in bestimmten Frequenzbereichen verstärkt, in anderen Bereichen gedämpft. Die Bereiche verstärkter Resonanz nennt man die Formanten, sie sind im Sonagramm des Sprachsignals als Bänder erhöhter Signalenergie erkennbar (Abb. 6.3). Die Vokale des Deutschen lassen sich durch die Frequenzen der beiden niedrigsten Formanten, F_1 und F_2, gut charakterisieren und voneinander unterscheiden. Je ausgeprägter die verschiedenen Vokale artikuliert werden, desto deutlicher sind die Unterschiede ihrer Formantfrequenzen. Umgekehrt gilt: Bei undifferenzierter Vokalartikulation verringern sich die Formantabstände zwischen den Vokalen. Produziert ein Patient beispielsweise den Vokal /i/ mit ungenügender Anhebung der Zunge, so rücken /i/ und /e/ im Formantraum enger zusammen. Ähnlich die Lippenrundung: Bei Patienten mit eingeschränkter Lippenbeweglichkeit und wenig ausgeprägter Rundungs- und Protrusionsbewegung verringern sich die Unterschiede beispielsweise zwischen /i/ und /y/, der Abstand der beiden Vokale (gemessen durch die Lage des zweiten Formanten) wird kleiner. Auf diese Weise lassen sich Parameter gewinnen, die die Differenziertheit der Vokalartikulation dysarthrischer Patienten beschreiben. Die Fläche zwischen den Vokalen /a/, /i/ und /u/ in der F_1-F_2-Ebene ist ein solches Maß: Je größer diese Fläche ist, desto distinktiver werden diese 3 Vokale von einem Patienten artikuliert. Damit eignet sich das Verfahren auch für die Kontrolle von Therapieverläufen (Ziegler u. Cramon 1983).

Der diagnostische Wert der Formantfrequenzen wird durch 2 Nachteile eingeschränkt:
- Formantfrequenzen sind von Sprecher zu Sprecher sehr variabel, vor allem in Abhängigkeit von der Grundfrequenz und der Länge des Vokaltraktes. Insbesondere bestehen große Unterschiede zwischen Männern und Frauen, aber auch innerhalb der Geschlechtergruppen sind erhebliche Variationen möglich. Es gibt verschiedene Ansätze, diese Variabilität durch Normalisierungsverfahren zu reduzieren.
- Die Formantfrequenzen können durch andere dysarthrische Störungsmerkmale stark beeinflusst werden, vor allem durch Hypernasalität (s. u.). Bei Patienten mit Störungen der Gaumensegelfunktion sind Formantdaten daher nicht verwertbar.

Nasalanz

Paretische Dysarthrien sind häufig durch das Merkmal der Hypernasalität charakterisiert (Tab. 5.**2**). Hypernasalität entsteht aus einer gesteigerten Resonanz des Nasenraums gegenüber der oralen Resonanz, z. B. als Folge einer Gaumensegelparese. Ausgeprägte Hypernasalität beeinträchtigt den Stimmklang und die Verständlichkeit erheblich. Daher besteht großes Interesse, dieses Merkmal akustisch zu erfassen und zu quantifizieren. Die Nasalierung von Vokalen wirkt sich drastisch auf die Formantstruktur der Vokale aus; so bewirkt sie eine Reduktion der Amplituden, eine Erhöhung der Bandbreiten und eine Verschiebung der Lage der Formanten. Ferner bildet sich ein starker „nasaler Formant" zwischen etwa 600 und 1000 Hz aus. Diese akustischen Effekte sind allerdings sehr variabel, was die akustische Quantifizierung von Resonanzveränderungen im Sprachsignal erschwert (Lee et al. 2003).

Für die akustische Messung der Nasalität hat sich eine akustische Messapparatur bewährt, mit der über 2 durch eine Dämmplatte getrennte Mikrophone die von Mund und Nase abgestrahlten Schallsignale getrennt aufgezeichnet werden. Aus den beiden Signalen wird der Parameter der Nasalanz berechnet, also der Anteil der nasalen Schallenergie an der gesamten Schallenergie. Bei Sätzen mit ausschließlich oralen Lauten (z. B. Die Schokolade ist sehr lecker) ergibt sich ein relativ niedriger Nasalanzwert (20–30 %), während für Sätze mit vielen nasalen Konsonanten (z. B. Nenne meine Mamma Mimmi) sehr viel höhere Nasalanzwerte gemessen werden (ca. 70 %; Küttner et al. 2003). Die Nasalanz ist daher ein relativ spezifisches Maß für die Gaumensegelfunktion bei dysarthrischen Patienten und eignet sich speziell für die Messung der Effekte der Anpassung einer Gaumensegelprothese (Kap. 7): Patienten mit ausgeprägter Hypernasalität haben deutlich erhöhte Nasalanzwerte in Äußerungen mit ausschließlich oralen Konsonanten. Durch die Prothese reduzieren sich diese Werte (Abb. 6.**7**).

Kommerziell erhältliche Systeme zur Nasalanzmessung sind beispielsweise das Nasometer der Firma KayPentax oder das NasalView-System (Tiger Electronics).

Prosodische Parameter

Gesunde Sprecher variieren Grundfrequenz, Schallpegel und auch die Dauern von Silben oder Segmenten im Verlauf einer Äußerung gezielt, um prosodische Merkmale wie Betonung oder Intonation auszudrücken. Betonte Silben haben meist eine höhere Grundfrequenz und einen höheren Schallpegel als unbetonte, außerdem sind sie oft länger. Bei Sätzen mit Frageintonation steigt die Grundfrequenz am Äußerungsende an (Abb. 6.**6a**), bei Deklarativsätzen sinkt sie zum Ende hin kontinuierlich ab. Bei monotoner Sprechweise, wie sie z. B. für die hypokinetische Dysarthrie charakteristisch ist (Kap. 5), verflachen solche prosodischen Unterschiede. Abb. 6.**6c** zeigt ein Beispiel einer Parkinson-Patientin mit einer monotonen Sprechweise, bei der die Grundfrequenzvariation über

Funktionsbezogene Diagnostik

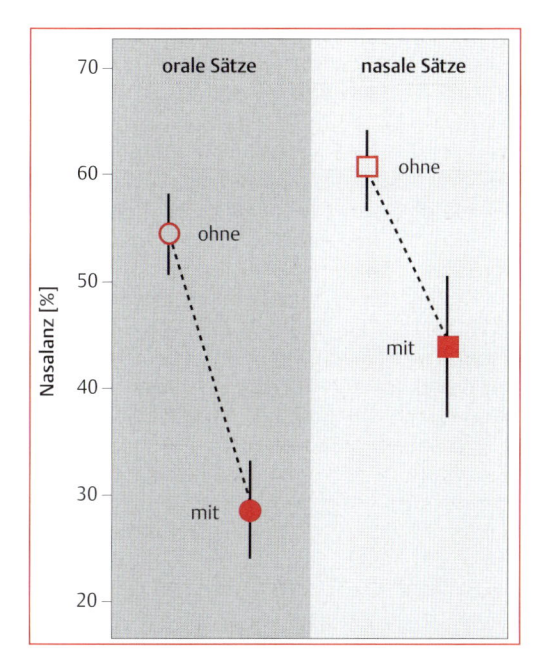

Abb. 6.7 Einfluss einer Gaumensegelprothese (Kap. 7) auf die Nasalanz von Sätzen mit ausschließlich oralen (links) und ausschließlich nasalen Lauten (rechts). Es sind die Mittelwerte von 15 Patienten dargestellt. Die Nasalanz der oralen Sätze ist in der Bedingung ohne Gaumensegelprothese (offener Kreis) viel zu hoch, durch die Prothese sinkt sie auf einen normalen Wert (gefüllter Kreis). Als (unerwünschter) Nebeneffekt sinkt auch die Nasalanz der nasalen Sprechproben (Quadrate), allerdings bleibt die Nasalanz auch in der Bedingung mit Prothese in einem für nasale Sätze akzeptablen Bereich.

! Akustische Analysen: Pro und Contra

Wie nützlich sind akustische Parameter in der (Standard-)Dysarthriediagnostik? Akustische Analyseverfahren sind attraktiv, weil sie objektive und quantitative Parameter liefern und damit z. B. eine sensitive Verlaufsdiagnostik ermöglichen, und weil sie gleichzeitig nicht teuer sind und den Patienten nicht belasten. Allerdings sind die verschiedenen akustischen Messparameter in ihrer klinischen Bedeutung sehr unterschiedlich zu bewerten:

- Manche Parameter, vor allem die Stimmqualitätsmaße, sind sehr empfindlich gegenüber „Sünden" in der Aufnahmetechnik (über- oder untersteuerte Aufnahme, viele Nebengeräusche).
- Andere Parameter, z. B. die Vokalformanten, unterliegen einer sehr hohen Variabilität zwischen Individuen und zwischen Geschlechtern und sind daher oft nicht leicht zu interpretieren. Bei prosodischen Parametern existieren viele unterschiedliche Normvarianten, die nicht leicht parametrisierbar sind.
- Weitere Parameter, z. B. die Voice-onset Time oder wiederum die Formanten, sind nicht mehr messbar oder verlieren ihre Aussagekraft, wenn interferierende Störungsmerkmale wie Hypernasalität oder eine schwere Stimmstörung vorliegen. Aus diesen Gründen ist oft viel phonetisches Know-how erforderlich, um die Validität eines Ergebnisses beurteilen, Artefakte ausschließen und die Daten interpretieren zu können.

Daneben gibt es aber auch robuste akustische Maße, die gleichzeitig diagnostisch sehr wertvoll sind und denen daher ein wichtiger Stellenwert im Dysarthriebefund zukommt. Dazu zählen Sprechtempo- und Redeflussparameter, aber auch die Grundfrequenz der Sprechstimme, und für spezifische Fragestellungen, z. B. im Rahmen einer LSVT-Behandlung, auch der Schallpegel.

den Fragesatz hinweg stark abgeflacht ist; die Spanne beträgt nur 4 Halbtöne, gegenüber fast 9 Halbtönen in Beispiel **a** von Abb. 6.6. Der erwartete Grundfrequenzanstieg auf der letzten Silbe fehlt.

Abb. 6.**6c** liefert zwar eine anschauliche Illustration für monotones Sprechen, allerdings stehen einer Routineverwendung solcher Maße in der Dysarthriediagnostik einige Probleme entgegen. So genügt es nicht, sich auf nur einen der 3 Messparameter Grundfrequenz, Schallpegel oder Silbendauern zu beschränken, da sich die 3 Parameter in ihrer prosodischen Funktion in komplizierter Weise gegenseitig ergänzen oder ersetzen können. Außerdem ist es nicht allein das Ausmaß der Variation dieser Parameter, das über die Ausprägung der Prosodie einer Äußerung entscheidet, sondern auch die spezifische Form der Grundfrequenz- oder der Schallpegelkontur.

Auditive Verfahren

Die bisher beschriebenen Verfahren liefern zwar objektive Messdaten, sind aber – mit Ausnahme vielleicht der akustischen Analysemethoden – aus den genannten Gründen bislang noch von untergeordneter klinischer Bedeutung. Diesen Methoden stehen nun Untersuchungsverfahren gegenüber, die auf einer auditiven Beurteilung des Sprechverhaltens dysarthrischer Patienten beruhen. Solche Verfahren bieten sich wegen ihrer einfachen Anwendbarkeit an und sind deswegen auch weit verbreitet. Während die apparativen physiologischen Verfahren und z. T. auch die akustischen Methoden kleinste Ausschnitte aus dem Sprechverhalten eines Patienten mikroskopisch analysieren, bieten auditive Methoden einen „Panoramablick" auf das gesamte dysarthrische Störungsbild. Allerdings beruhen auditive Parameter auf subjektiven Urteilen, deren Gültigkeit und Zuverlässigkeit psychometrisch nachgewiesen werden muss. Ein besonderes Problem der auditiven Dysarthriediagnostik besteht darin, dass es vielfach schwierig ist, von verschiedenen Beurteilern übereinstimmende Aussagen über die auditiven Merkmale einer Sprechprobe zu bekommen, vor allem, wenn kein standardisiertes Beurteilungsverfahren verwendet wird (Van der Graaff et al. 2009). Durch Konsensbemühungen wie das amerikanische CAPE-V-Programm (Consensus Auditory-Perceptual Evaluation of Voice) wird zunehmend versucht, zuverlässige Beurteilungsstandards für auditive Verfahren zu entwickeln (Kempster et al. 2009).

> **!**
>
> **Darleys *Grandfather Passage***
> Das prominenteste Beispiel für die Methode der auditiven Beurteilung von Dysarthriemerkmalen ist die Mayo Clinic Studie von Darley (1975), die heute noch als ein wichtiger Grundpfeiler der Klassifikation der Dysarthrien angesehen wird. In dieser Studie wurde ein Lesetext von knapp 130 Wörtern Länge, die *Grandfather Passage*, verwendet, um Sprechproben von insgesamt 212 Patienten mit Dysarthrien unterschiedlicher Ätiologien auditiv zu beurteilen und zu klassifizieren. Für die Beurteilung wurden 38 auditive Merkmale herangezogen, wie „Stimmabbrüche", „behauchte Stimme", „Hypernasalität", „variables Sprechtempo" etc. Jedes Merkmal wurde auf einer 7-stufigen Skala bewertet („1" für normal, „7" für schwere Störung). Das Verfahren wurde zwar berühmt, aber es wurde nie ernsthaft als Standard in der klinischen Diagnostik verwendet. Die Gründe dafür sind vermutlich, dass eine Beurteilung von 38 Merkmalen im klinischen Alltag zu aufwändig wäre und sich die Methode außerdem als nicht sehr reliabel erwiesen hat (Zyski u. Weisiger 1987, Sheard et al. 1991). In einer Studie von Bunton et al. (2007) divergierten die Beurteiler bei einigen Dysarthriemerkmalen in über 20 % der Fälle um 3 Skalenpunkte oder mehr, das entspricht also fast einer halben Skalenbreite. Die Klassifikationskriterien der Mayo-Klinik-Studie wurden außerdem in nachfolgenden Studien auch teilweise revidiert (Kluin et al. 1988). Dennoch finden sich viele der in der Mayo-Klinik-Studie eingeführten Merkmale bis heute in auditiven Verfahren, und einige der in Kapitel 5 verwendeten Beschreibungskategorien stammen aus dieser Studie.

Frenchay-Dysarthrie-Untersuchung

Die Frenchay-Dysarthrie-Untersuchung spielt unter den subjektiven Untersuchungsverfahren eine Sonderrolle, da sie ganz unterschiedliche Arten von Urteilen in sich vereinigt, darunter Selbstauskünfte des Patienten, Verhaltensbeobachtungen, auditive Expertenurteile, Messungen mit der Stoppuhr oder Wortidentifikationsaufgaben. Diese zuerst in England veröffentlichte und dann ins Deutsche übertragene Zusammenstellung von Untersuchungsaufgaben wird als normierter Test für die Dysarthriediagnostik beschrieben (Enderby 2004). Der Test umfasst 8 Untertests: Reflexe, Respiration, Lippen, Kiefer, Gaumensegel, Stimme, Zunge und Verständlichkeit. In 2 weiteren Teilen werden beeinflussende Faktoren (z. B. Gehör, Sehvermögen, Zahnstatus) und andere Faktoren (Sprechgeschwindigkeit und taktile Sensibilität) orientierend erfasst.

Jeder der 8 Untertests besteht aus 2–4 Aufgaben, in denen Teilaspekte des jeweiligen Bereichs geprüft werden. Im Untertest Reflexe beispielsweise wird

- nach dem Husten/Abhusten bei der Nahrungsaufnahme gefragt,
- der Patient beobachtet, während er ⅛ Liter Wasser trinkt und einen Keks isst,
- das Vorliegen von Speichelfluss abgefragt.

In Tab. 6.2 sind alle 28 Aufgaben des Tests aufgelistet.

Die Leistung des Patienten wird für jede der 28 Einzelaufgaben auf einer 9-Punkte-Skala beurteilt. Die Skala ist nach 5 Stufen (a–e) unterteilt, für deren Bewertung zu jeder Einzelaufgabe Kriterien angegeben sind. Stufe a steht dabei für keine Störung, Stufe e für eine schwere Störung. Dazwischen sieht die Beurteilung auch jeweils eine Zwischenstufe vor, woraus sich die Gesamtzahl von 9 Stufen ergibt.

Für die Aufgabe „Breitziehen der Lippen" wird z. B. folgende Bewertung vorgeschlagen (Enderby 2004, Handanweisung, S. 39):
- keine Störung
- leichte Asymmetrie, nur durch den erfahrenen Beobachter feststellbar
- das Lächeln ist beeinträchtigt, da nur ein Mundwinkel gehoben wird[4]

---

[4] Wie wir aus den vorherigen Kapiteln bereits wissen, können bei Patienten mit schweren zentralen Fazialisparesen die emotionalen mimischen Ausdrucksbewegungen, etwa beim Lächeln, komplett erhalten sein. Dieses Kriterium ist für die Bewertung daher ungeeignet.

Tab. 6.2 Die Aufgaben der Frenchay-Dysarthrie-Untersuchung (Enderby 2004).

Untertest	Aufgaben
Reflexe	Husten
	Schlucken
	Salivation
Respiration	in Ruhe
	beim Sprechen
Lippen	in Ruhe
	Breitziehen
	Lippenschluss
	alternierende Bewegungen
	beim Sprechen
Kiefer	in Ruhe
	beim Sprechen
Gaumensegel	beim Essen
	bei Phonation
	beim Sprechen
Stimme	Tonhaltedauer
	Tonleiter
	Stimmstärke
	beim Sprechen
Zunge	in Ruhe
	Herausstrecken
	Heben
	laterale Bewegungen
	alternierende Bewegungen
	beim Sprechen
Verständlichkeit	Wörter
	Sätze
	Spontansprache

- der Patient versucht, die Aufgabe zu bewältigen, aber Heben und Breitziehen gelingen ihm kaum
- der Patient ist nicht in der Lage, die Lippen auf einer der beiden Seiten zu heben; Breitziehen der Lippen ist nicht möglich

Eines der Hauptmerkmale der Frenchay-Dysarthrie-Untersuchung ist, dass sie einen sehr breiten Bereich von Leistungen prüft: 3 Aufgaben beziehen sich auf die Nahrungsaufnahme, eine große Zahl von Aufgaben prüft verschiedene nichtsprachliche Bewegungsfunktionen (z. B. laterale Wechselbewegungen der Zunge), und nur 9 der 28 Aufgaben beziehen sich auf das Sprechen, davon 3 auf die Verständlichkeit. Es handelt sich also weniger um eine Untersuchung des Sprechens im engeren Sinn, als vielmehr um eine Aufgabensammlung zur Prüfung von Schluckfunktionen, nichtsprachlichen Mundbewegungen, Maximalleistungen und Sprechfunktionen. Diese diagnostische Breite wurde in der Vergangenheit von vielen Anwendern als Vorteil angesehen. Allerdings wird es mittlerweile nur noch wenige Therapeuten geben, die sich etwa bei der Untersuchung der Schluckfunktion auf die 3 dafür vorgesehenen Aufgaben der Frenchay-Dysarthrie-Untersuchung verlassen. Ebenso ist es auch für die Prüfung der Sprechfunktion dysarthrischer Patienten sinnvoll, zwischen sprachlichen und nichtsprachlichen Aufgabenstellungen streng zu unterscheiden und der Bewertung des Sprechens größeren Raum zu geben.

! **Psychometrische Eigenschaften der Frenchay-Dysarthrie-Untersuchung**
Für den Test werden hohe Übereinstimmungswerte für unabhängige Untersucher berichtet. Außerdem wird der Test als valide im Hinblick auf die Syndromklassifikation beschrieben. Zur Prüfung der Validität wurden 85 Patienten aus 5 neuroanatomisch definierten Gruppen (z. B. „zerebellär", „oberes Motoneuron" etc.) mit dem Test untersucht und die Ergebnisse mit einer Diskriminanzanalyse klassifiziert. Mehr als 90 % der Patienten wurden dabei der richtigen Gruppe zugeordnet. Bei einer Gesamtzahl von 28 Variablen für die Klassifikation von nur 85 Patienten ist diese Rate nicht unerwartet hoch. Die Klassifikation der Syndrome wurde in dieser Analyse außerdem vermutlich auch durch erhebliche Schweregradunterschiede zwischen den Gruppen beeinflusst. So hatten die zerebellären Patienten und die Patienten mit einer Schädigung des zweiten Motoneurons überwiegend nur gering ausgeprägte Dysarthrien, während die Gruppe der Patienten mit gemischten Läsionen des ersten und zweiten Motorneurons überwiegend sehr schwere Störungen hatten (Enderby 2004). Solche Unterschiede sind jedoch nicht syndrombedingt (es gibt natürlich auch sehr schwere zerebelläre Dysarthrien), sondern auf die besondere Zusammensetzung der Normierungsstichprobe zurückzuführen.

Die Bogenhausener Dysarthrieskalen (BoDyS)

Die Bogenhausener Dysarthrieskalen (BoDyS) sind ein Instrument zur auditiven Bewertung dysarthrischer Störungen allein auf der Grundlage von sprachlichen Aufgaben (Nicola et al. 2004). In einer BoDyS-Untersuchung werden 12 Sprechproben auf Video oder Tonträger aufgezeichnet. 4 Typen von Sprechaufgaben werden verwendet: freies Sprechen (Beantwortung einer offenen Frage zu einem Alltagsthema), Nachsprechen, Lesen eines zusammenhängenden Textes und Nacherzählen einer Bildergeschichte. Der Test umfasst 3 Aufgabenblöcke mit jeweils einer Aufgabe dieser 4 Typen, also insgesamt 12 Sprechaufgaben (Tab. 6.3).

Mit den unterschiedlichen Aufgabentypen werden einerseits die Anforderungen an den Patienten variiert, andererseits sind diese Aufgaben auch unterschiedlich sensitiv für verschiedene Störungsmerkmale. So stellen die Spontansprache und die Bildergeschichte höhere Anforderungen an die Textplanung als das Nachsprechen und das Lesen, der Lesetext spielt dagegen eine wichtige Rolle, wenn es um die Produktion längerer Äußerungen geht, insbesondere auch um die Sprechatmungsfunktion. Es ist bekannt, dass sich solche Unterschiede in der Aufgabenstellung auf die dysarthrische Symptomatik auswirken.

Tab. 6.3 Die 12 Sprechproben der Bogenhausener Dysarthrieskalen.

Durchgang 1	Durchgang 2	Durchgang 3
gelenktes Interview (1 Frage)	gelenktes Interview (1 Frage)	gelenktes Interview (1 Frage)
Nachsprechen (5 Sätze)	Nachsprechen (5 Sätze)	Nachsprechen (5 Sätze)
lautes Lesen (ca. 80 Wörter)	lautes Lesen (ca. 80 Wörter)	lautes Lesen (ca. 80 Wörter)
Bildergeschichte (4 Bilder)	Bildergeschichte (4 Bilder)	Bildergeschichte (4 Bilder)

Tab. 6.4 Die 9 Bogenhausener Dysarthrieskalen und die zugehörigen Bewertungsmerkmale.

Skala		Bewertete Merkmale
ATM	Sprechatmung	häufige Einatmungen Überziehen der Atemmittellage angestrengte Einatmung, Hochatmung
STL	Sprechstimmlage	zu hoch/zu tief zu leise/zu laut
STQ	Stimmqualität	behaucht (+ rau) gepresst (+ rau)
STS	Stimmstabilität	Tonhöhen-, Lautstärkeschwankungen Entstimmungen, Stimmabbrüche Stimmzittern
ART	Artikulation	geschlossen/offen reduziert/übersteigert
RES	Resonanz	hypernasal/hyponasal
TEM	Sprechtempo	verlangsamt/beschleunigt
RDF	Redefluss	Sprechpausen Iterationen
MOD	Modulation	monoton/übersteigert silbisch

Die durch Schrägstrich getrennten Gegensatzpaare (z. B. zu hohe/zu tiefe Sprechstimmlage) bilden jeweils 2 eigenständige Merkmale, die getrennt voneinander bewertet werden können.

Jede Sprechprobe wird anhand von 9 Skalen bewertet (Tab. 6.4, linke Spalte). Die Auswahl dieser Skalen berücksichtigt die wichtigsten dysarthrischen Störungsaspekte. Für die 3 Subsysteme der Atmung, der Phonation und der Artikulation sind jeweils eigenständige Skalen vorgesehen. Die Beurteilung der Phonation ist auf 3 Skalen für unterschiedliche Störungsaspekte verteilt, bei der Artikulation spielt die Resonanz – resultierend aus der Gaumensegelfunktion – noch eine besondere Rolle. Schließlich werden auch 3 Aspekte der Prosodie auf jeweils eigenständigen Skalen berücksichtigt, nämlich das Sprechtempo, der Redefluss und die prosodische Modulation (Tab. 6.4).

Für jede der 9 Skalen wird die gleiche 5-stufige Bewertung verwendet:
- 0 = sehr schwere Störung
- 1 = schwere Störung
- 2 = mittelgradige Störung
- 3 = leichte Störung
- 4 = keine Störung

Durch die Bewertungen der 12 Sprechproben wird für jede Skala eine Gesamtpunktzahl zwischen 0 und 48 erreicht.

Tab. 6.5 enthält 2 Beispiele für die Verwendung der Skalen. Aus den Beispielen wird ersichtlich, dass sich die Bewertung jeder der 9 Skalen auf spezifische Merkmale stützt. Die Bewertung der ATM-Skala (Beispiel **a** in Tab. 6.5) bezieht sich auf die 3 Merkmale häufige Einatmungen, Überziehen der Atemmittellage und angestrengte Einatmung, Hochatmung. Die Bewertung der Stimmqualitätsskala in Beispiel **b** bezieht sich in erster Linie auf das Merkmal der gepresst-rauen Stimme.

In Tab. 6.4 (rechte Spalte) sind die für jede Skala relevanten Merkmale aufgelistet. Dabei handelt es sich um die wichtigsten auditiven Merkmale, wie sie in Kapitel 5 für die Beschreibung der Dysarthriesyndrome verwendet wurden (s. Tab. 5.2). Sie informieren den Untersucher, worauf bei der Bewertung zu achten ist.

Tab. 6.5 Beispiel für die Verwendung der 5 Bewertungsstufen der BoDy-Skalen.

Punkte	Beschreibung
a) ATM-Skala zur Bewertung des Nachsprechens von Sätzen	
0	Der Patient kann nicht mehr als 1–2 Silben ohne deutlich hörbare und angestrengte Einatmung produzieren. In jedem der 5 Sätze treten Einatmungspausen auf.
1	Der Patient kann nur die Sätze 1 oder 2 ohne deutlich hörbare und angestrengte Zwischeneinatmung produzieren. Nur selten kommen etwas längere Exspirationsphasen (3–5 Silben) vor, dabei überzieht der Patient aber hörbar die Atemmittellage.
2	Die gesamte Satzproduktion wird 2- bis 3-mal durch Einatmungspausen unterbrochen, die Einatmungen sind gut hörbar. Bei längeren Exspirationsphasen überzieht der Patient regelmäßig die Atemmittellage.
3	Nur in Satz 5 (12 Silben) tritt eine Einatmungspause auf und/oder der Patient überzieht hin und wieder die Atemmittellage.
4	Die Satzproduktion wird nicht durch Einatmungen unterbrochen, die Atemmittellage wird nicht überzogen.
b) STQ-Skala zur Bewertung der Leseaufgabe (Beispiel: Typ gepresst-raue Stimme)	
0	Der Patient spricht nahezu durchgängig aphon. Nur einzelne Silben werden stimmhaft, aber mit stark gepresst-rauer Stimme produziert.
1	Der Patient spricht mit stark gepresst-rauer Stimmqualität, streckenweise (über mehrere Silben) sogar aphon.
2	Der Patient spricht durchgängig gepresst und rau.
3	Der Patient spricht leicht gepresst oder rau. Vor allem am Äußerungsende ist die Beeinträchtigung der Stimmqualität erkennbar.
4	Es liegt keine Beeinträchtigung der Stimmqualität vor.

In manchen Fällen zeigen diese Merkmalsgruppen unterschiedliche Symptome eines einheitlichen Störungsmechanismus an, wie beispielsweise die 3 Atmungsmerkmale, die alle durch eine insuffiziente Einatmung oder durch glottalen oder subglottalen Luftverlust verursacht werden können. Andere Merkmalsgruppen unterscheiden dagegen verschiedene oder sogar gegensätzliche Störungsmechanismen, wie z. B. die Merkmale zu hoch vs. zu tief der STL-Skala, die Merkmale zu schnell vs. zu langsam der TEM-Skala oder die Merkmale hypernasal vs. hyponasal der RES-Skala (Tab. 6.**4**). Aus den Bewertungen der Skalen allein lässt sich die Art der Beeinträchtigung nicht ablesen. Ein Punktwert von 2 auf der TEM-Skala zeigt beispielsweise nicht an, ob der Patient zu langsam oder zu schnell spricht. Daher ist es sinnvoll, bei der Bewertung jeder der 12 Sprechproben die wahrgenommenen Merkmale durch Ankreuzen in der Merkmalsliste zu markieren (Tab. 6.**6**). Daraus entsteht ein Störungsprofil, das die Bedeutung einzelner Merkmale im Rahmen des gesamten Störungsbildes erkennbar macht und das – wie ein Vergleich mit Tab. 5.**2** zeigt – die für eine Syndromklassifikation wichtigen Merkmale umfasst.

Die in Tab. 6.**6** dargestellte Auswertung bezieht sich auf eine Patientin, die in allen Testaufgaben zu leise, hypernasal und verlangsamt gesprochen hat und deren Stimmqualität eher vom gepresst-rauen als vom behauchten Typ war. Der Vergleich mit Tab. 5.**2** zeigt, dass das Störungsbild der Patientin am ehesten als paretisch, und zwar vom spastischen Typ, bezeichnet werden kann.

Ein psychometrischer Vorteil der Bogenhausener Dysarthrieskalen besteht darin, dass sich jeder der 9 Skalenwerte aus einer Summierung über 12 Einzelurteile ergibt. Dies unterscheidet das BoDyS-Verfahren von anderen Instrumenten wie der Frenchay-Dysarthrie-Untersuchung oder dem von Darley (1975) verwendeten Verfahren, bei denen der Wert jeder Testvariablen nur auf einem einzigen Urteil beruht. So lässt sich auch erklären, warum die Summenwerte der BoDy-Skalen eine relativ hohe Beurteilerübereinstimmung aufweisen.

> Die auditive Analyse mit den Bogenhausener Dysarthrieskalen liefert zwar keine physiologischen Parameter der Sprechstörung, dennoch ist sie als funktionsorientiertes Verfahren zu bewerten. Die Beurteilung der Sprechproben durch Experten liefert Aussagen über auditive Störungsmerkmale, die innerhalb gewisser Grenzen Rückschlüsse auf pathophysiologische Merkmale erlauben.

Untersuchung nichtsprachlicher Bewegungsfunktionen

Als Ergänzung zu einer Untersuchung der Störungen von Sprechfunktionen ist es im Rahmen der funktionsbezogenen Dysarthriediagnostik sinnvoll, auch nichtsprachliche Bewegungsfunktionen der am Sprechen beteiligten Organe zu prüfen bzw. die Sprechorgane „in Ruhe" zu beobachten. Vor allem einige der in diesem Kapitel beschriebenen apparativen Untersuchungen beziehen sich auf die Messung nichtsprachlicher motorischer Funktionen, wie beispielsweise die Laryngoskopie mit dem starren Lupenlaryngoskop, die Messung von Muskelkräften oder die Spirometrie. Nichtsprachliche motorische Leistungen können aber auch durch Beobachtung oder Inspektion ohne apparative Hilfsmittel beurteilt werden.

Als Begründung, warum in der Dysarthriediagnostik nichtsprachliche Bewegungen geprüft werden sollen, wird meist genannt, dass nur so die einzelnen Bewegungskomponenten des Sprechens isoliert untersuchbar sind – der Sprechbewegungsablauf selbst sei dafür zu komplex. Dieses Argument geht davon aus, dass Sprechbewegungen als Addition solcher isolierter Bewegungselemente verstanden werden können. Es vernachlässigt dabei, dass der Sprechbewegungsablauf ganz wesentlich auf der gemeinsamen Aktion aller beteiligten Organe beruht und dass diese Funktionskomponenten z. T. biomechanisch und z. T. auch funktionell, über aerodynamische Prozesse vermittelt, miteinander verschränkt sind, um akustische Signale zu erzeugen. Dieses hoch überlernte und automatisierte Zusammenspiel der verschiedenen Akteure wurde in Kapitel 2 ausführlich beschrieben. Das Isolieren einzelner Bewegungskomponenten löst diese „Synergismen" auf und führt zu artifiziellen, ungewöhnlichen, ungeübten motorischen Aufgaben, die mit Sprechen nur noch gemeinsam haben, dass die gleichen Muskelgruppen beteiligt sind.

Dennoch spielt die diagnostische Prüfung nichtsprachlicher Vokaltraktbewegungen in der

Tab. 6.6 Bewertung der BoDyS-Merkmale für eine 48-jährige Patientin mit Multipler Sklerose. Das Störungsbild entspricht dem einer paretischen Dysarthrie vom spastischen Typ.

Skala	Störungsmerkmale	Sprechproben 1–12
ATM	häufige Einatmungen	x x x x x x x x x
	Überziehen d. Atemmittellage	x x x x x x
	angestrengte Einatmung	x x x x x x x x x
STL	zu hoch	
	zu tief	x x x x x x x x x x
	zu leise	x x x x x x x x x x x x
	zu laut	
STQ	behaucht (+rau)	x x x
	gepresst (+rau)	x x x x x x x x x x x x
STS	T.-/L.-schwankungen	x
	Entstimmungen, Stimmabbrüche	x x
	Stimmzittern	
ART	geschlossen	
	offen	x x x x x x x
	reduziert	x x x x x x x x x x x
	übersteigert	
RES	hypernasal	x x x x x x x x x x x
	hyponasal	
TEM	verlangsamt	x x x x x x x x x x x x
	beschleunigt	
RDF	Sprechpausen	x x x x x x x
	Iterationen	
MOD	monoton	x x x x x x x x
	übersteigert	
	silbisch	x x

Diagnostik eine Rolle, da sie dazu beitragen kann, die neurologischen Ursachen der Sprechstörung abzuklären, indem z. B. Hirnnervenfunktionen geprüft werden. Untersuchungen nichtsprachlicher Bewegungen können ferner auch dazu beitragen, die „Arbeitsplattform" zu untersuchen, auf der ein Patient seine sprechmotorischen Funktionen rekrutiert, also die Tonisierung, Haltung und Symmetrie der Vokaltraktmuskulatur oder das Vorliegen von Hyperkinesen von Kopf und Rumpf. Das Wissen über diese Voraussetzungen spielt eine große Rolle in der Therapieplanung. Viele der dafür geeigneten Aufgaben sind sehr spezifisch und werden daher eher explorierend im Kontext einer Behandlung (Kap. 7) als im Rahmen einer standardisierten Diagnostik durchgeführt.

Prüfung nichtsprachlicher Einzelbewegungen

Hier geht es um Aufgaben, die durch Instruktion vorgegeben oder imitatorisch überprüft werden. Es gibt verschiedene Aufgabensammlungen, die z.B. für die Prüfung der motorischen Hirnnerven oder für die Untersuchung einer bukkofazialen Apraxie zusammengestellt wurden (Bizzozero et al. 2000). In Tab. 6.7 ist eine repräsentative Sammlung solcher Aufgaben aufgelistet.

Wichtige Beurteilungskriterien sind:
- **Auslenkung:** Sind die Bewegungen reduziert/überschießend? Erreichen sie das vorgegebene Ziel?
- **Tempo:** Sind die Bewegungen verlangsamt?
- **Kraft:** Entsteht der Eindruck ungenügender Kraft?
- **Sicherheit:** Treten Bewegungsunsicherheiten auf (stockende Bewegungen, Suchen)?
- **Symmetrie:** Weichen axiale Bewegungen nach links/rechts ab? Gibt es Seitenunterschiede zwischen Bewegungen, die nach links/rechts ausgeführt werden?
- **Selektivität:** Treten Mitbewegungen anderer Muskelgruppen auf?

Krafteinschränkungen können bei den verschiedenen Luftstauaufgaben beobachtet werden (Luft entweicht an den Lippen/den Alveolen/am Kehlkopf), Einschränkungen der respiratorischen Kräfte beim forcierten Ein- oder Ausatmen oder beim „Schnüffeln" (Lyall et al. 2001).

Symmetrieaspekte sind vor allem im Hinblick auf die Hirnnervendiagnostik wichtig. Bei der Hypoglossusprüfung durch die Zungenprotru-

Tab. 6.7 Aufgaben zur Prüfung nichtsprachlicher Bewegungsfunktionen der am Sprechen beteiligten Muskulatur.

Lokalisation	Zielbewegung/Haltung	Wechselbewegung
Lippen	spitzen	spitzen – spreizen
	vorstülpen	öffnen – schließen
	spreizen	
	Zähne zeigen	
	Luftstau labial	
Unterkiefer	Mund weit öffnen	seitwärts hin und her
	Mund moderat öffnen	öffnen – schließen
	fester Biss	
Zunge	Protrusion: gerade, rechts, links	seitwärts hin und her
	über Lippen kreisen	Protrusion – Retraktion
	am Gaumen halten, vor, zurück	
	Schnalzen	
	in Wangentasche rechts, links	
	Luftstau alveolar	
Kehlkopf	Husten	
	Räuspern	
	Glottisschlag	
	Phonation auf /he::/	
	Luftstau laryngeal	
Atmung	forciertes Einatmen, forciertes Ausatmen	Hecheln
	Atem anhalten nach tiefer Einatmung	Schnüffeln
	Pusten	
	Saugen	
	Backen aufblasen	

sionsaufgabe gelten Abweichungen der Zunge zur Läsionsseite als Hinweis auf eine periphere Parese, Abweichungen zur kontraläsionalen Seite als Zeichen einer zentralen Parese. Bei der Prüfung der Nn. IX und X spielt die Beobachtung des sogenannten „Kulissenphänomens" eine Rolle: Bei einer Schädigung des Nucl. ambiguus oder der motorischen Hirnnerven ist bei Phonation eine Abweichung der Uvula zur gesunden Seite beobachtbar.

Bei der Prüfung nichtsprachlicher Einzelbewegungen können auch andere diagnostisch wichtige Phänomene beobachtet werden, z.B. Hyperkinesen wie die in Kapitel 5 beschriebene „Chamäleonzunge" der Chorea-Huntington-Patienten. Die Relevanz solcher Beobachtungen für das Sprechen ist in jedem Einzelfall zu hinterfragen.

> **!**
> **[h] wie „hauchen"**
> Der Musiker und Unterhaltungskünstler Helge Schneider behauptet in einem seiner Programme – natürlich in kabarettistischer Absicht – Franzosen könnten beim Reinigen einer Glasscheibe oder beim Putzen ihrer Brille das Glas nicht behauchen, da sie ja bekanntlich auch die hauchende Phonation des Lautes [h] im Deutschen nicht produzieren könnten. Der Witz dieser Äußerung ergibt sich daraus, dass sie auf eine frappierende Dissoziation hinweist: Franzosen, denen es trotz großer Mühe nicht gelingt, in einer Fremdsprache den Laut [h] zu produzieren, haben selbstverständlich keine Mühe, ihre Brillengläser oder Windschutzscheiben zu behauchen, obwohl Atmungs- und Kehlkopfmuskeln in beiden Fällen nahezu identische Bewegungen ausführen. „Hauchen" als nichtsprachliche diagnostische Aufgabe hat also keine Vorhersagekraft für die Fähigkeit ein [h] zu produzieren.

Maximalleistungsaufgaben

Mit diesen Aufgaben verlangen wir von den Patienten, eine motorische Leistung „möglichst schnell", „möglichst lange", „möglichst stabil", „möglichst kräftig" etc. zu erbringen. Indem man in der Untersuchung die Grenzen der motorischen Leistung eines Patienten auslotet, möchte man auch milde oder sogar subklinische Störungen möglichst sensitiv erfassen.

> Maximalleistungsaufgaben haben 2 wichtige Eigenschaften:
> - Die Ergebnisse sind sehr stark motivationsabhängig.
> - Sie unterliegen zunächst einem starken Lerneffekt und später einem raschen Ermüdungseffekt.
>
> Außerdem ist ihre Validität als Maß für sprechmotorische Fähigkeiten fragwürdig, da Sprechen keine Maximalleistungen erfordert sondern – ganz im Gegensatz dazu – auf möglichst ökonomischen Bewegungsabläufen beruht. Für das Erbringen von Höchstleistungen werden daher meist ganz andere motorische „Einstellungen" (Settings) gewählt als für das Sprechen.
>
> Maximalleistungsaufgaben sind mit einem Sportwettkampf zu vergleichen: Wie in einem Wettkampf müssen die Patienten motiviert werden, um tatsächlich die optimale Leistung abzurufen. Dazu ist es wichtig, dass jede Aufgabe auch einmal mit der erwarteten Geschwindigkeit, Dauer, Stärke etc. vom Untersucher vorgeführt wird. Um einigermaßen zuverlässige Werte zu erhalten, müssen – ebenfalls wie in Sportwettkämpfen – immer mehrere Versuche durchgeführt werden, der jeweils beste Versuch zählt.

Artikulatorische Diadochokinese

Der Begriff Diadochokinese kommt aus der neurologischen Handfunktionsdiagnostik, wo er die Überprüfung rascher Wechselbewegungen, z.B. von Pronations- und Supinationsbewegungen des Handgelenks, bezeichnet (Kap.5). Eine Verlangsamung dieser Leistung, wie sie etwa bei Patienten mit einer Ataxie auftreten kann, wird als Dysdiadochokinese bezeichnet. In einer Übertragung der Diadochokineseanforderung auf die Vokaltraktmotorik werden die Patienten gebeten, eine vorgegebene Silbe oder Silbenfolge möglichst rasch zu wiederholen. Dabei werden rasche Öffnungs- und Verschlussbewegungen der labiomandibulären ([bababa…]) oder der linguomandibulären Muskulatur ([dadada…], [gagaga…]) gefordert. Für eine zuverlässige Bestimmung der Wiederholungsrate (Silben pro Sekunde) sind Folgen von mindestens 10 Silben erforderlich.

Die Aufgabe wird auf einem Computer aufgezeichnet, wo die Dauer der Realisierung dann mittels eines Spracheditors bestimmt werden kann. Die jeweils erste und letzte Silbe wird nicht in die Messung mit einbezogen, da diese Silben oft eine längere Dauer haben als die dazwischen liegenden Silben. Die Silbenrate ergibt sich aus der Zahl der realisierten Silben dividiert durch die Realisierungsdauer. Tab.6.**8** listet eine Batterie von 6 Silbenwiederholungsaufgaben auf, beschreibt die

Tab. 6.8 Silbenwiederholungsaufgaben zur Prüfung der artikulatorischen Diadochokinese. Um Übungseffekte auszugleichen, müssen die Aufgaben zweimal in unterschiedlicher Reihenfolge durchgeführt werden.

Silbenfolge	Anforderungen	Normwerte *
[bababa…]	rasche Öffnungs-/Verschlussbewegungen, Lippen/Kiefer	6,93 (1,02)
[dadada…]	rasche Öffnungs-/Verschlussbewegungen, Vorderzunge/Kiefer	7,03 (1,05)
[gagaga…]	rasche Öffnungs-/Verschlussbewegungen, Hinterzunge/Kiefer	6,45 (0,83)
[badabada…]	rasche Wechselbewegungen, Lippen/Vorderzunge	7,92 (1,78)
[nanana…]	wie [dadada…], aber mit abgesenktem Gaumensegel	6,95 (1,00)
[danadana…]	rasche Wechselbewegungen, Vorderzunge/Gaumensegel	6,68 (1,04)

* Mittelwerte und Standardabweichungen für gesunde Probanden verschiedener Altersstufen (n = 60)

spezifischen Anforderungen und nennt Normwerte für die Silbendauern bei hirngesunden Probanden.

Die in Tab. 6.8 genannten Aufgaben prüfen die 3 primären Artikulatoren Lippen, Vorderzunge und Hinterzunge und darüber hinaus die Fähigkeit, Bewegungen von Lippen- und Vorderzunge rasch zu alternieren ([bada]) und bei raschen Wechselbewegungen der Vorderzunge gleichzeitig auch gut koordinierte Wechselbewegungen des Gaumensegels auszuführen ([dana]). Bei gesunden Probanden ist unter den 3 primären Artikulatoren die Vorderzunge der schnellste und die Hinterzunge der langsamste (Spalte 3 in Tab. 6.8). Bemerkenswerterweise erhöht sich die Silbenrate, wenn zwischen Lippen und Vorderzunge abgewechselt werden kann. Gesunde Sprecher können hier offensichtlich die Möglichkeit nutzen, die Bewegungen der beiden Artikulatoren koartikulatorisch miteinander zu verschränken, also z. B. die Vorderzunge bereits anzuheben während die Lippen sich gerade öffnen und umgekehrt, und damit den Vorgang zu beschleunigen. Die zusätzliche Anforderung, bei jedem zweiten Verschluss der Vorderzunge das Gaumensegel abzusenken ([dana]), führt nur zu einer leichten Verlangsamung gegenüber der verwandten Aufgabe [dada].

Patienten nahezu aller Dysarthriesyndrome sind in all diesen Aufgaben verlangsamt. Am deutlichsten gilt dies für Patienten mit ataktischer Dysarthrie – Patienten mit zerebellären Erkrankungen zeigen oft eine ganz erhebliche Verlangsamung bei Silbenwiederholungsaufgaben, selbst wenn ihre Verlangsamung beim Sprechen nur geringfügig ausgeprägt ist (Ziegler u. Wessel 1996, Ziegler 2002). Die artikulatorische Diadochokinese scheint also ein sehr sensitiver Indikator für eine Kleinhirnerkrankung zu sein, allerdings kein sehr spezifischer Indikator für das Ausmaß der Dysarthrie oder die Reduzierung der Sprechgeschwindigkeit bei diesen Patienten. Die Silbenrate in der Diadochokineseaufgabe sollte aus diesem Grund auch nicht mit dem Parameter „Sprechtempo" verwechselt werden.

Dysarthrische Patienten aller Syndrome zeigen im Übrigen auch das bei den gesunden Probanden beobachtbare Verhalten, dass die labiolinguale Wechselaufgabe [bada] rascher ausgeführt wird, als jede der beiden beteiligten Einzelaufgaben, [ba] oder [da]. Dysarthrische Patienten sind also in der Lage, den Koartikulationsvorteil dieser Aufgabe zu nutzen. Dies unterscheidet sie von sprechapraktischen Patienten.

Silbenwiederholungsaufgaben werden auch als „quasisprachlich" bezeichnet. Die motorischen Anforderungen, die mit diesen Aufgaben verbunden sind, unterscheiden sich ganz deutlich von denen einer Sprechaufgabe. Um die Wiederholungsrate von [bababa…] oder [dadada…] zu optimieren, muss der Weg, den die Artikulatoren zurückzulegen haben, möglichst verkürzt werden – ein enger Kieferwinkel erweist sich dabei als günstig. Die Bewegungsgeschwindigkeiten von Lippen oder Zunge werden gleichzeitig ebenfalls sehr gering gehalten, um den Aufwand hoher Beschleunigungs- und Abbremskräfte zu vermeiden. Schnelle Silbenwiederholungsaufgaben erfordern also gar keine schnellen Artikulationsbewegungen; sie erfordern eher eine hohe Adaptationsfähigkeit an diesen besonderen Aufgabentyp. „Langsame Silbenwiederholer" müssen demnach also keine langsamen Sprecher sein (Ziegler 1996).

! [pa] – [ta] – [ka]?
In den meisten Testbatterien werden für Silbenwiederholungsaufgaben Silben mit stimmlosen Plosiven ([pa], [ta], [ka]) herangezogen. Diese Aufgabenstellung ist mit dem Problem verbunden, dass sich Probanden bei der Durchführung der Aufgabe nicht immer an die „stimmlos"-Vorgabe halten. Vor allem wenn die Silbenwiederholung sehr schnell ausgeführt wird, werden die stimmlos-aspirierten Plosive zunehmend weniger aspiriert oder sogar stimmhaft realisiert. Unter der Instruktion „möglichst schnell" verlieren die Silben offensichtlich ihren phonologischen Charakter und degenerieren zu raschen Verschluss-Öffnungs-Sequenzen mit begleitender Phonation. Je nach Interpretation der Aufgabenstellung können Probanden – mit oder ohne Hirnschädigung – ein breites Spektrum unterschiedlicher Varianten realisieren, von [pʰapʰapʰa...] über [papapa...] und [b̥ab̥ab̥a...] zu [bəbəbə...] oder sogar] zu [wəwəwə...], ohne dass der Untersucher dies durch eine Präzisierung der Instruktion wirksam verhindern könnte. Die Probanden sind umso schneller, je weniger sie sich an die phonologische Vorgabe gebunden fühlen. Gibt man anstelle der stimmlosen Konsonanten stimmhafte vor ([ba], [da], [ga]), so verringert sich der Spielraum für Reduktionen, die Realisierungen werden konsistenter.

[pataka]?
Konventionelle Testbatterien verwenden die Silbenfolge [pataka], um zu prüfen, ob Patienten zwischen unterschiedlichen Artikulationsorganen (Lippen – Vorderzunge – Hinterzunge) rasch wechseln können. Diese Aufgabenstellung ist mit einem Problem verbunden, das jeder Untersucher kennt: Patienten und auch viele gesunde Probanden vertauschen Silben, versprechen sich und brechen die Aufgabe ab. Es fällt bei dieser Aufgabe offensichtlich sehr schwer, das Tempo zu optimieren und gleichzeitig die Folge fehlerfrei zu produzieren. Für die abgebrochenen oder fehlerhaften Silbenfolgen können keine brauchbaren Messwerte ermittelt werden, solche Aufgaben sind also für eine genauere Analyse verloren. Gibt man anstelle der dreisilbigen Folge dagegen nur eine zweisilbige vor (nämlich [bada]), so reduziert sich die Rate der Fehler und der Abbrüche drastisch, ohne dass die Aufgabe ihren Charakter der Überprüfung schneller Wechsel zwischen zwei Artikulationsorganen und damit ihre Spezifität verliert.

Halteaufgaben

Vokal- und Frikativhalteaufgaben finden sich in vielen Testbatterien – sie werden meist zur Prüfung der respiratorischen Kapazität und der Luftstromkontrolle herangezogen. Die Instruktion lautet: „Halten Sie den Laut /a/ (bzw. /f/, /s/, /z/) so lange und so konstant wie möglich an." Die Haltedauer kann mit der Stoppuhr oder im Editor der Sprachverarbeitungssoftware auf einem Computer gemessen werden. Unabhängig vom gewählten Laut (Vokal, stimmloser oder stimmhafter Frikativ) wird die Haltedauer in erster Linie von der inspiratorischen Kapazität (also letztlich der Kraft und Effizienz der Inspirationsmuskulatur) und von der Fähigkeit zur respiratorischen Kontrolle der Luftabgabe bestimmt. Bei Vokalen und stimmhaften Frikativen wird die Luftabgabedauer außerdem durch die laryngeale Ventilfunktion bei der Phonation beeinflusst, bei Frikativen (im Unterschied zu Vokalen) zusätzlich auch durch die artikulatorische Engebildung der Zunge an den Alveolen (/s/, /z/) oder der Unterlippe an der Zahnreihe (/v/, /f/). Schließlich spielt auch das velopharyngeale „Ventil" eine Rolle, da eine Gaumensegelinsuffizienz bei allen erwähnten Aufgaben zu einem raschen Luftverlust und daher zu einer Verkürzung der Haltedauer führt. Tab. 6.9 enthält sehr konservative Normwerte.

Durch eine entsprechende Staffelung der erwähnten Aufgaben – Vokale, stimmhaftes /z/, /v/, stimmloses /s/, /f/ – kann versucht werden, die Einflussfaktoren zu isolieren, die zu einer Verkürzung der Haltedauern beitragen. Durch Verwendung einer Nasenklammer kann darüber hinaus auch der Einfluss der Velumfunktion getestet werden. Beachtet man dabei sorgfältig das Prinzip ausreichend häufiger Messwiederholungen und hinreichender Motivation des Patienten, so ergibt sich eine umfangreiche und für den Patienten sehr

Tab. 6.9 Lauthaltedauern für Vokale und stimmlose Frikative (n. Kent 1987).

Aufgabe	Normwerte	
	16–50 J.	> 50 J.
Vokale (i, u, a)	> 12 s	> 10 s
Frikative (f, s)	> 10 s	> 8 s

* nach Kent 1987

anstrengende Untersuchung. Führt man die Aufgaben dagegen weniger systematisch oder nur unvollständig durch, kann man die verschiedenen Einflussfaktoren nicht sicher voneinander trennen.

> Halteaufgaben evozieren motorische Einstellungen, die für den Sprechvorgang untypisch sind: Die kontrollierte Luftabgabe bei maximaler Einatmungstiefe basiert auf extremen biomechanischen Verhältnissen, beispielsweise sehr hohen Rückstellkräften. Solche Bedingungen treten bei der Sprechatmungskontrolle sonst nicht auf. Auch die Aufrechterhaltung einer kontinuierlichen Phonation über mehrere Sekunden ist für den Sprechvorgang ungewöhnlich und kann zu kompensatorischem laryngealem Pressverhalten und veränderter Tonhöhe führen.

Tonhalteaufgaben können trotz allem differenzialdiagnostische Bedeutung haben. In Zusammenhang mit der Myasthenia gravis wurde bereits auf das Phänomen der absinkenden Tonhöhe hingewiesen, das bei längerem Phonieren beobachtet werden kann und als Hinweis auf rasche Ermüdung gilt (Kap. 4). Eine weitere sinnvolle Anwendung solcher Aufgaben besteht in der Aufdeckung und Analyse eines respiratorischen, laryngealen oder artikulatorischen Tremors. Stimmzittern ist in fließender Rede oft schwer zu entdecken, da sich die Frequenz des Tremors mit dem Wechsel von stimmhaften und stimmlosen Segmenten überlagert und der Tremor während der kurzen Vokalphasen gar nicht in Erscheinung tritt. Bei einem zerebellären Tremor von 3 Hz beispielsweise dauert ein Tremorzyklus mehr als 300 ms. Innerhalb eines vokalischen Intervalls von normaler Dauer ist demnach allenfalls die Hälfte eines Oszillationszyklus zu finden. Bei einer Vokalhalteaufgabe von nur 2 Sekunden Dauer treten dagegen etwa 6 Oszillationszyklen auf, die auditiv leicht zu erkennen sind (Farinella et al. 2006). Mittels einer akustischen Analyse des Sprachsignals von Halteaufgaben lässt sich zusätzlich auch die Tremorfrequenz bestimmen, was differenzialdiagnostisch bedeutsam sein kann. Die Instruktion „möglichst lange" ist für die genannten diagnostischen Ziele dabei gar nicht erforderlich. Eine Vokalhaltedauer von etwa 2–3 Sekunden ist ausreichend, um Tonhöhenfluktuationen oder einen Stimmtremor akustisch messen zu können.

! Das Beispiel in Abb. 6.8 stammt von einem Patienten, der mit Verdacht auf das Vorliegen einer Kleinhirnerkrankung zugewiesen wurde. Die Grundfrequenzanalyse einer Vokalhalteaufgabe des Patienten zeigt über einen Zeitraum von 2 Sekunden 10–11 Oszillationen der Grundfrequenz an, dies entspricht einer Tremorfrequenz von mehr als 5 Hz. Bei Patienten mit zerebellären Ataxien treten typischerweise langsamere Tremores von ca. 2–3 Hz auf (Ackermann u. Ziegler 1994a). Der Patient wurde – u. a. aufgrund dieses Befundes – schließlich mit einer spasmodischen Dysphonie diagnostiziert und wird seitdem erfolgreich mit Botulinumtoxin behandelt.

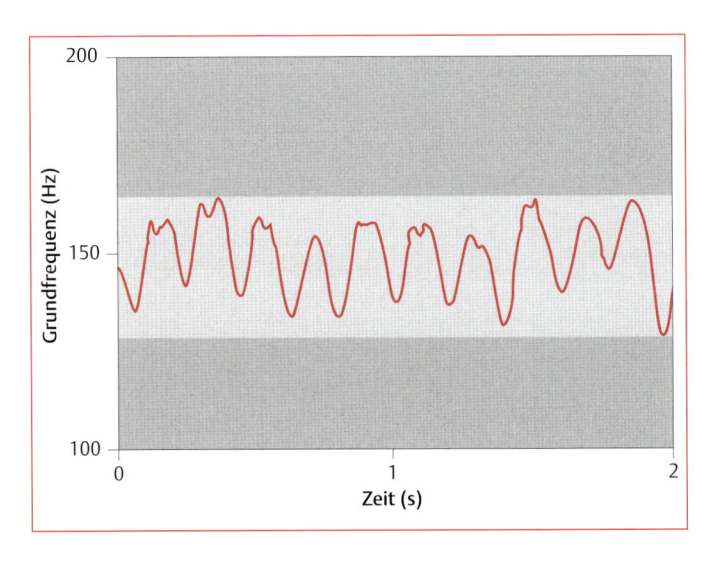

Abb. 6.8 Grundfrequenzkontur für eine Halteaufgabe auf [a::] bei einem Patienten mit spasmodischer Dysphonie. Der Patient hat einen Stimmtremor mit einer Frequenz von 5–6 Hz.

Verständlichkeitsmessung

Wir sprechen, um uns verständlich zu machen. Dysarthrischen Patienten gelingt dies häufig nicht mehr. Ihre Verständlichkeitsprobleme resultieren hauptsächlich aus einer undifferenzierten Lautbildung (z. B. wegen unterschießender oder zielungenauer Artikulationsbewegungen), einer reduzierten Sprechlautstärke oder aus prosodischen Veränderungen, die es dem Gesprächspartner erschweren, die Äußerungen zu zergliedern. Als Folge ihrer Verständlichkeitsminderung sind dysarthrische Patienten häufig gezwungen sich zu wiederholen und Missverständnisse hinzunehmen oder mühsam zu berichtigen, und manchmal können sie ihre Bedürfnisse und Anliegen, etwa aufgrund mangelnder Zeit bzw. fehlender Geduld des Gegenübers, gar nicht mitteilen. Daraus können sich berufliche und soziale Einschränkungen und ein sozialer Rückzug des Patienten ergeben. Aus diesen Gründen ist die Frage nach der Verständlichkeit eine der wichtigsten Fragen in der Dysarthriediagnostik. Nach der eingangs beschriebenen ICF-Klassifikation würde der Verständlichkeitsparameter dem Bereich der Aktivitäten zugewiesen.

> **!**
> **Verständlichkeit, Natürlichkeit und der Schweregrad der Dysarthrie**
> Trotz der großen Bedeutung, die der Verständlichkeit des Sprechens im Alltag zukommt, sollte der Grad der Verständlichkeitsminderung eines Patienten nicht mit dem Schweregrad seiner Dysarthrie gleichgesetzt werden. Es gibt dysarthrische Patienten, die fast uneingeschränkt verständlich sind, aber dennoch unter dem Stigma ihrer Sprechstörung leiden, weil sie stark verlangsamt, mit einer veränderten Stimme oder mit auffälliger Prosodie sprechen. Diese Aspekte einer Sprechstörung werden häufig unter dem Begriff der Unnatürlichkeit („bizarreness") zusammengefasst. Eine „entstellte" Sprechweise kann, wie eine Entstellung durch eine Gesichtsverletzung, ein schwerwiegendes kosmetisches Handicap darstellen und das Persönlichkeitsbild des Betroffenen zerstören. Unabhängig davon, wie gut sich der Patient verständlich machen kann, kann dies zu Einschränkungen der sozialen Teilhabe und zu sozialem Rückzug führen.

Methoden der Verständlichkeitsmessung

Wie kann man Verständlichkeit messen? Prinzipiell lassen sich 3 Klassen von Verfahren unterscheiden: Schätzskalen, Transkriptions- und Worterkennungsverfahren.

Schätzskalen

Die Verständlichkeitsschätzung mittels einer Skala ist die Methode, die mit dem geringsten Aufwand verbunden ist. Eine vergleichsweise gut untersuchte Skala ist die NTID-Verständlichkeitsskala (Samar u. Metz 1988; Tab. 6.**10**).

Voraussetzung für die Zuverlässigkeit einer solchen Schätzung ist, dass die Person, die die Einschätzung vornimmt, sowohl den Patienten als auch den gesprochenen Text nicht kennt. Ein häufig beschriebenes Problem der Verständlichkeitsschätzung ist, dass Beurteiler speziell bei schweren Sprechstörungen dazu tendieren, die Verständlichkeit von Patienten zu unterschätzen, da sie oftmals nicht in der Lage sind, die eigentlich zu bewertende Dimension der Verständlichkeit von anderen Störungsmerkmalen zu trennen (Ziegler 2002a,

Tab. 6.10 NTID-Verständlichkeitsskala (National Institute for the Deaf; n. Samar u. Metz 1988; vgl. Ziegler 2002a).

Punktwert	Beschreibung
1	Die sprachlichen Äußerungen sind unverständlich.
2	Die sprachlichen Äußerungen sind mit Ausnahme einiger Wörter/Phrasen unverständlich.
3	Die sprachlichen Äußerungen sind schwer zu verstehen, doch der Inhalt ist im Wesentlichen verständlich. (Die Verständlichkeit kann sich bei längerem Zuhören erhöhen.)
4	Die sprachlichen Äußerungen sind mit Ausnahme einiger Wörter oder Phrasen verständlich.
5	Die sprachlichen Äußerungen sind völlig verständlich.

Tab. 6.11 Beispiele für phonetisch kontrollierte Ensembles eines Reimtests zur Verständlichkeitsmessung (MVP-Online; Ziegler u. Zierdt 2008).

Zielwort: „Pest" Primär: Konsonant /p/ Sekundär: Vokal /ɛ/		Zielwort: „haften" Primär: Kons.-Verbindung /ft/ Sekundär: Silbenzahl		Zielwort: „Greis" Primär: Vokal /aɪ/ Sekundär: Kons.-Verbindung /gʀ/	
Pest	Bast	haften	Haff	Greis	Maus
Fest	Mast	hassen	Hatz	Grieß	mies
West	Rast	hasten	Hast	Gras	Maß
Nest	Last	Happen	hart	Gruß	Mus
Test	Gast	halten	halt	groß	Moos
Rest	Hast	hacken	Hans		

Hustad 2006). Sie geben z. B. wegen einer Verlangsamung oder einer Stimmstörung einen niederen Schätzwert an, obwohl der Patient gut zu verstehen ist. Ein zweiter Nachteil der Schätzskala aus Tab. 6.**10** ist ihre geringe Sensitivität für kleinere Veränderungen der Verständlichkeit.

Transkriptionsverfahren

Bei diesen Verfahren werden die Äußerungen des Patienten von einem Hörer niedergeschrieben. Danach wird das (orthografische) Transkript mit dem gesprochenen Text verglichen und die Anzahl der nicht oder falsch verstandenen Wörter oder Silben bestimmt. Auch hier gelten die gleichen Voraussetzungen, wie für die Schätzskalen: Die Transkribenten sollen mit dem Patienten nicht vertraut sein, und sie dürfen natürlich auch den gesprochenen Text nicht kennen. Ein Beispiel für ein solches Verfahren ist die Aufgabe 8 der Frenchay-Dysarthrie-Untersuchung (Enderby 2004; s. Tab. 6.**2**), in der eine zufällige Auswahl von 10 Wörtern bzw. 10 Sätzen aus einer Grundgesamtheit von 50 Wörtern bzw. 40 Sätzen geprüft und vom Untersucher transkribiert werden.[5] Transkriptionsverfahren eignen sich prinzipiell nicht für die Beurteilung von Spontansprache, da die erstellten Transkripte nicht mit dem tatsächlichen Wortlaut der beurteilten Äußerungen verglichen werden können (Ziegler 1992). Außerdem ist darauf zu achten, dass in gesprochenen Sätzen und Texten aufgrund syntaktischer Beschränkungen und des Kontextes einzelne Wörter mehr oder weniger gut vorhersagbar sein können.

Worterkennungsverfahren

Bei diesen Verfahren müssen Testhörer die von einem Patienten gesprochenen Wörter in einer Multiple-choice-Bedingung unter ähnlich klingenden Wörtern identifizieren. Bei der Konstruktion der Auswahlmengen wird meist auf eine Kontrolle der phonetischen Ähnlichkeit der Auswahlwörter geachtet. Tab. 6.**11** enthält Beispiele von Auswahlensembles des Münchner Verständlichkeitsprofils (MVP). Das vom Patienten gesprochene „Zielwort" ist hier beispielsweise „Pest" (linke Spalte). 5 weitere Wörter des Auswahlensembles unterscheiden sich von diesem Zielwort nur im Anfangskonsonanten, weitere 6 Wörter unterscheiden sich außerdem auch im Vokal.

Ein Grundproblem aller Worterkennungsverfahren ist deren geringe Sensitivität. Die Aufgabe des Hörers besteht ja lediglich darin, das gesprochene Wort unter wenigen Alternativen zu identifizieren. Das heißt, dass der Hörer das gesprochene Wort mit einer gewissen Wahrscheinlichkeit erraten kann – im Münchner Verständlichkeitsprofil mit einer Wahrscheinlichkeit von 8,3 %. Ein Vorteil dieser Verfahren ist dagegen, dass das verwendete Wortmaterial so ausgewählt werden kann, dass aus den Hörerantworten ein Verständlichkeitsprofil abgeleitet werden kann. Einem solchen Profil kann man z. B. entnehmen, welche Lautklassen in besonderem Maße zur Verständlichkeitseinschränkung eines Patienten beitragen.

---

[5] Das Prinzip der Unvertrautheit mit dem Wortlaut der gesprochenen Äußerungen ist dabei nur sehr eingeschränkt gewährleistet: Die Grundgesamtheiten von nur 50 Wörtern bzw. 40 Sätzen sind jedem Sprachtherapeuten nach wenigen Testanwendungen so vertraut, dass er die gesprochenen Wörter oder Sätze – trotz der Zufallsauswahl – oft erraten kann.

Selbstbeurteilung

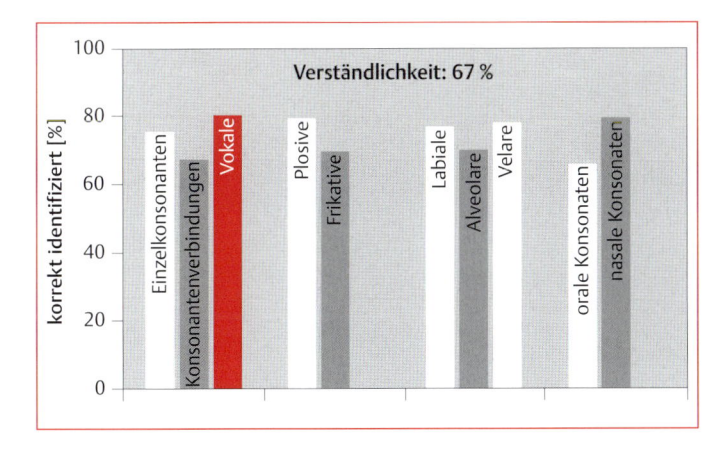

Abb. 6.9 Beispiel für ein Verständlichkeitsprofil nach MVP-Online. Es handelt sich um einen Patienten mit einer gemischten Dysarthrie nach einem schweren Schädel-Hirn-Trauma. Die deutlich höhere Fehlerzahl für Testitems mit oralen im Vergleich zu nasalen Konsonanten weist auf eine Gaumensegelfunktionsstörung hin.

MVP-Online. MVP-Online (Ziegler u. Zierdt 2008) ist ein Verfahren, das auf dem Wortidentifikationsprinzip beruht. Der Test wird online durchgeführt (www.phonlab.de). Bei der Anmeldung erhält der Untersucher auf seinem Rechner eine Liste von Testwörtern und Testsätzen, die dem Patienten auf dem Bildschirm präsentiert und außerdem vorgelesen werden. Der Patient spricht die Testäußerungen nach, die Sprechproben werden aufgezeichnet und auf einem zentralen Server gespeichert. Dort werden sie Testhörern zugewiesen, die wiederum online die Sprechproben des Patienten hören und, wie in Tab. 6.11 dargestellt, jedes gehörte Wort einem von 12 ähnlich klingenden Auswahlwörtern zuordnen. Standardmäßig wird jede Patientenaufnahme von 3 Hörern beurteilt. Aus den Zuordnungsfehlern, die die Hörer machen, wird ein mittlerer Verständlichkeitswert errechnet. Außerdem können verschiedene Klassen von Ziellauten hinsichtlich des Anteils von Beurteilungsfehlern verglichen werden. Daraus ergibt sich ein Verständlichkeitsprofil, aus dem z. B. abgelesen werden kann, ob labiale Konsonanten im Vergleich zu den lingualen Konsonanten mehr oder weniger zur Verständlichkeitseinschränkung beitragen (Abb. 6.9).

Die Testkonstruktion von MVP-Online entspricht dem ehemals als Einzelplatzverfahren konzipierten Münchner Verständlichkeitsprofil (Ziegler u. Hartmann 1993, Ziegler 1994). Das Verfahren ist reliabel und valide (Nowack et al. 2008, Ziegler u. Hartmann 1993, Ziegler u. Zierdt 2008). Durch die Hörerzuweisungsmethode ist gewährleistet, dass die beurteilenden Hörer den jeweiligen Patienten nicht kennen – eine wichtige Grundvoraussetzung in der Verständlichkeitsmessung. Durch die Verwendung von Trägersätzen ist MVP-Online sensitiver als vergleichbare englischsprachige Untersuchungsverfahren[6]. Die Methode ist außerdem sehr ökonomisch, denn für den Untersucher fällt nur die Online-Untersuchungszeit von 15–20 Minuten an, die Auswertung und Befunderstellung erfolgt in einem zentralen phonetischen Labor (www.phonlab.de).

Selbstbeurteilung

Die bisher beschriebenen Diagnostikverfahren waren im Sinne des eingangs beschriebenen ICF-Modells ausnahmslos funktionsbezogen (z. B. BoDyS) oder aktivitätsbezogen (z. B. MVP-Online). Die Teilhabe-Ebene kann durch diese Verfahren nicht erfasst werden.

Teilhabebezogene Instrumente der Dysarthriediagnostik zielen darauf ab, die sozialen Teilhabemöglichkeiten dysarthrischer Patienten zu erfassen, natürlich unter besonderer Berücksichtigung ihrer Sprechstörung. Kommunikative Partizipation ist in fast allen Lebensbereichen wichtig: in Bil-

---

[6] Allerdings hat sich herausgestellt, dass vor allem Patienten mit Parkinson-Syndromen von dem eingeschränkten „Setting" dieses Tests profitieren und Testwerte erzielen können, die den Grad ihrer Verständlichkeitseinschränkung im Alltag nicht adäquat widerspiegeln.

dung und Beruf, in der Selbstversorgung, im Umgang mit Behörden, bei Arztbesuchen und bei den verschiedensten Freizeitaktivitäten. Die Frage, wie gut ein Patient in all diesen Situationen zurecht kommt, lässt sich nicht auf der Grundlage von auditiven oder akustischen Befunden oder von Verständlichkeitsscores beantworten, da der „kommunikative Alltag" zu komplex ist und die Bewältigung dieses Alltags von vielen äußeren und persönlichen Faktoren abhängt.

Eine bevorzugte Methode, die Folgen einer Hirnschädigung für die soziale Teilhabe zu erfassen, ist die strukturierte Befragung der Patienten mittels Selbstbeurteilungsbögen. Im amerikanischen Gesundheitswesen gewinnt eine vom National Institute of Health (NIH) gegründete Initiative zur Entwicklung eines Patient-Reported Outcomes Measurement Information System (PROMIS) zunehmend an Bedeutung (Cella et al. 2007). Die Beschränkungen dieser Methode in der Diagnostik neurologischer Erkrankungen liegen auf der Hand: Patienten mit Hirnschädigung sind aus kognitiven Gründen oder wegen einer Aphasie manchmal nicht in der Lage, komplexe Fragen nach ihren Lebensumständen zu verstehen oder adäquat zu beantworten, und bei manchen Patienten ist die Hirnschädigung mit einer Störung der Krankheitseinsicht oder der Bewertung ihrer Einschränkungen und ihrer verblieben Ressourcen verbunden. Dies kann natürlich auch bei Patienten mit einer Dysarthrie zutreffen. Das Ergebnis einer solchen Befragung muss in diesen Fällen entsprechend bewertet werden.

In der Dysarthrieliteratur wurden verschiedene Selbstbeurteilungsinstrumente beschrieben. Eine sehr einfache und ökonomische, dabei aber auch relativ undifferenzierte Fragensammlung wurde von Donovan et al. (2008) zusammengestellt (Tab. 6.12).

Andere Verfahren sind auf Teilaspekte einer Sprechstörung fokussiert, z.B. der Voice Handicap Index (VHI; Jacobson et al. 1997), der auch in deutscher Fassung vorliegt (Nawka et al. 2003). Dieses Instrument ist allerdings nicht spezifisch für dysarthrische Patienten geeignet. In den USA gibt es Bemühungen zur Entwicklung eines Instruments zur Messung der kommunikativen Teilhabe, die Communicative Participation Item Bank (Yorkston et al. 2008), die mit einer sehr umfangreichen Sammlung von mehr als 120 Fragen begonnen wurde und schrittweise zu einem ökonomischeren Erhebungsinstrument führen soll. Ein in Schweden etablierter Patientenfragebogen, Living with Dysarthria (LwD), wurde von Hartelius et al. (2008) entwickelt und erprobt.

Im deutschsprachigen Raum existiert ein bislang nicht publizierter aber mittlerweile gut evaluierter Fragebogen zu den Beeinträchtigungen der Kommunikation als Folge zentraler Sprechstörungen (Ziegler et al. 1996, Schmich et al. 2009). Der Bogen umfasst insgesamt 61 Fragen zu verschiedenen Bereichen des kommunikativen Alltags. Eine Übersicht über den Fragenkatalog mit Beispielen findet sich in Tab. 6.13.

Dieser Fragebogen beschränkt sich – im Unterschied etwa zur amerikanischen Communicative Participation Item Bank – nicht auf die Teilhabeaspekte der Dysarthrie, sondern bezieht die subjektive Wahrnehmung der Funktionsstörung, den Umgang mit der Sprechstörung, Reaktionen der Umwelt oder aktivitätsbezogene Fragen, wie nach der Verständlichkeit, mit ein. Die Antworten werden auf 3-stufigen Likert-Skalen (0, 1, 2) kodiert, auf denen anzugeben ist, ob ein Merkmal häufig (2), selten (1) oder nie (0) auftritt oder ob eine Aussage gar nicht (0), ein wenig (1) oder voll (2) zutrifft etc. Der Summenscore über alle 61 Antworten liefert einen globalen Index der dysarthrie-

Tab. 6.12 Communicative Effectiveness Survey (CES).

Schwierigkeit	Beschreibung
1	Unterhaltung mit einem Angehörigen zuhause, Teilnahme an einer Unterhaltung mit Fremden in ruhiger Umgebung
2	mit einer vertrauten Person telefonieren
3	mit einer fremden Person telefonieren
4	an einer Unterhaltung in lauter Umgebung teilnehmen (Veranstaltung)
5	in aufgeregter oder wütender Stimmung mit einem Freund reden
6	sich während der Autofahrt unterhalten
7	sich mit jemandem über größere Entfernung unterhalten

1 = „geht überhaupt nicht"
4 = „geht sehr gut"

Tab. 6.**13** Fragebogen zu den Beeinträchtigungen der Kommunikation als Folge zentraler Sprechstörungen (Ziegler et al. 1996).

Bereiche	Beispiele
körperliche Beschwerden beim Sprechen (6 Fragen)	Ich komme beim Sprechen außer Atem. Die Zunge erscheint mir wie ein Fremdkörper.
stimmliche/artikulatorische Veränderungen (7 Fragen)	Ich spreche leiser als vor der Erkrankung. Seit der Erkrankung spreche ich durch die Nase.
kommunikative Aktivitäten (6 Fragen)	Ich spreche jemanden an. Ich erzähle Witze oder lustige Begebenheiten.
Verständlichkeit Gesprächspartner (9 Fragen)	Mein(e) Partner(in) versteht mich .... Freunde oder Bekannte müssen .... nachfragen.
Verständlichkeit Situationen (5 Fragen)	Wenn ich telefoniere, versteht man mich... In lauter Umgebung versteht man mich...
Kommunikationsmittel und -strategien (6 Fragen)	Wenn man mich nicht versteht, lasse ich andere für mich sprechen. Wenn man mich nicht versteht, wiederhole ich es langsamer/lauter.
emotionale Bewertung (6 Fragen)	Ich werde wütend, wenn man mich nicht versteht. Ich mache mir Vorwürfe, wenn man mich nicht versteht.
Reaktionen anderer (9 Fragen)	Ich werde für aggressiv (depressiv, betrunken) gehalten. Ich werde unterbrochen.
psychosoziale Folgen (7 Fragen)	Die Sprechstörung schränkt mich in Kontakten zu Freunden ein. Die Sprechstörung hindert mich, neue Bekanntschaften zu machen.

bezogenen Beschwerden eines Patienten. Dieser Wert zeigt nach den bisherigen Erfahrungen eine hohe Korrelation mit dem Summenscore der Bogenhausener Dysarthrieskalen, wenn auch bei einzelnen Patienten klar wird, dass sie manche Auswirkungen ihrer Sprechstörung über- oder unterschätzen (z.B. Hinterberger et al. 2008). In einer Evaluation des Fragebogens auf der Grundlage von 146 Datensätzen konnten die Konstruktionsmerkmale des Bogens empirisch validiert werden (Schmich et al. 2009).

Es rentiert sich, einen Teil der für die Diagnostik vorgesehenen Zeit auf die Abfrage der Beschwerden und Einschränkungen eines Patienten mit einem Selbstbeurteilungsinstrument zu verwenden. Die „Innenansicht" der Störung, also die Perspektive des Patienten, ist ein wichtiger Ausgangspunkt für die Formulierung von Therapiezielen und für die Beurteilung des Ergebnisses („Outcome") einer Behandlung. Die Kenntnis der subjektiven Bewertung verschiedener Störungsaspekte durch den Patienten kann die Wahl der Therapieschwerpunkte beeinflussen. Es ist auch abzusehen, dass die Kostenträger eine systematische diagnostische Erfassung von Teilhabeaspekten der Störung in Zukunft verstärkt einfordern werden.

7 Therapie

Einleitung

Therapie soll wirksam sein. Sie soll die sprechmotorischen Symptome reduzieren und Verständlichkeit, Natürlichkeit und Kommunikationsfähigkeit als Voraussetzungen selbstbestimmter Teilhabe am gesellschaftlichen Leben soweit wie möglich wieder herstellen. Mit dieser Zielformulierung ist der Rahmen für die praktische therapeutische Arbeit gesteckt.

Evidenzbasierte Praxis

Wie steht es um die Wirksamkeit der Therapie von Dysarthrien? In der Dysarthrieleitlinie der „Deutschen Gesellschaft für Neurologie" sowie in den „Practice Guidelines for Dysarthria" der „Academy of Neurologic Communication Disorders and Sciences" werden nur 3 Verfahren genannt, für die in ausreichender Qualität Wirksamkeitsnachweise vorliegen. Dies trifft vor allem auf die Übungsbehandlung des idiopathischen Parkinson-Syndroms nach dem „**Lee Silverman Voice Treatment**" (LSVT) zu. Die beiden anderen empfohlenen Maßnahmen sind keine übungstherapeutischen Behandlungen. Es handelt sich um die Applikation von **Botulinumtoxin** bei spasmodischer Dysphonie sowie um die Anpassung einer **Gaumensegelprothese** bei velopharyngealer Insuffizienz. Für alle anderen Verfahren, die in diesem Kapitel beschrieben werden, gilt, dass sie nicht nach herrschenden wissenschaftlichen Regeln auf ihre Wirksamkeit überprüft wurden. Bestenfalls handelt es sich um Methoden, deren Evidenz auf Vorher-Nachher-Gruppenstudien mit kleinen Fallzahlen, Einzelfallstudien oder Expertenmeinung beruht. Diese Datenlage wird sich auch in absehbarer Zeit kaum wesentlich verbessern. Angesichts der Verschiedenheit und Vielgestaltigkeit dysarthrischer Störungen ist es schwer vorstellbar, dass groß angelegte Therapiestudien geeignet wären, die passenden Antworten auf die komplexen therapeutischen Probleme zu geben. Zudem ist die derzeitige Therapiesituation von einer Vielzahl, z. T. stark voneinander abweichenden Behandlungsansätzen geprägt, zu denen nicht nur wenige bis keine Wirkungsnachweise vorliegen, sondern die auch einen Mangel an theoretischer Fundierung aufweisen.

> **!** „There is nothing as practical as a good theory."
> (Kurt Lewin 1951)

Aufbau des Kapitels

Die folgende Darstellung folgt dem Ziel, Anregungen und Entscheidungshilfen zu geben. Auf die Zusammenstellung von Übungen und Aufgaben wurde absichtlich verzichtet. Es wurden beispielhaft einige Behandlungsaspekte vor allem in der Absicht herausgegriffen, die dysarthrischen Symptome funktionskreisspezifisch und darauf abgestimmt, konkrete Behandlungsansätze im Zusammenwirken der beteiligten Strukturen zu sehen. Der nach Funktionskreisen geordneten Systematik folgt eine nach Dysarthrietypen geordnete Darstellung. Spastische und ataktische Dysarthrie sowie Mischformen aus beiden kommen in der klinischen und logopädischen Praxis vermutlich am häufigsten vor, entsprechend umfangreich werden die Behandlungsvorschläge zu diesen Syndromen abgehandelt. Wiederholungen ließen sich nicht nur nicht vermeiden, sie sind sogar beabsichtigt.

Den Themen Gruppentherapie, Kommunikationshilfen und Beratung sind eigene, kurze Kapitel gewidmet. Die Kürze der Abhandlung soll nichts über die Wertigkeit dieser Themen aussagen. Im konkreten Einzelfall können Aspekte wie die Versorgung mit einer elektronischen Kommunikationshilfe oder das Thema Krankheitsverarbeitung ganz im Vordergrund stehen. Aus Platzgründen musste ein eigener Abschnitt zur Haltung und zur alltagsorientierten Therapie (AOT) entfallen[7].

> Dysarthrietherapie schöpft aus dem Wissen, wie Sprechmotorik und pathophysiologische Mechanismen regelhaft zusammenhängen. Die individuellen Kombinationen, bestehend aus sprechmotorischen Störungsmustern, assoziierten motorischen, neuropsychologischen und sozialen Faktoren, setzen einem standardisierten Vorgehen Grenzen.

Therapieziele

Die Formulierung von Behandlungszielen ist ein Ausdruck planvollen Vorgehens. Die Behandlungsziele sind das geronnene Produkt aus Untersuchungsergebnissen, dem Verständnis davon, wie Sprechen funktioniert und wie die Störungsmechanismen systematisch beeinflussbar sind. Ein weiterer Planungsfaktor ist die zur Verfügung stehende Behandlungsdauer. Die systematische Zuordnung der Therapieziele erfolgt nach dem ICF-Konzept der WHO (Kap. 6). Dieses System unterscheidet die Funktionsfähigkeit einer Person nach 3 Aspekten:
- körperliche Funktionen und Körperstrukturen
- Aktivitäten, d.h. sie tut all das oder kann es tun, was von einem Menschen ohne Gesundheitsproblem erwartet wird
- Teilhabemöglichkeiten

Therapieziele, die eine Verbesserung der **körperlichen Funktionen** beinhalten, könnten z.B. bei der in Tab. 6.1 bereits vorgestellten Patientin mit schwerer artikulatorischer und respiratorischer Beeinträchtigung folgendermaßen lauten: Die Patientin soll
- vordere Vokale differenzieren,
- Diphthonge in Einsilblern differenzieren,
- die Vokalhaltedauer von 5 auf 8 Sekunden steigern und dabei Tonhöhe und Lautstärke konstant halten,
- die Luftabgabedauer bei s/f von 2 auf 5 Sekunden steigern und die Intensität stabil halten,
- 2-silbige Wörter auf einen Atemzug sprechen.

Bezüglich der **Aktivität** wird angestrebt, jemanden dahin zu bringen, dass er sich trotz gravierender motorischer Einschränkungen verständlich äußert. Auf unser Beispiel einer schweren ataktischen Dysarthrie angewendet, würde das in diesem Zusammenhang formulierte Ziel ein kompensatorisches Verhalten berücksichtigen, das in dem konkreten Fall am ehesten zu verständlichen Äußerungen beiträgt. Es könnte lauten: Die Patientin soll
- auf Inhaltsfragen mit kurzen, einfachen Sätzen antworten und
- nach jeder Sinneinheit eine Atempause machen.

Ziele auf der Ebene der **Partizipation** orientieren sich an der sozialen Situation des Betroffenen, aber auch an seinen sonstigen Fähigkeiten und Behinderungen. Falls er manuell in der Lage ist, ein Telefon oder das Internet zu benutzen, kann das Telefonieren bzw. Chatten im Internet ein Punkt des Zielekatalogs sein. Freizeitaktivitäten können Partizipationsziele definieren. Dazu kann mit dem Patienten ein Repertoire an Begriffen und Äußerungen „einstudiert" werden, das für das Mitmachen bei Spielen (Schach, Kartenspiel usw.) wichtig ist. Im Fall unserer ataktischen Sprecherin wurden auch Ziele formuliert, die nonverbale Aspekte einer komplexen kommunikativen Handlung beinhalten. Am Beispiel des Telefonierens veranschaulicht lauteten die Ziele: Die Patientin soll
- mögliche Probleme beim Telefonieren erkennen, Lösungen finden und Handlungsschritte vorbereiten,
- telefonisch Auskünfte einholen (z.B. in Geschäften und Kaufhäusern nach bestimmten Waren fragen).

Es sollte beachtet werden, dass aufgrund psychologischer und physiologischer Faktoren ein Patient für eine bestimmte Behandlungsmaßnahme nicht zu jedem beliebigen Zeitpunkt bereit und „reif" sein kann. Es spielen Faktoren wie körperliche

---
[7] Das Buch von Götze u. Höfer (1999) ist auch für Sprachtherapeuten eine praktische Anleitung für eine alltagsorientierte Therapie.

Ausdauer, (Dauer-)Aufmerksamkeit, Konzentration, Krankheitsverarbeitung, psychische Stabilität, Therapieerfahrung, soziales Netz und sicherlich noch einige andere hier nicht explizit erwähnte Aspekte eine wichtige Rolle.

Fast jede funktionelle Beeinträchtigung kann zu Fehlanpassungen führen, wenn nicht, falsch oder zu spät behandelt wird. Es ist daher ein übergeordnetes Ziel, Fehlanpassungen zu vermeiden. Zu den Fehlanpassungen zählt es, wenn relativ besser erhaltene Muskelfunktionen überaktiv werden, was die Wiederherstellung anderer motorischer Fähigkeiten nachhaltig hemmt. Eine sprachtherapeutische Behandlung sollte deshalb möglichst früh einsetzen. Bei progredienten Erkrankungen wird man bestrebt sein, mit geeigneten Maßnahmen die verbale Kommunikation möglichst lang zu erhalten

Der Patient soll durch angemessene Kompensationen lernen, seine Restfunktionen zu optimieren. Dabei geht es nicht immer darum, dass ein weniger betroffenes Bewegungsorgan die Aufgabe des gestörten übernimmt, sondern darum, dass eine Bedingung (z.B. langsameres Sprechtempo, größere Lautstärke, wortweises Sprechen) hergestellt wird, die eine optimale Aktivität der motorischen Restfähigkeiten erlaubt. Kompensatorische Sprech- und Kommunikationstechniken sollten vom Patienten und seiner Umgebung akzeptiert oder wenn möglich aktiv unterstützt werden. Es bedarf dazu kontinuierlicher Aufklärungsarbeit darüber, wie Sprechen funktioniert, wie die Symptome zustande kommen, welche therapeutischen Möglichkeiten es gibt und wie die Prognose einzuschätzen ist (S. 200 ff).

Der dysarthrische Patient sollte sein Sprechen bewusst kontrollieren lernen und ein „Gefühl" dafür entwickeln, mit welcher Technik er am besten spricht. Er kann nicht darauf vertrauen, dass er wie früher „automatisch" und ohne besondere Anstrengung optimal spricht. Ein erfolgreicher Transfer der prinzipiell verfügbaren Sprechfähigkeit hängt nicht zuletzt davon ab, dass er lernt, die Kontrolle in variablen Situationen des privaten und beruflichen Alltags beizubehalten. Seine Fähigkeit zur Selbstwahrnehmung muss entwickelt werden, damit er sein Sprechen selbst bewerten und jederzeit korrigieren kann. Der dysarthrische Sprecher hört sein eigenes akustisches Produkt nicht so, wie andere es hören (S. 18). Die Auffälligkeiten ihres Sprechens erfahren die meisten Patienten nicht durch die Selbstwahrnehmung, sondern durch die Rückmeldung ihrer Gesprächspartner. Das Konzept von LSVT, einer bewährten Methode der Stimmtherapie bei hypokinetischer Dysarthrie, berücksichtigt dieses Problem der Selbstwahrnehmung und hat es zu einem fundamentalen Therapieziel erklärt.

Nach allgemeingültigen lerntheoretischen Grundsätzen sollte der Patient über das Ziel jedes Behandlungsschritts möglichst genau in Kenntnis gesetzt werden und das Ergebnis seiner Bemühungen beurteilen können. Er soll seine Sprechmotorik kontrollieren lernen, um wieder verständlicher, effizienter und natürlicher zu sprechen. Damit eine Fertigkeit in wechselnden Situationen zur Verfügung steht, muss sie auch in unterschiedlichen situativen Kontexten und mit verschiedenen Gesprächspartnern eingeübt werden. Verständlichkeit, Effizienz und soziale Akzeptanz bleiben abstrakte Größen, wenn sie nicht mit den individuellen Therapiezielen des Patienten und seiner Umgebung in Einklang gebracht werden. Inwieweit die Ziele letztendlich erreicht werden, muss aus der Sicht des Therapeuten, aber auch des Patienten und seiner sozialen Umgebung bewertet werden.

Oberstes Behandlungsziel ist die Förderung der kommunikativen Fähigkeiten. Der Patient (und seine Bezugspersonen) soll dazu angeleitet werden, alle ihm zur Verfügung stehenden Mittel der Verständigung von Anfang an zielgerichtet einzusetzen. Es ist eine irrige Annahme unter Therapeuten und Betroffenen (und Angehörigen), dass der Einsatz einer Kommunikationshilfe oder nonverbaler Hilfsmittel die Reorganisation der verbalen Ausdrucksfähigkeit verzögern oder behindern könnte oder bestenfalls ultima ratio sein sollte. Der Beratung der Angehörigen und anderer Betreuungspersonen muss dazu Rechnung getragen werden.

Therapiedauer. Wie lange eine Behandlung dauern soll, hängt davon ab, wie viel Zeit und wie viele Therapieeinheiten benötigt werden, um das Therapieziel zu erreichen. Die Therapieziele sollten daher so formuliert sein, dass sie in irgendeiner Form messbar sind, um den angepeilten Verlauf im Blick zu behalten und um gegebenenfalls die Ziele zu revidieren. Außerdem sollte ein Plan aufgestellt werden, der dem Patienten vermittelt, wie viel Zeit er aufzubringen hat, bis er in irgendeiner Form besser kommunizieren kann. Solch ein Zeitplan hilft dem Patienten und seinen Angehörigen bei der Entscheidung, welchen Stellenwert die Sprechtherapie langfristig einnehmen soll. Manche Patienten haben noch zusätzliche, behandlungsbedürftige Störungen. Die Rangfolge, die sie mit der Sprechtherapie bilden, richtet sich nicht zuletzt danach, welche Ziele in welcher Zeit erreichbar sind. Falls der zeitliche Rahmen gut überschaubar ist, ist mancher Patient eher bereit, Motivation und Anstrengung aufzubringen. Wenn die Behandlung jedoch einen längeren Zeitraum in Anspruch nimmt, dann kann das die Einstellung zur Therapie beeinflussen.

Die Behandlungsdauer wird von mehreren Faktoren bestimmt. Die Ätiologie und der Schweregrad einer Störung spielen eine wichtige Rolle. Die Motivation des Patienten, seine psychische Verfassung und seine kognitiven Fähigkeiten beeinflussen die Lernfähigkeit. Auch der Grad der Hospitalisierung und die kommunikativen Bedürfnisse, aber auch die Erreichbarkeit des Therapieorts (z. B. bei ambulanten oder Tagklinikpatienten, die weiter weg wohnen) beeinflussen die Behandlungsdauer.

Eine Behandlung sollte spätestens dann beendet werden, wenn ein Therapieziel erreicht ist, oder wenn ein Plateau zu beobachten ist. Es sollte grundsätzlich eine Kontrolluntersuchung in regelmäßigen Abständen angesetzt werden, um den Erhalt der Leistungen zu überprüfen. Diese Option der Überprüfung und eventuellen Wiederaufnahme der Behandlung sollte Patienten und Angehörigen am Ende eines Therapieintervalls vermittelt werden.

Leitlinien und Konzepte

Das Wissen, wie normales Sprechen funktioniert und nach welchen Prinzipien sich Sprechmotorik im Fall einer neuronalen Störung reorganisiert, legt die theoretische Grundlage für jede Art von Behandlungskonzept. Selbst wenn Therapeuten ihr praktisches Vorgehen an keiner bestimmten Methode ausrichten, gründet sich ihr praktisches Handeln trotzdem auf dem theoretischen Wissen, wie normales Sprechen funktioniert, wie ein Mensch sein Sprechen kontrolliert und wie von außen korrigierend in diese Prozesse eingegriffen werden kann. Diese Wissensbasis bestimmt, wie wir therapeutisch den Reorganisationsprozess unterstützen und lenken können, um Potenziale zu fördern und Fehlentwicklungen zu verhindern oder rückgängig zu machen. Keines der hier vorgestellten Behandlungskonzepte kann für sich in Anspruch nehmen, für dysarthrische Probleme eine umfassende Lösung zu bieten. Dysarthrien treten, was die Beteiligung und Ausprägung der sprechmotorischen Funktionen, aber auch der assoziierten Beeinträchtigungen der Körpermotorik, der kognitiven und psychischen Funktionen betrifft, in vielgestaltigen Kombinationen auf. Außer den genannten spielen noch Kontextfaktoren wie Krankheitsverarbeitung, Bildung, soziales Umfeld, Motivation, Eigeninitiative, Zeit seit dem Schädigungsereignis sowie die persönliche Lerngeschichte und Therapieerfahrungen des Patienten in die Entscheidungsprozesse hinein, welches Behandlungskonzept infrage kommt. „Dysarthrietherapeuten" sollten kreativ und mutig sein. Sie sollten Behandlungskonzepte nach Maßgabe des individuellen Falls miteinander kombinieren und wechseln können. Sie sollten sich von symptomorientiertem oder traditionellem Vorgehen und sogenannten Standards lösen können, wenn ihnen dieses geboten erscheint.

Besonderheiten des sprechmotorischen Systems

Bei der Suche nach relevanten Sprechübungen spielt es eine Rolle, ob die einzelnen Bewegungsorgane unabhängig voneinander oder in untrennbaren, sprechmotorikspezifischen Funktionseinheiten gesehen werden. Eine Betrachtung der anatomischen Gegebenheiten legt nahe, dass Unterkiefer und Lippen sowie Unterkiefer und Zunge jeweils Funktionseinheiten bilden, die wiederum eng miteinander verschaltet sind. Perturbationsexperimente (Kap. 2) belegen, dass nicht nur die direkt betroffenen Muskeln, sondern auch andere, nicht unbedingt in unmittelbarer Nachbarschaft gelegene Sprechmuskeln auf Störeinflüsse reagieren. Die verschiedenen Subsysteme verhalten sich dabei unterschiedlich, was auf hochspezifische sensomotorische Verarbeitungs-, Rückkopplungs- und Planungsmechanismen hinweist.

Die motorischen und sensorischen sowie koordinatorischen Anforderungen an die einzelnen Artikulationsorgane differieren auch hinsichtlich der sprachlichen Elemente (z.B. Konsonanten- vs. Vokalartikulation; Barlow u. Abbs 1984). Die Implikationen dieser variablen Situation für die Behandlung der Dysarthrien liegen auf der Hand: Die Aufgabenstellungen und Übungen, mit denen die Sprechmotorik stimuliert und trainiert werden, sollten sich so eng und spezifisch wie möglich an den natürlichen, sprechmotorischen Vorgängen ausrichten.

„Pneumatische" und „nichtpneumatische" orofaziale Funktionen

Nach Warren (1988) ist der Sprechvorgang in ein kompliziertes Feedbacksystem eingebunden, das den Luftstrom und die Luftdrücke kontrolliert und steuert. Auch in Ruhe bilden die oberen Atemwege und die Atmung ein Kontrollsystem, das die Luftwiderstände und den Luftstrom reguliert, um die Sauerstoffkonzentration und den Atemdruck zu steuern. Das respiratorische System ist danach mit dem kardiovaskulären System vergleichbar, wo auch feinste Druckregulationen stattfinden. Ein wichtiger Punkt dabei ist, dass die Strukturen, die bei Ruheatmung den Luftwiderstand regulieren, auch als Artikulatoren (einschließlich der Glottis) beim Sprechen fungieren. Der Luftwiderstand im Ansatzrohr wird während des Sprechens relativ konstant gehalten. Dies spricht dafür, dass die Widerstände an den Hemmschwellen (Glottis, Zunge, Lippen) – vergleichbar mit den Vorgängen bei Ruheatmung – synchron kontrolliert werden (in Kap. 2 wird auf diese Zusammenhänge genauer eingegangen). Ein solches, sich über entsprechende Drucksensoren regulierendes System kann normalerweise flexibel einen plötzlichen Abfall des subglottischen Drucks verhindern. Wenn nun lokale Schallquellen (Hemmschwellen), wie es bei Dysarthrie der Fall sein kann, ausfallen, müssen andere dafür einspringen. In typischer Weise springt bei schwerer Dysarthrie die Glottisfunktion ein, wenn die supraglottischen Hemmschwellen insuffizient arbeiten und stabilisiert die Druckverhältnisse. Die Manifestation dieses (kompensatorischen) Verhaltens ist das Durchschleifen der Phonation über die gesamte Äußerung (vokalisierendes Sprechen). Bei zugleich insuffizienter Glottisfunktion (behauchte Phonation) kann es zu gravierenden Reaktionen der Atmung und der Artikulation kommen. Fließende, in normalem Rhythmus ablaufende Sprechbewegungen sind unter solchen Umständen kaum noch möglich und scheinen in manchen Fällen richtiggehend verlernt zu werden.

Die vorher skizzierten Modellvorstellung und das Verständnis davon, welche Mechanismen an der Restitution artikulatorischer Zielbewegungen beteiligt sind, führen zu der dichotomischen Einteilung in „pneumatische" und „nichtpneumatische" orofaziale Funktionen. Nichtpneumatische Bewegungsfunktionen wie Kauen, Schlucken, Kontrolle von Flüssigkeit, orale Reinigung werden durch taktil-explorative Vorgänge gesteuert. Die Wahrnehmung von festen und flüssigen Stoffen löst während der oralen Phase variable, an die Menge und Beschaffenheit des Materials angepasste Bewegungsabläufe aus.

Pneumatische Funktionen sind Saugen, Pusten, Pfeifen, Backen aufblasen und Sprechen. Pneumatische Bewegungsfunktionen haben als sensorischen Hintergrund taktile und aerodynamische Reizmuster. Die Wahrnehmung von Luftströmung und Luftdruck beeinflusst an der Hemmschwelle das Kontaktmuster, den Berührungsdruck sowie das Timing. Aufgrund unterschiedlicher Strömungsbedingungen bei den verschiedenen Lautklassen bietet es sich an, die Sprachlaute selbst nach „pneumatisch" und „nichtpneumatisch" zu unterscheiden. Unter die erste Kategorie fallen Konsonanten mit hohen Luftdrücken oder Strömungsgeschwindigkeiten, z.B. Frikative und Plosive. Zur zweiten Kategorie gehören Laute bzw. artikulatorische Vorgänge, bei denen im Mundraum (supraglottisch) relativ geringe Luftstromgeschwindigkeiten und -drücke auftreten, weil die primäre Schallquelle der Kehlkopf bzw. die Glottis ist. Bei durchgängig stimmhaften Lautfolgen (in Wörtern wie Wolle, lang, mahnen, jammern usw.), in denen keine Plosive sowie keine stimmlosen Frikative und Affrikate enthalten sind, spielt der artikulatorische (supraglottische) Luftstrom eine untergeordnete Rolle. Luftdrücke wirken sich bei diesen Lauten kaum steuernd auf die artikulatorische Geste von Zunge und Lippen aus. Die Kraft und die genaue Positionierung des Artikulators sowie das Timing sind nicht in gleichem Maß kritische Größen, wie wenn der Sprachschall primär an der Zunge oder an den Lippen erzeugt wird.

! Die aerodynamischen Verhältnisse beeinflussen die Atmungsfunktion sowie die laryngealen und die artikulatorischen Ventilfunktionen. Wenn an der artikulatorischen oder an der laryngealen Hemmschwelle übermäßig viel Luft abfließt, muss dieser Luftverlust durch verstärkte exspiratorische Kräfte ausgeglichen werden. Zu schwache, aber auch zu ungezügelte aerodynamische Kräfte können die normalen sprechmotorischen Vorgänge nicht optimal auslösen. Im dysarthrischen Fall fehlt der adäquate Stimulus, um die artikulatorischen Funktionen, die von den physiologischen Größen Kraft, Tempo, Zielgenauigkeit bestimmt sind, wieder zu erlernen.
Wenn die genannten Annahmen über die Wechselwirkung der steuernden Prozesse von artikulatorischer Bewegung und Luftströmung bzw. Luftdruck stimmen, sehen wir uns, je nachdem ob pneumatische oder nichtpneumatische Lautfolgen geäußert werden, mit ziemlich unterschiedlichen motorischen Steuerungsvorgängen konfrontiert.

Tab. 7.1 Beispiele für „sonorante" und „obstruente" Sätze.

Beispielsätze	Lautmaterial
Wir wollen nie lange jammern.	stimmhafte Frikative, Liquide, Nasale
Nonnen nehmen immer neue Namen an.	nur nasale Konsonanten
Der Stift ist zu kurz. Es kocht, es zischt.	stimmhafte/stimmlose Plosive, stimmlose Frikative

Wir können fast regelhaft beobachten, dass das sprechmotorische System eines dysarthrischen Sprechers auf nichtpneumatische Lautbildung „umschaltet", wenn der orale Luftstrom insuffizient ist. Phonetisch reduziert sich die Lautbildung auf Vokale, Halbvokale, Approximanten, Laterale und Nasale. An den Artikulationsarten ist zu ersehen, dass es sich ausschließlich um stimmhafte Laute handelt. Die Obstruenten (Plosive, Frikative und Affrikate) fehlen. Dieser Mechanismus tritt ein, wenn die Engebildung (Konstriktion) an den artikulatorischen Hemmstellen unzureichend ist (offene, „lallende" Artikulation) und übermäßig viel Luft abfließt. In diesen Fällen kommt es kompensatorisch zum Glottisschluss, um Luftstrom und -druck konstant zu halten. Die gleichen Phänomene treten auf, wenn das Velum seine luftstromlenkende Aufgabe nicht mehr erfüllt und die Luft, statt durch den Mund, hauptsächlich durch die Nase abfließt. Schließlich führt auch eine zu schwache „respiratorische Pumpe" zu nichtpneumatischer artikulatorischer Lautbildung. Wenn die Atemluft nicht für die ganze Äußerung ausreicht, macht die Glottis – begleitet von abnehmender artikulatorischer Differenzierung – am Satzende typischerweise zu und der Rest der Äußerung ist ein „phoniertes Artikulieren".

Die Schlüsse für die Praxis könnten folgendermaßen aussehen: Die artikulatorischen Fähigkeiten sollten systematisch nach dem Prinzip „pneumatisch" vs. „nichtpneumatisch" analysiert werden. Dazu muss das phonetische Material, das der Patient sprechen soll, nach rein sonoranten und obstruenten Lauten geordnet sein (Tab. 7.1). Wenn nicht primär die artikulatorische Feinmotorik, sondern der Luftstrom der kritische Faktor ist, sollten die „sonoranten" Wörter und Sätze relativ gut gelingen. Wenn die artikulatorischen Fähigkeiten auch bei nichtpneumatischen Lautfolgen sehr auffällig sind, ist das artikulatorische Defizit unabhängig vom Luftstrom als gravierend einzuschätzen. Die Lernsystematik würde demselben Prinzip folgen. Wenn der orale Luftstrom oder die Koordination zwischen Anblasedruck und artikulatorischer Geste als Problem erkannt sind, sollte das schwerpunktmäßige, systematische Üben mit Material erfolgen, das nach aerodynamischen Kriterien geordnet ist.

Suche nach den Behandlungsschwerpunkten

Die sprechmotorischen Vorgänge sind gelernt und unterliegen kognitiv-sprachlichen sowie emotionalen Prozessen. Sprachliche Äußerungen geschehen in Sinneinheiten. Je nach Komplexität der Satzstruktur dauert eine solche Äußerung mehrere Sekunden. Die eingeatmete Luftmenge soll alle geplanten stimmlichen und prosodischen Variationsmöglichkeiten sowie einen ununterbrochenen Sprechverlauf ermöglichen. Selbst Sprechpausen ohne Zwischenatmung fließen in die Steuerung der Atemzyklen ein. Der Luftvolumenstrom, der dabei ausgeatmet wird, ist bei normaler Konversation relativ konstant. Die Bewegungsabfolgen des Kehlkopfs und der Artikulatoren sind der gleichmäßig fließenden Ausatembewegung „aufmoduliert" und greifen zeitlich und räumlich überlappend ineinander.

Über die neuronale Steuerung dieser Vorgänge ist wenig gesichertes Wissen vorhanden. Die anatomische Unterscheidung in verschiedene Sprechorgane sagt nichts über die Organisation der zerebralen Funktionseinheiten aus. Für therapeutische Überlegungen wäre es hilfreich zu wissen, ob die Sprechmotorik hierarchisch organisiert ist. Gibt es bestimmte Funktionen, die sich steuernd auf andere auswirken? Die Atemtiefe und die Verlängerung der Exspirationsdauer sind mit Sicherheit Leistungen, die alle anderen Komponenten in ihrer Funktionsfähigkeit entscheidend bestimmen. Die Erfolge des LSVT, das schwerpunktmäßig auf Atmung und Stimme („be loud") bei der Behandlung der hypokinetischen Dysarthrie setzt, sprechen dafür, dass die Intention, laut zu sprechen, einen „steuernden" Effekt hat. Wie in mehreren Therapiestudien belegt werden konnte, wirkt sich die Fähigkeit, lauter und klarer zu phonieren, verbessernd auf die artikulatorischen Leistungen aus (Nebel u. Deuschl 2008). Diese Effekte können jedoch nur unter bestimmten Voraussetzungen erzielt werden. Zu den sprechmotorischen Voraussetzungen gehört, dass ein Patient zu lauterer Stimme und verlängertem Tonhalten stimulierbar ist. Die eigentliche therapeutische Arbeit besteht darin, zu erreichen, dass der Patient die phonatorische Anstrengung in sein alltägliches Sprechverhalten übernimmt. Das Besondere an diesem Ansatz ist, dass mit dem erhöhten physischen Aufwand eine Veränderung der emotionalen Einstellung einhergehen muss. Der Sprecher tritt aus seiner Deckung heraus, er will sich unüberhörbar mitteilen.

Ein Übungsschwerpunkt mit ähnlich durchschlagender Wirkung ist das langsamere Sprechen. Die Reduktion des Sprechtempos kann zu dramatischen Verbesserungen der Verständlichkeit führen. Anders als bei der Vorgabe, lauter zu sprechen, sind zur Reduktion des Sprechtempos vor allem die kognitiven Leistungen (Teilung der Aufmerksamkeit, Kurzzeitgedächtnis) gefragt. Bei beiden Methoden spielt es eine Rolle, dass Patienten die Veränderungen ihrer gewohnten Sprechweise als unnatürlich empfinden. Das langsamere Sprechen, vor allem wenn es nur mit einem Silbenbrett (Pacing-board) konsequent eingehalten werden kann, führt selten zu einer dauerhaften Verhaltensänderung. Der Patient bleibt auf das Silbenbrett angewiesen.

Die hypokinetische Dysarthrie nimmt eine Sonderstellung unter den Dysarthrien ein, wenngleich auch Überlappungen zu anderen Dysarthrieformen zu finden sind. Bei ataktischer, spastischer und schlaffer Dysarthrie sind die einzelnen Funktionskomponenten, was den Schweregrad aber auch die Pathomechanismen betrifft, heterogener betroffen. Insofern wird man in vielen Fällen nicht nur einen, sondern mehrere Behandlungsschwerpunkte bestimmen müssen. Leider gibt es zu wenige Studien zu anderen Therapieschwerpunkten. Stattdessen müssen theoretische Konstrukte die praktischen Ansätze für Behandlungsmethoden liefern.

Regelkreise

Bei der Suche nach Behandlungsschwerpunkten hilft ein einfaches Modell, das aus 3 ineinander greifenden Regelkreisen besteht. Ein Regelkreis beschreibt die Kontrolle des Luftstroms, ein weiterer, der labiomandibuläre, das Zusammenspiel von Unterkiefer und Lippen und ein dritter, der linguomandibuläre, das von Unterkiefer und Zunge. Aus anatomischer Sicht handelt es sich um verschiedene Strukturen, die aber funktionell miteinander kooperieren. Dieses Modell soll sowohl ein Störungsprofil als auch ein Fähigkeitsprofil hinsichtlich relevanter sprechmotorischer Leistungen erstellen.

Der erste Regelkreis, die **Luftstromkontrolle**, steuert die Luftdrücke und reagiert auf sie. Die Qualität und die Intensität des intendierten akustischen Ereignisses bestimmen die Engebildung und die nötige Kraft, damit der Luftstrom die Schwelle überwindet. Wir holen tiefer Luft als bei der Ruheatmung und lassen die eingeatmete Luft langsamer entweichen. Das langsamere Entweichen geschieht beim Sprechen immer im Zusammenwirken mit einer Hemmschwelle. Die einzelnen Hemmschwellen reagieren unterschiedlich sensitiv auf Luftdrücke. Die erste Hemmschwelle ist die verengte oder geschlossene Glottis, die zweite und dritte die Hinter- bzw. Vorderzunge, die vierte sind die Lippen. Der Anblasedruck und glottischer oder supraglottischer Widerstand arbeiten in Wechselwirkung. Der Regelkreis Atmung/Glottis ist geeignet, die respiratorische Kontrolle in verschiedener Hinsicht zu trainieren. Bei geschlossener Glottis werden die inspiratorischen Kräfte rekrutiert, um den Luftstau an der Glottis nicht übermäßig anwachsen zu lassen. Die Glottis kann gleichsam wie ein Ventil den Luftverbrauch so fein dosieren, dass die Exspirationsdauer auf ein Vielfaches der Exspirationsdauer bei Ruheatmung verlängert wird. Aber auch dieses Manöver erfolgt unter der Kontrolle der respiratorischen Muskelkräfte im Abgleich mit dem Luftwiderstand an der geschlossenen Glottis. Entsprechend der beabsichtigten Lautstärkesteigerung des Stimmtons bei gehaltenem Vokal werden die respiratorischen Kräfte und der Widerstand an der Glottis erhöht. Im Fall einer neurologischen Erkrankung mit Einschränkungen der abdominalen und thorakalen Muskeln, z.B. infolge einer Halbseitenschwäche, sind sowohl muskuläre als auch mechanische Limitierungen zu berücksichtigen.

Patienten mit insuffizienter supralaryngealer Kontrolle tendieren dazu, den Atmung-Glottis-Regelkreis kompensatorisch einzusetzen. Wenn die supralaryngealen Ventilfunktionen (Gaumensegel, Zunge, Lippen) den Luftstrom nicht ausreichend hemmen können, löst das sprechmotorische System das Problem, indem es die Exspiration über das Glottisventil kontrolliert. Dies geschieht auf dem Hintergrund, dass ein erwachsener Sprecher plant, die Sinneinheiten ohne Unterbrechung und bei gleich bleibendem Luftstrom auf einen Atemzug zu äußern.

Bei nasalem Luftverlust infolge eines insuffizienten velopharyngealen Verschlusses beobachten wir, dass durchgehend stimmhaft gesprochen wird. Die lingualen und labialen Hemmschwellen fallen als Schallquellen für die Lautbildung weitgehend aus. Sofern die Glottis die motorische Fähigkeit dazu besitzt, springt sie unwillkürlich ein und sorgt für die Dosierung und Verlängerung des Exspirationsstroms. Wir können diesen Mechanismus überprüfen, indem wir den Patienten mit Nasenklammer sprechen lassen. Mit Nasenklammer ist die Luftstromkontrolle für Atmung/Hinter- und Vorderzunge sowie Atmung/Lippen überprüfbar.

Wenn nun im konkreten Fall die Exspirationsdauer verkürzt ist, fange ich mit solchen Aufgaben an zu üben, bei denen die Luftstromkontrolle noch am besten gelingt. Das können stimmhafte Laute (Vokale, Halbvokale, Nasale) sein, wenn mit dem Glottisschluss der effizienteste Luftwiderstand möglich ist. Das können auch vorzugsweise stimmlose Konsonanten (Frikative, Plosive) sein, wenn mit diesen Lauten oder Lautkombinationen die Luftstromkontrolle im Sinne von Exspirationsverlängerung, Intensitätsmodulation und Pausieren ohne Inspiration am effektivsten trainiert werden kann.

Der **labiomandibuläre Regelkreis** berücksichtigt, dass die Lippen und Unterkiefer beim Sprechen in fester Phasenbeziehung zueinander stehen. Bestimmte konsonantische Konfigurationen bedürfen einer präzisen Kooperation des Unterkiefers. Wenn diese nicht zur Verfügung steht, können die feinmotorischen Fertigkeiten der Lippen nicht ausreichend erarbeitet werden. Umgekehrt wirkt sich eine Einschränkung der Lippen auf die Unterkieferbewegungen aus. Es kommt zu keiner mandibulären Okklusion, wenn die Lippen nicht gleichzeitig genügend abduzieren können, um die orale Schallöffnung herzustellen.

Eine ähnliche Schlüsselfunktion des Unterkiefers kann für den **linguomandibulären Regelkreis** angenommen werden. Es bedarf einer kritischen artikulatorischen Enge, um die konsonantische Feinmotorik der Zunge zu stimulieren. Die konsonantischen Konstriktionen konkurrieren jedoch mit den vokalischen Transitionen.

Die Bewegungsstörungen der ataktischen und spastischen Dysarthrien wirken sich auf die Wechselbeziehungen zwischen Unterkiefer und Lippen sowie Unterkiefer und Zunge in jeweils spezifischer Weise aus. Die Systematik der Regelkreise ist in den entsprechenden Kapiteln als eigener Behandlungsschwerpunkt dargestellt.

Motorisches Lernen und instrumentelle Feedbackverfahren

Sprechmotorische Behandlung wird in Anlehnung an physiotherapeutische Konzepte stark von neurofazilitatorischen Therapieansätzen beeinflusst. Demgegenüber haben neue Erkenntnisse über die Beeinflussung neuronaler Plastizität sowie der Gedächtnisbildung und der Prozesse des Lernens zu einem Paradigmenwechsel (Nadeau 2002, Taub et al. 2002) weg von den traditionellen Therapieansätzen zu neuen Therapiemaßnahmen geführt, die als „motor learning approach" (Shepherd et al. 2005) oder als aufgabenorientierter Therapieansatz (Shumway-Cook et al. 2007) bezeichnet werden. Diese Ansätze haben 2 wesentliche Gemeinsamkeiten: Erstens sehen sie entsprechend den Prinzipien von Lernen und Gedächtnisbildung in der **Wiederholung** von Aufgaben und Bewegungen das in erster Linie wirksame Therapieprinzip (Bütefisch et al. 1995, Taub et al. 1999). Zweitens zielen sie auf eine **spezifische Behandlung** der beeinträchtigenden motorischen Schädigung ab (Platz 2004).

Das menschliche Gedächtnis wird in 2 Systeme eingeteilt, die für den Erwerb und das Behalten langfristiger Gedächtnisinhalte zuständig sind: das **deklarative** und das **nichtdeklarative** Gedächtnis (Squire 1994). Das deklarative Gedächtnis umfasst die Bereiche, die auch umgangssprachlich als Gedächtnis verstanden werden, nämlich die bewusste Verarbeitung von Fakten und Ereignissen. Das deklarative Gedächtnis ist flexibel und relational, d. h. es kann Beziehung zwischen einzelnen Ereignissen herstellen, die dann als richtig oder falsch bewertet werden können. Anatomisch ist es im Wesentlichen an intakte mediale Temporalstrukturen gebunden (Squire 2004). Demgegenüber ist das nichtdeklarative Gedächtnis strukturell und funktionell weniger klar umrissen. Es umfasst u. a. Prozesse wie perzeptuelles sowie prozedurales Lernen von Fertigkeiten und Gewohnheiten. Das Gemeinsame der nichtdeklarativen Gedächtnisphänome liegt in den zumeist unbewussten Leistungsverbesserungen und der Notwendigkeit mehrerer Übungswiederholungen für einen ausreichenden Lernerfolg. Prozedurales motorisches Lernen erfolgt phasenhaft. Der Erwerb prozeduraler Fertigkeiten geschieht in der Anfangsphase mit raschen Leistungszugewinnen innerhalb einer Sitzung (nach Korman et al. 2003 als „Effekt des Neuen" bezeichnet). In dieser Phase ist ein Transfer der erworbenen Leistungsverbesserung in ähnliche Bewegungen möglich. Die Lernleistungen profitieren von Pausen zwischen den Übungen. Ein aufgelockertes, verteiltes Üben ist deshalb dem komprimierten Üben vorzuziehen. Weitere Leistungsverbesserungen sind aber auch nach einer Übungssitzung zu erwarten, ohne dass noch einmal trainiert wurde. Man spricht in diesem Zusammenhang von Konsolidierung. Das trainingsfreie Intervall sollte mindestens 4–5 Stunden betragen; nach 12 Stunden treten die verzögerten Leistungsverbesserungen noch deutlicher hervor. Was die Anzahl von Wiederholungen betrifft, geht man davon aus, dass nicht die absolute Anzahl von Wiederholungen entscheidend ist, sondern der individuelle Grad der Sättigung der frühen Leistungsverbesserung (Korman et al. 2005). Es wird angenommen (Hauptmann et al. 2005), dass die asymptotische Phase, das Abflachen der Lernkurve, erreicht werden muss, damit sich die verzögert auftretenden Leistungsverbesserungen in der Konsolidierungsphase entfalten können. Das Üben über das Abflachen der Lernkurve hinaus erbringt keine zusätzlichen Erfolge. Das Konsolidierungsphänomen stellt sich jedoch nicht ein, wenn auf die erste eine andere, aber inhaltlich ähnliche Trainingseinheit folgt. Es wird in diesem Zusammenhang von retrograder Interferenz gesprochen (Walker et al. 2003). Liegen mehr als 5 Stunden zwischen beiden Trainingseinheiten, sind die verzögerten Leistungsverbesserungen wieder zu beobachten. Experimente an gesunden Probanden haben gezeigt, dass nur qualitativ sehr unterschiedliche Bewegungen direkt hintereinander trainiert werden sollten. Als Faustregel im Hinblick auf übende Therapieverfahren kann gelten: Ein hoch repetitives, in Therapieblöcken organisiertes Vorgehen über viele Trainingssitzungen ist empfehlenswert, wenn auf ein sehr spezifisches Therapieziel, z. B. ein kontrolliertes Öffnen und Schließen des Unterkiefers, hingearbeitet wird. In der Praxis obliegt es der Erfahrung des Therapeuten, die zu erwartenden Leistungsverbesserungen einzuschätzen, bzw. den Zeitpunkt zu erkennen, an dem die Lernkurve innerhalb einer Therapiesitzung abflacht.

Frühzeitige Konsolidierungsprozesse sind hingegen eher zu vermeiden, wenn das Therapieziel eine Erweiterung des Bewegungsspektrums beinhaltet. Hier bietet sich eine verteilte und zufällige Übungsanordnung an. Die Methode des phonetischen Sequenzierens fügt sich in dieses Lernprinzip. Einzelne Bewegungen sollten dann nicht bis zum Sättigungspunkt wiederholt werden, sondern es sollte nach 2–3 Wiederholungen zur nächsten Aufgabe gegangen werden. Die Anzahl der Wiederholungen richtet sich letztlich nach den individuellen Gegebenheiten. Jeder Effektor (Lippen, Zunge usw., bzw. eine bestimmte sprechmotorische Funktion) unterliegt vermutlich seinen spezifischen Lernprozessen. Studien gibt es diesbezüglich weder bei Gesunden noch bei Vorliegen zentralmotorischer Störungen. Nichtsdestoweniger sollten die Prinzipien prozeduralen Lernens beachtet werden. Das Lee Silverman Voice Treatment (LSVT) folgt dem beschriebenen impliziten Lernansatz, indem es das repetitive Training und die Erklärung des Ziels und nicht der Bewegung in den Mittelpunkt des therapeutischen Geschehens stellt. Der Einfluss expliziter Information wird eher als negativer Einfluss auf implizites Lernen betrachtet.

Das Thema „motorisches Lernen" ist zu komplex, um es in diesem Rahmen ausreichend zu würdigen. Als vertiefende Literatur werden Duffy (2005), Hauptmann (2008) und Mulder (2007) empfohlen.

> Vermutlich kommt den Prinzipien des **prozeduralen Lernens** nicht zuletzt in Anbetracht kognitiver Begleitstörungen eine Schlüsselrolle zu.

Instrumentelle Feedbackverfahren

Die Intensität der Therapie spielt vermutlich eine Rolle. Es scheint jedoch eine relativ große Steigerung erforderlich zu sein, um messbare Unterschiede zu erreichen. Gerätegestützte Therapien können helfen, die Therapiezeit zu steigern und ein hohes Maß an Wiederholungen herzustellen. Die Intensitätssteigerung allein garantiert noch keinen Erfolg, wenn die Spezifität des Trainings nicht auch gegeben ist. Wie auch im Zusammenhang mit physiotherapeutischen Studien herausgefunden wurde, scheint die gerätegestützte Therapie eher bei leichteren bis mittleren Beeinträchtigungen eine Funktionsverbesserung zu bewirken. Die derzeitige Datenlage für den Einsatz technischer Hilfsmittel zur Rehabilitation sprechmotorischer Störungen ist bescheiden. Feedbackgeräte und ähnliche Hilfsmittel sind technisch bedingt in ihrem Wirkungskreis beschränkt und darin den Therapeuten und deren Möglichkeiten, eine Therapie umfassend und abwechslungsreich zu gestalten, unterlegen. Es liegt in der Natur der Sache, dass Sprechtherapie komplex angelegt ist. Technische Hilfsmittel können nur einen kleinen Ausschnitt des motorischen Verhaltensspektrums ansprechen. Auch aus diesem Grund sollte die Spezifität des Trainings sichergestellt sein. Die Spezifität des Einsatzes besteht auch darin, dass ein Feedbackgerät die natürlichen (bzw. pathologisch veränderten) Limitierungen überwinden hilft und so dem Patienten zu einem effizienteren impliziten Lernen verhilft.

Am Beispiel der Elektropalatografie (EPG) kann der Aspekt der Spezifität verdeutlicht werden. Ein künstlicher Gaumen visualisiert am Computerbildschirm ein gering auflösendes Kontaktmuster zwischen Zunge und hartem Gaumen. Das Feedback beschränkt sich im Wesentlichen auf die Positionierung der Zunge bei einer begrenzten Anzahl von Konsonanten. Aspekte wie normale Kontaktzeit (Timing), Adduktionsdruck (Kraft) und Luftstrom werden dabei nicht systematisch kontrolliert. Diese Technik eignet sich deshalb für eine eng definierte Symptomatik, wo die zur Konsonantenbildung notwendigen Zielbewegungen möglich sind, jedoch ungenau und instabil erbracht werden. Die Aufgabenstellungen zielen auf eine graduelle Erweiterung des Bewegungsspektrums. Innerhalb dieses Rahmens ergänzt es hervorragend die Methode der phonetischen Ableitung und der progressiven Approximation.

Der Einsatz technischer Hilfen ist je nach Gerät mit einem nicht unerheblichen finanziellen und zeitlichen Aufwand und dem Erwerb spezieller Kenntnisse verbunden. Auch bietet der Markt nur in begrenztem Umfang klinisch taugliche Geräte, die zudem bei strikter Anwendung des Medizinproduktegesetzes in einer Klinik nicht betrieben werden dürften, wenn sie aus dem Ausland importiert sind und keine Zertifizierung vorliegt. Tab. 7.**2** bietet eine Auswahl an erprobten Verfahren.

Stimulation und Üben nonverbaler orofazialer Bewegungen

Jede Art von Behandlungstechnik, die den Patienten nicht direkt auffordert, eine sprachliche Äußerung bzw. einen sprachlichen Laut von sich zu geben, jedoch darauf abzielt, die Sprechfähigkeit zu verbessern, gehört in die Kategorie nonverbaler orofazialer Übungen. Anwender solcher, auch als indirekte Maßnahmen bezeichneter, nonverbaler Übungstechniken gehen davon aus, dass sie die Ruhelage von Unterkiefer, Lippen und Zunge und den Muskeltonus normalisieren, die Kraft steigern, die Bewegungsauslenkung fazilitieren sowie die Muskelkontrolle verbessern können (Ruscello 2008).

Indirekte Behandlungsmaßnahmen beinhalten Aufgabenstellungen, Übungen und Stimulationsformen, die keinen direkten Bezug zum Sprechen haben. Indirekte Übungsinhalte kommen prinzipiell dann zum Einsatz, wenn eine Korrektur der Sprechmotorik nicht anders möglich ist. Dies trifft besonders in solchen Fällen zu, in denen bestimmte sprechmotorische Leistungen und Bewegungen zur Lautbildung nicht zur Verfügung stehen. In der Behandlung von Atem-, Stimm- und Artikulationsstörungen werden neben Sprechübungen traditionell Übungen zur Haltung, Atmung, Entspannung, Resonanz, Lockerung sowie Vokal-, Silben- und Lautgriffübungen eingesetzt, die für sich allein genommen keine natürlichen sprachlichen Äußerungen sind.

Sprachtherapeuten müssen sich die Frage stellen, ob das Beüben einer Teilbewegung effizienter ist, als gleich die ganze Bewegung zu erarbeiten. Die Methode des Fraktionierens motorischer Handlungen, die aus dem Zusammenwirken meh-

Tab. 7.2 Instrumentelle Feedbackverfahren.

Behandlungsschwerpunkt	Verfahren	Autoren
Lautstärke	Vocalite: elektroakustische Lichtanzeige der Intensität	Scott u. Caird 1983
Lautstärke und Tonhöhe	Visipitch: grafische Darstellung des Intensitäts- und Tonhöhenverlaufs	Yorkston et al. 1988
Koordination der Atembewegungen	Respitrace: Darstellung der Atemmuster und der Bewegungsauslenkung	Murdoch et al. 1999
Koordination von Atmung und Stimme	Respitrace und Visipitch: Darstellung der Atembewegungen und der Stimmintensität	Yorkston et al. 1988
	Respitrace und Akzelerometer: Darstellung der Atembewegungen und der akustischen Energie	Thompson u. Murdoch 1995
Stimmqualität	laryngeale Videoendoskopie	Bastian 1987
Artikulation	Elektropalatografie: Darstellung des lingualen Kontakts am harten Gaumen	Wood et al. 2009
	Elektromyografie	Gentil et al. 1994

rerer Funktionskomponenten resultieren, ist vermutlich nur in begrenztem Umfang dafür geeignet, das neurale Substrat mit den geeigneten Informationen zu versorgen (Forrest 2002). Aber jeder Praktiker kennt natürlich die Situation, dass bestimmte Bewegungen einem dysarthrischen Patienten nicht zur Verfügung stehen.

Nonverbale Bewegungsübungen sollen dazu dienen, die Sprechvorgänge bewusst zu machen, indem sie mit bestimmten Informationen über artikulatorische Bewegungen und dem Positionieren der Artikulatoren in Verbindung gebracht werden. Insofern beinhalten nonverbale Bewegungsübungen kein eigenständiges Behandlungsziel, sondern sie sind nur eine Vorgehensweise (nach dem Prinzip der phonetischen Ableitung oder des phonetischen Platzierens), um eine ganz bestimmte artikulatorische Bewegung zu erarbeiten. Nonverbale Bewegungsübungen als „mundmotorische Gymnastik", als „Aufwärmübung" oder als häusliches Übungsprogramm sind dagegen nicht schlüssig zu begründen. Zur Steigerung der Muskelkraft sind sie selten relevant, denn der Kraftaufwand, der fürs Sprechen aufgebracht werden muss, beträgt weniger als 20 % der normalerweise verfügbaren Kraft. Außerdem ist die Einschätzung der verfügbaren Kraft bzw. therapieinduzierter Veränderungen wenig verlässlich. Kräftigungsübungen müssten außerdem so organisiert sein,

dass eine Übung bis an die „Erschöpfungsgrenze" vielfach wiederholt wird, um einen Zuwachs zu erzielen. Ein so aufwendiges und konsequentes Trainingsprogramm wird vermutlich keine Therapeutin ihrem Patienten zumuten.

> Nonverbale Bewegungsübungen verfolgen kein eigenständiges Behandlungsziel, sondern dienen als Vorbereitung, artikulatorische Teilbewegungen verfügbar zu machen.

Direkte Behandlungsmaßnahmen beinhalten ausschließlich sprachliche Aufgaben und Übungen. Das Sprechverhalten soll mit phonetischen, linguistischen und pragmatischen Inhalten verändert und kontrolliert werden. Der Therapeut gibt dabei die Rahmenbedingungen vor, um die vorhandenen sprechmotorischen Fähigkeiten des Patienten gezielt einzusetzen („Optimierung") sowie die Lösung einer sprechmotorischen Aufgabe zu ermöglichen.

In der Praxis mischen wir direkte und indirekte Therapieinhalte. Bei schweren motorischen Einschränkungen versuchen wir, einzelne Bewegungsfunktionen verfügbar zu machen und in natürliche Lautfolgen und Wörter zu integrieren. Bei leichteren dysarthrischen Störungen spielen ebenfalls nonverbale Übungen eine Rolle. Ihre Verwendung dient eher der Korrektur und Optimierung bereits verfügbarer, komplexer sprachlicher Äußerungen. Das Stimulieren und Einüben lauter Phonation mit dem Vokal A beim Lee Silverman Voice Treatment entspricht dieser Vorgehensweise. In der Regel sind bei leichter bis mittelschwerer Dysarthrie alle Artikulationsbewegungen bzw. Lautbildungen möglich und müssen nicht wie bei anderen Dysarthrien erst aufwendig einzeln erarbeitet werden.

Phonetische Ableitung, progressive Approximation und phonetisches Platzieren

Methodisch sind phonetische Ableitung und progressive Approximation (Tab. 7.3) fähigkeitsorientierte Ansätze. Sie gehen von der Frage aus, über welche sensomotorischen Fähigkeiten ein Patient verfügt und wie sie genutzt werden können, um daraus wieder ein vollständiges phonetisches Inventar herzustellen. Die pneumatischen Aspekte der Lautbildung fließen differenzierend in die Auswahl der Behandlungsziele und Aufgabenstellungen ein.

Falls ein Patient zur Bildung von Strömungs- oder Verschlusslauten noch nicht in der Lage ist, würde man entsprechend einen systematischen Übungsschwerpunkt auf „sonorante" Laute (/m/, /n/, /l/, /j/ usw.) bzw. Lautkombinationen (Silben, Wörter) setzen. Die Zielgenauigkeit, Symmetrie und das Timing sind bei diesen Konsonanten weniger kritisch als bei Obstruenten (/s/, /t/, /ts/, /k/ usw.). Damit wäre auch eine Regel des motorischen Lernens erfüllt, nämlich mit geringeren Anforderungen zu beginnen und schrittweise auf höhere überzugehen.

Phonetische Ableitung. Das Prinzip der phonetischen Ableitung geht davon aus, dass sich bestimmte artikulatorische Lautbildungen durch konstituierende Muskelaktionen zusammensetzen. Beispielsweise benötigt der Vokal /i/ einen engen Kieferwinkel, eine konvexe Wölbung der Zunge und lateralen Kontakt sowie eine Öffnung der Lippen. Die protagonistischen mandibulären Muskelaktionen betreffen die Kontraktion der Masseter und weniger der Pterygoidmuskeln. Die Zungenwölbung entsteht primär durch eine kombinierte Aktion der Hyoglossus- und Vertikalismuskeln. Die Öffnung der Lippen geschieht durch die Lippendepressoren (M. depressor labii inferior). Das gleichzeitige Hochziehen der Oberlippe sollte geringfügig sein. Wie an dem Beispiel zu sehen ist, hilft die Kenntnis der phonetisch relevanten Teilbewegungen, um vorhandene motorische Fähigkeiten aufzufinden und daraus einen bestimmten Sprachlaut abzuleiten. In unserem Beispiel würde man primär die Wölbung des vorderen Zungenkörpers stimulieren. Nicht immer stehen bei dieser Methode am Anfang der Erarbeitung phonetisch korrekte Aktionen, da es nicht beliebig viele Möglichkeiten gibt, jemand das Wölben der Zunge zu vermitteln. Als nichtsprachliche Positionierung der Zunge könnte man die Zungenrolle (Pleuelübung) wählen. In den nächsten Schritten würde die Zungenposition mit Phonation und dann mit engem Kieferwinkel kombiniert werden. Oft ist nicht eine bestimmte Teilbewegung das Problem, sondern die Kombination mehrerer Aktionen gleichzeitig. Die Vorgehensweise und Kombinatorik muss daher an die individuellen Fähigkeiten angepasst werden.

Ein zweites Beispiel soll die Erarbeitung eines /n/ oder /t/ veranschaulichen. Da bei korrekter Kieferstellung nicht zu sehen ist, ob die Zunge ein komplettes und dichtes, hufeisenförmiges Kontaktmuster bildet, lässt man die Zunge – nicht nur die Zungenspitze, sondern auch die Zungenränder – zwischen die Bissflächen platzieren. Entscheidend bei nichtnormativer Platzierung ist, welche Bewegungsaspekte der Lautbildung unter Kontrolle gebracht werden sollen. Im Beispiel geht es darum, dass die Zunge bei annähernd geschlossenem Kie-

Tab. 7.3 Vermittlungstechniken in der Artikulationsbehandlung.

Technik	Beschreibung
progressive Approximation	Neue artikulatorische Konfigurationen werden aus bereits verfügbaren entwickelt.
phonetische Ableitung	Artikulatorische Konfigurationen werden aus nichtsprachlichen Fähigkeiten abgeleitet.
phonetisches Platzieren	Therapeut lenkt die artikulatorische Einstellbewegung manuell, taktil, visuell (Mundbild) und durch Erklärungen.
phonetisches Sequenzieren	Segmentweises Erarbeiten eines Wortes oder einer ganzen Mehrwortäußerung.

fer dem oralen Luftdruck standhält und keine Luft entweichen lässt. Die interdentale Position gibt dem Patienten die Möglichkeit der bewussten Kontrolle, ob er das Bewegungsziel erreicht hat. Die nächsten Schritte beinhalten adentale und dann alveolare Verschlussbildung. Manche Patienten nehmen erst durch die für sie unnatürlichen und ungewohnten Bewegungssequenzen die elementaren Koordinaten wahr und lernen so die Aufgabe kontrolliert auszuführen. Entscheidend ist, dass die unnatürliche und, was das Ziel betrifft, falsche Ausführung organisch und ohne zusätzliche Mühe in die richtige Bewegung überführt werden kann.

Progressive Approximation. Nach der phonetischen Ableitung – von der lingualen Verschlussbildung zum oralen bzw. nasalen Konsonanten – könnte theoretisch als nächster Schritt die progressive Approximation folgen. Dieses Vorgehen eignet sich nicht nur für die Vervollständigung des phonetischen Lautinventars, sondern auch für Schweregrade, bei denen es nur um die Korrektur geringfügiger phonetischer Entstellungen geht.

Als Ausgangspunkt nehmen wir den alveolaren bzw. labialen Nasal. Der Luftstrom ist bei diesen beiden Lauten keine kritische Größe. (Vermutlich ist die Verschlussbildung aus diesem Grund bei Nasalen oft nicht komplett.) Der Nasal bildet die Ausgangsposition für die homorganen Verschluss- und Strömungskonsonanten. Das Prinzip dieser Vorgehensweise lässt sich folgendermaßen skizzieren:
- viel taktile Information
- Kontakt unabhängig vom Luftstrommechanismus zeitlich dehnbar
- velopharyngealer Abschluss nicht erforderlich
- keine kritische Hemmschwelle gegen den Luftstrom
- mit stimmhafter oder stimmloser Phonation artikulierbar

/m/ und /n/ sind die „Testlaute" für die Kraft und Symmetrie der Adduktion und die Vollständigkeit des oralen Verschlusses (Prüfung des oralen Verschlusses: Beim mehrere Sekunden langen Halten des Nasals die Nase mittendrin zuhalten. Wenn der Verschluss komplett und kräftig ist, staut sich die Luft und die Phonation bricht ab).

Vom nasalen Konsonant erfolgt die progressive Approximation zu /p/ bzw. /t/ über den Strömungslaut /f/ bzw. /s/:

- /m/ → /m:f:/, dann /m:f:p:/
- /n/ → /n:s:/, dann /n:s:t:/ (Der Doppelpunkt hinter dem /p/ bzw. /t/ steht für Dehnung der Verschlussphase.)

Anbahnen von /k/ über /ŋ/ oder /ç, x/ nach dem Prinzip der progressiven Approximation:
- passives Anheben der Hinterzunge durch Druck von außen auf den Mundboden und ng phonieren lassen (velare Verschlusskontrolle wieder über Nasezuhalten)

/ŋ/ → /ŋç:/, dann /ŋç:k:/ (Der Übergang zum velaren Plosiv kann analog durch passiven Druck von unten auf den Mundboden erfolgen.)

Phonetisches Platzieren. Das phonetische Platzieren bezeichnet die Techniken, die die Reorganisation der Artikulationsbewegungen mit multimodaler Stimulation (taktil, visuell, auditiv) sowie mit externem (Spiegel, Sonagramm, Elektropalatografie) und internem (taktil-kinästhetischem) Feedback unterstützen. Diese Vorgehensweise findet dann Anwendung, wenn dem Patienten die Umsetzung einer Aufgabe nur mit zusätzlichen Hilfen gelingt. Die Wirkung von Hilfestellungen ist selten von vornherein klar. Sie werden nach dem Prinzip des Ausprobierens eingesetzt und kombiniert. Erfahrungsgemäß ist bei wiederholter Anwendung nicht unbedingt immer das gleiche Ergebnis zu erwarten. Über die Gründe der Variabilität lässt sich jeweils nur spekulieren. Es mag an der Instabilität des motorischen Systems oder an kognitiven Gründen, wie z.B. mangelnder Aufmerksamkeit oder Introspektionsfähigkeit, liegen. Es handelt sich im engeren Sinn um keine theorie- oder modellgeleitete Vorgehensweise, sondern um ein pragmatisches Anwenden und Kombinieren von verschiedenen Fazilitierungshilfen nach dem Prinzip der multimodalen Stimulation (Vorsprechen, taktile Hinweisreize, manuelles Führen[8], Erklärungen, Skizzen usw.). Phonetisches Platzieren und phonetische Ableitung sind sich ergänzende Techniken, bei denen je nach Umsetzungsfähigkeit seitens des Patienten mehr oder weniger reguläre Teilbewegungen als Aufgabe gestellt werden. Manchmal wählt man sogar Teilbewegungen (oder Settings, wie das oben erwähnte interdentale Artikulieren), die nicht als direkte Hinführung

---

[8] Nicht jeder Therapeut hat ein Talent dafür und nicht jeder Patient mag im Gesicht berührt werden.

zu der eigentlichen Artikulationsbewegung erkennbar sind.

> **!** **TAKTKIN**
> Es handelt sich bei dieser Methode um ein primär auf die Artikulatoren bezogenes Führen mit den Fingern des Therapeuten. Das ursprünglich für die Behandlung von sprechapraktischen Artikulationsstörungen bei Kindern entwickelte Verfahren soll sich auch bei der Behandlung dysarthrischer Störungen bewährt haben (Lauer u. Birner-Janusch 2008). Das Führen und die taktile Applikation von Hinweisreizen ist traditionell ein effektiver Bestandteil der Dysarthrietherapie. Insofern fügt sich TAKTKIN problemlos in das Konzept der multimodalen Stimulation, wenn es um das Anbahnen nicht mehr verfügbarer Artikulationsbewegungen geht. Die Autoren betonen, dass es sich um ein modellorientiertes Therapieverfahren handelt. Das zugrunde liegende Modell postuliert, dass sich die ontogenetische Entwicklung der Sprechmotorik hierarchisch vollzieht. Sie leiten aus dieser Entwicklungshierarchie eine Behandlungshierarchie ab, die vielleicht für die Therapie der entwicklungsbedingten Sprechapraxie eine Handlungsleitlinie liefert. Es ist jedoch nicht a priori nachzuvollziehen, warum sich ein Modell und ein daraus abgeleiteter Therapieansatz zur Behandlung einer sprechmotorischen Planungs- und Programmstörung auch für die Behandlung der Dysarthrien eignen sollte. Nichtsdestotrotz fügen sich die in diesem Modell formulierten Annahmen über das regelhafte Zusammenspiel der am Sprechen beteiligten Subsysteme, speziell die Annahmen zur fundamentalen Funktion des Unterkiefers, zwanglos in die auch von uns übernommene Systematik der koordinierten Strukturen.

Phonetisches Sequenzieren

Es handelt sich dabei um eine segmentorientierte Technik, bei der Elemente der progressiven Approximation, aber auch des phonetischen Platzierens oder Ableitens einfließen. Sie eignet sich für alle Schweregrade artikulatorischer Beeinträchtigungen. Gegenstand der Übungen sind entweder systematisch ausgewählte Wörter und Lautverbindungen oder spontane Äußerungen des Patienten, die der Korrektur auf Lautebene bedürfen. Die Vorgehensweise soll an 2 Beispielen demonstriert werden.

Das erste Beispiel veranschaulicht das phonetische Sequenzieren anhand des Wortes „Schnitzel", angewandt auf die Erarbeitung der Konsonantenverbindungen /tsl/ und /schn/. Eine wichtige Rahmenbedingung, um dieses Wort korrekt zu artikulieren, ist der Kieferwinkel. Die Mandibula stellt sich auf schwebende Okklusion (ein fast vollständiger Biss ohne Berührung der Bissflächen), also auf einen sehr engen Öffnungswinkel, ein, sodass kein Einblick in die Mundhöhle gewährt ist. Die zweite wichtige Bedingung besteht darin, dass die Lippen die orale Schallöffnung freigeben. Es gibt verschiedene Vorgehensweisen, den artikulatorischen Ablauf sequenziell aufzubauen. Die praktische Vorgehensweise richtet sich nach den momentanen sprechmotorischen Gegebenheiten. Wenn die beiden genannten Vorbedingungen, Unterkiefer in stabile Position bringen und Unterlippe abduzieren, Probleme bereiten, sollten diese Aufgaben zuerst angegangen werden. Prinzipiell fängt man mit den Lautsequenzen an, die dem Patienten am besten gelingen.

Der hier beschriebene Übungsaufbau geht bei diesem fiktiven Beispiel von Problemen mit der Unterkieferkontrolle aus. Entsprechend würde die erste Silbe („Schnit-zel") herausgegriffen und auf die Sequenz /nin/ reduziert werden. Das /t/ wird durch ein /n/ ersetzt. Dadurch fallen zuerst einmal alle Anforderungen des Timings und der Aerodynamik weg, die mit einem /t/ verbunden sind. Es kommt nun darauf an, dass ein schwebender Biss hergestellt und die Vorderzunge exakt alveolar platziert wird. (In Fällen, wo die korrekte Platzierung der Zunge bzw. ein vollständiger oraler Verschluss nicht ohne weiteres gelingt, kann als vorübergehende Hilfe wieder die adentale oder interdentale Position sinnvoll sein.) Als nächstes wird die Silbe /nin/ geübt, wobei darauf geachtet wird, dass die vokalische Öffnung gering bleibt, der Unterkiefer nur eine minimale Öffnungsbewegung macht und die Zunge die KVK-Bewegung bei weitgehend stabilem Unterkiefer ausführt. Auf korrekte Vokallänge wird auf dieser Stufe noch nicht geachtet. Es hilft für den nachfolgenden Schritt, wenn das zweite /n/ gedehnt wird (/ni:n:::/). Es wird nun ein /s/ an diese Silbe gehängt und es entsteht /nin::s::/. Das /s/ kann ebenfalls gedehnt werden, um mehr Gespür für die artikulatorischen Vorgänge zu bekommen und um das akustische Resultat besser wahrzunehmen. Wenn diese Sequenz den potenziellen Fähigkeiten des Patienten entsprechend annähernd gelingt, können verschiedene Wege eingeschlagen werden. Entweder man arbeitet an der Vokallänge oder man lässt das /n/ weg oder hängt erst das /l/ dran (/ninsl/). Am Übergang von /s/ zu /l/ darf und soll die Kieferöffnung bewusst größer werden. Das weitere Vorgehen kann in verschiedenen Varianten vorgenommen werden. Man kann nun von rechts nach links sequenzieren, also mit dem /l/ beginnen und segmentweise aufbauen (/l/, /sl/, /tsl/, /itsl/, /nitsl/). Die Auswahl und Reihenfolge der Teilstücke und wie intensiv daran gearbeitet wird, hängt von den Problemen ab, die sich bei der Ausführung herauskristallisieren. Es kann vorkommen, dass bestimmte Teilstücke nicht gelingen wollen. Man sollte flexibel einzelne Probleme überspringen, denn letztlich kommt es darauf an, dass das betroffene Segment im Wortkontext realisiert werden kann. Falls das /ʃ/ oder die Verbindung /ʃn/ nicht korrekt gelingt, kann nach dem Prinzip der **progressiven Approximation** probiert werden, ob aus der vorher erarbeiteten Sequenz /ns/ das /ʃ/ abgeleitet werden kann. Das /ʃ/ entsteht automatisch, wenn die Zunge aus der S-Position am Gaumen entlang nach hinten gleitet (/n:s:::ʃ/). Der nächste Schritt beinhaltet /ns:ʃn/. Es bieten sich wieder verschiedene Möglichkeiten an, den Prozess fortzusetzen. Entweder man baut den Vorspann ab, oder man sequenziert weiter, indem man die einzelnen Segmente schrittweise anhängt (/ns:ʃni/, /ns:ʃnit/, /ns:ʃnits/, /ns:ʃnitsl/). Erst wenn die Reihe vollständig ist, wird der Vorspann abgebaut.

Sobald das einzelne Wort steht, sollte man es, wie im nächsten Beispiel ausgeführt, in einen Kontext setzen und nach der gleichen Methode erarbeiten. Je nach artikulatorischen Fähigkeiten würde man den Satz so konstruieren, dass der Patient während einer Therapiesitzung die Sequenz einigermaßen bewältigen kann und den Eindruck eines Lernfortschritts bekommt. Dazu sind solche Lautkombinationen zu wählen, mit denen die geringsten Schwierigkeiten auftreten. Man könnte aber auch einen vom Patienten geäußerten Satz aufgreifen und erarbeiten, z.B. „Ich mag Schnitzel" ([içma:kʃnitsl]). Man könnte mit dem /a/ beginnen und dann den Übergang zum /g/ bzw. /k/ erarbeiten. Als nächstes kann das /ʃ/ folgen und zu /akʃ/ und weiter zu /akʃn/ verschmelzen. Es gibt wiederum verschiedene Varianten, wie man weiter sequenziert. Entweder man macht auf der linken Seite weiter (/iç/, /içm/, /içma/, /içmakʃ/) oder auf der rechten mit /akʃni/ usw.). Das Fraktionieren der einzelnen Versatzstücke sowie die Reihenfolge ihrer Bearbeitung erfolgt aus der Beobachtung heraus, wo Probleme entstehen. Auf diese Weise wird der Fokus der Aufmerksamkeit gezielt auf die einzelnen Laute und auf die Lautübergänge gelegt. Besonders die Lautübergänge an Wortgrenzen rücken dadurch ins Blickfeld. An diesen Stellen treten Lautübergänge auf, die beim strikten wortweisen Arbeiten sonst vernachlässigt würden. Wie tief in die Feinarbeit des exakten Artikulierens eingestiegen wird, richtet sich nach dem Schweregrad der Dysarthrie. Bei schweren Artikulationsstörungen würden mit dieser Methode nicht nur alle möglichen lautlichen Kombinationen, die beim fortlaufenden Sprechen vorkommen, konsequent erarbeitet, sondern es würden auch die Limitierungen der artikulatorischen Fertigkeiten sowie der Sprechmotorik insgesamt schrittweise aufgedeckt werden. Die Methode eignet sich besonders für alle Formen und Schweregrade der spastischen und ataktischen Dysarthrie. Das Sequenzieren über die Wortgrenze hinaus führt zu komplizierten Konsonantenverbindungen (z.B. „häckselst Schnittgut" ergibt /kslstʃn/), die zur schwerpunktmäßigen Feinarbeit bei leichten Artikulationsstörungen herausfordern. In den Einzelschritten schriftlich ausgearbeitet kann so ein ausgefeiltes Übungsmaterial bzw. -programm entstehen, das auch für selbstständiges Üben herangezogen werden kann. Das nachfolgende Schema in Tab. 7.4 demonstriert nur eine von mehreren Möglichkeiten, wie eine Sequenzierungsübung aufgebaut sein kann. Wie viele Zwischenschritte – im Beispiel sind es 18 – dazwischen geschaltet oder weggelassen werden, hängt von den konkreten Fähigkeiten und den nicht immer vorhersagbaren, auftretenden Schwierigkeiten ab, bestimmte Laute in bestimmten Kontexten zu artikulieren. Das Interessante an der Vorgehensweise ist, dass der Einfluss von Kontextbedingungen und phonetischer Komplexität auf die Realisierung der Laute besonders berücksichtigt wird. Üblicherweise lassen sich dysarthrische Patienten von ihrem phonologisch-graphematischen Wissen leiten, wenn sie sich anstrengen, deutlich zu sprechen. Der nach der Sequenzierungsmethode an den Sprechfluss herangeführte Patient lernt mehr intuitiv und implizit, was artikulatorisch im konkreten Fall passieren soll. Die Aufgabenstellungen ergeben sich nicht nur aus einer nach Defiziten zusammengestellten Wortliste und Übungssätzen, sondern vor allem auch aus den eigenen Äußerungen des Patienten. Dazu sollte der Therapeut zu Beginn und während der Therapiesitzung einige Äußerungen des Patienten wortgenau protokollieren bzw. transkribieren, um sie dann mit ihm zu bearbeiten.

Wie alle segmentorientierten Vorgehensweisen vernachlässigt diese Technik die natürliche Proso-

Tab. 7.4 Schematisches Beispiel zum Phonetischen Sequenzieren.

	Sch	n	i	t	z	e	l	Kommentar
1		n	i	n				annähernder und stabil gehaltener Kieferschluss
2		n	i	nᵗ	s			ein s an das n hängen (progressive Approximation von t s)
3		n	i	nt	s			die Luft am t stauen
4		n	i	t	s			das n wird weggelassen
5		n	i	t	s	ə	l	ein l an das s hängen, vom s zum l gibt der Unterkiefer etwas nach
6			i	t	s	ə	l	von links nach rechts reduzieren
7				t	s	ə	l	reine Konsonantenverbindung
8					s	ə	l	den Wechsel von Kieferschluss zu gradueller Öffnung
9		n	i	t	s	ə	l	auf korrekte Betonung achten: 'nitsl
10	ns							Kieferschluss + Zunge vorn
11	nsʃ							Zunge aus s-Position zurückziehen (progressive Approximation von sch)
12	sʃs							s nach sch nach s (Richtungswechsel der Zunge spüren)
13	ʃ	n						Zunge gleitet von sch nach vorn zum n
14	ʃ	n	i					n und i gedehnt artikulieren, Kieferschluss behalten
15	ʃ	n	i	n				ein n anhängen und die feinen Zungenbewegungen spüren
16	ʃ	n	i	t				n dehnen und i kurz, Kieferschluss halten
17	ʃ	n	i	t:	s			Verschlussphase von t dehnen
18	ʃ	n	i	t	s	ə	l	auf Betonung der ersten Silbe achten

die. Es sollten daher im weiteren Verlauf die rhythmischen Aspekte der Silbenfolgen systematisch und korrigierend eingebaut werden.

Neurofazilitatorische Behandlungskonzepte

Grundsätzlich sind alle therapeutischen Überlegungen und Ansätze einer kritischen Überprüfung zu unterziehen, ob die gewählte Vorgehensweise sich an spezifischen und relevanten Aspekten der Sprechmotorik orientiert. Das muss nicht zwangsläufig bedeuten, Behandlungsansätze von vornherein zu verwerfen, die ihren Weg von der Physiotherapie oder von der Therapie kindlicher orofazialer Bewegungsstörungen in die Dysarthrietherapie gefunden haben. Es sollte jedoch nicht übersehen werden, dass selbst im Bereich kindlicher Artikulations- und Sprechstörungen, wo manche Konzepte großes Gewicht auf orofaziale Stimulations- und Übungsbehandlung legen, inzwischen starke Zweifel an der Effizienz solcher Behandlungsschwerpunkte angemeldet werden (vgl. Übersichtsartikel von Lof 2006). Eine Kritik an Behandlungsmethoden im Kindersprachbereich besagt, dass das neuroanatomische Substrat für artikulatorische (sprechmotorische) Aktivitäten so gut wie keine Überlappungen mit den neuronalen Strukturen aufweist, die die nonverbalen Bewegungen kontrollieren. Selbst die im vorsprachlichen Entwicklungsstadium auftretende Plapperphase steht hirnorganisch nicht mit anderen oralmotorischen Verhaltensweisen in Verbindung (Moore u. Ruark 1996). Es wird sogar nicht einmal ausgeschlossen, dass mit nonverbalen und fraktionierten orofazialen Bewegungsübungen das Artikulieren- und Sprechenlernen eher verhindert als gefördert wird (Forrest 2002). Im deutschsprachigen Raum scheinen derartige Einwände noch wenig Resonanz zu finden. In den letzten Jahren haben einige Behandlungsmethoden eine Indikationsausweitung auf die Behandlung von erwachsenen Patienten mit Dysarthrie erfahren. Es handelt sich in der Regel dabei jedoch um Methoden, die nicht spezifisch für die Behandlung einer zentralen Sprechstörung – weder bei Kindern noch Erwachsenen – entwickelt wurden. Ein wissenschaftlicher Nachweis zuverlässiger Wirksamkeit wurde zu keiner der gängigen Methoden erbracht. Häufig werden einzelne Übungselemente übernommen oder mit Sprechübungen kombiniert, um damit bestimmte sprechmotorische Defizite zu beheben. Zu den bedeutenderen Konzepten, die auch zunehmend für die Behandlung dysarthrischer Störungen propagiert werden, zählen die **Myofunktionelle Therapie** (MFT), die **Orofaziale Regulationstherapie** (auch als Castillo-Morales-Konzept eingeführt), die **Facial-Oral-Tract-Therapy** (F.O.T.T) und die **Propriozeptive Neuromuskuläre Fazilitation** (PNF). Alle 4 Arbeitsrichtungen berücksichtigen theoretisch wie praktisch den Zusammenhang von Körpermotorik bzw. -haltung und den verschiedenen sprechmotorischen Funktionskomponenten. Darüber hinaus werden mundmotorische Übungen vorgeschlagen, die sich verbessernd auf artikulatorische Funktionen auswirken sollen. Für die Wirkung von MFT-Übungen, bei denen z. B. die Zunge mit kleinen Gummiringen trainiert wird, werden sowohl Verbesserungen der Zungenmotorik fürs Schlucken als auch fürs Sprechen berichtet. Die beobachteten Verbesserungen erstreckten sich nicht nur auf die linguale Artikulation sondern auch auf eine verbesserte Gaumensegelfunktion (Campiche-Weber 2006).

Physiotherapeutische Konzepte wie PNF, die von Sprachtherapeuten auch im Bereich der orofazialen Behandlung eingesetzt werden, erfreuen sich nicht nur zur Verbesserung des Schluckens zunehmender Beliebtheit. Das Konzept basiert auf neurophysiologischen Mechanismen, die durch angemessene Reizapplikationen in einem bestimmten Muskelbereich stattfinden. Es handelt sich dabei um ein ganzes Bündel von Stimulusformen (Mebus 2009): thermisch, taktil, passives Dehnen, Widerstand gegen eine vorgegebene Muskelkontraktion, verbale Aufforderung, visuell (Imitation, Spiegel). Am Ende einer Stimulationsabfolge steht also die Aufforderung zu einer bestimmten Muskelkontraktion. Die konkrete Abfolge der Behandlungsschritte ist nicht beliebig, sondern richtet sich nach den Gesetzmäßigkeiten der Ausbreitung von Nervenimpulsen zwischen Muskeln und Muskelgruppen. Als Behandlungsziele werden unter anderem Verbesserung der Muskelkontraktionen, Normalisierung des Muskeltonus, Stimulation koordinierter Bewegungen und höhere Ausdauer genannt (Mebus 2008).

Die F.O.T.T. versteht sich als Behandlungsansatz zur Verbesserung der Nahrungsaufnahme, der Oralhygiene, der nonverbalen Kommunikation und des Sprechens. Dabei wird besonders die Bedeutung der Unterkieferfunktion (und des damit verbundenen Haltungshintergrunds) für Essen und die Artikulation hervorgehoben (Kay Coombs, persönliche Kommunikation). Im Unterschied zu den anderen 3 Konzepten geht es nicht darum, bestimmte Muskelfunktionen bzw. fraktionierte motorische Handlungen zu büben und auf einen Transfer in die Sprechfunktion zu spekulieren. Motorisches Lernen soll durch gelenkte Wahrnehmung (auf die motorische Handlung Artikulieren oder Schlucken), die auch orale Stimulation einschließt, stattfinden.

Die Orofaziale Regulationstherapie teilt mit dem MFT-Konzept, dass auch Stimulatoren in den Mund eingebracht werden, um Muskelfunktionen und -tonus der Zunge zu verbessern. Vorzugsweise werden sensorische Stimulationsformen als Behandlungstechniken (Berührung, Bestreichen, Zug, sanfter Druck und Vibration) sowie Übungen zur Körperhaltung (besonders der Kopfaufrichtung) eingesetzt (Limbrock, persönliche Kommunikation).

> Von den skizzierten Behandlungsmethoden betont besonders die F.O.T.T. das Prinzip, dass eine motorische Handlung (Schlucken, Sprechen) am ehesten in ihrem natürlichen Kontext wieder erlernt werden kann. Bei den anderen genannten Konzepten setzt man auf die Generalisierung und den Transfer von einzelnen muskulären Funktionszuwächsen, die allerdings meist keine Lautbildungen oder Lautsequenzen beinhalten, in die Sprechaktivität.
>
> Die genannten Behandlungstechniken entstanden aus der praktischen Anwendung bei Dysarthrien. Theoretische Modellvorstellungen wurden erst nachträglich entwickelt, welche aus neurophysiologischer Sicht die Methode begründen sollten. Die Erfolge der genannten Methoden werden nicht durch Studien zweifelsfrei belegt.

Medizinische Maßnahmen

Pharmakologische Therapien

Spezielle Medikationen, um die Bewegungen der Sprechmuskulatur positiv zu beeinflussen, sind bislang nicht beschrieben. Auch berichten laut Duffy (2005) keine Studien, dass Medikamente, die gezielt zur Verbesserung der Extremitätenmotorik verabreicht werden, systematisch die Symptome bestimmter Dysarthrieformen positiv verändern würden. Spastiksenkende Mittel zeigen erfahrungsgemäß meist keine eindeutigen Effekte hinsichtlich der Dysarthrie. Bei hoher Dosierung erscheinen Patienten gelegentlich müder, sprechmotorisch langsamer und antriebsloser. Ähnliche Nebenwirkungen sind auch bei Versuchen zu beobachten, Myoklonien und Tremor medikamentös zu beeinflussen. Die Dopaminsubstitutionstherapie bei Morbus Parkinson führt nicht zwangsläufig zu vergleichbaren Verbesserungen des Sprechens, wie sich das an der Extremitätenmotorik zeigt. Oft sind die Effekte für die Sprechmotorik geringer (Duffy 2005). Nebel u. Deuschl (2008) fassen die aktuelle Datenlage zur Auswirkung medikamentöser Behandlung (die tiefe Hirnstimulation eingeschlossen) auf die Sprechstörungen bei idiopathischem Parkinson-Syndrom dahingehend zusammen, dass z.T. widersprüchliche Ergebnisse berichtet werden. Eine klare Aussage über die Wirkungsbedingungen und prognostischen Faktoren bezüglich der sprechmotorischen Fähigkeiten lässt sich derzeit nicht treffen.

Die Injektion von Botulinumtoxin (Botox) in den Thyroarythenoidmuskel ist bei spasmodischer Dysphonie ein erprobtes Verfahren (Simpson et al. 2008). Die Wirkung des Nervengifts führt zumindest zu einer vorübergehenden Besserung. Botox wurde auch bei mandibulären und lingualen Dystonien sowie bei verschiedenen hyperkinetischen Syndromen (velopharyngealem und laryngealem Tremor oder Myoklonus) erfolgreich eingesetzt. Für einen vollständigen Überblick sei auf Duffy (2005) verwiesen.

Sprechunterstützende Operationsverfahren

Lippen

Bei schlaffer (peripherer) Fazialisparese kommen verschiedene Techniken der Fazialisnervenplastik infrage. Nach erfolgreicher Anastomose ist mit dem Auftreten von Synkinesien (Mit- und Massenbewegungen), Restparesen und Kontrakturen zu rechnen. Eine postoperative Fazialisübungsbehandlung ist in jedem Fall angezeigt, um die Folgeerscheinungen der Defektheilung abzumildern.

Gaumensegel

Bei velopharyngealer Insuffizienz ist unter bestimmten Umständen eine Verlagerung des Velums oder der seitlichen und/oder hinteren Rachenwände zu erwägen. Die aktuellen Verfahren sind unter den Begriffen **Velopharyngoplastik**, **Levatorplastik** und **Pharyngoplastik** eingeführt (vgl. Sader 2006). Die Erfahrungen mit dysarthrischen Patienten sind gering und die Ergebnisse nicht besonders überzeugend (Duffy 2005). Durch eine Velopharyngoplastik ist vor allem dann ein positiver Effekt für das Sprechen zu erwarten, wenn zusätzlich zur velaren Anhebung auch Bewegungen der seitlichen oder der hinteren Rachenwände während des Sprechens stattfinden. Leider fallen bei zentralmotorisch bedingten velopharyngealen Dysfunktionen die velare Anhebung und die pharyngeale Konstriktion meist gleichermaßen aus. Zudem ist die Dauerhaftigkeit der operativen Maßnahme nicht immer sichergestellt. Allmähliche strukturelle Veränderungen durch Fibrosierung, Narbenbildung und Erschlaffen des Bindegewebes sind nicht auszuschließen, sodass die velopharyngeale Passage wieder zu groß wird und zu viel Luft entweichen lässt. Operative Nachbesserungen sind prinzipiell möglich.

Wenn das Gaumensegel eine annähernd normale Bewegungsfähigkeit zeigt, aber nicht ausreichend oder konsistent abschließt, kann eine Pharyngoplastik erwogen werden. Bei dieser Technik wird die Rachenwand mit synthetischem oder patienteneigenem Material aufgepolstert, damit sich die Rachenwände dem Gaumensegel nähern und sich so die Effizienz des velopharyngealen Verschlusses erhöht. Sader (2006) sieht in der von ihm entwickelten Levatorplastik Vorteile gegenüber den anderen Methoden, weil postoperative Veränderungen vermieden werden. Aber auch diese Technik verspricht nur dann einen Erfolg, wenn ausreichend Restfunktion vorhanden ist, um die verbleibende velopharyngeale Passage zu verschließen.

In jedem Fall sollte eine sehr gründliche Diagnostik vorausgehen. Aus phonetischer Sicht muss sichergestellt sein, dass nach der Operation ein vollständiger velopharyngealer Verschluss möglich sein wird. Dazu muss eine Bewegungsanalyse des Velopharynx während des Sprechens gemacht werden. Eine Inspektion mit dem flexiblen Nasopharyngoskop ist nicht genügend. In jedem Fall sollte eine röntgenvideografische Analyse die Bewegungen während des Sprechens in der sagittalen und anterioren Ebene bestimmen. Nur wenn ausreichend Bewegungsfunktion festgestellt werden kann, ist eine verlässliche Prognose möglich. Eine postoperative logopädische Behandlung ist unverzichtbar, um mit den veränderten anatomischen Bedingungen umgehen zu lernen.

Larynx

Schlaffe Paresen im Bereich des motorischen Vagusnervs sind ebenfalls Kandidaten für verschiedene operative und plastische Maßnahmen. Infrage kommen meist glottisverengende und spannungserhöhende sowie Kombinationslaryngoplastiken. Die Vor- und Nachteile der verschiedenen phonochirurgischen Eingriffe beschreiben umfassend Friedrich u. Bigenzahn (2006).

Spannungsvermindernde oder glottiserweiternde Laryngoplastiken kommen bei spasmodischer Dysphonie (Adduktortyp) zum Einsatz.

Funktionskreisspezifische Behandlung

Atmung

Störungen der Atmung treten bei Dysarthrien entweder als Folge der Schädigung des Nervensystems oder aber als Symptom psychischer und vegetativer Störungen auf. Die respiratorischen Kräfte müssen selbst nicht pathologisch eingeschränkt sein, aber sie stoßen vielleicht an ihre Leistungsgrenze, weil der Ventilmechanismus der in ihrer Funktion eingeschränkten laryngealen und supralaryngealen Strukturen ineffizient ist. Nicht mit Sprechaufgaben kombinierte Atemübungen sind Duffy (2005) bzw. den Leitlinien der Academy of Neurology of Communication Disorders (ANCDS 2008) zufolge nur dann gerechtfertigt, wenn die Atemleistungen so stark eingeschränkt sind, dass sie für die Phonation nicht den nötigen subglottischen Druck aufbringen. Dieser restriktive Ansatz unterbewertet die positiven Auswirkungen einer ökonomischen, leistungsfähigeren Atmung auf die körperliche und psychische Befindlichkeit. Ein einmaliges, intensives Training genügt jedoch selten, um Lernerfolg und Leistungsverbesserungen beizubehalten. Jeder, der sich professionell mit Atmung und Stimme beschäftigt, weiß, dass ein regelmäßiges und fortdauerndes sowie eigenverantwortliches Üben erforderlich ist. Es kommt also auf eine genaue Auswahl der Übungen, individuell abgestimmt auf den Patienten sowie seine körperliche und psychische Verfassung an, damit sich eine erfolgreiche und dauerhafte Umstellung und Leistungsverbesserung der Atmung einstellt. In 3 Tabellen (Tab. 7.**5**, Tab. 7.**6** und Tab. 7.**7**) sind einige Behandlungsvorschläge zusammengestellt, die sich erfahrungsgemäß als langfristig angelegte Maßnahmen eignen, die respiratorischen Fähigkeiten zu verbessern.

Tab. 7.5 Normalisierung des Atemrhythmus und Vertiefung der Atembewegungen.

Symptom	Behandlungsziel	Maßnahme
Hochatmung	Vertiefung der abdominalen Inspiration	in Rückenlage Hemmen der thorakalen Aktivität über manuelle Depression der unteren Rippen;
geringes inspiratorisches/ exspiratorisches Atemvolumen, erhöhte Atemfrequenz	Ausatmungsverlängerung, Normalisierung der Atemfrequenz	Hemmen der aktiveren Seite durch laterale Flexion; in Bauchlage (falls unbedenklich) Einsatz der Unterarmstütze zur Vertiefung der Atemphasen: inspiratorischen Widerstand erhöhen (ein Nasenloch zuhalten);
	Aktivierung der primären Atemmuskeln	
	Aktivierung der Atemarbeit auf der schwächeren Seite	maximal tief ein- und ausatmen, am Ende jeder Phase die Bewegung für 2 Sekunden anhalten;
		Atemschnüffeln;
		Lippenbremse und Lungenfeger; gymnastische Übungen (z. B. Qigong);
		funktionelle Entspannung nach Marianne Fuchs;
		progressive Muskelentspannung nach Jacobson.

Ruheatmung

Symptome gestörter Ruheatmung sind Hochatmung, wechselnde Atemtiefe, hohe Atemfrequenz, unwillkürliche, seufzerartige Tiefatmungen, häufiges Gähnen und manchmal ein sekundenlanges „Aussetzen" der Atembewegungen. Entspannungsübungen (s. u.) und gymnastische Übungen (Tab. 7.5) sind geeignete Maßnahmen, die häufig nicht nur körperlich sondern auch psychisch bedingten Symptome zu reduzieren. Eine Fehlatmung kann aber auch Folge statischer Insuffizienz sein. Wenn die (dynamische) Stabilisation der Brustwirbelsäule verloren gegangen ist, hat sie auch ihre Trägerfunktion für den Brustkorb verloren. Die Folge ist eine Störung der normalen kostalen Atembewegungen. Mit der Veränderung der Gewichtsverhältnisse hängt der Brustkorb vermehrt an den Mm. Scaleni, verändert sich die Lagebeziehung des Kopfes zum Brustkorb, er steht in Bezug auf den Brustkorb zu weit vorn. Daraus ergeben sich zusätzlich ungünstige muskuläre Tonusverhältnisse. Die Erarbeitung einer korrekten (Sitz-)Haltung gehört zwar primär in das Aufgabengebiet von Physiotherapeuten, aber auch Sprachtherapeuten sollten sich diesbezüglich ein theoretisches und praktisches Wissen aneignen, wenn sie eine Verbesserung der Atemtätigkeit zum Ziel haben.

Korrektur der Sitzhaltung. Die Korrektur der Sitzhaltung folgt dem Ziel, eine ökonomische, aufrechte Haltung einzunehmen. Ökonomisch bedeutet, der Definition von Klein-Vogelbach (1984) folgend, dass bei einer beliebigen Haltung oder Bewegung der Aufwand der geleisteten Muskelaktivität weder zu hoch noch zu niedrig ist, um das angestrebte Ergebnis und das äußere Erscheinungsbild optimal hervorzubringen. Haltung ist nicht statisch zu verstehen. „Halten" dient dazu, sich während eines Bewegungsablaufs zu stabilisieren und das Gleichgewicht (Freivogel 1997) herzustellen. Jede Arm- oder Kopfbewegung löst antizipatorisch eine Gleichgewichtsreaktion aus. Eine wichtige Voraussetzung für ein möglichst freies Bewegen der oberen Extremitäten und des Kopfes ist die Extensionsstellung der Wirbelsäule. Eine potenziell bewegliche HWS braucht einen guten Unterbau, der es erlaubt, dass die Längsachse der HWS annähernd vertikal steht. Dazu muss das Becken nach ventral gekippt sein (Abb. 7.1). Ist das Sitzen in 90°-Flexionsstellung im Hüftgelenk nicht möglich, sollte der Stuhl (oder Rollstuhl) entsprechend angepasst werden können. Diese Beckenflexion kann durch ein den individuellen anatomischen Verhältnissen des Patienten angepasstes Keilkissen unterstützt werden. Keilkissen gibt es mit verschiedenen Winkeln. Das entgegengesetzte Muster, die Beckenaufrichtung, sollte möglichst vermieden werden. Das Sitzen mit Beckenexten-

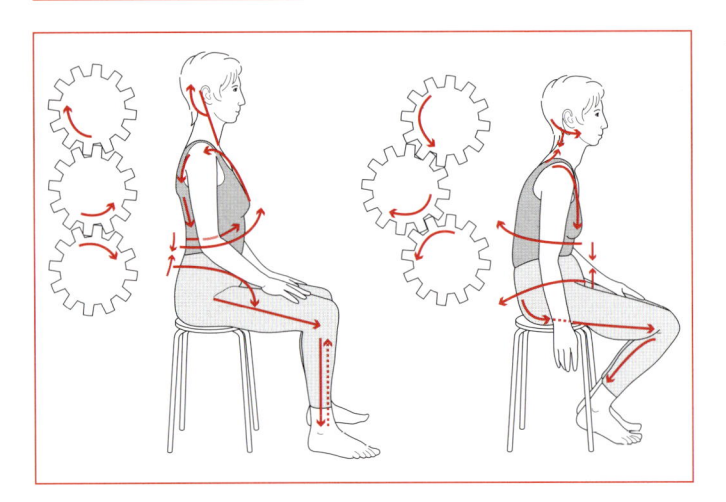

Abb. 7.1 Schematische Darstellung der aufrechten und der krummen Sitzhaltung (Brügger 2000).

sion (aufgerichtetes oder dorsal gekipptes Becken) begünstigt die Kyphosierung der Lenden- und Brustwirbelsäule; differenzierte Haltereaktionen sind dadurch gehemmt, die Kopfaufrichtung sowie Kopfbewegungen erfordern zusätzlichen Kraftaufwand, und der Tonus in den betroffenen Regionen nimmt zu. Außer der Wahl des Sitzkissens sollte auch der Sitzhöhe Beachtung geschenkt werden. Manchen Patienten ist es aus verschiedenen Gründen (z.B. Muskel- und Sehnenverkürzungen, Tonuserhöhungen in den Beinen, verknöcherte Gelenke) nur eingeschränkt möglich, die Beine in Flexionsstellung zu bringen, ohne dass das Becken sich aufrichtet. Bei Problemen mit der Flexion der Beine oder des Hüftgelenks kann eine erhöhte Sitzposition (Keilkissen) der Beckenextension und Kyphosierung der Wirbelsäule entgegen wirken. Die Ausstattung des Behandlungszimmers sollte einen höhenverstellbaren Tisch und Stuhl sowie mehrere Keilkissen mit verschiedenen Winkeln, Schaumstoffunterlagen und Antirutschfolien vorhalten, um ein individuelles Positionieren und Lagern zu gewährleisten. Besteht Unsicherheit über Auswahl und Einsatz dieser Hilfsmittel, sollten Ergo- oder Physiotherapeuten beratend einbezogen werden. Wir sollten den Patient danach fragen, wie er bezüglich der für ihn besten Sitzhaltung oder Lagerung durch Physio- und Ergotherapie instruiert worden ist und welche Lagerungen Schmerz oder Ermüdung verursachen. Der Patient soll zudem darüber in Kenntnis gesetzt werden, dass das Thema Haltung für ihn in der Sprachtherapie eine besondere Bedeutung hat.

Atemvertiefung durch Entspannung

Neben der Haltungskorrektur können auch Entspannungsübungen zu vertiefter Atemtätigkeit anregen und sich reduzierend auf den Muskeltonus auswirken. Insbesondere bei neurologischen Patienten ist zu beobachten, dass geringe Anlässe zu übermäßiger Erregung und muskulärer Anspannung führen. Patienten mit Dysarthrie sollte daher ein Entspannungstraining angeboten werden.

Bei kaum einem Menschen, außer er ist besonders geschult, können wir von ausgeglichenen Tonusverhältnissen ausgehen; noch viel weniger ist das der Fall bei einem Patienten mit Bewegungsstörungen. Zur Sprechtherapie gehört, dass für die Sprechübungen eine Ausgangssituation geschaffen wird, in der zentrale Erregungen gedämpft sind und ein Gefühl der Gelassenheit im Patienten vorherrscht. Mit gezieltem motorischem Abreagieren, z.B. durch Dehnen und gelenktes Räkeln, kann Unruhe im Körper abgebaut werden. Da für die Extremitäten mehr Empfindung als für den Rumpf besteht, kann mit Hand- und Fußbewegungen begonnen werden. Mit Massage und passivem Bewegen lässt sich vorübergehend der Tonus senken. Die kausale Behandlung von Spannungen erfordert, dass diese durch eine verbesserte Wahrnehmungsfähigkeit für Spannungen und deren Lösen dem Betroffenen bewusst und dass die Situationen, die zum Entstehen der Spannungen beitragen, erkannt werden; es soll gelernt werden, wie sich Fehlspannungen abbauen lassen. Allgemein gilt, dass wir für Dehnungen mehr

Gespür besitzen als für Anspannung. Demnach ist es sinnvoll, zuerst den Dehnungen und dann dem Anspannen und langsamen Lösen nachzuspüren. Das Ziel unserer Bemühungen ist eine lockere Schulter-Nacken-Muskulatur. Sie ist besonders daran beteiligt, dass die Atemruhelage erreicht wird und dass sich die Sprechmuskeln leichter selektiv bewegen.

Willentliche Modifikation der Atemphasen

Manche Patienten können ihre Atembewegungen in keiner Phase willentlich stoppen. Sie können weder tief einatmen, noch forciert ausatmen, den Atem anhalten oder die abdominalen Muskeln anspannen (sie „werden geatmet"). Willentlich herbeigeführte Austreibungsvorgänge über den Einsatz der Bauchpresse sind nur erschwert oder gar nicht möglich. Diese Atemstörungen sind auch in Kombination mit pathologischem Lachen zu beobachten, was die Behandlung erschwert und beim Sprechen den gleichmäßigen Atemfluss stört. Scheinbar einfache Aufgaben, wie auf Aufforderung tief einatmen, den Atem anzuhalten, forciert oder langsam ausatmen, können in manchen Fällen nicht ausreichend umgesetzt werden. Bei schweren artikulatorischen Beeinträchtigungen, bei denen die Technik des „phonetischen Ableitens" angewandt wird, können solche Manöver, wie nach der Inspiration den Atem anhalten oder die elastischen Rückstellkräfte zu zügeln, die Umsetzung solcher Aufgaben erleichtern. Tab. 7.6 beinhaltet einige praktische Vorschläge, wie man versuchen kann diese Probleme zu überwinden.

> Die Wiederherstellung der intentionalen Atemsteuerung ist eine wichtige Voraussetzung, um Koordinationsstörungen zwischen Atmung und Phonation sowie zwischen Atmung und Artikulation therapeutisch zu beeinflussen.

Ausatemverlängerung

Sinnvollerweise setzt man Übungen zur Ausatemverlängerung in Kombination mit daran anschließenden Sprechaufgaben ein. Die Auswahl an Maßnahmen in Tab. 7.7 gilt daher auch für den Abschnitt „Sprechatmung".

Die geführte, verlängerte Ausatmung vollzieht sich im Kräftespiel zwischen elastischen Rückstellkräften und glottischem oder artikulatorischem Widerstand. Auf das Ziel der verlängerten, dosierten Luftabgabe kann nur dann effektiv hingearbeitet werden, wenn diese Funktionskreise dem Luftstrom bzw. -druck eine ausreichende Hemmschwelle entgegensetzen. Falls der Glottisschluss, die artikulatorische Engebildung bzw. die velopharyngeale Funktion unzureichend sind, sollten schwerpunktmäßig auch deren Fähigkeiten verbessert werden. Gelingen diese Verbesserungen nicht, müssen kompensatorische Fähigkeiten trainiert werden.

Eine wesentliche Voraussetzung für die Ausatmungsverlängerung ist, dass die eingeatmete Luft über die inspiratorische Muskelkontraktion in Kooperation mit den engebildenden Strukturen (Glottis, Artikulatoren) gehalten werden kann. Wenn aber die laryngealen und vor allem die artikulatorischen Einstellbewegungen verlangsamt oder nicht phasengerecht aufeinander abgestimmt sind, sollte die Fähigkeit erarbeitet werden, vor Sprechbeginn die eingeatmete Luft über die inspiratorische Muskulatur und durch einen Verschluss im Ansatzrohr kurz zu halten. Diese Fähigkeit kann mit einer einfachen Aufgabe erlernt werden. Dazu soll der Patient tief über die Nase einatmen und die Luft an den geschlossenen Lippen für einige Sekunden stauen. Bei schweren Dysarthrien kann das Erlernen dieser Koordination einige Mühe kosten. Der nächste Lernschritt sollte leichter fallen. Dazu atmet er über den Mund ein, hält den Atem an, schließt dann den Mund und staut wieder die Luft an den Lippen. Der dritte Schritt beinhaltet den vorherigen Ablauf, nur wird jetzt der labiale Verschluss mit einem so lang wie mög-

Tab. 7.6 Wiederherstellung der intentionalen Atemsteuerung.

Symptom	Maßnahme
gestörte Willkürsteuerung	manuelle und verbale Stimulation
	Variieren der Körperposition
	gymnastische Übungen
	Stimulation durch olfaktorischen Reiz
	Vorstellungshilfen über Weite und Tiefe der Atemräume
	Pusteaufgaben (mit Watte, Kerze, Tischtennisball usw.)

Tab. 7.7 Steigerung der respiratorischen Kräfte.

Symptom	Behandlungsziel	Maßnahme
geringes inspiratorisches Volumen	tiefe Einatmung abdominale Beteiligung verstärken	manuelle Stimulation (Hand auf Abdomen) unterbrochenes Einatmen („Schnüffeln") inspiratorischen Widerstand erhöhen (ein Nasenloch zuhalten)
schwacher subglottischer Druck	inspiratorisches Volumen erhöhen	Maßnahmen wie oben, gegebenenfalls kompensatorischer Einsatz der Atemhilfsmuskeln
zu kurze Exspirationsdauer	inspiratorische Spannung halten gleichmäßig dosiert Luft abgeben	manuelle und verbale Stimulation manueller Druck auf das Abdomen aufrechte Haltung „Sprechzeichen" nach Schlaffhorst-Andersen Pusteaufgaben (Watte, Tischtennisball, Kerze usw.)

lich ausgehaltenen /f/ gelöst. Falls das Luftstauen mit der Zunge leichter fällt als mit den Lippen, beginnen die Übungen zur Ausatemverlängerung natürlich mit dem alveolaren Frikativ.

Es bietet sich an, Pusteübungen als sprachfreie Aufgaben in das Übungsprogramm zu nehmen. Als Minimalziel für die zuletzt genannte Übung gilt, dass ein Druck von 5 cm Wasser über 5 Sekunden gehalten werden kann. Dazu lässt man mit einem Schlauch oder einem dicken Strohhalm in ein gefülltes Wasserglas pusten. Es geht bei dieser Aufgabe darum, eine bestimmte Luftmenge langsam und gleichmäßig abzugeben. Das übergeordnete Ziel besteht darin, mit möglichst geringer Anstrengung mehrere Silben auf eine Exspirationsphase sprechen zu können. Bei Gaumensegelinsuffizienz sollte man die Nase mit einer Klammer verschließen. Pusteübungen sind nur eine Vorstufe, um den willentlichen Einfluss auf Atemtiefe, inspiratorische Spannung, Exspirationsdruck und -dauer zu verbessern. Es ist nicht zu erwarten, dass mit nonverbalen Aufgaben motorische Muster für Phonations- oder Sprechatmung in ausreichender Differenziertheit trainiert werden, weil die entscheidenden physiologischen Größen – Luftströmungswiderstand und akustische Kontrolle – fehlen.

Wenn der Anblasdruck für eine phonatorische oder artikulatorische Lautbildung zu schwach ist, kann man versuchen, die positionsabhängigen Veränderungen der Atmungskräfte auszunutzen. In aufrechter Haltung wirkt die Schwerkraft in exspiratorischer Richtung auf den Brustkorb und in inspiratorischer auf das Abdomen. Auf dem Rücken liegend wirkt die Schwerkraft dagegen auf Brustkorb wie auf Abdomen exspirationsfördernd. Als Folge verschiebt sich die Ruheatmungslage von 35% auf 20% der Vitalkapazität (Hixon 1987).

Zur Kräftigung der Bauchmuskeln lässt man den Patienten in flacher Rückenlage den Kopf anheben und gleichzeitig einatmen (Vorübung zur gestützten Atmung). In einer anderen Übung lässt man Wechselbewegungen mit den Bauchmuskeln durchführen. Der Bauch wird eingezogen, in dieser Position gehalten, und dann lässt man ihn möglichst elastisch wieder in seine Ruheposition zurückspringen. Die Durchführung geschieht mit und ohne Luftaustausch.

Eine Übung zur Verbesserung der elastischen Zwerchfellbewegungen ist das „Schnüffeln" (evtl. unter Einsatz eines olfaktorischen Reizes). Man achtet dabei auf gleichförmig rhythmische, gleichmäßig im Zug geführte Einatmungen. Es wird mit der Unterteilung in 2 gleiche, durch eine kurze Pause unterbrochene Atemzüge begonnen. Ziel der Übung ist es, eine Inspirationsphase in immer noch kleinere Züge zu unterteilen. Zwischen jedem Atemzug werden kurze Pausen eingelegt, wobei die Dauer der Pausen allmählich ausgedehnt wird. Pausen und Atemzüge pro Inspiration sollen dabei konstant gehalten werden. Um die Kontraktion des Zwerchfells zu stimulieren, kann man den Einatmungswiderstand durch einseitiges Nasezuhalten erhöhen.

Sprechatmung

Verbesserungen der Sprechatmung erreicht man am effektivsten mit Sprechaufgaben. Es gibt vielerlei Behandlungsansätze, von denen sich die meisten danach einordnen lassen, ob sie mehr auf die inspiratorische oder eher auf die exspiratorische Phase zielen. Modifikationen der Atemmuster sind oft langwierig, und ihre Veränderbarkeit hängt auch von der allgemeinen physischen Leistungsfähigkeit und von der Rumpfmotorik ab. Die Leistungsverbesserung der primären Atemmuskulatur ist das vorrangige Ziel. In manchen Fällen wird man jedoch den kontrollierten Einsatz der Atemhilfsmuskeln mittrainieren müssen, um die bestmögliche respiratorische Leistung zu erzielen. Unphysiologische Atemmuster sind in bestimmten Fällen in Kauf zu nehmen, z.B. wenn eine Hemi- oder Tetraparese, eine schlaffe Rumpfmuskulatur oder eine Rumpfataxie sowie Haltungsstörungen des Kopfes ihre Einflüsse auf die Atembewegungen ausüben oder wenn ein kompensatorischer Einsatz der Atemhilfsmuskeln das letzte Mittel ist, einen ausreichenden subglottischen Druck und die nötige Exspirationsdauer herzustellen.

Bewusstes Ein- und Ausatmen

Manche Patienten müssen vor allem lernen, tiefer einzuatmen oder kräftiger auszuatmen. Diese Vorgehensweise hat sich vor allem bei Parkinson-Patienten bewährt. Die Wahrnehmung des Patienten für die Bewegungsvorgänge spielt dabei eine wichtige Rolle. Netsell u. Hixon (1992) beschreiben eine Technik („inspiratory checking"), die bei Problemen mit der Exspirationsdauer und der Luftstromdosierung helfen kann. Der Patient wird dazu angehalten, etwa 50% seiner maximalen Kapazität einzuatmen, um dann die Luft während des Sprechens bewusst langsam abfließen zu lassen. Eine Hand auf dem Abdomen kontrolliert die Einatmungstiefe und die bewusst langsame Ausatembewegung.

Abdominale Atmung

Eine ursprünglich für die Behandlung von Stimmstörungen entwickelte Methode, die unter der Bezeichnung „Accent Method" bekannt wurde, hat sich einer Studie von Shimizu et al. (1992) zufolge besonders bei spastischer Dysarthrie bewährt. Ein Schwerpunkt dieser Methode beruht auf der Entspannung des Schultergürtels und der Verlagerung der Atemarbeit auf den abdominalen Bereich. Bei der Funktionsverbesserung der primären Atemmuskeln sind immer 2 Aspekte zu berücksichtigen: Neben entsprechenden Übungen zur Vertiefung der Einatmungsbewegung steht das Hemmen unerwünschter Bewegungen. Letzteres kann durch manuelle Hemmung der Atemhilfsmuskeln oder durch Lagewechsel (vorgebeugter Oberkörper, Rücken- oder Bauchlage) erreicht werden.

Stimme

Der therapeutische Zugang zur Kehlkopffunktion ist noch weniger direkt als zu den anderen Sprechorganen. Er erfolgt schwerpunktmäßig meist über die Atemfunktion. Außerdem werden andere Einflussgrößen wie Körperspannung und Haltung sowie die supralaryngealen Tonus- und Bewegungsverhältnisse in die Behandlung einbezogen. Die Behandlungsansätze überlappen daher stark mit denen der Atemtherapie, teilweise auch mit denen der orofazialen Stimulation.

Die Behandlungsziele richten sich vorrangig nach den Grundtypen zentralmotorischer laryngealer Störungen: Hyper- und Hypoadduktion der Stimmbänder, eingeschränkte Tonhöhen- und Lautstärkevariation, Aperiodizität und Instabilität der Stimmbandschwingungen sowie Störung der Koordination. Daneben sind häufig periphere, durch Langzeitintubation bedingte Schädigungen der Stimmbänder, Schleimauflagen oder Speichelansammlungen zu berücksichtigen, die die Schwingungsfähigkeit der Stimmbänder beeinträchtigen. Die Behandlung sollte auf der Basis einer soliden perzeptiven und möglichst einer laryngoskopischen Diagnostik aufbauen. Aus der perzeptiven Symptomatik ist nicht zuverlässig die primär zugrunde liegende Bewegungsstörung ableitbar.

Hypoadduktion

Eine unzureichende oder aufgehobene Adduktionsfähigkeit der Stimmlippen äußert sich durch Stimmschwäche oder Aphonie. Hypoadduktion muss nicht zwangsläufig Symptom eines schlaffen Muskeltonus sein. Sie kann sowohl durch Überaktivität der Abduktoren als auch durch Schwäche der Adduktoren verursacht sein. In den meisten Fällen von Hypoadduktion erscheinen primär aktivierende Maßnahmen, wie sie in Tab. 7.8 aufgezählt sind, als sinnvoll. Manchmal ist jedoch eine Kombination aus primär aktivierenden aber auch hemmenden therapeutischen Interventionen notwendig.

Die hemmenden Maßnahmen beziehen sich auf die spontanen Reaktionen mancher Patienten, auf die eingeschränkte Glottisfunktion mit unspezifischer physischer Anstrengung, Hyperextension der Rumpf- und Kopfhaltung oder übermäßigem Einsatz der supralaryngealen Konstriktoren zu reagieren. Es kann daher eine vorrangige Aufgabe sein, solche Fehlkompensationen und Überaktivitäten relativ erhaltener Muskelfunktionen zu hemmen. Es sollte dem Patienten die Gefahr der Fehlanpassung erklärt werden, damit er sein Sprechverhalten darauf einstellt. Die notwendige Schonhaltung beinhaltet, nicht gegen lautes Hintergrundgeräusch, nicht mit großem Abstand zum Zuhörer und nicht unangemessen viel zu sprechen. Auch wenn im Einzelfall unerwünschte Aktivitäten gehemmt werden müssen, so ist es in den meisten Fällen von laryngealer Hypoadduktion förderlich, die Bedingungen für eine aktive Körperhaltung herzustellen.

Die physiologische Steigerung der Adduktions- und Stimmkraft erfolgt in möglichst kleinen Schritten über die Variation der Atemtiefe und des Anblasedrucks. Zusätzlich zu einer Mobilisierung und Verstärkung der respiratorischen Kräfte können Techniken zur ganzkörperlichen Anspannung, Press- und Stoßübungen sowie gymnastische Übungen vorsichtig eingesetzt werden. Ramig et al. (1994) entwickelten ein Übungsprogramm (Lee Silverman Voice Treatment) für die Behandlung von Parkinson-Patienten mit einer Adduktionsschwäche im medialen Abschnitt der Glottis. Die für einen Patienten angemessene Atemtiefe wird über die Wirkung auf den Stimmeinsatz und die Stimmqualität herausgefunden.

Glottale Stauübungen dienen schwerpunktmäßig der Verbesserung der präphonatorischen Einstellung, der selektiven, tonischen Kontraktionsfähigkeit der Adduktoren und der Abstimmung mit dem subglottischen Druck. An das subglottische Stauen der Luft können direkt Sprechübungen mit anlautenden Vokalen angeschlossen werden. Auch die artikulatorische Funktion der Glottis bei der Kontrastierung stimmhafter und stimmloser Konsonanten und bei der Markierung der Silbengrenze zwischen aufeinanderfolgenden Vokalen (z. B. be'achten) kann mit Stauübungen angebahnt und verbessert werden. Das glottische Stauen, zwischendurch in Flüsterphonation durchgeführt, bringt das Ventiltönchen stärker zur Geltung und ermöglicht es dem Patienten, dieses differenzierter zu kontrollieren.

Zur Phonationsanbahnung und zur Verstärkung der Adduktionskraft können manuell applizierte Stimulationsformen versucht werden. Zu den adäquaten Reizformen gehören die Vibration oder kreisende Massage am Schildknorpel, das seitliche und vertikale Verschieben des Kehlkopfs sowie der Druck mit Daumen und Zeigefinger am Schildknorpel zur Verengung der Glottis. Es sollte dabei auf die Synchronisation mit der Atmung geachtet werden, sodass mit der Stimulation phonatorische Aktivitäten verbunden oder direkt angeschlossen werden. Es können nichtsprachliche laryngeale Funktionen wie Räuspern, Husten, Pressen, Stöhnen oder inspiratorisches Phonieren zur Phonationsanbahnung versucht werden. Ein auf diesem

Tab. 7.8 Maßnahmen zur Verbesserung der Stimmlippenadduktion.

Symptom	Maßnahme
Aphonie behauchte und leise Stimme Stimmschwund	Haltungskorrektur, aktive Körperhaltung, tiefere Inspiration, Verstärken des Anblasedrucks, Techniken zur ganzkörperlichen Anspannung, Press- und Stoßübungen, gymnastische Übungen, taktile Stimulation zur Verbesserung der Wahrnehmung oder zur Tonussteigerung, glottales Stauen. Nichtsprachliche laryngeale Funktionen zur Phonationsanbahnung.

Umweg erreichter Glottisschluss soll gehalten werden, um dann schrittweise die richtige Adduktionseinstellung und -kraft daraus abzuleiten.

Im Zusammenhang mit der Fähigkeit zum willentlichen Glottisschluss sollte auch dessen laryngeale Reinigungsfunktion in der Stimmbehandlung berücksichtigt werden, da zu viel Schleim und Speichel die Stimmqualität und Lautstärke erheblich beeinträchtigen können. Auch eine andere Funktion kann von der Stimmtherapie profitieren: Für manche Patienten kann das Wiederverfügbarmachen der Bauchpresse und des Glottisschlusses eine spürbare Erleichterung für die Verdauung und damit verbundene Austreibungsvorgänge bringen.

Hyperadduktion

Hyperadduktion äußert sich durch gepressten Stimmklang und im Extremfall durch Aphonie. Sie kann sekundär durch Sprechanstrengung oder primär durch pathologische Tonuserhöhung der Adduktoren entstehen. Bei sekundär verursachtem Pressen müssen die Ursachen oft außerhalb des Kehlkopfs gesucht und entsprechend behandelt werden. Bei primär bedingter Hyperadduktion besteht das Bündel der Maßnahmen (Tab. 7.9) aus allgemeiner oder auf die Gesichts- und die Sprechmuskeln fokussierter Entspannung (Brookshire 1992, McClosky 1977), Haltungskorrektur zur Tonusminderung und Verbesserung der Atmung (Netsell u. Rosenbek 1985) sowie Modifikation der Atemmuster (Murdoch et al. 1998).

Die Veränderung der Atemmuster wird als besonders effizient bewertet, wenn die abdominale Beteiligung erhöht werden kann (Murdoch et al. 1998). Smitheran u. Hixon (1981) erklären diese positive Wirkung dadurch, dass sich mit der Kontraktion des Zwerchfells der Kehlkopf absenkt, wodurch die Stimmlippen passiv abduziert werden. In der funktionellen Stimmtherapie wird dieser Zusammenhang schon seit längerer Zeit berücksichtigt: Nach Coblenzer u. Muhar (1976) wirkt eine Vertiefung der Atemtätigkeit auf die laryngealen und supralaryngealen Strukturen auch deshalb entlastend, weil unnötige und störende Atemaktivität aus den oberen Bereichen herausgenommen wird. Dies dürfte einer der Gründe sein, weshalb die Anwendung der Prinzipien der traditionellen Atem- und Stimmtherapie als sinnvoll und wirksam beurteilt werden (Duffy 2005).

Übungen zur Vertiefung der Inspiration sollten nach Netsell und Hixon (1992) mit exspiratorischen Aufgaben kombiniert werden. Diese Autoren setzten die schon erwähnte Methode des „inspiratory checking" in Verbindung mit Aufgaben zur dosierten, langsamen Luftabgabe erfolgreich bei Patienten mit spastischer Dysphonie ein. Es wird vermutet, dass durch einen verstärkten Einsatz der inspiratorischen Muskeln, die während der Exspirationsphase antagonistisch zu den passiven Rückstellkräften wirken, der subglottische Druck effizienter gesteuert wird. Durch einen feiner und gleichmäßiger dosierten subglottischen Druck werden die Adduktoren entlastet.

Die manuelle Stimulation dient zur Lockerung der extrinsischen laryngealen Muskulatur und der Verbesserung der Wahrnehmung für die Kehlkopfaktivität. Zur aktiven Lockerung werden Kauübungen und Gähn- und Seufzübungen vorgeschlagen (Boone 1977, Aten 1983).

Phonetische Einflussnahme auf die Adduktionseinstellung geschieht durch systematisches Vorschalten von /h/ im Anlaut von Vokalen, wie es von Aten (1983) schon vorgeschlagen wurde. Dieser Ansatz kann noch erweitert werden, indem in jeder Konsonant-Vokal-Verbindung ein /h/ eingeschoben wird (z.B. „sie" wird [shi:]). Die Adduktionsspannung verringert sich, wenn stimmhafte Konsonanten (z.B. /l/) artikuliert werden. Die Wirkung stimmhafter Konsonanten auf die Stimmqualität kann im Übungsaufbau systematisch ausgenutzt werden.

In hartnäckigen Fällen kann es sogar notwendig sein, noch basaler anzusetzen und nur leises,

Tab. 7.9 Maßnahmen zur Reduktion laryngealer Hyperadduktion.

Symptom	Maßnahme
gepresste Stimme	passive und aktive Entspannung, taktile Stimulation des Kehlkopfs
	Haltungskorrektur, Fixierungen auflösen
	Inspirationsvolumen und Anblasedruck variieren
	Flüsterphonation als Umwegstrategie
	systematisches Vorschalten von /h/
durchgehende Stimmhaftigkeit	systematische Variation des phonetischen Materials
	Wechsel zwischen stimmhafter und Flüsterphonation

Tab. 7.10 Kontrolle von Tonhöhe und Lautstärke.

Symptom	Maßnahme
zu laute Sprechstimme	Dosieren des exspiratorischen Luftstroms über artikulatorische und vokalische Luftabgabeübungen
zu leise Sprechstimme	inspiratorisches Volumen vergrößern, bewusste Kontrolle der Atemtiefe
	häufigere Atempausen
	Kompensation durch exakteres Artikulieren und kontrastreiches Akzentuieren
	„Impedanzübung"
zu geringe Lautstärkemodulation	inspiratorisches Volumen vergrößern
	ganzkörperliche Bewegungsdynamik einsetzen
zu geringe Tonhöhenmodulation	vokalische Tonhöhenübungen
	Kompensation über Lautstärkevariation

schwach hauchendes Flüstern einzuüben. Oft gelingt auch das Flüstern nicht auf Anhieb, was ein Zeichen dafür sein kann, dass die Steuerung der Kehlkopfmuskulatur keine Zwischenstellungen zwischen offener und fest geschlossener Glottis erlaubt. Die Flüsterstellung der Glottis kann über ein mit ganz schwachem Anblasedruck produziertes „s" oder „f" angebahnt und weich in einen geflüsterten Vokal übergeführt werden. Gelingt das Flüstern auch so nicht, versucht man es mit einfachen Pusteübungen, die mit einem Vokal kombiniert werden. Im nächsten Schritt wird dann wieder zur stimmhaften Phonation übergegangen.

Eine besondere Form der Hyperadduktion ist das durchgehend stimmhafte Sprechen, d. h. es findet bei stimmlosen Konsonanten keine Abduktionsgeste statt. Das systematische Ausprobieren und Variieren des Übungsmaterials mit stimmlosen Konsonanten – vor allem mit Reibelauten und kombiniert mit stimmloser (Flüster-)Phonation – unterstützt die Wiederherstellung der phasischen Bewegungsfähigkeit der laryngealen Abduktions- und Adduktionsmuskeln.

Lautstärke- und Tonhöhenmodulation

Einschränkungen der Tonhöhen- und Lautstärkevariation treten meist als Folge einer kombinierten Störung der Adduktion und Spannungsregulation der Stimmlippen auf. Es sind bei Lautstärkeproblemen meist auch exspiratorische Einschränkungen beteiligt. Je nach der vermuteten Bewegungspathologie kann eine Modifikation entweder mehr über die respiratorischen Kräfte oder mehr über die Spannungskontrolle versucht werden (Tab. 7.10).

Tonhöhenübungen sind sinnvollerweise in Übungen zur Wort- und Satzbetonung integriert. Nur bei gravierender Einschränkung des Tonhöhenumfangs kann es notwendig sein, die Variationsfähigkeit der Tonhöhe isoliert zu beüben. Bei rein vokalischen Übungen kann die intrinsische Tonhöhenänderung der verschiedenen Vokale ausgenutzt werden. Dementsprechend würde ein Tonhöhenanstieg z. B. mit der Vokalfolge /ai/ oder /oy/ und ein Absenken in umgekehrter Anordnung unterstützt werden. Auch der Druckstau bei gehaltenen Plosiven kann zum Anbahnen der Tonhöhensteigerung genutzt werden (Beispiel: /at::y/ oder /ib::i/). Affektiv gefärbte Äußerungen wie Ausrufe des Erstaunens, der Freude usw. (Beispiel: /oh::/, /aha/) eignen sich ebenfalls als Tonhöhenübungen. In die Modulation der Tonhöhen spielen erfahrungsgemäß das Sprechtempo, die Sprechstimmlage und die Phrasenlänge hinein. Man sollte mit diesen Variablen herumexperimentieren, um eine günstige Ausgangslage für eine mühelose Intonation herauszufinden. Langwierige und nicht notwendigerweise erfolgreiche Übungen zur Tonhöhenvariation können in manchen Fällen durch angemessenen Einsatz der Lautstärkemodulation ersetzt werden.

Die Steuerung der Lautstärke erfolgt wesentlich über die Atmung. Es bieten sich vokalische Übungen (gehaltene Vokale) an, um die Wirkung von Haltung, Atmung und Mundstellung auf die Lautstärke zu vermitteln. Mit einer Änderung der Lautstärke geht immer auch eine Änderung der Tonhöhe, Stimmqualität und Phonationsdauer einher. Die „Impedanzübung" kann die Selbstwahrnehmung des Patienten unterstützen. Dazu sitzt der Patient ganz dicht mit dem Gesicht einer glatten, schallharten Wand zugewandt. Er sitzt so nah an der Wand (es kann auch ein Schrank oder ein großer Spiegel sein), dass er diese fast mit der Nase berührt. Entweder er selbst oder die Therapeutin richtet mit den Händen seine Ohrmuschel trichterförmig zur Wand. Der Klang der eigenen Stimme wirkt voller und lauter. Man könnte nun annehmen, dass der Effekt zu nachlassender Anstrengung führe. Die gegenteilige Wirkung tritt ein. Die phonierende Person möchte die positive Klangveränderung der eigenen Stimme noch verstärken. Die Wirkung hält eine Zeit lang an, selbst wenn die Hände wieder weggenommen werden.

Die Fähigkeit zur Lautstärkesteigerung lässt sich, wenn es die artikulatorischen Fähigkeiten erlauben, ergänzend durch Luftstromübungen mit Zisch- und Reibelauten trainieren. Intensität und Dauer des Geräuschs werden mit verschiedenen Reibelauten variiert. Je nach Leistungsfähigkeit können solche Übungen spielerisch nach prosodischen Anforderungen verfeinert werden. Die dynamischen Fähigkeiten, die sich durch solche Übungen entwickeln, lassen eine Abschätzung der Möglichkeiten und Grenzen des respiratorischen Beitrags zur Lautstärke zu.

Das Überprüfen und Einüben der automatischen Anpassung der Lautstärke an Umgebungsbedingungen geschieht über die Änderung des Abstands zwischen Patient und Zuhörer sowie über das Zuschalten von Geräuschquellen.

Stimmstabilität

Störungen der Stimmstabilität sind meist Folge dystoner, ataktischer Bewegungsstörungen oder eines Tremors. Die Grundstörung ist durch Übungsbehandlung kaum reduzierbar. Hier sind vor allem die Einwirkungen kompensatorischer Techniken zu überprüfen, wie z.B. Änderung der Sprechstimmlage oder der Sprechlautstärke, Veränderung des Sprechtempos, Verkürzen der Sprecheinheiten (wortweises oder silbisches Sprechen), Stabilisieren der Rumpf- und Kopfhaltung.

Biofeedback und Hilfsmittel

Das Feedback der Stimme erfolgt über die visuelle Darstellung des Tonhöhenverlaufs auf einem Bildschirm. Die Darstellung des Tonhöhenverlaufs erfolgt entweder mithilfe der Elektroglottografie oder aber einer Transformation des akustischen Signals. Die Elektroglottografie arbeitet genauer als die akustische Messung. Es wird jedoch ein eigenes Gerät dafür benötigt. Für die Messung des akustischen Signals werden heutzutage nur noch ein Mikrofon und eine spezielle Computersoftware benötigt. Vorteilhaft ist es, wenn verschiedene Realisierungen des Tonhöhenverlaufs in mehreren Fenstern darstellbar sind, um Vergleiche anzustellen. Das grafische Muster erscheint zeitgleich mit der Ausführung der Aufgabe vor den Augen des Patienten und erlaubt so eine direkte Einflussnahme. Sobald mehr die auditive Wahrnehmung die Stimme kontrollieren soll, kann die visuelle Rückmeldung nach dem Prinzip des verzögerten Feedbacks eingesetzt werden. Ein wichtiger Aspekt des instrumentellen Feedbacks besteht darin, dass der Patient das Ergebnis seiner Bemühung selbst und weitgehend unabhängig vom Therapeuten beurteilen kann. Die Einsatzmöglichkeiten sind vielfältig. Außer zur gezielten Veränderung von Tonhöhe und Lautstärke lassen sich auch Übungen zur Stimmstabilität und zum Stimmeinsatz durchführen. Weiterführende Literatur ist bei Duffy (2005) sowie Code u. Ball (1997) zu finden.

Als effiziente Hilfsmittel haben sich tragbare Stimmverstärker bei (Parkinson-)Patienten mit zu schwacher Stimme erwiesen (Yorkston et al. 1988). Die Technik dieser Geräte ist so ausgereift, dass selbst eine Flüsterstimme zu Konversationslautstärke bei guter Tonqualität verstärkt wird, ohne dass Rückkopplungen entstehen. Ebenfalls zur Stimmverstärkung, jedoch aus eigener Kraft erbracht, dient der Edinburgh Masker (Adams u. Lang 1992). Das Gerät gibt über kleine Kopfhörer weißes Rauschen ab, worauf nach dem Prinzip des Lombard-Effekts die Lautstärke während des Sprechens unwillkürlich zunimmt. Rubow u. Swift (1985) beschrieben den wirkungsvollen Einsatz eines Geräts, das ein Warnsignal abgibt, sobald der Sprecher zu leise oder zu laut spricht.

Artikulation

Mandibuläres System

Der Unterkiefer ist entsprechend seinen 3 Hauptfunktionen **Kauen**, **Explorieren** und **Sprechen** unterschiedlichen zentralen Steuerungsmechanismen unterworfen. Er ist wie die mimische Muskulatur auch am affektiven Ausdrucksverhalten beteiligt. Das Kauen wird von Reflexen und rhythmischen, subkortikalen Aktivitäten gesteuert. Ähnlich wie beim Gehen wird die Existenz von „pattern generators" angenommen, die die phasische Erregbarkeit der Kaubewegungen modulieren und keinen Input von der Peripherie benötigen. Der mehr reflexgesteuerten Kauaktivität stehen die eher willentlich gesteuerten Aktivitäten wie das orale Manipulieren von Nahrungsstoffen und -konsistenzen sowie das mimische Ausdrucksverhalten und das Sprechen gegenüber. Auch wenn über die neuronalen Mechanismen dieser Funktionen wenig gesichertes Wissen existiert, ist von komplex organisierten neuralen Zugängen zu den mandibulären Muskeln auszugehen. Welche sensorischen Informationen fürs Sprechen genutzt werden, ist ebenfalls wenig erforscht. Der Unterkiefer kann zwar unabhängig von Lippen und Zunge bewegt werden, aber es gibt Motoneurone, die die Zunge steuern, und die hemmend auf die Kieferschließer wirken, damit die Zunge nicht zerbissen wird. Beim Sprechen beeinflussen die Bewegungen des Unterkiefers unmittelbar die Bewegungen der Zunge und der Lippen. Ein zu weit abgesenkter Unterkiefer verhindert differenzierte labiale und linguale Bewegungen, die zur Bildung von Konsonanten und koartikulatorischen Gesten notwendig sind. Ein sehr enger Kieferschluss behindert die Vokalartikulation und zwingt Lippen und Zunge zu kompensatorischen Manövern. Trotzdem ist es möglich, alle Konsonanten und Vokale zu formen und verständlich zu sprechen. Hingegen ist ab einer bestimmten Kieferöffnungsweite das Artikulieren zuerst von Konsonanten und dann aber auch von (hohen) Vokalen nicht mehr hinreichend möglich. Der Input für die Kieferbewegungen beim Sprechen muss daher von den artikulatorischen Zielbewegungen der Lippen und der Zunge bereitgestellt werden.

> Analog zum Verhältnis von Haltung und distaler, feinmotorischer Kontrolle stellt der Unterkiefer den Haltungshintergrund für die (Fein-)Motorik von Lippen und Zunge. Die Restitution der mandibulären Funktion und Koordination mit Lippen und Zunge steht deshalb in der Behandlungshierarchie an oberster Stelle.

Der Unterkiefer kann selektiv und unabhängig von den anderen Artikulationsorganen bewegt und trainiert werden, da seine Bewegungen bewusst und differenziert wahrgenommen werden. Dieser Input kann, muss aber nicht zu einer besseren Funktion beim Sprechen führen. Der Umstand, dass die Zielbewegungen von Lippen und Zunge den adäquaten Input darstellen, lässt hingegen die Grenzen eines auf Einzelbewegungen reduzierten Behandlungsansatzes erahnen.

Symptome gestörter Unterkieferkontrolle

Die Beurteilung der Bewegungsstörung des Unterkiefers sollte zwischen primärer und sekundärer Symptomatik zu unterscheiden versuchen. Ein zu weiter Kieferöffnungswinkel beim Sprechen muss, wie in den folgenden Beispielen erläutert wird, nicht an einer gestörten Kiefermotorik liegen, sondern kann durch andere Mechanismen verursacht sein. Beobachtungen während der Behandlung dysarthrischer Sprecher lassen darauf schließen, dass bei gestörter Motorik von Zunge und Lippen auch die Unterkieferbewegungen nicht den segmentalen Zielkonfigurationen genügen. Selbst wenn der Kiefer sich in der nonverbalen Funktionsprüfung abgestuft und schnell öffnen und schließen lässt, können diese Bewegungen bei der Lautbildung weitgehend fehlen. Eine Erklärung für dieses Verhalten wäre, dass, wie im vorherigen Absatz erwähnt, der Input für die Kieferbewegungen von Lippen und Zunge ausgeht. Wenn diese beiden primären Artikulatoren zu präzisen Lautbildungen auf Segmentebene nicht in der Lage sind, werden nach dem Modell der koordinierten Strukturen die Abduktoren und Adduktoren des Unterkiefers auch keine präzisen artikulatorischen Zielbewegungen ausführen. So gesehen läge eine sekundäre Bewegungsstörung der Unterkieferfunktion vor.

Offenes Artikulieren tritt auch in Verbindung mit velopharyngealer Insuffizienz auf. Die hypernasale Artikulation von Lippen und Zunge reduziert sich auf Laute, die Halbvokalen ähneln und die relativ offen gebildet werden. Enges Artikulieren hat nur Sinn, wenn genügend Luftstrom oral fließt und an den artikulatorischen Hemmstellen zu Geräuschen führt. Auch dieser Zusammenhang spricht dafür, den ungenügenden Kieferschluss als sekundäres Symptom zu werten.

Von einer primären Bewegungsstörung des Unterkiefers ist dann auszugehen, wenn unabhängig vom phonetischen Kontext immer wieder die gleichen Bewegungsauffälligkeiten in Erscheinung treten. Die Bewegungseinschränkungen können die Bewegungsauslenkung beim Öffnen und/oder Schließen betreffen. Schnelle, flüssige Änderungen der Bewegungsrichtung können ein gravierendes Problem darstellen. Wenn die Kieferheber und -senker nicht symmetrisch arbeiten, kann das die Koordination mit den primären Artikulatoren empfindlich stören. Vermutlich ist wegen der Wechselwirkungen mit einer Kombination aus primärem und sekundärem Störungsmechanismus zu rechnen.

Manche Bewegungsanomalien des Unterkiefers treten aufgrund der besonderen Anforderungen vorrangig beim Artikulieren auf. Das Sprechen mit übermäßiger Okklusion, selbst wenn das Öffnen nicht durch Paresen behindert und beim Kauen nicht zu beobachten ist, kommt bei ataktischen Bewegungsstörungen vor. Möglicherweise stabilisiert sich das System selbst, indem es einen Störfaktor unterdrückt.

Am Zusammenspiel zwischen primären Artikulatoren und Unterkiefer sind die adaptativen Fähigkeiten des sprechmotorischen Systems zu erkennen. Eine zu geringe Kieferöffnung betrifft vor allem die Vokalqualität und die koartikulatorischen Prozesse. Die Zunge kann dies normalerweise ausgleichen. So kann sie auch bei Kieferschluss einen offenen Vokal identifizierbar artikulieren. Bei engem Kieferöffnungswinkel sind die feinmotorischen Fähigkeiten der Zunge gefordert. Wenn die Zunge nicht in der Lage ist, auf engem Raum die artikulatorischen Zielbewegungen zu erreichen, kann dies die Zungenartikulation blockieren.

> Die Unterscheidung nach primärer und sekundärer Bewegungsstörung ist theoretisch, sie dient jedoch als Entscheidungshilfe für die Auswahl der Behandlungsschwerpunkte. Praktisch sind meist beide Aspekte betroffen.

Haltungsaspekte

Kopfhaltung und Unterkieferbewegungen interagieren eng miteinander. Schädel, Unterkiefer, Schultergürtel und Halswirbelsäule (HWS) bilden eine „funktionelle Einheit" (Hochschild 2005). Zentrales Bindeglied ist das Zungenbein, das über die suprahyalen und infrahyalen Muskeln die Verbindung mit dem Schädel und dem Schultergürtel herstellt (Abb. 7.2). Um die Situation für Sprachthe-

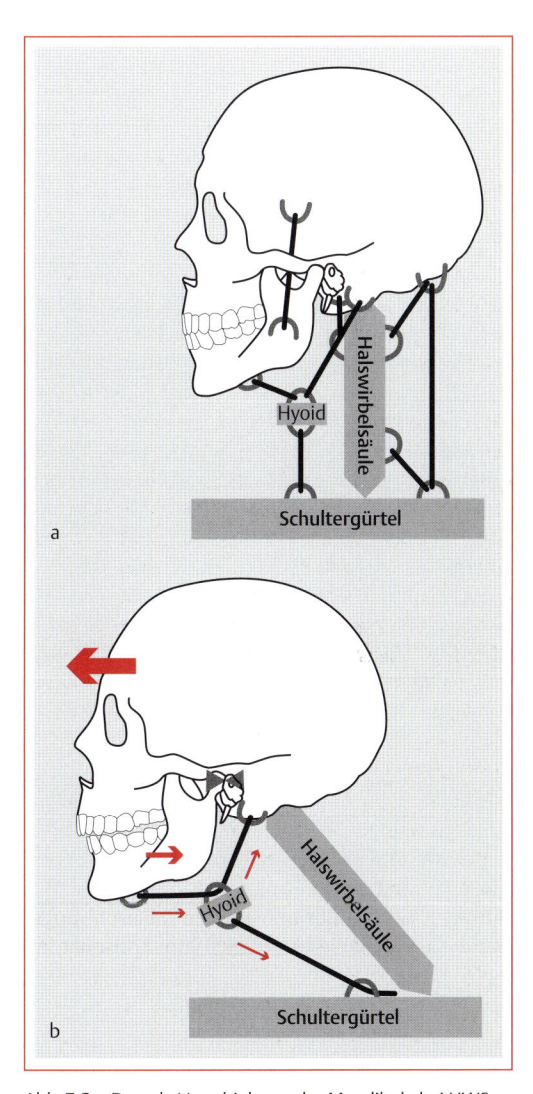

Abb. 7.2 Dorsale Verschiebung der Mandibula bei HWS-Extension (aus: Hochschild 2005). Oben: normale Okklusion bei aufrechter Kopfhaltung. Unten: fehlerhafte Kopfstellung hat ventrale Verschiebung der Mandibula und veränderten Biss zur Folge.

rapeuten zu vereinfachen, sollen zur Orientierung 2 Aspekte das praktische therapeutische Vorgehen lenken:
- Der physiologische Bewegungshintergrund des Unterkiefers ist die gekippte Beckenstellung.
- Die Mobilisierung des Unterkiefers beginnt im Bereich der Halswirbelsäule (HWS).

Die Wechselbeziehung der Bewegungsabschnitte wurde von Brügger (2000) im Bild der ineinandergreifenden Zahnräder veranschaulicht. Ein Abweichen von der physiologischen Haltung führt zum Verlust an Differenziertheit und zu inadäquater Beanspruchung der Muskeln. Die optimale Voraussetzung für die physiologische Bewegung des Unterkiefers erfüllen die bekannten Haltungsbedingungen (Abb. 7.1): das Strecken der HWS, die Retroposition des Schultergürtels, die Aufrichtung des Thorax, die Einstellung der thorakolumbalen Lordose, das Kippen des Beckens sowie die Abduktion der Oberschenkel im Hüftgelenk. Die Ausgangsstellung des Kopfes ist in die vertikal stehende Körperlängsachse eingeordnet. Die Augen stehen horizontal, und der Blick ist nach vorn gerichtet. Die HWS ist leicht konvex nach vorn gekrümmt. Je nach Rückentyp (Flach- oder Rundrücken) kann die Halslordose schwächer bis aufgehoben oder aber übermäßig ausgeprägt sein und zu einem Abweichen des Kopfes aus der Körperlängsachse führen. Die potenzielle Beweglichkeit der HWS ist dadurch beeinträchtigt. Solche Umstände sollten berücksichtigt werden, wenn eine Korrektur der Haltung nötig erscheint. Pathologische Kopfhaltungen und (schmerzhafte) Bewegungseinschränkungen der HWS können Zeichen von Verschleißerscheinungen sein, die zeitlich vor dem Ereignis der Hirnschädigung liegen. Bei Patienten, die ein Schädel-Hirn-Trauma und damit einhergehend ein Schleudertrauma erlitten haben, ist mit Bewegungseinschränkungen infolge einer Traumatisierung der Bänder der HWS zu rechnen. Schwindel und Gleichgewichtsstörungen im Zusammenhang mit Funktionsstörungen der Kopfgelenke können ebenfalls mit Haltungsanomalien und Bewegungsstörungen einhergehen.

Die Position des Unterkiefers ändert sich mit der Kopfstellung. Insbesondere die (Hyper-)Extension der oberen Halswirbelsäule, die bei neurologischen Patienten öfter zu beobachten ist, verursacht eine Verschiebung des Kopfes nach anterior und des Unterkiefers nach posterior. Die Translation des Unterkiefers ist nicht nur beim Kauen wichtig, um Mahlbewegungen zu ermöglichen. Bei gesunden Sprechern wirken symmetrische Translationsbewegungen des Unterkiefers bei der Bildung von labialen und alveolaren Obstruenten mit. Der Grad der Beteiligung ist individuell verschieden. Bei dysarthrischen Sprechern kann sich die Situation komplizieren und widersprüchlich darstellen. Trotz einer Hyperextension der HWS und der daraus entstehenden Verlagerung der Mandibula nach dorsal kann eine übermäßige Protrusion des Unterkiefers beobachtet werden. Welche inneren Mechanismen zu solch paradoxen Verhältnissen führen, ist im individuellen Fall oft nicht zu klären. Sowohl die Verlagerung der Mandibula als auch die übermäßige Protrusion beim Artikulieren bilden ungünstige Ausgangsstellungen für Lippen und Zunge. Eine Protrusion verändert beim Öffnen des Mundes die Vokalqualität, beim Schließen nähern sich die Bissflächen zueinander verschoben an. Es sind kompensatorische Manöver der Unterlippe und der Kiefersenker nötig, um mit der Artikulationsstelle Oberlippe oder obere Zahnreihe den lautbildenden Kontakt bzw. die adäquate Hemmschwelle für den Luftstrom herzustellen. Ähnlich kompensatorisch gefordert stellt sich die Situation für die Zunge dar, wenn sie durch zu viel Protrusion des Unterkiefers eine Vorverlagerung erfährt. Im konkreten Einzelfall ist durch systematisches Verändern der Beckenkippung, des Rumpfaufbaus und der Kopfhaltung zu eruieren, ob von der posturalen Seite Einfluss auf die Unterkieferbewegungen genommen werden kann.

Eine gute Haltung begünstigt die Beweglichkeit der HWS. Eine frei bewegliche, nicht verspannte HWS ist die Voraussetzung für einen intakten, flüssigen und fein auf die artikulatorischen Zielbewegungen von Lippen und Zunge abgestimmten Öffnungs- und Schließmechanismus des Unterkiefers. Zentralmotorische Störungen des Rumpfs und der oberen Extremitäten sind nicht selten von starren Kopfhaltungen begleitet. Aber auch Kopfzwangshaltungen aufgrund visueller Störungen schränken die Bewegungen der HWS und dadurch des Unterkiefers ein. Motorische Störungen der Atmung führen wegen der zusätzlichen physischen Anstrengung zu übermäßiger Beteiligung der Atemhilfsmuskeln und zu Verspannungen im Bereich der HWS. Solchermaßen eingeschränkt erfolgt die Blickzuwendung nicht mehr selektiv durch rotatorische Kopfzuwendung, sondern im Block mit dem Rumpf. Auch treten bei Kleinhirn- und Hirnstammschädigungen Koordinationsstörungen auf, die das Zusammenspiel zwischen Kiefer und HWS stören. Die Reaktionen auf die jeweilige Pathologie sind im konkreten Einzelfall nicht immer vorhersagbar. Bei vorherrschender Ataxie mit unkoordinierten, überschießenden Kopfbewegungen in variablen Richtungen kann es zu übermäßiger Fixierung des Unterkiefers mit geschlossenem Biss ohne Öffnungsbewegung bei Vokalen kommen. Es kann aber auch das genaue Gegenteil eintreten, dass während des Sprechens der Kopf in einer Stellung fixiert gehalten wird, wohingegen der Unterkiefer unangemessen offen artikuliert und sich paradox zu den Artikulationsbewegungen von Lippen und Zunge verhält.

Wenn also der Unterkiefer im Blickpunkt der Sprechtherapie ist, sollte die Beweglichkeit der HWS systematisch berücksichtigt werden. Der eigentlichen Arbeit am Unterkiefer können Übungen der HWS und der oberen Kopfgelenke vorgeschaltet werden. Solche Übungen zeigen, wo Einschränkungen und wo Fähigkeiten liegen. Sie dienen der Verbesserung der Körperwahrnehmung sowie der aktivierenden Vorbereitung für nachfolgende Übungen der Sprechmuskulatur. Diese Übungen können aber auch zwischen die Sprechübungen gestreut der Entspannung und dem Lösen von Verspannungen dienen.

Die Übungssystematik richtet sich nach den Bewegungsachsen des Kopfes. Es sollte nicht extrem in eine Bewegungsrichtung gebeugt oder gedehnt werden. Extrembewegungen der HWS können den Durchfluss der A. vertebralis vermindern. Passives Bewegen der HWS dürfen Sprachtherapeuten nur mit allergrößter Vorsicht und nach entsprechender fachgerechter Anleitung anwenden. Alle Bewegungen sollen möglichst aktiv erfolgen. Sie werden langsam und so ausgeführt, dass sie keine besondere Anstrengung hervorrufen. Werden Beschwerden wie Übelkeit, Kopfschmerzen, Hörstörungen (Ohrgeräusch) oder Sehstörungen berichtet, sollte von Übungen dieser Art abgesehen und die Ursache der Beschwerden abgeklärt werden. Generell sollten Übungen, die Missempfindungen und negative Affekte beim Patienten auslösen, unterlassen werden, selbst wenn gute Gründe für ihren Einsatz sprechen.

Es kann mit Rechts-Links-Lateralflexion der HWS begonnen werden: links – Mittelstellung – rechts – Mittelstellung. In der End- und Mittelstellung sollte für einen Moment verharrt werden, bevor die Bewegung fortgesetzt wird. Jede Bewegungsfolge kann zweimal ausgeführt werden, bevor zur nächsten Übung gegangen wird. Manche Patienten haben aus neuropsychologischen Gründen ihre Körpersymmetrie verloren und können deshalb die Kopfhaltung nicht auf die Körperlängsachse ausrichten.

Als nächste Übung erfolgt die Flexion und Extension: die ventrale Halslinie wird kürzer, die dorsale wird länger. Wenn der Scheitelpunkt des Kopfs wieder in der Körperlängsachse steht, folgt wieder kurzes Verharren und ein kurzes Wahrnehmen der Körperhaltung. In der dritten Übung rotiert der Kopf nach links und rechts mit jeweils kurzem Verharren in den End- und Mittelstellungen. Rotation und Lateralflexion kombiniert ergibt eine kreisende Bewegung des Kopfes.

Stimulationsbehandlung

Stimulation der Adduktoren (Kieferschließer). Die Zugänglichkeit zu den Hebern und Senkern des Unterkiefers für manuelle Reizapplikation ist nicht gleichermaßen möglich. Die 3 Muskelpaare zur Adduktion des Unterkiefers sind im Vergleich zu den Abduktoren (Kieferöffnern) relativ gut zugänglich für Manipulationen. Für die supra- und infrahyalen Muskeln trifft dies viel weniger zu. Für die Stimulusauswahl könnte von Bedeutung sein, dass die Adduktoren (Kieferschließer) ganz im Gegensatz zu den hyalen Abduktorenmuskeln reich mit Muskelspindeln ausgestattet sind. Für die Adduktoren kommen daher Stimulationsformen wie Dehnen und Widerstand in Betracht, um die gewünschte, bahnende oder hemmende Muskelreaktion zu erzielen. Durch schnelles Dehnen wird über die Afferenzen der Muskelspindeln die Reflexantwort der Kieferschließer ausgelöst. Diese Aktivität wird vor allem bei rhythmischen Bewegungen wie dem Kauen genutzt. Bei langsamen Längenänderungen der Muskelspindeln nimmt die Feuerrate der Muskelspindeln proportional zum Kieferöffnungswinkel zu und wird vermutlich vom sprechmotorischen Steuerungssystem als Information über die Position des Unterkiefers genutzt. Ein überaus häufig anzutreffendes Phänomen bei Dysarthrien unterschiedlicher Pathophysiologie ist die unzureichende Annäherung der Mandibula an die Maxilla. Diese Fähigkeit ist entscheidend für die Konsonantenartikulation. Langsames passives Auf- und Abbewegen der Mandibula dient dazu, die Propriozeptoren zu stimulieren, die für die fein abgestimmten Bewegungen beim Sprechen zuständig und notwendig sind. Normalerweise berühren sich die Kauflächen nicht beim Artikulieren. Daher sollte die Annäherung nur bis zum schwebenden Biss geführt werden. Wenn jedoch die kinästhetische Rückmeldung über die Stellung der Mandibula fehlt, kann der Kontakt der Bissflächen zu mehr Wahrnehmung verhelfen. Das passive Bewegen der Mandibula erfordert Fingerspitzengefühl vom Behandler. Es empfiehlt sich, den Unterkiefer beidhändig zu führen, um Asymmetrien der Adduktorenspannung zu erkennen und entsprechend zu berücksichtigen.

Stimulation der Abduktoren (Kieferöffner). Von den 4 Abduktorenmuskeln (Mm. pterygoideus lateralis, digastricus, mylohyoideus, geniohyoideus) bilden der M. geniohyoideus und M. mylohyoideus die Mundbodenmuskulatur und sind für Dehnung und Druck erreichbar, um je nach Behandlungshypothese hemmende oder bahnende Stimulationsformen anzuwenden. Die Abduktorenmuskeln weisen so gut wie keine Muskelspindeln auf. Mit entsprechenden geschwindigkeitsabhängigen Dehnungsreflexen ist deshalb eher nicht zu rechnen. Der Kieferöffnungsreflex wird beim Kauen über Mechanorezeptoren im Periodontium aktiviert und ist durch die mechanische oder elektrische Stimulation der oralen Schleimhaut auslösbar. Der Nutzen dieser Reflexstimulation darf bezweifelt werden, wenn es um die Verbesserung der Bewegungskontrolle beim Sprechen geht. Ob in einem Stadium nahezu aufgehobener Artikulationsfähigkeit, also bei Anarthrie, die Reflexstimulation die erwünschte Bewegung bewirken kann, darüber kann derzeit nur spekuliert werden. Mangels gesicherten Wissens über die Wirkungsmechanismen ist die Reflexstimulation als eher unspezifisch zu bewerten.

Probleme mit dem Öffnen können durch zu hohen Tonus der Adduktorenmuskeln (M. masseter, M. temporalis) verursacht sein, wie sie gelegentlich bei Hirnstammschädigungen auftreten. Im Extremfall kommt es zum tonischen Krampf, der über viele Monate anhalten kann und eine nichtorale Form der Ernährung notwendig macht. Entspannung der Muskeln kann durch tiefgekühlte Kompressen (Gelkissen) versucht werden. Wärme kann ebenfalls tonusmindernd wirken. Ein hypomobiler Kiefer kann in Kombination mit Kältetherapie und mit Spateln, die übereinander geschoben werden, aufgedehnt werden. Die Anzahl der Spatel, das Maß der Dehnungsweite und die Dauer der Anwendung müssen im Einzelfall herausgefunden werden. Es gibt im Fachhandel spezielle Kieferdehner, die auch in Selbsttherapie oder von Hilfspersonen eingesetzt werden können.

Nonverbale Bewegungsübungen

Nonverbale Bewegungen des Unterkiefers, die in direktem Bezug zu den Anforderungen beim Sprechen stehen, beschränken sich auf das Öffnen und Schließen. Die Mandibula vollzieht fein abgestufte Bewegungen, die in direktem Zusammenhang mit artikulatorischen Zielbewegungen stehen. Die Bewegungssteuerung der Mandibula ist in die Aktionen von Lippen und Zunge fest eingebunden. Der intensive Informationsfluss zwischen Kieferöffner und Zunge zeigt sich unter anderem darin, dass Zungenbisse sowohl beim Kauen als auch beim Sprechen normalerweise sehr selten passieren. Vermutlich fazilitieren Motoneurone der Zunge die Kieferöffner und übermitteln gleichzeitig an die Schließer ein hemmendes Signal. Falls ein Patient sich dennoch wiederholt auf die Zunge beißt, sollte eine Aufbissschiene (s. Abb. 7.**6**) angepasst werden.

Beim Sprechen ist die Koordination von Unterkiefer und Zunge bzw. Lippen oft massiv gestört. Die häufigste Störung besteht darin, dass sich die Mandibula nicht ausreichend anhebt, wenn die Zunge oder die Unterlippe eine Adduktionsgeste ausführen. Die Annäherung der Mandibula an die Maxilla ist besonders für die Konsonantenartikulation eine kritische Bedingung, damit Lippen und Zunge ihre feinmotorischen Fähigkeiten entfalten und die kritischen Hemmschwellen bilden können. Der Unterkiefer, normalerweise der bewussten Bewegungssteuerung gut zugänglich, kann mitunter nicht nur beim Artikulieren sondern auch bezüglich nonverbaler Bewegungsaufgaben schwer unter Kontrolle gebracht werden. Es empfiehlt sich, eine genaue Bewegungsanalyse vorzunehmen, um daraus die Informationen und Ideen für ein Übungsprogramm herzuleiten. Tab. 7.**11** gibt Anregungen zu Bewegungsaufgaben. Diese können je nach Fähigkeiten zu einer Übungssystematik kombiniert werden. In angehobener Position gibt es den geschlossenen und den offenen Biss. Die Lippen sind bei Kieferschluss entweder geschlossen oder offen (abduziert). Wichtig ist, ob der Patient die Kieferposition korrekt rückmelden kann. Eine manuelle Überprüfung durch den Untersucher ist unverzichtbar, indem er entweder die Lippen auseinander schiebt oder den Unterkiefer

Tab. 7.11 Unterkieferübungen.

Aufgabe	Variation	Stimulationsformen
öffnen	verschiedene Öffnungswinkel	
	abgestufte Bewegungen	
	über mehrere Sekunden in der Zielposition verharren	
	langsame Bewegung	verbal
	schnelle Bewegung	Widerstand gegen Bewegungsrichtung
(öffnen –) schließen	aus verschiedenen Öffnungswinkeln	Spiegel
	abgestufte Bewegungen	mit eigener Hand kontrollieren
	langsame Bewegung	
	schnelle Bewegung	
schließen – öffnen – schließen	Kombinationen verschiedener Tempi und Öffnungswinkel	

nach oben drückt, um zu sehen, wieviel Spiel besteht. Jede Position sollte für einige Sekunden gehalten werden. Das Absenken des Unterkiefers sollte vom geschlossenen und vom offenen Biss sowie mit abduzierten und adduzierten Lippen starten. Der Übergang vom Öffnen und zum Schließen – sowie umgekehrt – sollte sowohl mit niedriger als auch mit hoher Beschleunigung stattfinden. Die Öffnungsweite sollte variiert und jede Position sollte einige Sekunden stabil gehalten werden. Außerdem sollte viel Wert darauf gelegt werden, dass die Aufgaben möglichst gleichförmig und mit hoher Konstanz wiederholt werden. Aufgrund der bereits erwähnten strukturellen Verbindung mit der HWS sollten die Kieferübungen schrittweise mit verschiedenen Kopfhaltungen und gleichzeitigen Kopfbewegungen kombiniert werden.

Adduktionsstörung. Der Kieferschluss ist sehr viel häufiger ein Problem als der umgekehrte Fall, und nicht selten ist es äußerst mühsam, die Bewegungskontrolle zu verbessern. Besondere Aufmerksamkeit sollte der Bewegungsausführung gewidmet werden. Es sollte darauf geachtet werden, dass der Zug nicht vermehrt in eine Richtung stattfindet. Die Konstruktion des Kiefergelenks lässt relativ große Verschiebungen als Mediotrusion und Laterotrusion zu. Dies geschieht durch asymmetrische Muskelkontraktionen, wie sie sinnvollerweise beim Kauen einsetzen. Beim Artikulieren ist dadurch das Schließen bis zur schwebenden Okklusion behindert. Das nonverbale Üben zielt darauf ab, dass das Auf und Ab des Unterkiefers mit mehr Rotation und weniger Translation ausgeführt wird. Falls Medio- und Laterotrusionen auftreten, sollten die Bewegungen im Zeitlupentempo und, falls zumutbar, bei visueller Kontrolle mit einem Spiegel stattfinden.

Besonders hartnäckig kann das Problem mit dem Kieferschluss dann sein, wenn die kinästhetische Rückmeldung für Positionen des Unterkiefers unsicher ist. In solchen Fällen fehlt genügend Information darüber, ob der Unterkiefer ausreichend adduziert ist. Die unzureichende kinästhetische Information verhindert auch, dass der Unterkiefer stabil in schwebender Okklusion gehalten wird. Stattdessen oszilliert er in vertikaler Richtung um die Zielposition. Auf die Wiederherstellung der schwebenden Okklusion sollte, wie schon vorher betont, besonders viel Wert gelegt werden. Es bedarf manchmal großer Geduld seitens Patient und Therapeut und besonderer Mittel, um Fortschritte zu erzielen. Es hat sich das intensive und hochfrequente Wiederholen der in Tab. 7.11 beschriebenen Aufgaben und das Üben vor dem Spiegel bewährt. In Fällen stark eingeschränkter Bewegungskontrolle kann es hilfreich sein, wenn sich der Patient selbst fazilitiert, indem er den Unterkiefer manuell führt. Es sollte vermieden werden, dass die Mandibula beim Anheben vorgeschoben wird. Wie schon im Abschnitt „Stimulation" beschrieben, kann die korrekte Kieferstellung über den geschlossenen Biss kontrolliert werden. Beim

Schließen auf einen Spatel zu beißen, kann hilfreich sein, um diese Kieferposition über mehrere Sekunden stabil zu halten. Es ist jedoch von Nachteil, dass er die schwebende Okklusion verhindert und die Translation sowie ungünstige Kopfpositionen (Extension der HWS) provoziert. Der Biss auf den Spatel kann ein zu schwacher Stimulus sein, um den Unterkiefer in dieser Position über einige Sekunden zu halten. Der Reiz kann verstärkt werden, indem man an dem Spatel leicht zieht, sobald der Patient auf ihn beißt.

Abduktionsstörung. Es gibt verschiedene Ursachen, warum der Kiefer beim Sprechen nicht aufmacht. Es kann an der Tonisierung der Adduktoren liegen, dass der Unterkiefer sich zu wenig absenken lässt. Dieses Problem wurde schon im Abschnitt „Stimulation" behandelt. In minder schweren Fällen kann das Öffnen durch Widerstand gegen die Abduktionsbewegung fazilitiert werden. In Kombination mit der Aufforderung, den Kiefer abzusenken wird mit der einen Hand Druck auf den Unterkiefer gegeben und mit der anderen der Hinterkopf gehalten, um eine Extension der HWS zu vermeiden. Zur Intensivierung der kinästhetischen Rückmeldung sollte die geöffnete Kieferstellung für mehrere Sekunden beibehalten werden. Die Schließbewegung erfolgt so langsam wie möglich und mit fein dosiertem Widerstand gegen die Bewegungsrichtung, um die muskuläre Reflexantwort zu rekrutieren und um den propriozeptiven Input zu verstärken.

Ataktische Bewegungsstörungen der Sprechmotorik können zu Stabilisierungsreaktionen führen, indem die betroffenen Patienten mit geschlossenem Biss sprechen. Das sprechmotorische System reduziert die Anfälligkeit für überschießende (dysmetrische) Bewegungen und Koordinationsfehler, indem es den Unterkiefer als Störfaktor aktiv aus dem artikulatorischen Geschehen herausnimmt. Es hat sich in so einem Fall als wenig hilfreich herausgestellt, zu mehr Kieferöffnung aufzufordern oder mit artikulatorischen Vokalübungen die Kieferöffnung zu stimulieren. Auch bei der ataktischen Bewegungspathologie profitierten Patienten langfristig gesehen von Übungen, bei denen mit Widerstand und mit verstärkter, kinästhetischer Rückmeldung gearbeitet wird.

Labiomandibuläres System

Der Unterkiefer bietet den Haltungshintergrund für Ober- und Unterlippe. Die Lippen richten ihre Bewegungen nach dem Kieferöffnungswinkel. Die Oberlippe fungiert für labiale Plosive als Artikulationsstelle. Die Positionierung der Oberlippe ist in dieser Funktion nicht statisch, sondern muss sich auf die unterschiedlichen Öffnungswinkel einstellen. Die motorischen Anforderungen für Lippenprotrusion variieren je nach phonetischem Kontext erheblich voneinander. Die Protrusion bei gerundeten Vokalen unterscheidet sich von der bei alveolaren Konsonanten mit nahezu kompletter („schwebender") Okklusion und diese wiederum von der offenen Variante im Kontext von velaren Konsonanten (z.B. im Wort „Coca"). Weitere Varianten der labialen Verschlussbildungen entstehen, wenn der Verschluss auf einen gerundeten Vokal folgt (wie im Beispiel „Daumen" oder „Typ"). Der Lippenschluss erfolgt in Kombination mit Lippenprotrusion. Die Kieferöffnung variiert danach, welcher Konsonant oder Vokal auf den labialen Verschlusslaut folgt. So bleibt der Kiefer während der Artikulation des (protrudiert gebildeten) /b/ relativ offen, wenn ein /l/ folgt (Beispiel: Kübel). Trifft der labiale Verschluss auf einen eng artikulierten Konsonanten (wie im Beispiel „kommst" oder „kommst du mit"), so überformt zwar die Lippenprotrusion den gesamten Ausdruck, aber die Beziehung zwischen Unterkiefer und Lippen verändert sich kontinuierlich. Weitere Varianten des Miteinanders von Kiefer und Lippen ergeben sich bei Lautfolgen wie sie in Wörtern wie „Kopfball", „du schimpfst". Der Übergang vom /p/ zum /f/ stellt hohe feinmotorische Anforderungen an die Lippen. Im ersten Beispiel wird aufgrund des vokalischen Kontexts /o/ und /a/ die Kieferstellung offener sein als beim zweiten. Das bedeutet, dass dort die Verformung der Lippen für den Affrikat /pf/ auf weiterem Raum stattfindet, als in dem Kontext von /i/ und /st/ im Beispiel „du schimpfst". Die Beispiele zeigen, dass Lippen und Unterkieferbewegungen koartikulatorisch ineinander greifen. Die Behandlung der Lippenfunktion kann deshalb nicht losgelöst von der Position und den Bewegungen des Unterkiefers geschehen. Der Unterkiefer sollte im Moment der gezielten Stimulation der Lippen systematisch einbezogen werden.

Unterkiefer und Lippen verhalten sich beim Kauen wie beim Sprechen sowohl gleichsinnig als auch gegenläufig zueinander. Gleichsinnig heißt, dass der Unterkiefer sich anhebt und es erfolgt dabei ein Lippenschluss. Sie bewegen sich gegenläufig zueinander, wenn der Kiefer öffnet bzw. relativ offen bleibt, während die Lippen schließen (z.B. in „Lama"). Im umgekehrten Fall sind die Lippen abduziert während der Kiefer in Okklusion steht.

Die Bewegungen der Lippen sind ein Produkt aus den Kontraktionen des Lippenmuskels (M. orbicularis oris) und der komplex angeordneten perioralen Muskelaktivität. Diese Muskeln setzen an den knöchernen Strukturen und Bändern von Schädel und Unterkiefer an und weisen einige Besonderheiten auf. Eine Besonderheit besteht unter anderem darin, dass die Muskeln in Schichten organisiert sind und dass ihre Anordnung interindividuell variabel sein kann. Die perioralen Muskeln kontrahieren nicht wie Muskeln anderer motorischer Systeme isoliert, sondern in Abhängigkeit von der Aktivität der umgebenden Muskeln. Die Kontraktion einzelner Muskeln und ihre Funktion richtet sich danach, wie aktiv die umgebenden Muskeln in dem jeweiligen Moment sind. Diese wechselseitige Interaktion der fazialen Muskelfunktionen erlaubt ein variantenreiches Zusammenspiel der verschiedenen Muskelgruppen und ist vermutlich eine wesentliche Quelle des individuellen mimischen Ausdruckverhaltens, aber auch der variablen Möglichkeiten der Lautbildung.

Die perioralen Muskeln sind unmittelbar am mimischen Ausdruck beteiligt. Übermäßige Erregung kann auch bei hirngesunden Personen zu perioralen Anspannungen führen und mit phonetischen Zielbewegungen konkurrieren und sogar in Konflikt geraten. Ein geschädigtes Nervensystem kann unter Umständen auf emotionale Erregung nicht angemessen reagieren und vorhandene Potenziale der Willkürmotorik, wie sie zum Sprechen notwendig sind, blockieren. Die häufig bei dysarthrischen Sprechern zu beobachtende hochgezogene Oberlippe ist vielleicht ein Ausdruck (jedoch sicher nicht die einzige Ursache) davon, dass die Erregbarkeitsschwelle des perioralen Komplexes als Teil der mimischen Muskulatur relativ niedrig ist.

> Das kraniomandibuläre und das periorale System kontrollieren als funktionelle Einheit die Mundöffnung und die damit zusammenhängende artikulatorische Lautbildung. In Abhängigkeit von der Kieferposition variieren die Einstellungen der Lippen erheblich voneinander, um eine bestimmte phonetische Zielkategorie zu erfüllen.

Symptomatik

Die Bewegungseinschränkungen der Lippen variieren je nach phonetischem Kontext, wobei besonders die Position und der Öffnungswinkel des Unterkiefers einen starken Einfluss ausüben. Derartige Beobachtungen sollten in die Beschreibungen der Einschränkungen und der Fähigkeiten einfließen. Die für das Sprechen relevanten Bewegungskategorien sind das Öffnen (Abduzieren), das Schließen (Adduzieren), das Spreizen (bei geöffneten oder geschlossenen Lippen), die Protrusion der Lippen sowie das Heranziehen der Unterlippe. Die erwähnten Bewegungsaspekte treten je nach phonetischem Kontext auch kombiniert in Erscheinung. Es können einzelne oder mehrere Aspekte dieser artikulatorischen Anforderungen gestört sein. Die Lippen können einseitig oder beidseitig betroffen sein. Nachfolgend sollen Beispiele dieses Zusammenspiel und die möglichen Störungen veranschaulichen.

Bei labialen Konsonanten erfolgt die Abduktion hauptsächlich durch die Unterlippe, wobei die Oberlippe oder die Schneidezähne mehr als Artikulationsstelle bzw. als Widerlager fungieren. In einem Wort wie „bist" sollte die Kieferöffnung während des bilabialen Verschlusses und nach der Verschlusslösung kaum über die schwebende Okklusion hinausgehen. Andernfalls würde die Artikulation von /st/ problematisch für die Zunge werden. Können die „dysarthrischen" Lippen nicht genügend abduzieren, gewährleistet (kompensatorisch) der Unterkiefer die Schallöffnung für das /i/, aber auch für die nachfolgenden Konsonanten. Die kompensatorische Kieferöffnung kann je nach phonetischem Kontext den weiteren Artikulationsablauf ziemlich stören. Aber auch in anderen Kontexten kann die Fähigkeit zur labialen Abduktion kritisch sein. Das /pf/ vor /t/ (z.B. im Wort „hüpft") sollte mit Kieferschluss artikuliert werden, um den Übergang zum /t/ problemlos zu gestalten. Dies gelingt jedoch nur, wenn die Lippen zur selektiven Abduktionsbewegung fähig sind, ohne dass der Unterkiefer sich gleichzeitig absenkt. In anderen Kontexten kann die Protrusionsbewegung bei engem Kieferwinkel und leicht abduzierten Lippen optimal sein, um flüssige, präzise und schnelle Übergänge zu schaffen (z.B. in „Aufschnitt"). Die Lippenprotrusion bei gleichzeitiger Abduktion stellt sich im /u/ ein. Während die Lippen im Übergang zum Frikativ partiell schließen, bleibt über beide Lautsegmente /fʃ/ die Protrusion bestehen. Am Beispiel von dem Wort „Tüftler", lässt sich ebenfalls demonstrieren, wie bei engem Kieferwinkel die Lippen den Luftstrom und die Schallöffnung in Protrusionsstellung kontrollieren. Koartikulatorisch sind die Lippen schon vor und während des alveolaren Verschlusses in Vorwegnahme des /y/ vorgestülpt, und in dieser Einstellung erfolgen das Adduzieren (zum /f/) und Abduzieren (im Übergang zum /t/) der Lippen. Ist die Motorik der Lippen gestört, können sie bei enger Kieferstellung, d. h. auf engem Raum, derart fein abgestimmte Bewegungsübergänge nicht gestalten. Schon bei einseitiger Bewegungseinschränkung, wie sie bei unilateraler Fazialisparese auftreten kann, wird die koartikulatorische, aber auch die segmentbezogene Protrusion zu Konflikten mit der Schallöffnung und der Konstriktion führen. Als Folge wird der Öffnungswinkel des Unterkiefers weiter und die Lautbildung der Lippen ungenauer bzw. entstellt sein. Ein anderer Kompensationsmechanismus für eine gestörte labiale Abduktion ist das Spreizen der Lippen.

Ein häufiges Symptom einer gestörter Lippenfunktion ist eine angespannte und oft zusätzlich hochgezogene Oberlippe. Es hat vermutlich verschiedene Ursachen, weshalb die Oberlippe selektiv in dieser Weise betroffen ist. So kann die generelle physische Sprechanstrengung zu Anspannung führen. Oder es kann, wie schon an anderer Stelle diskutiert, damit zusammenhängen, dass Erregung sich auf die mimische Muskulatur auswirkt. Die Oberlippe ist mit der Muskulatur des Mittelgesichts direkt verbunden und steht mit ihr in funktionalem Wechselspiel, während die Unterlippe mehr zum Unterkiefer gehört und mit dem Platysma zusammenwirkt. Entsprechend kann auch die Unterlippe selektiv – ein- oder beidseitig – angespannt und herabgezogen sein, sobald Sprechaktivität erfolgt.

Eines der häufigeren und optisch auffälligeren Symptome ist die zentrale, halbseitige Fazialisparese. Sie wirkt sich nicht immer oder oft nur vorübergehend störend auf die labiale Lautbildung aus. Als dysarthrisches Merkmal wird sie nur dann gewertet, wenn sie sich hörbar auf die Lautbildung auswirkt. Liegt eine sensible Störung vor, beklagen manche, dass sie artikulatorisch eingeschränkt seien. Die Betroffenen beschreiben, dass sich die Lippen partiell taub oder pelzig, aber auch vergrößert oder unförmig anfühlen. Sie leiten aus der Missempfindung ab, dass sie auffällig sprechen, selbst wenn davon akustisch nichts zu bemerken ist. Es ist gelegentlich nicht einfach, sie davon zu überzeugen, dass sie diesbezüglich unauffällig sprechen.

Stimulationsbehandlung

Die sensorische Ausstattung der Lippen und der perioralen Muskeln ist beim Menschen bisher relativ wenig untersucht worden, obwohl man weiß, dass sie zu den Bereichen des menschlichen Körpers gehören, die am dichtesten mit sensorischen Rezeptoren ausgestattet sind. Von einigen wenigen Studien ist allerdings bekannt, dass Muskelspindeln und entsprechende afferente Nervenfasern in diesen Muskeln fehlen. Nur für die Kieferheber wurden Muskelspindeln nachgewiesen. Aufgrund der fehlenden Muskelspindeln in der übrigen fazialen Muskulatur ist nicht unbedingt mit der gleichen muskulären Reflextätigkeit zu rechnen, wie es bei Stimulation entsprechend ausgestatteter Muskeln bekannt ist. Hingegen ist aufgrund genauerer Studien bei Affen analog beim Menschen von einer hohen Dichte an Mechanorezeptoren und anderen Nervenendigungen auszugehen, deren genaue Funktion für die Lage- und Bewegungsempfindung jedoch nicht ausreichend erforscht ist. Diese Rezeptoren besitzen die Fähigkeit, verschiedene Formen mechanischer Reize weiterzuleiten, die durch Muskelkontraktion, durch Bewegungen und daraus resultierende Deformationen des Lippengewebes, durch Kontakte zwischen beiden Lippen oder durch Luftstrom oder Luftdruck entstehen. Manche Vorschläge zur Stimulationsbehandlung gehen trotzdem von der bislang empirisch nicht belegten Annahme aus, dass die Lippen- und Gesichtsmuskeln in gleicher reflektorischer Weise auf Druck und Dehnung reagieren wie die mit Muskelspindeln ausgestatteten Muskeln. Die Frage nach dem adäquaten Stimulus, um eine bestimmte Bewegungsreaktion zu evozieren, lässt sich nicht klar beantworten. Die fazialen Muskeln liegen so eng bei- und übereinander, dass vermutlich bei jedem Berühren der Lippen und der sie umgebenden Gesichtsregionen mehrere Muskelgruppen gleichzeitig angesprochen werden. Zudem besteht eine hohe Variabilität in der Anlage und Verteilung der fazialen Muskeln, wie Studien aus dem Bereich der kosmetisch-plastischen Chirurgie berichten. Diese anatomische Variabilität gilt als einer von mehreren Gründen, warum die funktionalen Ergebnisse nach Anastomose so unterschiedlich und schwer vorhersagbar ausfallen. Nicht zuletzt aufgrund dieser Umstände lässt sich die Spezifität der taktilen Stimulation nicht genau bestimmen. Experimentelle Untersuchungen haben gezeigt, dass gleichzeitiges Bewegen der Lippen während der mechanischen Stimulation (Tapping) die Reflexaktivität der Muskeln verändert. Über diese Tatsache hinaus, dass die verschiedenen Mechanorezeptoren auch unterschiedliche Reflexantworten der motorischen Einheiten auslösen, ist wenig über die Bedeutung dieser Prozesse für die sprechmotorische Steuerung bekannt. Aufgrund der komplexen Struktur der fazialen Muskeln und des bruchstückhaften Wissens über die periorale Reflexphysiologie fällt es schwer, allgemein gültige Regeln aufzustellen oder Empfehlungen „naiv" zu folgen, wie in der Stimulationsbehandlung vorzugehen ist.

Erfahrungsgemäß kann durch verschiedene Stimulationsformen zumindest kurzfristig eine Entspannung erzielt werden. Wahlweise kann lang anhaltendes Ziehen an der Oberlippe nach unten sowie kreisendes Zusammenschieben der beiden Lippenhälften zur Mittellinie zum Lösen der Anspannung und zur Verlängerung führen. Die Anwendung von Kälte über mehrere Minuten in der betroffenen Region soll eine Herabsetzung des Muskeltonus auslösen. Die Wirkung der Stimulation sollte sofort zu beobachten sein, indem sich die Oberlippe weniger hochgezogen und gelöster darstellt. Wenn diese Wirkung eingetreten ist, wird unmittelbar daran eine nonverbale oder artikulatorische Aufgabe angeschlossen, bei der ein bilabialer Verschluss gefordert ist. Es bietet sich auch an, mit beiden Händen bzw. Daumen die Oberlippe symmetrisch nach unten, der Unterlippe entgegen zu schieben und unter dieser Bedingung die labiale Schließbewegung ausführen zu lassen. Die taktile Rückmeldung von dem auf diese Weise erzielten Lippenschluss soll bahnend wirken und nach und nach ein Wiederholen ohne die manuelle Hilfe ermöglichen.

Manche Patienten können aufgrund gestörter Wahrnehmung nicht feststellen, ob ihre Lippen einen vollständigen Kontakt bilden. Das Abkühlen der Oberlippe mit geeistem Wattestäbchen oder Mundspiegel kann zu mehr Kontrolle verhelfen. Ähnlich stimulierend kann auch das Streichen über die Lippen wirken. Auch das Schnippen mit dem Finger von unten nach oben über die Oberlippe kann anschließend zu intensiverer Wahrnehmung der Kontaktflächen führen.

Die Stimulation der Unterlippe dient dazu, sie zu aktivieren, den Tonus zu regulieren, die Selektivität oder die Symmetrie wieder herzustellen. Tonussteigernde Wirkung wird für die kurz dauernde Kälteapplikation behauptet, dagegen eine senkende bei einer Dauer von mehreren (5 und mehr) Minuten. Infolge der Kälteanwendung sollte die hypertone Unterlippe gegebenenfalls geschmeidiger, manuell verschieb- und verformbarer und weniger asymmetrisch sein. Die schlaffe Unterlippe sollte entsprechend fester, weniger verschiebbar werden und sich symmetrischer bewegen. Der selektive Zugriff auf die Adduktions- und Abduktionsfunktion der Unterlippe ist bei stabilem, angehobenem Unterkiefer eine essenzielle Fähigkeit, die durch sensorische Stimulation unterstützt werden sollte. Das Schnippen der Unterlippe von oben nach unten (wie Kleinkinder mit ihrer Lippe spielen) kann als aktivierender Reiz probiert werden. In Kombination mit der Ausatmung oder einem Stimmton kann die Wahrnehmung dieser passiven Lippenbewegung noch verstärkt werden.

> Die sensible Stimulation hat vermutlich keine eigenständige Wirkungsfunktion. So lange dieser Nachweis noch nicht erbracht ist, erfolgen der Einsatz und die Intensität sensibler Stimulationsformen nach dem Prinzip der unmittelbar beobachtbaren und nachvollziehbaren Wirkung auf anschließende Bewegungsaufgaben.

Nonverbale Bewegungsübungen

Die weit verbreiteten und zu häuslichen Übungen zusammengestellten Übungen zur Behandlung von zentralen Fazialisparesen sollen hier nicht erneut systematisch dargestellt und diskutiert werden. Der folgende Abschnitt bespricht Aufgaben, die dem spezifischen Anbahnen artikulatorischer Bewegungen dienen (Tab. 7.**12**). Aus phonetischer Sicht erscheint die Wiederherstellung oder Verbesserung der labialen Abduktionsbewegungen bei engem Kieferwinkel als essenziell. Im Normalfall sichern die abduzierten Lippen die orale Abstrahlung des Sprachschalls bei alveolaren Konsonanten. Bereits bei unilateraler Fazialisparese kann es Mühe bereiten, die Schallöffnung primär durch die Lippenöffnung zu erzielen. Noch schwieriger gestaltet sich die Aufgabe, wenn die Lippenmotorik umfassender gestört ist. In solchen Fällen wird die Schallöffnung kompensatorisch über den Kiefer gesteuert.

Tab. 7.12 Lippenübungen.

Lippenaktion	Phonetischer Bezug	Stimulationsform	Variation
schließen – öffnen abduzieren (+ spreizen)	bilabialer Verschlusslaut: m, b, p	verbal und imitatorisch	Hemmen der Oberlippe
		wechselnd die Oberlippe oder Unterlippe festhalten	Hemmen der Unterlippe
		Mentalismuskel nach oben schieben und gleichzeitig die Oberlippe festhalten	Zunge interdental
		die nicht oder weniger betroffene Seite manuell festhalten	
		Unterkiefer manuell in stabiler Position halten	
		verschiedene Öffnungswinkel	
		ein Stück Papier/Spatel zwischen den Lippen halten	
		Luft an den Lippen stauen, Lippen blähen	
Lippenschluss + Protrusion	bilabialer Verschlusslaut im Kontext von gerundetem Vokal, z. B. mö, ob, pu	verschiedene Kieferöffnungswinkel	Zunge interdental
		mit den Lippen einen Stift/Hülse oder andere längliche Gegenstände mit größerem Durchmesser umschließen	
Lippenschluss + Protrusion – Abduktion	bilabialer Konsonant mit nachfolgendem gerundetem Vokal, z. B. mu, bö,	verbal	Hemmen der linken Lippenhälfte
			Hemmen der rechten Lippenhälfte
Lippenschluss – Lippenöffnung – Lippenschluss	map, pap, bam	verbal	
Lippenschluss – Lippenöffnung – Lippenschluss + Protrusion	Baum	verbal	protrudiert

Nicht immer ist es einfacher, die Lippenöffnung als nichtsprachliche Aufgabe zu bewältigen. Es kann sogar die nonverbale Aufgabe schwieriger sein als die phonetische Umsetzung. Erfahrungsgemäß fallen die meisten Lippenbewegungen und Lippeneinstellungen bei etwas Kieferöffnung leichter. Entsprechend werden die Lippenübungen mit leicht geöffnetem Kiefer (Abstand der Bissflächen etwa 3–5 mm) begonnen, sodass gerade ein Fingerbreit dazwischen passt. Es sollte dieser Kieferwinkel möglichst stabil gehalten werden. Manchmal fällt es schwer, die Position zu halten, weil der Unterkiefer sich wie unter Zwang mit den Lippen bewegt. In solchen Fällen sollte versucht werden, dieses Muster zu durchbrechen, indem der Unterkiefer manuell in der gewünschten Position gehalten wird. Geringfügige Mitbewegungen sind vermutlich physiologisch.

- **Lockerer Lippenschluss** mit leicht geöffnetem Kiefer: Der Lippenschluss soll über etwa 10 Sekunden ruhig gehalten werden. Diese Aufgabe ist unter Umständen gar nicht so einfach, wie es auf den ersten Blick den Anschein hat. Patienten, die längere Zeit apallisch oder komatös waren, tragen des Öfteren starke Verformungen beider Kiefer und der Zahnstellung davon. Probleme mit dem Lippenschluss entstehen auch bei ausgeprägten einseitigen Tonisierungen der labialen und perioralen Muskeln oder bei angespannter, hochgezogener Oberlippe. Die bloße Aufforderung bzw. das intentionale (willentliche) Bemühen um den Lippenschluss kann zu unerwünschten Anspannungen und Kontraktionen führen. Gegebenenfalls kann durch manuelles Ausstreichen und Dehnen der perioralen Muskeln in zentripedaler Richtung versucht werden, die Spannungsverhältnisse auszugleichen. Diese Übung korreliert mit dem neutralen Lippenschluss bei /m/ im Kontext nicht gerundeter Vokale. Wenn die Wahrnehmung dafür fehlt, ob der Lippenschluss komplett ist oder wenn der Kontakt nicht über mehrere Sekunden gehalten wird, kann als Verstärker ein Holzspatel zwischen die Lippen genommen werden.

- **Geschlossene Protrusion** (spitzer Kussmund): Sie berücksichtigt die Koartikulation eines bilabialen Verschlusses mit einem gerundeten Vokal (z. B. /mo/ wie in „Mond").
- **Selektivität der Lippen:** Dazu werden die geschlossenen Lippen bei möglichst gleich bleibendem Kieferwinkel geöffnet. Es ist zweckmäßig, die Stabilität der Mandibula manuell zu kontrollieren. Eine andere Möglichkeit, die Position des Unterkiefers zu kontrollieren und ruhig zu halten, besteht darin, die Zunge etwas zwischen die Zähne zu schieben und locker drauf zu beißen. Im ersten Anlauf ist diese zusätzliche Beteiligung der Zunge an dieser Übung nicht immer zu bewerkstelligen und erfordert einzelne Erarbeitungsschritte. Die interdentale Positionierung der Zunge ist gleich eine zweckvolle Vorübung, wenn die Zunge den Schwerpunkt bildet, und die Koartikulation von Unterkiefer und Lippen kontrolliert werden soll. Die Selektivität der Lippen kann noch stärker stimuliert werden, wenn abwechselnd die Beteiligung der Oberlippe oder der Unterlippe manuell gehemmt wird.

Die Lippenbewegungen bei leicht offener, jedoch relativ statischer Position des Unterkiefers haben eine phonetische Relevanz. Die Koartikulation von Mandibula und Lippen im Beispiel „Backwaren" zeigt während des bilabialen Verschlusses beim /b/ eine relativ weite Kieferöffnung, die im /a/ unwesentlich größer wird, weil es ein kurzes /a/ ist. Dieser Öffnungsgrad wird bis zum /v/ unwesentlich verändert, weil die Unterlippe so leichter an die oberen Schneidezähne adduziert werden kann.

Höhere Anforderungen stellen die beschriebenen Lippenmanöver, wenn die Bissflächen stärker angenähert sind (schwebender Biss). Der phonetische Bezug sind Lautverbindungen, bei denen auf den labialen Konsonanten unmittelbar alveolare Konsonanten folgen (z. B. in „Herbst", „Mumps") oder im Kontext von hohen Vokalen stehen.

Labiale Artikulation

Bei schweren labialen Einschränkungen werden passive und aktive nonverbale Bewegungsaufgaben vorgeschaltet, woraus nach dem Prinzip der phonetischen Ableitung vom Lippenschluss zum bilabialen Verschlusslaut /m/ übergegangen wird. Auf dieser Stufe wird bereits die Koartikulation mit dem Unterkiefer bzw. mit einem potenziellen Vokalkontext berücksichtigt. Unter Beibehaltung des Lippenschlusses senkt sich der Unterkiefer so weit ab, dass der Lippenschluss gerade noch gehalten werden kann. Dies entspricht der Koartikulation mit einem nachfolgenden /a/. Umgekehrt sollte das /m/ mit Kieferschluss gebildet werden. Weitere koartikulatorische Varianten für das /m/ beinhalten die Kombination mit Lippenprotrusion und Kieferschluss bzw. -öffnung (für nachfolgenden gerundeten Vokal oder /sch/), oder leichtem Spreizen kombiniert mit leichter Kieferöffnung sowie Kieferschluss. Der nächste Schritt beinhaltet nicht notwendigerweise, das /m/ mit einem Vokal zu verbinden. Dem Prinzip der phonetischen Approximation folgend schließt sich an das /m/ ein /f/ an. Ein /p/ anzuschließen wäre ebenfalls möglich, jedoch hat sich des Öfteren der Übergang zum /f/ als leichter umsetzbar bewährt. Das /m/ sollte dazu, um das /f/ koartikulatorisch vorzubereiten, mit Kieferschluss und leichter Lippenspreizung gebildet werden. Falls es nötig ist, kann dieser Übergang durch manuelles Führen angebahnt werden. Bisweilen ist der Übergang von festem Lippenschluss zu schwachem Kontakt, an dem die Luft etwas entweichen kann, deshalb schwierig, weil der Patient meint, er müsste die Lippen öffnen. Tatsächlich sollte der Kontakt nicht sichtbar aufgegeben werden, sondern durch geringere Unterlippenspannung nur medial verringert werden, während die Risoriusmuskeln leicht kontrahieren. Es ist zu beachten, dass bei spastischer Dysarthrie derartig feine Änderungen der Adduktionskraft anfangs zu mühsamer Kleinarbeit führen können. Aber die Mühe sollte es wert sein, wenn das Ergebnis anschließend ein /f/ ist, das nicht durch das ziemlich kontraproduktive Auf-die-Unterlippe-beißen angebahnt wurde. Das /f/ sollte, sobald es ein annähernd erkennbarer Frikativ geworden ist, gehalten und auf maximale Exspirationsdauer ausgedehnt werden (mf::::::). Auch diese Konsonantenverbindung sollte koartikulatorisch variiert werden, indem sie mit Lippenprotrusion erarbeitet wird. Die spastischen Bewegungseinschränkungen können möglicherweise eine korrekte und symmetrische Lippenkonfiguration verhindern. Entscheidend für das Ergebnis ist, dass ein /f/-ähnlicher Konsonant entsteht. Im nächsten Schritt schließt sich an das /f/ gleichsam organisch ein /p/ an und führt zu der Konsonantenfolge /mf:::p/. Auch hierbei soll der (schwebende) Kieferschluss gehalten werden. Der Wechsel vom Strömungslaut zum Plosiv (engl. zutreffender „stop consonant") vermittelt dem Patienten einen starken aerodynamischen Kontrast. Das damit verbundene sensorische Geschehen steuert die motorischen Vorgänge. Sprecher mit spastischer Dysarthrie sind vermutlich besonders auf starke und spezifische Reize angewiesen, um koordinierte Strukturen zu aktivieren. Insofern verwundert es nicht, dass scheinbar schwierige Konsonantenverbindungen oft relativ besser gelingen als weniger komplexe Konsonant-Vokal-Abfolgen. Das Herauslösen der einzelnen Konsonanten aus dieser Verbindung und der Transfer in eine Silbe oder ein Wort müssen nicht auf Anhieb genauso gut gelingen. Als Zwischenschritt kann ausprobiert werden, ob z. B. ein /f/ im Anlaut zunächst besser gelingt, wenn noch ein /m/ vorgeschaltet ist (z. B. statt „fit" /mfit/).

Der labiale Affrikat /pf/ kann ähnlich erarbeitet werden. Dazu gibt es verschiedene Annäherungen. Man geht wieder vom /m/ aus und staut die Luft an den Lippen, bevor sie kontrolliert als Frikativ entweichen darf (/mp::f::/). Eine andere Kombination wäre /mf:p:f/, wobei auch die Verschlussphase 1–2 Sekunden gehalten wird, um den Übergang zum /f/ zu kontrollieren.

Der gleichzeitige Kieferschluss sollte von Anfang an systematisch miteinbezogen werden. Es sollten darüber hinaus vorrangig hohe sowie hohe gerundete Vokale ausgewählt werden, um die feinmotorischen Anforderungen zu intensivieren, aber auch um die Übergänge zu den alveolaren Konsonanten (z. B. „impft", „fit" usw.) vorzubereiten. Mit dieser Vorgehensweise wird ein Problembereich der Spastik, die Bewegungsökonomie, bearbeitet, nämlich auf möglichst engem Raum mit geringem Bewegungsaufwand ein brauchbares akustisches Ergebnis zu erzielen, aber auch um koartikulatorische Prozesse einzubeziehen.

> Die Lippen sollten zur besseren Viskosität immer angefeuchtet oder gefettet sein.

Linguomandibuläres System

Die Zunge ist *der* Artikulator. Mit ihr bilden wir über 70% der Sprachlaute, die wir im Deutschen verwenden. Bei keinem Laut, außer bei /a/ und /l/, können wir so recht beobachten, was sie dabei macht, welche Position und Konfiguration sie am Zielort einnimmt und wie sie sich zwischen den Zielorten hin und her bewegt. Die Theorie, d. h. die phonologische Beschreibungssprache, gibt nur sehr grob und statisch wieder, was im Normalfall, bei normalem Kieferwinkel, im Mundraum passiert. Aufgrund unserer schwachen Beobachterposition können wir im Fall einer Dysarthrie über die pathologischen Bewegungen nur spekulieren. Wir sehen nicht nur nicht, wie die Zunge versucht, die Bewegungsziele zu erreichen, wir können auch nicht – wie Ergo- oder Physiotherapeuten dies bei den Extremitäten tun können – in die Handlungen der Zunge manipulierend eingreifen. Wir können auch wenig auf die Selbstbeobachtung des Patienten zurückgreifen. Die kinästhetisch-propriozeptive Wahrnehmung der Artikulationsbewegungen, selbst der quasistatischen Positionierung, ist bruchstückhaft. Obwohl die Zunge überreichlich sensorisch ausgestattet ist, teilt sie dem dysarthrischen Sprecher nicht mit, wenn sie von der intendierten Artikulationsstelle abweicht. Diese Diskrepanz zwischen Soll und Ist mag mit den Organisationsprinzipien des Sprechsystems zu erklären sein (Kap. 1). Es ist davon auszugehen, dass, solange keine phonologische oder sprechapraktische Störung vorliegt, die „phonologischen Segmente" während des „dysarthrischen" Sprechprozesses intakt geäußert werden. Anders ausgedrückt, das System organisiert seine peripheren Strukturen entsprechend seiner ihm immanenten Anpassungsfähigkeit an veränderte (dysarthrische) Bedingungen. Für den dysarthrischen Sprecher, wenn man ihn befragt, fühlt sich deshalb der Sprechvorgang nicht absonderlich an.

Die Frage, wie wir uns therapeutisch der Zunge, dem Zentralorgan der artikulatorischen Lautbildung, angemessen annähern, ist trotz großem Wissenszuwachs noch nicht befriedigend zu beantworten. Am schönsten wäre es, wenn man sich wie beim LSVT und der Behandlung der hypokinetischen Dysarthrie auch bei allen anderen Dysarthrien nicht in Kleinarbeit um die Bewegungen der Zunge bemühen müsste.

Zunge und Unterkiefer liegen anatomisch nah beieinander und sind je nach Aufgabe (Sprechen, Kauen, Schlucken) funktional in variabler und transienter Weise miteinander gekoppelt (Kap. 2), um ein bestimmtes phonetisches Bewegungsziel zu erreichen. Im dysarthrischen Fall scheint diese Kopplung dann verändert zu sein, wenn Unterkiefer und Zunge nicht mehr das typische, synergistische Bewegungsmuster zeigen, z. B. wenn der Unterkiefer den engen Artikulationsraum für die Bildung der Konsonanten nicht herstellt. Über die Ursachen für derartige „Entkopplungen" können wir nur spekulieren. Die ihrer Feinmotorik beraubte Zunge schaltet (möglicherweise nach dem Prinzip der motorischen Äquivalenz) auf weiträumige Bewegungen um. Die dysarthrische Zunge ist unfähig, schnelle und kleinräumige Bewegungen auszuführen, und es fehlt ihr – mangels ausreichender Konstriktionen – sensorisch auch noch der, ihre Bewegungen justierende, aerodynamische Input (vgl. Warren 1986).

Wozu brauchen wir eine gute Theorie über die (übungs-)therapeutische Wiederherstellung der lingualen Artikulationsfähigkeit?
- Weil wir die Zunge beim Sprechen nicht direkt beobachten können.
- Weil unsere Maßnahmen unbeholfen sind.
- Weil das sprechmotorische System vermutlich selbstständig nicht immer die optimalen Problemlösungen entwickelt.

Wir sollten bei unseren Behandlungsansätzen immer das Modell vor Augen haben, dass das linguomandibuläre und respiratorische System eine Art koordinierte Struktur bilden, mit dem Ziel die Druckverhältnisse zu regulieren. Es hilft uns, den Stellenwert unserer Übungen einzuschätzen.

Symptomatik

Die artikulatorischen Störungen der Zunge sind durch eine auditive Analyse der Lautbildung erschließbar. Durch systematische Variation der Lautfolgen lässt sich annäherungsweise das vorhandene Bewegungsrepertoire herausfinden. Üblicherweise werden die Defizite primär daran festgemacht, ob die akustischen Zielkategorien stimmen. Die meisten dynamischen Aspekte werden erst im Verlauf der Behandlung differenzierter erfasst. Die Überprüfung nonverbaler Bewegungen ist in der Regel zu grob, um Aufschluss über die artikulatorischen Probleme zu geben. Es lassen sich auch deshalb nicht die wirklichen Gegebenheiten aufdecken, weil wir bei geöffnetem Kiefer abprüfen müssen. Die Ergebnisse der nonverbalen Bewegungsanalyse bestätigen natürlich den an Defiziten orientierten phonetischen Befund, wenn es sich um schwere Bewegungseinschränkungen bei schlaffer oder spastischer Dysarthrie handelt. Ein an den artikulatorischen Fähigkeiten orientierter Befund ist mit der Analyse der nonverbalen Bewegungen dagegen nicht zu erheben.

Die Störungen der vokalischen Lautbildung lassen sich in der überwiegenden Anzahl der Fälle auditiv als Zentralisierung beschreiben. Wobei die Differenzierung, ob es mehr an der horizontalen oder mehr an der vertikalen Bewegungsauslenkung oder aber an beidem liegt, schwer zu leisten ist. Einen gewissen Aufschluss kann das Abprüfen bei weiter Kieferöffnung (evtl. mit Beißblock, wie beim Korkensprechen) geben. Bemerkenswert sind Seitenunterschiede (Abkippen des Zungenkörpers zu einer Seite), zu geringe konvexe Formung sowie Vor- oder Rückverlagerung und zu geringe Anhebung. Manchmal decken erst mehrfache Wiederholungen die Abweichungen auf, möglicherweise auch als Anzeichen rascher Ermüdung.

Bei lingualen Konsonanten wird die Bewegungsauslenkung danach bemessen, ob die Zunge die Artikulationsstelle erreicht und ob es die richtige Stelle ist. Es sollte bei der Analyse beachtet werden, dass für die oralen Verschlusslaute (/n/, /t/, /d/) nicht nur der Kontakt hinter den Frontzähnen bzw. an deren Zahndamm entscheidend ist. Auch die Zungenränder müssen einen Kontakt herstellen, damit keine Luft seitlich abfließen kann. Beim /n/ ist ein unvollständiger Kontakt zwar nicht kritisch, aber aus koartikulatorischen Gründen notwendig. Die synergistische Kieferengstellung oder noch besser der schwebende Biss, ist für diese Konsonanten obligatorisch, um koartikulatorische Anforderungen leichter zu bewältigen. Der Kiefersynergismus ist meistens dahingehend gestört, dass die Anhebung des Unterkiefers unzureichend ist. Der umgekehrte Fall, eine zu geringe Kieferöffnung, wirkt sich weniger auf die Konsonanten, sondern vorrangig auf die Vokale aus. Ein gestörter Artikulationsmodus kann mit einer gestörten (zu langsamen, zu hastigen, zu instabilen) Adduktion (Anglitt) oder Abduktion (Abglitt), mit zu kurzem oder unvollständigen Kontakt, zu geringer Adduktionskraft oder zu schwachem (bei ataktischer

Dysarthrie auch zu kräftigem) Luftstrom zusammenhängen, um nur einige Ursachen zu nennen. Die Anhebung der Vorderzunge ist eine kritische Anforderung vor allem für das /l/. Bei allen anderen alveolaren Konsonanten ist je nach Grad des Kieferschlusses die Anhebung nicht der primär entscheidende Faktor. Es fällt jedoch auf, dass der Kiefer häufig zu offen ist und die Vorderzunge die Artikulationsstelle nicht immer erreicht. Auch bei /s/ und /ʃ/ ist die vertikale Bewegungslenkung meist nicht das entscheidende Problem, sondern wiederum der zu geringe Kieferschluss und der unzureichende Kontakt der Zungenränder an den Zähnen oder Alveolen. Dadurch greift der Luftstrom nicht konzentriert an der richtigen Stelle an. Im Bereich der Hinterzunge ist die unzureichende vertikale Auslenkung meist die primäre Ursache für gestörte palatale und velare Konsonanten. Eine Sonderstellung nimmt das „Vorderzungen-r" ein. Der apikale Vibrant ist vielleicht der sensitivste Konsonant, um feinste Störungen der Zunge aufzudecken. Das gestörte Zusammenspiel zwischen entspannter, lockerer Vorder- und relativ angespannter, Luftstrom lenkender Hinterzunge, engem Kieferwinkel sowie kräftigem Anblasedruck ist meist auch bei leichter oder gut gebesserter Dysarthrie eines der Restsymptome.

Stimulationsbehandlung

Sensible Stimulation der Zunge zielt darauf ab, die Protrusion und Anhebung der Vorderzunge sowie die Hinterzungenanhebung auf mobilisierende Maßnahmen vorzubereiten. Es gibt eine Reihe von Vorschlägen, mit welchen Reizformen und an welchen Stellen man versuchen kann, die Zungenmuskeln zur Kontraktion anzuregen. Es darf jedoch aufgrund des komplexen muskulären Aufbaus, bestehend aus 8 Muskelpaaren (4 intrinsischen, 4 extrinsischen) und der begrenzten Zugänglichkeit dieser Muskeln, bezweifelt werden, dass spezifisch stimuliert werden kann. Aus diesem Grund erscheint eine konservative Vorgehensweise angemessen, die sich auf ein Dehnen der Zunge beschränkt. Die Anwendung des Dehnungsreizes auf die Zunge beschränkt sich im Wesentlichen darauf, die Zunge aus dem Mund zu ziehen oder sie mit dem Finger oder Spatel runterzudrücken. Die Applikationsdauer und -frequenz richtet sich nach dem vorherrschenden Muskeltonus.

Nonverbale Bewegungsübungen

Die Zunge kann sich in sehr viele Richtungen bewegen, und sie kann sich vielgestaltig verformen. Für das Sprechen wird nur ein Teil der Bewegungsmöglichkeiten genutzt. Es gibt keinen überzeugenden Grund, Bewegungen zu trainieren, bei denen die Zunge über die Zahnreihe hinausragt. Ebenso sind Bewegungen der Zunge bei weit geöffnetem Kiefer phonetisch kaum relevant, sofern sie nicht mit der Positionierung zur Bildung von Vokalen korrespondieren. Natürlich wäre es wünschenswert, dass die Zunge über ihre normale Auslenkung verfügt. Aber die für das Sprechen relevanten Zungenbewegungen finden im Mundraum statt. Man sollte sich aus Zeitgründen auf das unbedingt notwendige Bewegungsrepertoire beschränken (Tab. 7.13). Die horizontale Positionierung der Zunge sollte mindestens bis an die Zähne reichen. Besser ist es, wenn die Zungenränder es zwischen die Bissflächen schaffen. Es genügt auch, wenn die Vorderzunge bei halbgeschlossenem Kiefer (etwa wie bei mittelhohem Vokal) die alveolare Artikulationsstelle erreicht. Hingegen fazilitiert ein großer Kieferöffnungswinkel die Anhebung der Hinterzunge. Was die extrinsischen Zungenmuskeln betrifft, können die nonverbalen Übungen also auf 2 Bewegungsrichtungen bzw. auf 2 Zungenabschnitte innerhalb des Mundraums beschränkt werden:
- auf die Protrusion bis an (bzw. zwischen) die Zähne,
- auf die Elevation der Zungenspitze und der Hinterzunge.

Für das nonverbale Beüben der intrinsischen Muskeln bietet sich die Pleuelübung an, um die für hohe Vokale sowie palatale und velare Konsonan-

Tab. 7.13 Stimulation nonverbaler Zungenbewegungen innerhalb des Mundraums.

Bewegungsfunktion der Zunge	Stimulusformen
Elevation	Widerstand, Imitation, verbale Instruktion
Protrusion	
wölben	Pleuelübung

Mandibuläre Variationen: Kiefer halb geöffnet/lockerer Kieferschluss (schwebende Okklusion).

ten relevante, konvexe Formung der Zungenoberfläche zu bilden.

Es handelt sich vom Zweck her um eine Lockerungsübung, die in der Übungsbehandlung funktioneller Stimmstörungen ihren traditionellen Platz hat. Sie dient aber auch dem Training der dorsalen Lautbildung und ist daher auch für dysarthrische Patienten interessant, die mit der Zungenspitzenelevation und -konfiguration Probleme haben und die alveolare Artikulationsstelle nicht treffen. Die Zungenspitze liegt bei dieser Übung fest an den unteren Schneidezähnen an. Der Zungenkörper federt weich vor und zurück, bis über die fixierte Zungenspitze und das Zahngehege der weit geöffneten Kiefer hinaus und zurück in die Ausgangsposition. Diese Vorgabe des Federns wird im dysarthrischen Fall wohl nicht immer erfüllt werden und mag bei einer Tendenz zu Massenbewegungen oder assoziierten Bewegungen sogar kontraindiziert sein. Gespannte, vordere Vokale, alveolare Konsonanten und palatale Frikative können von der Variante direkt profitieren, bei der sich der Zungenkörper nicht weit über die Zahnreihe hinaus, sondern nur im vorderen Mundraum wölbt. Für die symmetrische Platzierung der Zunge, wie sie bei alveolaren und alveopalatalen Konsonanten erforderlich ist, wird ein günstiger Ausgangspunkt geschaffen.

> Es spricht einiges dafür, dass nonverbale Zungenübungen bei Patienten, die alle konsonantischen Artikulationsstellen erreichen, wenig förderlich, sondern eher Zeitverschwendung sind. Es gibt kaum spezifischere Übungen für die Artikulation als das Sprechen selbst.

Linguale Artikulation

Bei den paretischen sowie bei ataktischen Dysarthrien sind ab einem gewissen Schweregrad normale koartikulatorische Prozesse gestört, weil sich Zungenspitze sowie Vorder- und Hinterzunge nicht mehr unabhängig voneinander bzw. koordiniert bewegen. Die Verformbarkeit und meist auch die Symmetrie sind gestört. Die Bewegungen sind zu langsam. Ermüdbarkeit und zu wenig Kraft spielen eine Rolle. Die Bewegungsauslenkung ist zu gering, um die Artikulationsstelle zu erreichen. Die Wahrnehmung für Bewegungen und Positionierung der Zunge erscheint oft unzureichend. Patienten prüfen gelegentlich mit den Fingern die Lage der Zunge.

Erarbeiten von Konstriktionen

Konsonanten haben im Unterschied zu den Vokalen eine sogenannte quasistationäre Phase (Kontaktphase), währenddessen ein Kontakt oder eine Konstriktion (Engebildung) zwischen Artikulator und Artikulationsstelle besteht. Der Kontakt bildet entweder eine primäre Schallquelle (für Frikative und Plosive), oder er dient dazu, den oralen Resonanzraum in regulärer Weise zu gestalten. Bei der zweiten Konsonantengruppe handelt es sich um die Nasale (/n/, /m/, /ŋ/), Liquide (/l/) und Halbvokale (/j/). Diese Konsonanten funktionieren ähnlich wie Vokale. Die primäre Schallquelle ist die Glottis, der supralaryngeale Bereich fungiert als Resonanzraum. Diese sonoranten Konsonanten reagieren, auch wieder vergleichbar mit Vokalen, „toleranter" auf eine ungenaue Lautformung. Liegt jedoch, wie z. B. bei alveolaren Frikativen, die primäre Schallquelle im oberen Ansatzrohr, so wird eine geringe artikulatorische Abweichung zu einer groben phonetischen Entstellung führen.

Alveolare Konsonanten. Die meisten Konsonanten der Vorderzunge werden bei schwebender Okklusion gebildet. Das Anheben der Zunge bei geöffnetem Kiefer oder das Herausstrecken sind bei paretischer Dysarthrie oft deutlich eingeschränkt. Dieses Defizit wird vermutlich in seiner Auswirkung auf die Artikulation überschätzt. Eine Anhebung der Vorderzunge (durch den M. longitudinalis superior) bei offenem Kiefer ist für die Artikulation von /l/ eine notwendige Geste. Bei allen anderen alveolaren Konsonanten ist der M. longitudinalis inferior auch beteiligt, aber er spielt nicht in jedem Fall die entscheidende Rolle. Die Konsonanten /n/, /d/, /t/, /s/ benötigen nicht unbedingt die Anhebung der Zungenspitze, sondern sind auch mit einer horizontalen Protrusionsbewegung oder sogar durch den Antagonisten M. longitudinalis inferior realisierbar. Die bereits erwähnte Technik der dorsalen Lautbildung, wie sie von manchen Sprecherziehern bevorzugt wird, erfordert ein Herunterziehen der Zungenspitze. Der vordere Zungenrand berührt – wie bei der Pleuelübung – die Innenseite der unteren Schneidzähne. Für manche Patienten, die Probleme mit der Anhebung der Vorderzunge/Zungenspitze haben, kann die dorsale Artikulation eine Lösung des Problems sein.

Die Techniken der progressiven Approximation eignen sich dazu, mit dem /n/ beginnend die übrigen alveolaren Konsonanten zu erarbeiten. Ausgangspunkt ist die schwebende Okklusion. Der Patient erhält den Auftrag, die Zunge fest an die Zähne zu drücken, dabei die Lippen leicht zu spreizen und diese Position für einige Sekunden zu halten. Gelingt dies wiederholbar, wird im nächsten Schritt dazu phoniert. Ein weiteres Merkmal eines alveolaren Nasals ist der vollständige orale Abschluss. Die seitlichen Zungenränder müssen fest anliegen. Dies kann dadurch überprüft werden, dass während des Phonierens von /n/ die Nase plötzlich zugehalten wird. Bei komplettem oralem Verschluss dürfte oral keine Luft entweichen und die Phonation müsste abbrechen. Falls Luft entweicht, ist das zu hören und der Patient kann die undichte Stelle lokalisieren. Mit dieser aerodynamischen Rückmeldung gelingt es ihm vielleicht, die Zunge vollständig zu adduzieren. Im Prinzip sind die Kriterien für das /n/ damit erfüllt. Der Therapeut kann, indem er auf die Wangen drückt, den lateralen Luftverlust stoppen. So entsteht ein kompletter oraler Verschluss und intraoraler Druckaufbau. Vorhandene feinmotorische Potenziale werden auf diese Weise geweckt. Bei spontaner Artikulation von /n/ ist bei spastischer und ataktischer Dysarthrie häufig ein anderes Bild zu sehen. Es kommt zu keinem Kieferschluss, die Vorderzunge bewegt sich frei schwebend Richtung obere Alveolen. Je nach Kieferöffnung ist sogar ihre Unterseite zu sehen. So eine Adduktionsbewegung ist instabil, und die koartikulatorischen Möglichkeiten sind eingeschränkt.

Das /n/ stellt eine Nagelprobe für die Präzision des sprechmotorischen Systems dar. Es sollte der Aufwand für die Korrektur des /n/ nicht zu gering angesetzt werden. Die Einstellbewegungen sind weitgehend identisch mit denen von /t/, /s/ und /ts/, insofern wird unwillkürlich der artikulatorische Ansatz für sie mittrainiert. Für Strömungs- und Druckkonsonanten ist natürlich eine genaue Zielbewegung viel kritischer als für das /n/. Die Erarbeitung des /n/ erfolgt in systematischen Schritten:

1. Zähne zusammen bzw. schwebende Okklusion
2. Zunge an oder zwischen die Zähne schieben (evtl. dorsale Bildung probieren)
3. Lippen leicht abduzieren
4. diese Konfiguration mehrere Sekunden halten und dabei durch die Nase atmen
5. phonieren, mit allmählicher Steigerung der Phonationsdauer (bei Tendenz zum Pressen ein nasales /h/ vorschalten)
6. Lippenposition variieren: abspreizen, vorstülpen oder breit ziehen, Phonation zuschalten
7. Nase zuhalten, dem Luftdruck standhalten
8. /n/ in KV- und KVK-Kontext üben (ni, ne, nei; nin, nein usw.)
9. die Übungsschritte mit verschiedenen Kopfpositionen und -bewegungen ausführen

Wenn die Positionierung der Zunge oder der Kieferschluss Probleme bereiten, kann als Übergangslösung versucht werden, das /n/ interdental zu artikulieren (vgl. die Ausführungen dazu in den Abschnitten zur Therapie der spastischen und ataktischen Dysarthrie). Auch interdental ist ein kompletter lingualer Verschluss anzustreben. Bei ausgeprägter Halbseiteneinschränkung sind bisweilen sowohl der alveolare als auch der interdentale Verschluss ein schwieriges und manchmal sogar aussichtsloses Unterfangen.

Velare und palatale Konsonanten. Erfahrungsgemäß sind die Bewegungen der Hinterzunge einer willentlichen Kontrolle mehr entzogen als die der Vorderzunge. Besonders wenn das Schädigungsereignis länger zurückliegt, wird der Verlust dieser Funktion als ungünstiges prognostisches Zeichen gewertet. Für die Anbahnung der hinteren Konsonanten kann der weit abgesenkte Unterkiefer eine Hilfe sein, denn die Zunge verlagert sich bei weit geöffnetem Mund nach hinten. Zur zusätzlichen Unterstützung kann der Therapeut die Vorderzunge herunterdrücken und den Zungenkörper nach hinten schieben, bis eine Engebildung am weichen Gaumen entsteht. Entscheidend ist, dass der Patient spürt, wie an dieser Stelle für den Luftstrom eine Hemmschwelle entsteht. Durch passives Anheben, indem bei Kieferschluss von unten mit dem Daumen die Zunge nach oben an den Gaumen gedrückt wird, kann die gleiche Wirkung erzielt werden. Das Hochdrücken der Zunge kann auch vom Patienten selbst übernommen werden. Nach dem Prinzip der phonetischen Approximation kann versucht werden, mit dem Bewegungsansatz der Pleuelübung, einen Kontakt oder eine Engebildung zwischen Zungenrücken und hartem Gaumen herzustellen. Die Erarbeitung der palatalen und velaren Konstriktion ist ein mühsames Unternehmen und kann über Wochen dauern, bis eine selbstständige Annäherung an die Artikulationsstelle möglich ist. Oftmals wird nur die Frikativbildung, aber kein vollständiger Verschluss erreicht. Unterstützende phonetische Kontexte sind geschlossene Silben mit gespanntem Vokal wie in „dicht" oder „dick".

Ein anderer Weg, eine Engebildung herzustellen, kann so aussehen, dass die Silbe /nin/ gesprochen wird. Dabei bleibt während der ganzen Silbe der Biss geschlossen. Nur die Zungenspitze gibt die Passage für das /i/ kurz frei, bevor wieder ein oraler Verschluss hergestellt wird. Sobald die Silbe bzw. der Vokal mit dieser minimalen Zungenbewegung gesprochen werden kann, wird die Aufgabe geflüstert. Dadurch nimmt die Luftvolumengeschwindigkeit zu und das /i/ wird zum /ç/. Das so erzielte /ç/ wird zum Ausgangspunkt für weitere Überleitungsversuche nach dem Prinzip der progressiven Approximation. Dieses Vorgehen könnte man als palatale Variante der Anbahnung von palatalen und velaren Konstriktionen bezeichnen. Anderen Patienten hilft dagegen mehr die velare Variante, die von hinteren Vokalen unterstützt wird wie in /kukuk/.

Vokalartikulation. Das Erarbeiten der Vokale baut auf möglichst intakte propriozeptive und kinästhetische Fähigkeiten der Zunge auf, denn eine taktile Rückmeldung wie bei der Positionierung von Konsonanten fehlt weitgehend. Die Differenzierung zwischen sensorischen und motorischen Störungsanteilen ist jedoch mangels Untersuchungsmöglichkeit eine mehr theoretische Überlegung. Im konkreten Fall wird man eher die motorischen Einschränkungen zu bestimmen versuchen, was eine nicht so einfache Aufgabe darstellt. Die wesentlichen Bewegungsanteile bzw. protagonistischen Muskelgruppen bestehen aus den Vor- und Rückwärts- sowie Aufwärts- und Abwärtsbewegungen des Zungenkörpers. Außerdem spielt noch die konvexe Formung des Zungenkörpers eine wichtige Rolle. Die bereits erwähnte „Pleuelübung" beinhaltet einige protagonistische Bewegungen, die für vordere Vokale von Bedeutung sind.

Bei Dysarthrien ist immer mit Bewegungsanomalien des Haltungsapparats und damit auch der mandibulären und hyoidalen Muskelsysteme zu rechnen. Diese Muskelketten tragen dazu bei, die für die Vokalartikulation entscheidenden, „balancierten Kontraktionen" der Zungenheber und -senker (Hardcastle 1976) zu gewährleisten. Aus diesen theoretischen Erwägungen heraus sind neben der Pleuelübung Maßnahmen zur Haltungskorrektur sowie Mobilisierungs- und Dehnübungen im Schulter- und Halsbereich zu erwägen.

Zur Aktivierung der balancierten Zungenkontraktionen wird der Unterkiefer mit Beißblöcken in wechselnden Abständen fixiert, um die einzelnen Vokale bei verschiedenen Öffnungswinkeln zu artikulieren. Vokalübungen mit fixiertem Unterkiefer erfolgen vorrangig ohne konsonantischen Kontext. Wenn der Schlussbiss bei Konsonanten ohnehin schon ein Problem darstellt, sollte das Artikulieren von Konsonanten mit (zu) offenem Biss möglichst vermieden werden. Das von manchen Therapeuten praktizierte Korkensprechen ist grundsätzlich dann unangemessen, wenn der Kieferschluss beim Artikulieren von Konsonanten ohnehin unzureichend ist.

Die wechselseitige Beeinflussung von Störungen der Lippen, Unterkiefer und Zunge war bereits im Zusammenhang mit der Konsonantenartikulation thematisiert worden. Auch bei der Vokalartikulation ist damit zu rechnen, dass Einschränkungen der Lippenmotilität die Unterkieferbewegungen limitierend beeinflussen. Die für hohe (geschlossene) Vokale normalerweise angemessene Kieferanhebung kann nur realisiert werden, wenn die Lippen bei engem Kieferwinkel eine runde oder gespreizte (oder neutrale) Öffnung bilden können. Ein hoher Vokal (/i:/, /y:/ oder /u:/) muss nicht unbedingt mit einem engen Kieferöffnungswinkel (mit annähernd schwebender Okklusion) gebildet werden. Auch mit einem Kieferöffnungswinkel, der einen Abstand von 3–5 Millimeter zwischen den Bissflächen lässt, lässt sich ein hoher Vokal durch entsprechende Zungenbewegung realisieren. Ein Sprecher mit spastischer Dysarthrie kann unter Umständen solche Abstände nicht mehr ausreichend durch mehr Zungenbewegung kompensieren. Die Folge ist eine Zentralisierung der Vokale. Noch schwerer wiegt jedoch der störende Einfluss einer zu offenen Vokalartikulation auf die konsonantischen Artikulationsbewegungen. Daher sollte bei der Erarbeitung der Vokale genauso akribisch auf die Kieferbewegungen geachtet werden wie bei den Konsonanten.

Diphtonge verschärfen die Problematik des Kieferschlusses. Wenn es sich um fallende Diphtonge (z. B. /ai/, /oi/ oder /au/) handelt, deren zweites Element also geschlossener ist als das erste, sollte die Schließbewegung des Unterkiefers ganz gezielt geübt werden. Steigende Diphtonge (z. B. /ia/) oder unechte Diphtonge (z. B. dir /dia/), die im bayrischen Dialekt bzw. umgangssprachlich auftreten, kommen einer Kieferheberschwäche entgegen. Diese Dipthonge sollten möglichst mit Übergang zu einem Konsonanten geübt werden (z. B. Hirse /hiaze/, hier zieht's /hia tsi:ts/).

Biofeedback

Es sind vor allem 2 Techniken zu nennen: Elektropalatografie (EPG) und Elektromyografie (EMG). Die EPG wurde bereits an anderer Stelle kurz beschrieben (S. 109). Diese Technik bietet eine sinnvolle Ergänzung, wenn es darum geht, neue Bewegungs- und Kontaktmuster der Zunge am harten Gaumen zu etablieren. Am Anfang des Lernprozesses werden relativ künstliche, statische Positionen der Zunge eingeübt; stimmliche Aktivitäten und Luftstrom spielen auf dieser Stufe noch keine Rolle. Die nächsten Schritte beinhalten mehr und mehr dynamische Aspekte, indem Übergänge von einem Konsonanten zum nächsten erarbeitet werden. Der Transfer in natürliche sprachliche Kontexte erfolgt dann ohne gleichzeitiges visuelles Feedback. Die Bewegungen bzw. Kontaktmuster werden weiterhin aufgezeichnet, um sie dann anschließend einer Bewertung im Sinne eines verzögerten Feedbacks zu unterziehen.

Der Einsatz der EMG findet bei hypertonen Muskelverhältnissen statt. Über kontinuierliches visuelles oder akustisches Feedback wird die elektrische Spannung im abgeleiteten Muskel zurückgemeldet. In Kombination mit Entspannungsübungen soll der Patient lernen, den Grad der Muskelanspannung zu regulieren. Laut Duffy (2005) sollte diese Methode mit passivem Muskeldehnen kombiniert werden. Da in der Therapie mit Oberflächenelektroden gearbeitet wird, beschränkt sich der Einsatzbereich auf die Gesichts- sowie auf die unteren Gesichts- bzw. äußeren Mundmuskeln. Der Wirksamkeitsnachweis beschränkt sich auf einige wenige Falldarstellungen (Duffy 2005).

> Der Unterkiefer ist der Dreh- und Angelpunkt zwischen Körper- und Kopfhaltung, Artikulation und Stimmgebung. In der Dysarthrietherapie sollte diesem Zusammenhang entsprechend Aufmerksamkeit geschuldet werden. Aus theoretischen Überlegungen heraus ist es sinnvoll, spezielle Übungen zur Haltung und Kieferkontrolle anzusetzen, falls entsprechender Korrekturbedarf vorliegt. Die Fähigkeiten von Lippen und Zunge sollten systematisch im Zusammenspiel mit dem Unterkiefer erarbeitet werden. Stimulationstechniken und nonverbale Bewegungsübungen scheinen in Fällen sehr schwerer Bewegungseinschränkungen gerechtfertigt zu sein. Daten zur Wirksamkeit solcher Maßnahmen fehlen weitgehend. Die Techniken der progressiven Approximation und der phonetischen Ableitung, die das Artikulieren zum Inhalt haben, gelten bevorzugt als zielführende Techniken.

Velopharynx

> Die Gaumensegelfunktion nimmt eine Sonderstellung ein. Sie ist immer an andere Aktivitäten gekoppelt und ist – anders als Zunge, Lippen und Unterkiefer – der bewussten Steuerung nicht so leicht zugänglich.

Therapierelevante Aspekte zur Funktion des Velopharynx

Die velaren Muskeln sorgen für die Trennung zwischen Nasen- und Rachenraum. Die Anhebung des Velums erfolgt beim Schlucken, bei Phonation und Artikulation „oraler" Sprachlaute. Die zentrale Steuerung der Anhebung des Velums ist unklar. Eine isolierte, willkürliche Anhebung ist kein Bestandteil des normal erworbenen Bewegungsrepertoires, sie kann jedoch über externes, instrumentelles Feedback von neurologisch Gesunden erlernt werden (Shelton et al. 1970). Eine bewusst wahrgenommene, taktile oder propriozeptive Rückmeldung über die Position und die Bewegung des Velums scheint es nur in dem erwähnten Kontext zu geben. Normalerweise hebt es sich im Zusammenspiel mit anderen Bewegungskomponenten an, um ein bestimmtes motorisches Handlungsziel zu erreichen. Insofern stellt sich die Frage, wie und durch welche Aktivitäten das Velum gesteuert wird.

Die Anhebung des Velums erfolgt bei reflektorischer und affektiv gesteuerter Aktivität: Husten, Würgen, Lachen und Schlucken. Es ist unwahrscheinlich, dass diese Funktionen für die willkürliche Anhebung beim Sprechen nutzbar gemacht werden können, da es sich wohl um separate Mechanismen handelt.

Linguistisch (phonologisch) betrachtet sorgt der velopharyngeale Mechanismus für die Unterscheidung zwischen oralen und nasalen Lautsegmenten. Während der Produktion isolierter Laute behält das Velum keinen festen Kontakt mit der Rachenhinterwand. Auch nimmt der Grad der Anhebung mit zunehmendem Sprechtempo ab.

Das Velum bildet für die Artikulation oraler Konsonanten normalerweise einen luftdichten Abschluss mit der Rachenwand. Aber je nach momentanen individuellen Bedürfnissen eines Sprechers sind Abweichungen zu beobachten. Es gibt einen gewissen akustischen und physikalischen Spielraum, innerhalb dessen eine offene velopharyngeale Passage noch keine gravierende phonetische Entstellung verursacht. Ein Sprecher hat im Normalfall (Lubker 1979) mehrere Möglichkeiten zu einem perzeptiv akzeptablen, akustischen Produkt zu kommen. Dabei ist noch nicht genügend geklärt, ob das sprechmotorische Kontrollsystem mehr von dem akustischen Ziel oder eher von aerodynamischen Erfordernissen gesteuert wird. Unbestritten ist, dass die Gaumensegelbewegungen koartikulatorischen Prinzipien folgen (Bell-Berti 1993). Bei antizipatorischer Koartikulation nimmt die Velumbewegung phonetischen Inhalt des nachfolgenden Segments vorweg – Koartikulation von rechts nach links. Es ist dabei zu beobachten, dass die Anhebungsgeste schon im vorausgehenden Segment erfolgt. Konkurrierend dazu beeinflusst bei der steuernden Koartikulation das vorausgehende Segment die nachfolgende Velumbewegung. Auf der Zeitachse gedacht ist das Koartikulation von links nach rechts. In diesem Ineinandergreifen von Bewegungen spielt die zeitliche Abstimmung eine entscheidende Rolle. Bei fehlender Synchronisation zwischen Artikulationsbewegung und velarer Auslenkung treten unvermeidlich Hyper- oder Hyponasalität und andere phonetische Auffälligkeiten auf.

Die Situation gestaltet sich angesichts der Tatsache, dass bei vielen Sprechern auch die lateralen Pharynxwände am velopharyngealen Schließmechanismus beteiligt sind, noch ein wenig komplizierter. Vorläufig kann der Wissensstand über die Funktionsweise des Velopharynx nur so zusammengefasst werden, dass Änderungen der velaren Position das Ergebnis mehrerer Variablen sind, die gleichzeitig interagieren. Es beinhaltet eine unzulässige Vereinfachung, nur einen Mechanismus als Erklärung zu postulieren.

Auswirkung der velopharyngealen Insuffizienz

Eine Funktionsstörung des Gaumensegels hat weitreichende Konsequenzen auf alle übrigen sprechmotorischen Funktionseinheiten. Die unzureichende Anhebung des Gaumensegels verändert je nach Störungsgrad nicht nur die Resonanz und die Lautcharakteristika, sondern auch die Bewegung und Koordination von Lippen und Zunge, Atmung und Kehlkopf. Die veränderten aerodynamischen Verhältnisse reduzieren den akustischen Kontrast zwischen stimmhaften und stimmlosen bzw. geräuschhaften Segmenten. Nasaler Luftverlust und der daraus resultierende mangelnde intraorale Luftdruckaufbau hemmen je nach Störungsgrad der primären Artikulatoren (Unterkiefer, Lippen und Zunge) die Reorganisation differenzierter Artikulationsbewegungen. Die Erfahrung mit dem Behandlungsverlauf bei Patienten mit schwersten Artikulationsstörungen, die nach der Anpassung einer Gaumensegelprothese nach Jahren relativ erfolgloser logopädischer Therapie innerhalb von wenigen Wochen wieder gelernt haben zu artikulieren, unterstützt diese aerodynamisch begründete These. Der sensorische Input des Luftdrucks steuert sowohl den Grad der Konstriktion, den Lippen und Zunge zur Bildung von Verschluss- und Engelauten normalerweise einnehmen, als auch das Timing. Es müssen nicht allein die Bewegungseinschränkungen von Lippen, Zunge und Unterkiefer primäre Ursache sein, wenn der Kontakt zwischen Artikulator und Artikulationsstelle unvollständig oder verkürzt ist. Bei zu geringem oralem Luftstrom ist eine stärkere Engebildung akustisch wenig wirkungsvoll, und somit fehlt der Anreiz über den Konstriktionsgrad von Halböffnungslauten hinauszugehen. Der daraus resultierende geringere Bewegungsaufwand und Ausformungsgrad erlaubt „schnellere" Artikulationsbewegungen. Ein vorhandenes artikulatorisches Rückbildungspotenzial wird durch die Unterbrechung dieses Regelkreises nicht genügend aktiviert.

Fast regelhaft tendieren Patienten mit nasalem Luftverlust dazu, vermutlich als kompensatorische Reaktion, durchgängig stimmhaft mit einer Tendenz zu laryngealem Pressen zu sprechen und dabei unangemessen schnell und ungenau sowie vokalisierend zu artikulieren. Das durchgängige Phonieren führt zur Aufhebung der Kontraste zwischen stimmlosen (offene Glottis) und stimmhaften Lautfolgen. Die Kompensationshypothese wird durch die Erfahrung unterstützt, dass die beschriebenen phonatorischen und artikulatorischen Symptome fast schlagartig abnehmen oder sogar verschwinden, sobald der nasale Luftverlust, z.B. durch Aufsetzen einer Nasenklammer oder eben durch eine Gaumensegelprothese, gestoppt ist. Wahrscheinlich dient das Durchschleifen der Phonation, ebenso wie das vereinfachte und dadurch schnellere Artikulieren, dem Ziel, eine Sinneinheit ohne Atempause sprechen zu können. Die Glottis übernimmt weitgehend die Aufgabe, den ungehinderten Luftverbrauch zu steuern und als eine antagonistische Kraft zu den respiratorischen Kräften zu wirken, denn die exspiratorischen Kräfte sind beim Sprechen in einen Regelkreis mit den artikulatorischen und laryngealen Hemmstellen eingebunden.

> Die Darstellung über die Konsequenzen des nasalen Luftverlusts sollte zeigen, dass die auditiven Merkmale einer Dysarthrie nicht allein mit den Bewegungsstörungen der primären Bewegungsorgane erklärt werden können. Eine gravierende velopharyngeale Störung kann die beschriebenen Symptome zu einem erheblichen Umfang beeinflussen oder sogar hauptsächlich verursachen. Die Behandlung einer gravierenden velopharyngealen Funktionsstörung muss daher im Vordergrund eines umfassenderen Therapieprogramms stehen.

Therapeutische Maßnahmen

Neurologisch gesunde Personen können lernen, mit dem Gaumensegel abgestufte Bewegungen auszuführen und dabei Geräusche zu produzieren. Auch Patienten mit grenzwertiger Funktionstüchtigkeit des Velums können erfahrungsgemäß solche Manöver erlernen. Es bleibt ungeklärt, ob solche Übungen einen restituierenden Effekt auf die velopharyngeale Funktion beim Sprechen haben.

Die Frage nach dem richtigen therapeutischen Zugang zum Gaumensegel ist schwieriger zu beantworten als bei den primären Artikulatoren Zunge, Lippen und Unterkiefer. Wie lässt es sich stimulieren und seinen Aufgaben entsprechend beüben? Die Gaumensegelfunktion ist weniger dem willentlichen und selektiven Zugriff zugänglich als die anderen Sprechbewegungsorgane. Über die Bewegungen des Gaumensegels erfährt die ausführende Person kaum Rückmeldung. Mit den primären Artikulatoren können wir zielgerichtete Bewegungen zur Lautbildung, zum taktilen Explorieren, zu mimischem Ausdruck, zum Kauen und Schlucken bewusst und auf Aufforderung vornehmen und differenziert deren Ausführung wahrnehmen. Anders als die Zunge, die Lippen und der Unterkiefer, ist das Gaumensegel nicht in dieser Weise bewusst steuerbar. Zu welchem Zweck sollte das Gaumensegel auch bewusst nach unten, nach vorn, nach oben, nach hinten gestreckt oder zur Seite bewegt werden können? Das Gaumensegel macht mit, wenn Zunge oder Lippen zu einem bestimmten Zweck aktiv sind. Beim Sprechen ist es in die komplexen Aktivitäten der primären Artikulatoren eingebunden. Es ist anzunehmen, dass der Velopharynx mit den Artikulatoren und dem respiratorischen System eine koordinierte Struktur bildet. Das Gehirn programmiert und stellt die beteiligten Muskelgruppen auf die beabsichtigte Lautbildung ein. Das vorausschauende Programmieren spiegelt sich in den Koartikulationsphänomenen wider. Koartikulatorisches Verhalten am Gaumensegel zeigt sich beispielsweise darin, dass es sich früher absenkt bzw. anhebt, bevor der Artikulator zu seiner Zielbewegung ansetzt. Was bedeuten derartige Zusammenhänge für unsere therapeutischen Überlegungen? Die Gaumensegelfunktion ist eng in die Aktivitäten der anderen Sprechorgane eingebunden. Aufgrund dieser Wechselbeziehung muss das Gaumensegel aufgabenspezifisch trainiert werden, d. h. Stimulation und Aufgabenstellungen sollten in artikulatorische bzw. sprachliche Aufgaben integriert sein. Trainieren wir andere Aktivitäten (pneumatische Aufgaben wie Pusten, Backenaufblasen, Saugen etc.) mit den Patienten, verbessert sich gegebenenfalls die Gaumensegelfunktion für diese Aufgabe. Für eine Übertragung auf das Sprechen sind keine nachprüfbaren Erfahrungswerte bekannt.

Haltung und Atmung

Bei den Überlegungen, wie die Sprechfähigkeit verbessert werden kann, spielen auch Fragen nach den Einflüssen der Körperhaltung und der Tonusregulierung eine nicht unwesentliche Rolle. Die Wechselwirkung zwischen Atmung und Körperhaltung bzw. Körperhaltung und Grundtonus wird in Lehrbüchern der Physiotherapie (Freivogel 1997) und Atemtherapie (Edel 1977) systematisch berücksichtigt. Die Wechselwirkung von körperlichen Fehlspannungen und Haltungsanomalien mit der Atmung und den Atemwegen, zu denen die Gaumen-/Rachenmuskeln gehören, ist expliziter Gegenstand der Erörterungen und praktischen Übungen der Physiotherapie sowie der Stimm- und Gesangsschulung. Die Tatsache, dass sich im Nasopharynx respiratorische Rezeptoren befinden, lassen Atemübungen und Haltungskorrekturen als Teil einer Stimulationsbehandlung als sinnvoll erscheinen. Die Erfahrung zeigt, dass eine aktive Rumpfhaltung in Kombination mit einer intendiert lauten Stimme und bewusst präzisen Artikulation zu einer besseren Gaumensegelanhebung beim Sprechen führen kann. Dysarthrische Patienten scheinen dann von aktivierenden Maßnahmen zu profitieren, wenn die Bewegungsfähigkeit eigentlich vorhanden und nicht paretisch eingeschränkt ist. Bei Patienten ohne nachweisbare intentionale Gaumensegelbewegung ist selten eine direkte Wechselwirkung von Haltung bzw. Atmung und Gaumensegel zu beobachten. Es gibt seltene Ausnahmen, wie den Fall eines Patienten mit multiplen Hirninfarkten (Mittelhirn, Hirnstamm), der artikulatorisch nahezu unauffällig, mit leicht gepresster Stimme, gut verständlich und flüssig sprach, wenn er in überstreckter Rumpf- und Kopfhaltung saß[9]. Sobald jedoch sein Kopf nur um wenige Grade aus dieser Position durch leichten Druck auf den Hinterkopf in Flexion gezwungen wurde, sprach er – wie auf Knopfdruck umgeschaltet – extrem hypernasal, durchgängig phonierend und unverständlich. Der beschriebene Zusammenhang von gestörter Haltungskontrolle und Sprechfähigkeit legte die Vermutung nahe, dass der Pathomechanismus dieser Dysarthrie von einer gestörten Tonisierung der Rumpfmuskulatur getriggert wurde. Der innere Wirkungszusammenhang blieb unverstanden. Es konnte nur festgehalten werden, dass der Dysarthrie so gut wie keine paretischen Bewegungseinschränkungen zugrunde lagen. Dieser Fall dokumentiert, dass interne Regelkreise wirksam sind, die eine „Problemlösung" der gestörten velopharyngealen Luftstromsteuerung herbeiführen. Aus physiotherapeutischer Sicht entspricht die Lösung des Problems (Rumpf- und Halsüberstreckung), nicht dem, was man sich unter einer normalen posturalen Kontrolle vorstellt. Eine Haltungskorrektur, die Überstreckung aufgeben und eine „normale" Sitzhaltung zu fordern, wäre in diesem Fall dennoch nicht angemessen.

Allgemein gültige Richtlinien, welche Haltungskorrektur die velopharyngeale Funktionsfähigkeit unterstützt, können nach derzeitigem Wissensstand nicht formuliert werden. Es ist ratsam, sich nicht allein auf die natürlichen Regulationsmechanismen zu verlassen, sondern systematisch verschiedene Haltungsvarianten durchzuprobieren und auf ihre phonetische Wirkung zu prüfen. Manchmal kann eine leichte Drehung der Kopfhaltung, in der Regel bei einseitiger, velarer Heberschwäche zur betroffenen Seite, den nasalen Luftverlust reduzieren. Die Wirkung sollte unmittelbar hörbar und durch die Czermak-Probe objektivierbar sein.

---

[9] Dieser litt zudem an einer schweren Störung der posturalen Kontrolle, der Ruhe und Sprechatmung sowie an pathologischem Lachen („Zwangslachen").

Behandlung in Supination. In Rückenlage reduzieren sich manchmal die Symptome, die durch die velopharyngeale Störung verursacht werden oder verschwinden sogar gänzlich. Diese Wirkung kann sich dann einstellen, wenn das Gaumensegel infolge der Schwerkraft nach dorsal fällt und mit der Rachenwand eine Verbindung herstellt, sodass der Luftstrom durch den Mundraum gelenkt wird und sich intraoral Luftdruck aufbaut. Dieser Schließmechanismus stellt sich dann ein, wenn das Gaumensegel in passivem Zustand für einen ausreichenden Kontakt mit der Rachenwand genügend entspannt ist. Je nach Tonuslage kann das Gaumensegel zu kurz sein, um einen kompletten velopharyngealen Verschluss zu bilden. Es ist durch einen passiven Verschluss keine Wiederherstellung oder anhaltende Verbesserung zu erwarten. Trotzdem ergibt das Üben in Supination einen Sinn, wenn durch das passive Verschließen der nasalen Passage ein intraoraler Druckaufbau und dadurch das Üben oraler Konsonanten unter annähernd normalen aerodynamischen Bedingungen möglich wird. Zur Auswahl der Übungen sollte darauf geachtet werden, ob mit rein oralen Lautfolgen oder auch gemischt, mit oralen und nasalen Konsonanten geübt werden kann. Diese Frage lässt sich leicht klären, indem man ebenfalls in liegender Position Wörter sprechen lässt, die nur aus nasalen Konsonanten bestehen (Beispiel: „Nonnen", „Enge", „mein"). Falls es zu hyponasalen Entstellungen kommt, weil beim Artikulieren nasaler Konsonanten der Luftstrom nicht durch die Nase abfließen kann, sollten die Übungsaufgaben überwiegend orale Konsonanten beinhalten. Aus theoretischen Erwägungen heraus ist davon auszugehen, dass das Üben mit oralen Druck- und Strömungskonsonanten die artikulatorische Feinmotorik von Lippen und Zunge sowie die Koordinationsprozesse des sprechmotorischen Systems intensiver stimuliert. Es ist zudem anzunehmen, dass der orale Druckaufbau eine stimulierende Wirkung auf die velopharyngeale Sensomotorik ausübt.

Ganzkörperlichen Aktivitäten. Stoß- und Zugübungen stimulieren gezielt die muskulären Funktionsketten der verschiedenen Sphinktersysteme. Der Velopharynx reagiert auf thorakalen Überdruck mit Verschließen. Allerdings wird das Ansatzrohr insgesamt enger und schränkt die Freiheitsgrade der artikulatorischen Bewegungen ein. Mit diesen Kraftakten sind zudem ein Kehlkopfhochstand und eine Aktivierung der Taschenfalten verbunden. Solch unerwünschte Nebeneffekte müssen je nach pathophysiologischem Hintergrund berücksichtigt und abgemildert werden, besonders wenn bereits Tendenzen zu hyperfunktioneller Kompensation bestehen. Der Vorteil von gesamtkörperlichen Aktivitäten besteht darin, dass sie – im Unterschied zu sensorischer Stimulation – vom Patienten leicht erlernt und selbsttätig ausgeführt werden können. Manche Patienten kennen bereits Übungen, die nach dem Prinzip der „Bauchpresse" funktionieren. Je nach Erfahrung mit atemtherapeutischen Techniken bietet es sich an, in Rückenlage oder im Sitzen Übungen zur Tonisierung der ventralen Muskelkette und zur Kräftigung der Bauchmuskeln sowie des Beckenbodens zu erarbeiten. Es können Widerstandsbewegungen von den Händen, den Füßen oder vom Kopf hinzugenommen werden. Geübt wird in Form von Zug-, Druck-, Greif- und Stemmwiderständen. Als Hilfsmittel können Gummibänder („Theraband") oder auch Bälle verwendet werden. Mit den ganzkörperlichen Aktivitäten können explosiv ausgeführte Übungssilben und -wörter in Analogie zu den Atemwurfübungen (nach Fernau-Horn) kombiniert werden.

Stimulation

Es gibt zwei grundsätzlich voneinander verschiedene Ausgangssituationen bei velopharyngealer Insuffizienz. In der einen hebt sich das Velum bei Phonation an, aber die Anhebung ist unvollständig, zu schwach oder ermüdet rasch. In der anderen Situation zeigt es keinen Anhebungsimpuls. In diesem Fall ist die sensorische Stimulation besonders fragwürdig, denn es gibt keinen Nachweis darüber, dass sensorische Stimulation Muskelaktivitäten initiiert oder die motorische Kontrolle verbessert. Skepsis ist jedoch auch für den Fall angebracht, wo velare Aktivität vorhanden ist. Sensorische Stimulation im Bereich des weichen Gaumens erscheint aufgrund der strukturellen Gegebenheiten wenig zielführend. Die Muskelbereiche, die für taktile Stimulation einigermaßen zugänglichen sind, sind die Spanner, Mm. tensor veli palatini, und die Senker, Mm. palatoglossi. Die Gaumensegelheber, Mm. levator veli palatini, als das wichtigste Muskelpaar für den velopharyngealen Verschluss, bieten kaum direkte Angriffspunkte für taktile oder thermische Stimulation. Selbst wenn die Heber gezielt stimuliert werden könnten, bleibt es fraglich, ob die Relevanz und die Bedeutung der sensorischen Informationen interpretiert und genutzt werden können.

Eine sensorische Stimulation mit der Intention, die Aktionsbereitschaft der im weichen Gaumen zusammenlaufenden Muskeln durch Ausstreichen, Vibration, passives Anheben und Abkühlung mit Eis zu erhöhen, kann aufgrund der anatomischen Gegebenheiten wohl kaum eine bestimmte Funktionsrichtung erfassen. Bei der taktilen Stimulation des weichen Gaumens sind wir im Triggerbereich des Würgreflexes. Bevor es tatsächlich zur Auslösung der vollständigen Reflexkette kommt, ist bei normaler Auslösbarkeitsschwelle ein ebenfalls reflektorischer Anhebungsimpuls des Velums zu beobachten. Es ist nicht bekannt, ob diese Reflexantwort die Aktionsbereitschaft des Velums bahnt oder eher hemmt. Ungeachtet der fehlenden Wissensbasis wird von manchen Sprachtherapeuten die gezielte Stimulation des Würgreflexes propagiert (Klunker u. Rätzer 2005). Angesichts der komplexen Verschaltung des N. glossopharyngeus und der unangenehmen Affektkomponente sollte diese Stimulationsform nicht im Maßnahmeninventar aufgenommen werden.

Die Empfehlungen der Therapieliteratur (Bartolome 2006, Klunker u. Rätzer 2005, Nusser-Müller-Busch 2004) hinsichtlich Modalität, Reihenfolge sowie Frequenz und Intensität der Stimulation aber auch bezüglich der Indikation sind uneinheitlich. Als Indikation werden Hyper- oder Hypotonus, Mobilisation, zu hohe oder zu niedrige Schwelle für Auslösbarkeit des Würgreflexes und Erhöhen der Aktionsbereitschaft genannt. Unabhängig davon, ob sich der Muskeltonus durch sensorische Stimulation nachhaltig beeinflussen lässt, fällt die Unterscheidung, ob der Tonus der Muskeln des weichen Gaumens zu hoch oder zu niedrig ist, in der Praxis mangels eindeutiger Beobachtungskriterien schwer. Die Ergebnisse der visuellen Inspektion und des Tastbefunds, das passive Anheben des weichen Gaumens, unterliegen subjektiver Einschätzung. Ein weiter Abstand des Velums von der Rachenhinterwand, scharfgratige Gaumenbögen und fühlbarer Widerstand gegen passives Anheben können als erhöhter Muskeltonus gedeutet werden. Ein weiter Abstand von der Rachenhinterwand ohne die anderen beiden Merkmale deutet auf eine Tonusminderung hin. Der Aspekt Mobilisation spielt, wie schon angemerkt, keine Rolle, weil das Gaumensegel nicht selektiv und willentlich bewegt werden kann. Auch bedarf es nicht der Veränderung der Reflexschwellen, um die Sprechfunktion des Velums zu restituieren. Es bleibt letztlich als Behandlungsziel das Steigern der Aktionsbereitschaft durch Applikation eines kalten Stimulus (z.B. geeister Larynxspiegel), um so die Latenz der motorischen Antwort zu verkürzen. Die Empfehlungen zur Intensität variieren zwischen 3- und 5-mal bzw. 3–5 Sekunden den Reiz tupfend oder streichend zu setzen. Eine länger anhaltende Kälte- oder Druckapplikation vermindere die Aktivität des gereizten Muskels.

An die sensorische Stimulation soll sich zeitlich ohne nennenswerte Verzögerung eine willentliche Aktivität anschließen, bei der sich normalerweise das Gaumensegel anhebt. Als geeignete Aktivitäten werden allgemein nonverbale oder wenn möglich auch sprachliche Aufgaben vorgeschlagen. Es muss sichergestellt sein, dass sich das Gaumensegel bei diesen Übungen auch anhebt (beispielsweise kann mithilfe eines Czermak-Spiegels registriert werden, ob nasal Luft entweicht). Leider verfügen die meisten Therapeuten nicht über die geeignete Ausstattung (z.B. Nasenendoskop, Nasometer), um graduelle Zuwächse des velopharyngealen Verschlusses zu registrieren und um kleinschrittige Lernerfolge an den Patienten in Form eines (Bio-)Feedbacks zurückzumelden. Der Übergang von der nichtsprachlichen Aktivität zur sprachlichen erfolgt fließend. Der Patient lernt im nächsten Schritt etwa wie beim Ausblasen einer Kerze zu pusten und gleichzeitig zu phonieren. Wenn die Anhebung des Gaumensegels gelingt, wird die nichtsprachliche Aktivität allmählich zurückgenommen und schließlich ganz ausgeblendet.

Nonverbale Übungen

Diese Übungen sprechen die pneumatische Funktion des Gaumensegels an. Aktivitäten wie Saugen, Pusten oder Backenaufblasen sind normalerweise mit einer vollen oder teilweisen Anhebung des Velums verbunden, um je nach Intention die Kontrolle über die Menge und die Geschwindigkeit des Luftstroms zu haben. Geübt wird mit und ohne Hilfsmittel (der Fantasie sind dabei keine Grenzen gesetzt: Strohhalme, Rohre oder Schläuche mit verschiedenen Durchmessern, Pfeife, Blasinstrument, Windrädchen, Watte, Papier, Kerze usw.). Die Relevanz dieser Übungsformen ist nicht geklärt. Die Skepsis begründet sich auch darauf, dass die velopharyngealen Verschlussmuster je nach Aufgabe variieren und sich auch von denen während des Sprechens deutlich unterscheiden. Die funktionsbedingte Variabilität wird als ein Indiz dafür gewertet, dass sich das Velum nach dem Prinzip der koordinierten Strukturen kontextabhängig anhebt. Dieser Umstand könnte den Transfer der Gaumensegelfunktion von einer Modalität zur anderen abschwächen oder überhaupt infrage stellen. Für die Auswahl der Übungen sind die körperlichen, respiratorischen und kognitiven Fähigkeiten des Patienten zu berücksichtigen. Störungen der anderen motorischen Systeme sollten keine zusätzliche Belastung bei der Bewältigung der Aufgabe darstellen. Wenn z.B. die Aufgabe heißt, mit einem Strohhalm Luft in ein Wasserglas zu blasen, dann sollten das Halten des Strohhalms, der Lippenschluss und die Kopfkontrolle wenig Probleme bereiten. Zur weiteren praktischen Vorgehensweise gibt es keine allgemein gültigen Regeln, in welcher Reihenfolge die Übungen ablaufen und wie häufig sie zu wiederholen sind. Wie auch sonst gilt das Prinzip, dass von den konkreten Gegebenheiten her entschieden wird, eine Aufgabenstellung auszuprobieren und ergebnisorientiert beizubehalten oder zu verwerfen. In jedem Fall sollte ein quantifizierbares Resultat (Messung der Zeit, Anzahl der korrekten Wiederholungen) nach jedem Übungsdurchgang vorliegen, denn über die tatsächliche velare Aktivität während der Ausführung gibt es keine propriozeptive Rückmeldung. Eine Zunahme der Velumanhebung sollte kontinuierlich registriert werden, um diese Form des Übens fortzuführen. Die kognitiven Voraussetzungen sollten es erlauben, solche Aufgaben selbstständig als häusliches Programm zu üben.

> Stimulationen sowie nichtsprachliche oder sprachliche Übungen mit dem Ziel, eine velopharyngeale Bewegung erst anzustoßen, haben erfahrungsgemäß wenig Aussicht auf Erfolg.

Sprechübung

Die Gaumensegelbewegungen beim Sprechen sind, was das Ausmaß der Anhebung und das Timing betrifft, mit den phonatorischen und artikulatorischen Aktivitäten in fein abgestufter Weise koordiniert. Eine Störung der Artikulation kann dissoziiert von der velopharyngealen Funktionsfähigkeit, d.h. ohne hypernasale Phänomene auftreten. Umgekehrt kann die Artikulation relativ gut erhalten sein, während die Velumanhebung gravierend eingeschränkt ist. In den Fällen, wo Artikulation und Velumbewegungen gemeinsam gestört sind, wobei es sich meist um Formen der spastischen oder schlaffen Dysarthrie handelt, bestehen Wechselwirkungen. Die artikulatorischen Fähigkeiten beeinflussen die Gaumensegelfunktion. Insbesondere eine Konsonantenartikulation, bei der die wesentlichen Bewegungsphasen und -parameter beeinträchtigt sind, gibt der Velumfunktion keine klare Struktur. Umgekehrt kann man beobachten, dass eine präzisere Lautbildung auch von einem dichteren velopharyngealen Verschluss begleitet ist. Wenn der artikulatorische Ansatz, die Atmung und die einleitende artikulatorische Bewegungsphase stimmen und zusammenpassen, dann kann dies die entscheidende Bedingung für das Gaumensegel sein, einen Verschluss zu bilden. Natürlich muss dafür auch ein sensomotorisches Potenzial vorhanden sein. Wenn bei keiner phonatorischen oder artikulatorischen Aktivität Bewegungen des Velums erfolgen, dann wird die Sprechübung nicht viel bewirken können. Übungen mit sprachlichem Material, die spezifisch das Velum ansprechen, gibt es in der Form nicht. Die Voraussetzung für wirksames Üben ist eine velopharyngeale Restfunktion, die eine aerodynamische Wirkung auf die Konsonantenbildung zeigt. Sprechübungen mit dem Ziel, eine velopharyngeale Anhebung erst anzustoßen, haben erfahrungsgemäß wenig Aussicht auf Erfolg. Daher gehen die folgenden Darstellungen von einer im Ansatz aerodynamisch wirkungsvollen Gaumensegelfunktion aus.

Alle oralen Laute, Vokale ebenso wie Konsonanten, erfordern einen velopharyngealen Verschluss. Das Velum hebt sich nicht nach dem Alles-oder-Nichts-Prinzip, sondern der Grad der Anhebung richtet sich nach der Lautklasse. Der Grad der Anhebung geht im Normalfall über das aerodynamisch notwendige Maß hinaus und erfolgt entsprechend der nachstehenden Reihenfolge: Nasale – offene Vokale – geschlossene Vokale – stimmlose – stimmhafte Obstruenten – orale Konsonantenfolgen. Möglicherweise liegt ein kumulativer Effekt vor, wenn sich das Gaumensegel bei oralen Konsonantenverbindungen stärker als notwendig anhebt. Bell-Berti (1993) vermutet dahinter ein regelhaftes Verhalten, um mit der Vergrößerung des oralen Raums die Bildung stimmhafter Obstruenten zu begünstigen. Demnach geht der stärkere Impuls für die Anhebung des Velums von artikulatorischer Engebildung und nicht von artikulatorischer Weite aus. Die maximale Anhebung tritt regelhaft im Zusammenhang mit Konsonantenhäufungen auf. Die Frage, ob dieses regelhafte Verhalten therapeutisch nutzbar ist, muss im Einzelfall heuristisch herausgefunden werden. Die Arbeitshypothese besagt, dass von Vokalen, Halbvokalen und Halböffnungslauten, bei denen die Luft ungehindert durch den Mund strömt, eine geringere Stimulation der Velumaktivität zu erwarten ist, als von Verschluss- und Engelauten mit komplexen, artikulatorischen Anforderungen.

Die Auswahl und Reihenfolge der Übungsaufgaben erfolgt durch systematisches Prüfen der verschiedenen Lautkategorien, ob und wie sehr sie die Velumanhebung stimulieren[10]. Aufgrund der Beobachtungen im Rahmen der Dysarthriediagnostik werden sich bereits Hypothesen darüber herauskristallisiert haben, welche Lautkategorien besser gebildet werden. Die Konsonanten, die am besten artikuliert werden, sollten am Anfang der Überprüfung stehen. Je nach Bewegungspotenzial kann ein vollständiger oder fast vollständiger velopharyngealer Verschluss erzielt werden, wenn der einzelne konsonantische Lautgriff bewusst kontrolliert und möglichst korrekt ausgeführt wird. Korrekt bezieht sich auf die akustischen bzw. aerodynamischen Eigenschaften und muss nicht gleichbedeutend mit artikulatorisch normgerechter Ausführung sein. Am Beispiel des alveoapikalen Verschlusslauts /t/ veranschaulicht, bedeutet korrekt, dass die Zunge während der Verschlussphase absolut dicht abschließt und oral keine Luft entweichen kann. Wie die Zunge den Verschluss herstellt, ist zweitrangig. Man muss unter Umständen experimentieren, vielleicht gelingt der Verschluss eher, wenn die Zunge zwischen die Zähne geschoben wird. Eine interdentale statt alveolare Lautbildung ist akzeptabel, wenn auf diese Weise die Haltephase und der intraorale Druckaufbau möglich wird. Manchmal muss man den Patienten zu einer nicht der Norm entsprechenden, jedoch effektiven Lautbildung hinführen, weil sein sprechmotorisches System von sich aus diese Form der Problemlösung nicht anbietet.

Für die Erarbeitung eines wirksamen Lautgriffs kann vorübergehend mit einer Nasenklammer gearbeitet werden. Das Verschließen der Nase ermöglicht den Aufbau eines oralen Luftdrucks,

---

[10] Die Kontrolle der Velumanhebung erfolgt auditiv und mithilfe des Czermak-Spiegels. Aussagekräftiger ist transnasale Endoskopie.

was wiederum zu einer sensorischen Information verhilft, die für das Wiedererlernen und die Kontrolle konsonantischer Artikulationsbewegungen unverzichtbar ist. Eine Verbesserung der velaren Tätigkeit ist notwendig, damit Lippen und Zunge die für die Konsonantenproduktion notwendige Feinmotorik wieder entwickeln. Umgekehrt üben exaktere Lippen- und Zungenbewegungen einen direkten Einfluss auf die Gaumensegelfunktion aus. Je präziser und normaler die Lautbildung der primären Artikulatoren Lippen und Zunge ist, umso mehr Kompetenz entwickelt das Gaumensegel. Folglich sollte der Schwerpunkt der Übungsbehandlung die Verbesserung vor allem der Konsonantenartikulation sein, um velopharyngeale Potenziale zu wecken. Dies wiederum ist nur möglich, wenn der Luftstrom durch Verschließen der Nase mit einer Klammer komplett durch den Mundraum geleitet wird. Sobald auch nur eine geringe Luftmenge durch die Nase entweicht und dadurch der intraorale Luftdruck für Plosive bzw. der Luftstrom für Frikative schwächer wird, reagiert das sprechmotorische System mit Kompensationen, die dem Normalisieren der Artikulation und der Koordination mit Stimme und Atmung entgegenstehen. Sprechbewegungen, die einen mangelhaften oralen Luftstrom und -druck kompensieren, verändern aufgrund der veränderten physikalischen Kräfte und des damit zusammenhängenden afferenten Rückstroms an das ZNS ihre Parameter. Diese Parameter bestimmen aber auch die velopharyngeale Aktivität. Ein System, dass sich an die hypernasale Bedingung „gewöhnt", verliert möglicherweise seine Kompetenz für die orale Aerodynamik.

Es sollten die Komplexität (einsilbige- oder mehrsilbige Wörter), Lautposition, Artikulationsgeschwindigkeit, Lautstärke, Atemtiefe und Akzentuierung systematisch durchprobiert werden. Da die Gaumensegelanhebung der direkten Beobachtung kaum zugänglich ist, sollten die Behandlungsschritte möglichst schematisch ablaufen, um die Wirkung der Maßnahmen sicherer kontrollieren zu können. Die Kontrolle erfolgt entweder auditiv und ergänzend mithilfe eines Czermak-Spiegels oder über akustische Echtzeitanalyse (z.B. Nasal-View oder Nasometer).

Biofeedback

Instrumentelle feedbackgestützte Trainingsmethoden erscheinen für die Behandlung velopharyngealer Störungen besonders attraktiv, weil dem Patienten für die bewusste Kontrolle dieser Funktion so wenig natürliches Feedback zur Verfügung steht. Voraussetzung für den erfolgreichen Einsatz solcher Methoden ist, dass das Gaumensegel über Bewegungsansätze verfügt, die durch die jeweilige Technik auch darstellbar sind.

Bei schweren Funktionsstörungen bieten sich Verfahren an, die die Velumanhebung direkt zurückmelden. Dazu gehören das flexible Nasenendoskop und das Verfahren von Tudor u. Selley (1974). Bei letzterem wird über einen elektrischen Drahtkontakt am Gaumensegel und über den taktilen Reiz die Anhebung signalisiert. Über das Nasenendoskop sind ohne Behinderung des Sprechvorgangs nicht nur die velaren sondern auch pharyngeale Bewegungen zu sehen, wodurch es sich vom Prinzip her auch für das Erlernen des kompensatorischen Einsatzes der posterioren und lateralen Sphinktermuskeln eignet. Das Verfahren von Kuehn u. Wachtel (1994) – ursprünglich zur Therapie der Schlafapnoe entwickelt – wird nicht nur als Feedback, sondern vor allem als eine aktive Stimulation des velopharyngealen Verschlusses eingesetzt. Über eine Gesichtsmaske wird Luft in den nasalen Luftweg gepresst (CPAP – Continuous positive Airway Pressure) und dadurch ein Widerstandsreiz gegen die Velumanhebung appliziert. Diese Technik zielt auf die Kräftigung der velopharyngealen Muskeln. Kräftige Muskeln beschleunigen schneller als schwache. Für die Koordination mit den primären Artikulatoren kann das ein kritisches Moment bedeuten. Anhaltende Verbesserungen der Verständlichkeit nach CPAP-Training konnten Cahill et al. (2004) in 3 Fällen dokumentieren.

Für die Selbstbeobachtung (Selbstauskultation) des Gaumensegelverhaltens wird auch das Phonendoskop (Hörschlauch) verwendet. Es handelt sich um einen Schlauch mit einer Olive an jedem Ende. Die eine hält der Patient an sein Ohr und die andere an eine Nasenöffnung. Das Hören der nasalen Durchschlagsgeräusche soll Übungseffekte bewusst machen und dadurch korrektes Verhalten verstärken.

Wie bei den nonverbalen und verbalen Übungsansätzen ist auch bei den feedbackgesteuerten Verfahren die Grundvoraussetzung, dass das Gaumensegel bereits eine mit der jeweiligen motorischen Handlung koordinierte Anhebung aufweist. Die Reaktivierung eines funktionslosen Gaumensegels ist auch mit diesen technischen Methoden nicht beschrieben.

Prothetische Maßnahmen

Die prothetische Behandlung der Gaumensegelinsuffizienz zählt zu den am besten dokumentierten, effektivsten aber auch relativ aufwendigsten Behandlungsmaßnahmen bei Dysarthrie. Die angloamerikanische Literatur differenziert seit Gibbons u. Bloomer (1958) verschiedene sprechverbessernde Prothesen bei velopharyngealer Insuffizienz: solche, die fehlendes Gewebe ersetzen und solche, die den weichen Gaumen anheben. Bei neurogenen Dysfunktionen können jedoch auch strukturelle Veränderungen in Form von Muskelverkürzungen oder Asymmetrien auftreten, die nicht allein durch passives Anheben des Velums kompensiert werden können. In solchen Fällen muss die Prothese Lücken im velopharyngealen Verschluss überbrücken. Eine Gaumensegelprothese (GSP) soll deshalb das Velum nicht nur in eine für das Sprechen wirkungsvolle Position bringen, sondern auch durch pathologische Änderungen des Muskeltonus bedingte Strukturveränderungen ausgleichen. Das passive Anheben des Gaumensegels allein genügt nicht immer, um nasalen Luftverlust zu unterbinden. Wenn Lücken zwischen Gaumensegel und Rachenwänden bestehen bleiben, müssen diese abgedeckt werden.

> Das entscheidende Kriterium einer erfolgreich angepassten Gaumensegelprothese ist der komplette oder nahezu komplette velopharyngeale Verschluss.

Gaumensegelprothese palatoflex™[11]

Die kritischen Faktoren bei der Anpassung einer GSP sind die Verträglichkeit, die Wirksamkeit des velopharyngealen Abschlusses und der Zeitaufwand. Die Lösung dieser Probleme bestimmt die Motivation und Akzeptanz des Patienten für diese Maßnahme. Mit konventionellen starren Konstruktionen sind diese Vorgaben nicht zufriedenstellend zu lösen. Selbst bei völliger Aufhebung der Willkürbewegungen des weichen Gaumens, der Rachenwände und der Zunge kontrahieren sich diese Muskeln beim Schlucken und anderen reflektorischen Manövern und drücken und reiben zwangsläufig gegen eine starre Extension. Nur bei einer Schädigung des zweiten (peripheren) motorischen Neurons ist eine Abschwächung oder sogar ein Ausfall der reflektorisch und unwillkürlich ausgelösten Kontraktionen zu erwarten. Aber auch unter solch „günstigen" Bedingungen ist mit normaler taktiler Sensibilität oder Auslösbarkeit des Würgreflexes und daraus resultierenden Unverträglichkeiten zu rechnen.

Die Palatoflex™-Prothese (Abb. 7.**3**) erfüllt die gestellten Anforderungen am besten. Sie ist, was den Halteapparat betrifft, äußerst aufwendig und stabil konstruiert, damit sie an den oftmals rudimentär vorhandenen Zähnen festen Halt findet und den täglichen Belastungen des mehrfachen Herausnehmens und Einsetzens standhält. Palatoflex™ besteht im hinteren Abschnitt der Extension aus flexiblem Silikonkautschuk. Dieser Stoff hat nahezu ideale Eigenschaften. Er ist gewebefreundlich, beliebig formbar und passt sich durch hohe Elastizität perfekt an die anatomischen Bedingungen an. Diese Eigenschaften garantieren eine hohe Erfolgsquote, was die Tolerierbarkeit und den velopharyngealen Abschluss betrifft.

In der Regel ist mit mindestens 2 Wochen Anpassungsdauer zu rechnen. Bis eine GSP völlig fertiggestellt und zufriedenstellend angepasst ist, sind viele, täglich mehrfach vorgenommene Modifikationen des Silikonsegels nötig. Die perfekte Anpassung der GSP ist dann erreicht, wenn sie toleriert wird (also sie gleichsam im Mund „vergessen" wird) und ein kompletter velopharyngealer Verschluss erzielt wird, aber dennoch die nasalen Konsonanten noch realisiert werden können, ohne dass sie zu einem /d/ bzw. /b/ mutieren.

Indikation, Wirkung und Prognose. Die Indikationsstellung für die GSP geht selbstverständlich dem Anpassungsprozess voraus und liegt beim Sprachtherapeuten und Zahnarzt. Die entscheidenden Indikationskriterien sind die vorhersehbare Wirkung der GSP, die Tolerierbarkeit und der Gebisszustand. Bei kompletter Veluminsuffizienz und wenig gestörter übriger Sprechmotorik ist die Wirkung der GSP am größten. Bei wenig gestörten artikulatorischen Verhältnissen kann mit der Prothese ein vorher schwer verständliches Sprechen annähernd normalisiert werden. Allein die Umlen-

---

[11] palatoflex™ ist eine von Mathias Vogel und Heinz Sauermann entwickelte Gaumensegelprothese, die in über 150 Fällen erfolgreich zum Einsatz kam.

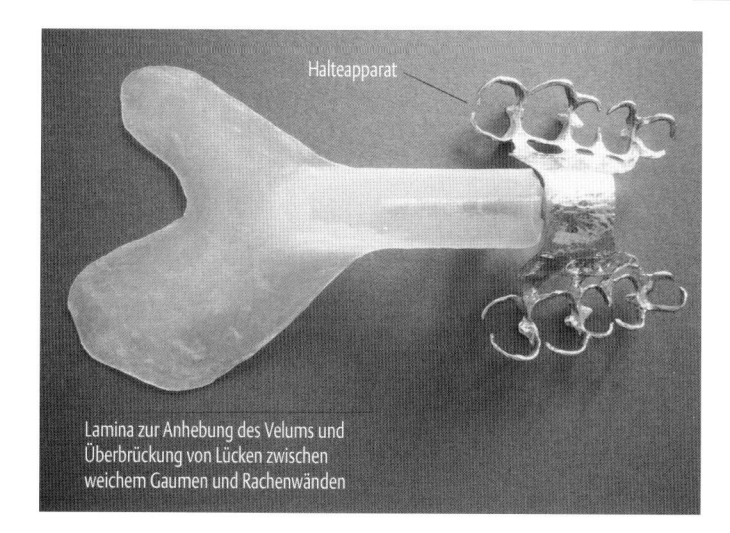

Abb. 7.3 Die Gaumensegelprothese palatoflex™. Die Extension (Lamina) aus Silikonkautschuk (im Bild beige eingefärbt) ist flexibel, hauchdünn auslaufend und ragt über das Velum hinaus, sodass die Ränder an den Rachenwänden umschlagen. Die Lamina schmiegt sich übergangslos an die Rachenwände an und ermöglicht so einen nahezu kompletten Verschluss der velopharyngealen Pforte.

(Halteapparat)

(Lamina zur Anhebung des Velums und Überbrückung von Lücken zwischen weichem Gaumen und Rachenwänden)

kung des Luftstroms kann diese sprunghafte Verbesserung bewirken. Bei gravierenden artikulatorischen Einschränkungen sollte bei der Prognose berücksichtigt werden, dass die verbesserten aerodynamischen Verhältnisse zur Normalisierung der übrigen sprechmotorischen Funktionen beitragen können und eine effektive Übungsbehandlung oft erst ermöglichen. Meistens ist die velopharyngeale Insuffizienz nicht nur von gravierenden artikulatorischen sondern auch von phonatorischen und respiratorischen Beeinträchtigungen begleitet. Die GSP reduziert die Atemarbeit und senkt die damit verbundene Anspannung.

Zu den Nachteilen zählen vermehrter Speichelfluss bzw. Störung des Schluckakts sowie Behinderung der Nasenatmung. Meistens reduziert sich der Speichelfluss auf das vorherige Maß. Das Speichelschlucken kann mit Prothese jedoch mühsamer sein. Die Speichelproduktion kann pharmakologisch (z. B. Scopolamin) gehemmt werden, falls der Speichel zu sehr stört.

Die Tolerierbarkeit hängt stark von der Auslösbarkeitsschwelle des Würgreflexes ab. Eine ideale Voraussetzung ist, wenn der Reflex aufgehoben ist. Die Schwelle kann durch eine Desensibilisierung angehoben werden, indem systematisch taktil der weiche Gaumen und die Rachenwände sowie der Zungengrund stimuliert werden. Dies erfordert einen erheblichen zusätzlichen Zeitaufwand, der nur bei ausreichend günstiger Prognose gerechtfertigt ist. Die Technik von palatoflex™ erlaubt, die Ausfallsquote infolge Nichtverträglichkeit auf unter 20 % anzusetzen (Vogel et al. 1996).

Hypertone Gaumenmuskeln können eine Herausforderung darstellen, sind jedoch kein Ausschlussgrund, wie gelegentlich behauptet wird. Hypertone Bedingungen sind natürlich eher mit einer flexiblen Extension, wie sie bei palatoflex™ gegeben ist, als mit einer starren zu meistern.

Die Motivation, die GSP zu tragen, ist sicher höher, wenn der Patient sie selbstständig einsetzen und herausnehmen kann. Aber es ist kein Ausschlussgrund, wenn er aufgrund manueller Behinderung dazu Hilfe benötigt.

Die Anpassung einer GSP kann schon zu einem frühen Zeitpunkt der Rehabilitation (die Spontanremission muss nicht abgeschlossen sein) erwogen werden, um durch die Herstellung annähernd normaler intraoraler Luftstromverhältnisse unerwünschte Kompensationsmechanismen zu verringern. Die GSP sorgt für den unverzichtbaren sensorischen Input des oralen Luftstroms und Luftdrucks, um artikulatorische Potenziale zu wecken. Die GSP kann eine temporäre, den Rückbildungsprozess unterstützende Maßnahme sein (Vogel et al. 1996, Yorkston et al. 1989). Es ist nicht bewiesen, dass ein prothetischer Verschluss des Velopharynx die Restitution der Gaumensegelfunktion unterbindet. Die Erfahrungen bei Patienten, die zu einem Zeitpunkt versorgt wurden, als sie sich noch in der Phase der Spontanremission befanden, belegen das Gegenteil. Bei einigen Patienten, die die Prothese ein Jahr und länger getragen hatten, stellte sich die Gaumensegelfunktion wieder ein. Manche konnten mit der Zeit ganz auf die Prothese verzichten oder griffen nur an „schlechten Tagen" auf sie zurück.

Der Einsatz der GSP bei fortschreitenden Motoneuronerkrankungen (z.B. bei ALS) ist dann gerechtfertigt, wenn der oder die Betroffene dadurch länger am sozialen Leben partizipieren kann.

Es ist nie zu spät, um mit einer GSP auch bei längst chronifizierter Dysarthrie nach Jahren eine Veränderung zu bewirken und durch die Luftstromumlenkung noch einmal ein motorisches Lernen anzustoßen. Jedoch kann dann der Prozess des Umlernens und des Loslösens von eingeschliffenen, ineffektiven motorischen Verhaltensweisen sehr mühsam und langwierig sein.

Genehmigung durch die Kostenträger. Bei einer GSP handelt es sich um ein Hilfsmittel, das eine Störung ausgleichen soll. Als solches sollte sie auch verordnet werden. Die Übernahme der Kosten durch die gesetzliche Krankenversicherung ist nicht geregelt, weil die GSP bzw. palatoflex™ bisher nicht im verbindlichen Hilfsmittelkatalog aufgenommen worden ist. Üblicherweise schaltet sich der Medizinische Dienst der Krankenkassen (MDK) ein, um zu prüfen, ob die Indikation nachvollziehbar begründet ist und ob es keine kostengünstigere Alternative gibt. Als günstigere Alternative wird nicht selten der Obturator vorgeschlagen. Obturatoren können Gewebsdefekte ausgleichen. Sie sind jedoch nicht geeignet, die gesamte Struktur des weichen Gaumens und den Übergang zu den Rachenwänden abzudecken, wie es bei neurologischen Bewegungsstörungen notwendig ist und wie es sich auch bewährt hat.

Nasalanzventil

Suwaki et al. (2008) stellen in einer Einzelfallstudie (schlaffe Dysarthrie) individuell angefertigte Ventile (Nasal Speaking Valve) vor, die in die Nasenlöcher eingesetzt werden. Die Ventile verhindern, dass Luft aus der Nase entweicht, ermöglichen aber das Einatmen durch die Nase. Ein Vergleich zwischen GSP und Nasenventil ergab, dass letzteres einen größeren Tragekomfort und bessere Verständlichkeits- sowie Nasalitätswerte bot.

Operative Maßnahmen

Eine operative Verengung der velopharyngealen Passage kann dann in Betracht gezogen werden, wenn durch geeignete bildgebende Verfahren die Restbewegungen des Gaumensegels und der Rachenwände beim Sprechen genau bestimmt werden konnten. Ohne Restfunktion ist kaum eine Verbesserung der aerodynamischen Verhältnisse zu erwarten (S. 117).

Die Atmung bildet zusammen mit der Artikulation eine koordinierte Struktur, deren Aufgabe darin besteht, die Luftdrücke für das Sprechen zu steuern. Velopharyngeale Insuffizienz verändert supralaryngeal die aerodynamischen Verhältnisse grundlegend. Die oropharyngealen Rezeptoren für Luftdruck und Luftströmung erhalten keinen normalen Input mehr. Die Artikulatoren organisieren die Lautbildung unter veränderten sensorischen Bedingungen. Wenn die Artikulatoren zudem selbst von sensomotorischen Ausfällen betroffen sind, erfolgt die zerebrale Neuorganisation, unter zweifach veränderten Bedingungen. Es ist daher vorrangiges Behandlungsziel, so früh wie möglich annähernd normale aerodynamische Verhältnisse herzustellen. Die Gaumensegelprothetik ist als das Mittel der Wahl zu sehen, um unerwünschte Kompensationen zu vermeiden und normale Bewegungsprogramme wieder zu etablieren. Das kürzlich anhand eines Falles vorgestellte Nasenventil könnte eine echte Alternative zur teuren, zeitaufwendigen und oft schwer tolerierbaren GSP bieten.

Solange die velopharyngeale Fehlfunktion sich nicht so gravierend auswirkt, dass sie die Lautstruktur der Konsonanten entstellt und kompensatorische Mechanismen das Sprechen dominieren bzw. umorganisieren, gelten Übungsverfahren, die die Sprechweise (langsamer oder lauter sprechen, überartikulieren) umstellen, als begrenzt wirksam. Die Academy of Neurologic Communication Disorders and Sciences (2002) kommt in ihren Leitlinien zur Behandlung der velopharyngealen Funktion zu einem ernüchternden Urteil. Die vorliegenden Studien, wie auch Expertenmeinungen rechtfertigen nicht die Anwendung von Stimulationsmethoden zur Hemmung oder Fazilitierung der Muskeln (Eis, Druck, Beklopfen, Streichen, Bürsten, passives Bewegen) und von nichtsprachlichen Übungsverfahren zur Kräftigung oder Luftstromkontrolle (ganzkörperliches Anspannen, Stoßen, Saugen, Pusten, Pfeifen, Blasen).

Für operative Behandlungsmaßnahmen (einschließlich der Maßnahme zur Unterfütterung und Aufpolsterung der Rachenwände) kann die Indikation aufgrund mangelnder Datenlage ebenfalls nur äußerst zurückhaltend gestellt werden.

Instrumentelles Feedback ist in ausgewählten Fällen geeignet, die Gaumensegelfunktion zu verbessern. Übungs- und Feedbackverfahren sind dann indiziert, wenn Gaumensegelbewegungen direkt durch instrumentelles Feedback oder indirekt durch das akustische Sprachsignal wahrnehmbar sind. Leider sind keine spezifischen Verfahren bekannt, die ein immotiles Gaumensegel reaktivieren. Taktile oder thermische Stimulationsmethoden sowie nonverbale Übungen werden als ungeeignete Behandlungsverfahren bewertet.

Syndromspezifische Behandlungsansätze

Die folgende Unterteilung berücksichtigt, dass die einzelnen Dysarthrietypen sich nicht nur nach vorherrschenden Merkmalen unterscheiden, sondern auch durch spezifische Störungsmechanismen. Einiges, was im Kapitel 7.5 zu funktionskreisspezifischen Behandlungsansätzen dargestellt wurde, findet sich vor allem in den Abschnitten zur Behandlung der spastischen und ataktischen Dysarthrie, den beiden am häufigsten auftretenden Dysarthrieformen, wieder. Es empfiehlt sich, die entsprechenden Abschnitte in Kapitel 7.5 zu vergleichen.

Spastische Dysarthrie

Therapierelevante Aspekte

Der Begriff „spastisch" suggeriert, dass es sich dabei um einen beschreibbaren, vorherrschenden Zustand des Sprechapparats handelt und dass daraus ein bestimmtes therapeutisches Handeln abzuleiten ist. „Spastisch" steht vereinfacht beschrieben für Tonuserhöhung und gestörte Willküraktivierung. Der Verlust an Willküraktivierung geht mit einem Mangel an feinmotorischer Kontrolle einher, der möglicherweise auch mit einem Verlust an propriozeptivem Feedback bzw. einer Störung des sensorischen Systems zusammenhängt. Spastische Bewegungen laufen langsam und kleinräumig ab (Freivogel 1997). Im Bereich der Extremitätenmotorik wird ein struktureller Umbau innerhalb der Muskulatur zugunsten der tonischen Muskelanteile sowie eine Störung der reziproken Innervation diskutiert (Horst 2005). In diesem Zusammenhang wird deshalb anstatt von pathologischen Bewegungsmustern von Kompensationsstrategien gesprochen, die das bestmögliche Resultat einer funktionellen Adaptation an die neuronalen und muskulären Gegebenheiten sind. Insofern beleben zwei ziemlich unterschiedliche Hypothesen die Therapiediskussion, ob es nämlich sinnvoller ist, anstatt den Abbau pathologischer Bewegungsmuster zu betreiben, die funktionellen Adaptationsstrategien aufzugreifen und zu verfeinern.

Das Etikett „spastisch" sollte nicht die Erwartung darauf einengen, dass alle Sprechmuskeln Anzeichen für erhöhten Muskeltonus aufweisen. Auch bei supranukleärer Schädigung können einzelne Muskelgruppen eher schlaff und weich sein, während andere sich beim Betasten steif und angespannt anfühlen. Bereiche mit zu niedrigem Tonus beteiligen sich ebenfalls wenig oder gar nicht an der Sprechaktivität. Spastische Muskeln bewegen sich dagegen mit erhöhter Anstrengung und in stereotypen Mustern. Eines der beiden Probleme dominiert in der Regel, wobei meist eine Mischung aus beiden anzutreffen ist, und nicht selten fluktuiert der (Hyper-)Tonus der Muskeln. Tonusunterschiede können auch zwischen linker und rechter Seite auftreten. In markanter Weise sind solche Seitenunterschiede im Bereich der Lippen- und Wangenmuskeln zu beobachten. Bei bilabialer Verschlussbildung ist die Mittellinie auf die hypertone Seite gezogen. Die Lippen sind auf dieser Seite fixiert und zu keiner differenzierten Bewegung und Kraftdosierung fähig. Asymmetrien treten auch an der Zunge, am Velum und an den Rachenwänden auf. Über die funktionellen Auswirkungen auf die Lautbildung lassen sich im konkreten Fall indessen keine sicheren Angaben machen, weil deren Artikulationsbewegungen dem direkten Beobachten entzogen sind.

Suche nach dem Behandlungsschwerpunkt

Die spastische Dysarthrie betrifft meistens alle Funktionsbereiche des Sprechens. Bestimmte Störungen sind wie strukturelle Defizite zu werten, denn sie wirken sich limitierend auf den gesamten Sprechvorgang aus. In diesem Zusammenhang sind besonders der Unterkiefer und das Gaumensegel, aber auch die Atmung zu nennen, die bei spastischer Dysarthrie häufig und gravierend betroffen sind. Wenn die velopharyngeale Funktion (Hypernasalität) keinen ausreichenden intraoralen Luftstrom bzw. -druck ermöglicht, empfiehlt es sich, wenn möglich, dieses Problem prothetisch zu beseitigen (S. 154), um sich dann auf andere Schauplätze der gestörten Sprechmotorik zu konzentrieren. Ohne ausreichenden intraoralen Luftstrom ist das feinmotorische Problem der Artikulation kaum effektiv zu behandeln. Eine GSP lenkt den Luftstrom in den Mundraum und bildet damit die sensorische Voraussetzung, luftdruckabhängige Konsonanten wieder zu erlernen. Positive Bewegungserfahrungen sind nur möglich, wenn die artikulatorischen Zielbewegungen auch zu den gewünschten akustischen Ergebnissen führen. Wenn hingegen mangels oralen Luftstroms keine oralen Schallquellen realisiert werden können, entwickeln sich ungünstige Kompensationsstrategien. Falls eine GSP nicht infrage kommt, muss zur Erarbeitung der oralen Konsonanten die Nase zugehalten werden.

Die mandibuläre Störung bei spastischer Dysarthrie zeigt sich häufig darin, dass die Anhebung nicht ausreicht, um feinmotorische Vorgänge der Lippen und der Zunge zu ermöglichen. Diese als „offene Artikulation" beschriebene Symptomatik verhindert, dass die zur Konsonantenartikulation notwendigen, feinmotorischen Fähigkeiten erarbeitet werden. Die mandibuläre Bewegungsstörung beinhaltet meistens mehr als nur einen unzureichenden Kieferschluss. Eine spastische Bewegungsstörung der Kiefermuskeln zeigt Verlangsamung, gestörte reziproke Innervation bzw. verzögerte Bewegungsumkehr, reduzierte Bewegungsauslenkung, Abweichen zu einer Seite, übermäßiges Vorschieben des Unterkiefers sowie stereotype, vergröberte Bewegungen. Die Herstellung der Bewegungsfähigkeit des Unterkiefers steht im Falle einer Einschränkung ganz im Mittelpunkt der sprechmotorischen Rehabilitation, und solange die Artikulation verbesserungsbedürftig ist, wird der Stellenwert meist über Monate und Jahre ganz oben bleiben müssen.

Ein weiterer limitierender Faktor der spastischen Dysarthrie ist ein reduziertes inspiratorisches Volumen. Die daraus resultierende Sprechanstrengung verstärkt den bereits bestehenden Hypertonus in den betroffenen Muskelgruppen. Der Einfluss der Atmung bzw. der Sprechanstrengung auf die anderen Komponenten kann einfach geprüft werden. Dazu probiert man mit dem Patienten aus, ob sich die Aktivitäten von Kehlkopf und Artikulationsorganen durch eine Reduktion der Silbenzahl pro Exspiration günstig beeinflussen lassen. Verläuft das Experiment positiv, wäre dies eine Entscheidungshilfe, einen Behandlungsschwerpunkt auf die Atmung zu richten. Die direkte Vorgehensweise würde versuchen, durch Übungen zur Vertiefung der Einatmung das zum Sprechen verfügbare Luftvolumen zu vergrößern. Falls sich kein Zuwachs abzeichnet, müsste der Patient lernen, in kürzeren Äußerungen zu sprechen und die Sinneinheiten durch Atempausen bewusster zu gliedern. Eine kompensatorische Veränderung des sprachlichen Planungsverhaltens setzt natürlich entsprechend gute kognitive sowie sprachliche Ressourcen voraus.

Haltungskorrektur

Nachdem die spastische Dysarthrie vorzugsweise nach bilateraler Hirnschädigung auftritt, sind wir häufig mit Tetraparesen und halbseitig akzentuierter Tonuserhöhung der Extremitäten konfrontiert. Nicht selten kommen nach Schädel-Hirn-Trauma zusätzlich noch Ataxien mit Störungen der posturalen Kontrolle und Myoklonien im Bereich der oberen Extremitäten hinzu. Aufgrund der systemischen Zusammenhänge von Körper- und Sprechmotorik sollten wir auch Maßnahmen zur Verbesserung der posturalen Kontrolle ergreifen. Der Muskeltonus wird in erheblichem Umfang davon beeinflusst, wie sich ein Patient während eines Tages bewegt oder positioniert. Die Sprachtherapie findet die meiste Zeit im Sitzen statt. Deshalb sollte der Sitzhaltung besondere Aufmerksamkeit geschenkt werden. Es sollte die Beckenflexion und damit einhergehend die Extension von Brust- und Lendenwirbelsäule angestrebt werden (s. Abb. 7.1). Diese Maßnahme trägt wesentlich zu einer Normalisierung des Tonus bei. Das Sitzen mit extendiertem Becken und flektierter Wirbelsäule hingegen erhöht den Muskeltonus. Es hilft meist wenig, den Patienten zu aufrechter Sitzhaltung zu ermuntern. Er wird nur seine Schultern zurückziehen und diese Korrektur auch nur für einige Minuten durchhalten. Die Haltung muss von Grund auf korrigiert werden. Die Therapeutin hilft ihm dabei, das Becken zu kippen und den Rücken in Extension zu bringen. Sie kann vor ihm stehend mit einer Hand die Lendenwirbelsäule stützen und mit der anderen die Schultern halten. Das ganze Manöver wird dem Patienten erleichtert, indem er angewiesen wird, dass er zuerst den Rücken beugen („den Bauchnabel nach hinten bewegen") und dann strecken soll („Bauchnabel nach vorn bewegen"). Nach und nach sollten diese Bewegungen selektiver werden, d.h. der obere Rumpf sollte bei diesem Manöver immer stabiler werden und sich nicht mitbewegen. Je nach individueller Problematik sollte die Therapeutin die Beinstellung so korrigieren, dass die Knie entweder zusammen oder auseinander gehalten werden. Die Bewegung des Rumpfs gegen die untere Extremität reduziert die Spastik im Bereich der Hüfte und der Knie. Die Fußflächen sollten vollständig auf dem Boden aufsitzen und die Knie sollten im rechten Winkel stehen. Die Anleitung und Beratung durch eine Physiotherapeutin ist in jedem Fall angebracht.

Die korrekte Sitzposition hängt entscheidend von der Sitzgelegenheit ab. Die Rückenstütze sollte verstellbar sein, um einem runden Rücken entgegen zu wirken. Falls der Patient im Rollstuhl sitzt, sollte der Rücken durch ein Polster oder Brett gestützt werden. Ein Keilkissen kann verhindern, dass der Patient aus dem Sitz rutscht. In der Therapie sollten die Arme vor ihm auf einem Tisch abgelegt sein, sodass das Becken in Flexion und der Rücken in Extension gehalten werden. Dies wirkt dem Herausrutschen aus dem Sitz entgegen und vermeidet rasche Ermüdung. Während einer Therapiesitzung kann es mehrfach nötig werden, den Patienten wieder in die korrekte Sitzposition zurückzubringen, weil er nach vorne gerutscht ist. Falls der Patient dazu nicht selbst in der Lage ist, muss er mit professioneller Hilfestellung in seinen Sitz bugsiert werden. Assistierte Sitzkorrektur sollte von Sprachtherapeuten prinzipiell erst nach praktischer, physiotherapeutischer Anleitung durchgeführt werden. Eine der möglichen Techniken wird trotzdem kurz skizziert. Der Patient streckt beide Arme, den paretischen mithilfe des gesunden Arms, verschränkt die Finger ineinander und bringt seinen Rumpf so weit wie möglich in Vorlage. Die Therapeutin beugt sich ebenfalls vor, greift mit beiden Händen seine Hüften, lehnt sich dann mit ihrem Körpergewicht nach hinten und hebt ihn so aus seinem Stuhl, um ihn dann nach hinten in den Stuhl zu bewegen.

Zur Reduktion der Spastik im Bereich der oberen Extremität und der Scapula kann es helfen, die Arme zu strecken und mit verschränkten Fingern über den Kopf zu bewegen (Abb. 7.4). Diese Übung kann während einer Therapiesitzung die Spastik reduzieren. Sie erinnert den Patienten daran, dass er während des Tages immer wieder selbst zur Tonussenkung beitragen kann.

Atmung

Die respiratorische Funktion bei spastischer Dysarthrie stellt kein so marginales Problem dar, wie von manchen Autoren (z. B. Duffy 2005, Freed 2000) für die überwiegende Zahl der Fälle behauptet wird. Die Atmung ist bei diesem Syndrom aufgrund der Ätiologie (Schädel-Hirn-Trauma, multiple Hirninfarkte) und der begleitenden motorischen Störungen (Tetraparese, Hemiparese, Ataxie) oft betroffen. Bei der Bewertung, ob an der Atmung gearbeitet werden sollte, sind mehrere Faktoren zu berücksichtigen. Respiratorische Probleme fallen besonders dann ins Gewicht, wenn die anderen Funktionskreise gravierend gestört sind. Respiratorische Einschränkungen verursachen mehr körperliche Anstrengung beim Sprechen, was wiederum zu einer generellen Tonuserhöhung und assoziierten Reaktionen führen kann. Patienten mit spastischer Dysarthrie haben oft Haltungsstörungen und motorische Probleme der oberen Extremitäten und des Rumpfes, die sich einschränkend auf die Atembewegungen auswirken können. Bei Patienten mit Schädel-Hirn-Trauma kommen oft noch Verletzungen des oberen Bewegungsapparats oder der Lunge hinzu, die sie im Zusammenhang mit dem Unfall erlitten haben und die zu zusätzlichen Restriktionen führen. Zudem haben Patienten, die vorwiegend sitzen oder auf einen Rollstuhl angewiesen sind, vermutlich keine optimale Kondition und deshalb relativ kleine Atemvolumen. Unterdurchschnittliche Werte bei spirometrischen Messungen sowie die Dauern für gehaltene Vokale und Frikative im Rahmen der routinemäßigen sprechmotorischen Untersuchung sind Indikatoren, um an der Atmung zu arbeiten. Nicht selten liegen die Haltedauern unter 5 Sekunden oder die Spirometerwerte unter 1000 ccm.

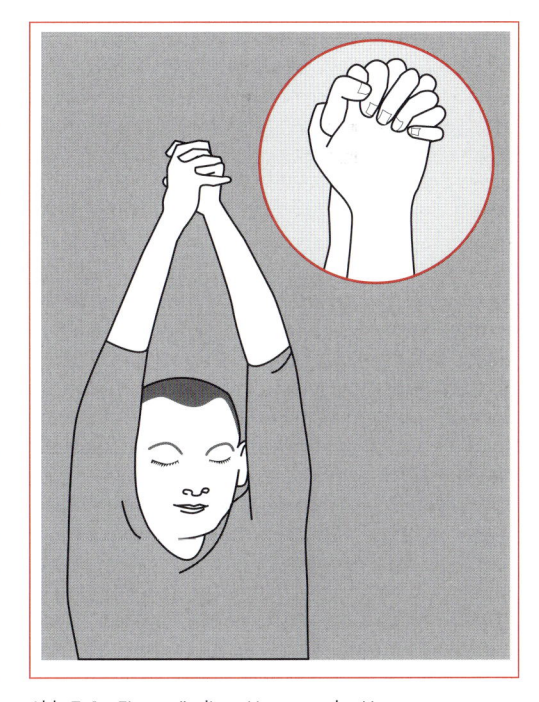

Abb. 7.4 Eigenständiges Hemmen des Hypertonus.

Genauso wie die Körperhaltung sollte die Atmung, selbst wenn sie nicht pathologisch eingeschränkt ist, Bestandteil jedes Behandlungsprogramms sein. Eine Stärkung und Effizienzsteigerung der Atemtätigkeit ist immer zu erwägen, wenn primär Stimme oder Artikulation verbessert werden sollen. Bei progredienten Erkrankungen, bei denen anfangs mehr die Artikulation betroffen ist, sollte schon früh die Atmung schwerpunktmäßig aufgebaut werden. Diese Patienten sind erstens empfänglicher für die Behandlung der Atmung, wenn sie noch nicht so schwer in den anderen Funktionsbereichen betroffen sind, und zweitens scheint es so, dass sie den Verfall der artikulatorischen und phonatorischen Fähigkeiten zwar nicht aufhalten, jedoch die Auswirkungen auf die Verständlichkeit mildern können. Der nicht zu unterschätzende psychische Aspekt dabei ist, dass die Betroffenen auf diese Weise die Einstellung pflegen, dass sie noch Kontrolle über ihr Sprechen besitzen.

Atemvertiefung im Liegen

Im Grundsatz gilt besonders für die Patientengruppe mit spastischer Dysarthrie, dass eine gute und entspannte Haltung einen wichtigen Beitrag für eine effektive Atmung leisten kann. Im frühen Stadium der Rehabilitation oder bei gravierenden motorischen Einschränkungen kann es effektiver sein, Atemübungen sowie die Wahrnehmungsschulung z.T. im Liegen durchzuführen. Insbesondere bei schwachem exspiratorischem Druck unterstützt die Schwerkraft, die auf das Abdomen wirkt, die Aufwärtsbewegung des Zwerchfells. Außerdem stabilisiert die Rückenlage den Oberkörper und hemmt den übermäßigen Einsatz der Atemhilfsmuskeln beim Einatmen (Hochziehen der Schultern) und wirkt der Tendenz entgegen, paradoxe Atemmuster zu verstärken. Ein Vertiefen der Einatmung kann dadurch angeregt werden, dass die Therapeutin beide Hände seitlich, links und rechts am Brustkorb angelegt und durch sanften Gegendruck dessen Ausdehnen hemmt. In der Folge verlagert sich die Einatembewegung in die Flanken und den Abdominalbereich. Der Patient kann selbst seine Zwerchfellatmung stimulieren, indem er eine Hand auf sein Abdomen legt und die Ein- und Ausatembewegungen bzw. das Heben und Senken der Bauchdecke kontrolliert. Die Behandlung von liegenden Patienten mit schwerwiegenden motorischen oder orthopädischen Einschränkungen erfordert Kenntnisse hinsichtlich der Lagerung, die man sich in speziellen Kursen aneignen sollte.

Atemvertiefung durch Entspannung

Neben der Haltungskorrektur können auch Entspannungsübungen zu vertiefter Atemtätigkeit anregen und sich reduzierend auf den Muskeltonus auswirken. Insbesondere bei Patienten mit spastischer Dysarthrie ist zu beobachten, dass geringe Anlässe zu übermäßiger Erregung und muskulärer Anspannung führen. Diese Patienten sollten daher die Wirkung eines Entspannungstrainings kennenlernen.

Willentliche Modifikation der Atemphasen

Patienten mit spastischer Dysarthrie können ihre Atembewegungen nicht immer willentlich beeinflussen. Diese Atemstörungen sind häufig in Kombination mit pathologischem Lachen zu beobachten, was die Behandlung erschwert und beim Sprechen den gleichmäßigen Atemfluss stört. Infolge einer Hirnstamm- oder Mittelhirnschädigung können – meistens im Frühstadium nach dem Ereignis, aber auch noch viele Monate später auftretend – die Atembewegungen in Ruhe sehr flach, unregelmäßig und unflüssig sein. Scheinbar so einfache Aufgaben, wie auf Aufforderung tief einatmen, den Atem anhalten, forciert oder langsam ausatmen, können in manchen Fällen nicht gut umgesetzt werden. In Kombination mit der Technik des „phonetischen Ableitens" können solche Manöver, wie nach der Inspiration den Atem anhalten oder die elastischen Rückstellkräfte zu zügeln, basale Fähigkeiten der artikulatorisch-respiratorischen Koordination stimulieren.

> Die Wiederherstellung der intentionalen Atemsteuerung ist eine wichtige Voraussetzung, um Koordinationsstörungen zwischen Atmung und Phonation sowie zwischen Atmung und Artikulation therapeutisch zu beeinflussen.

Kräftigung der Atmung

Bei schwacher, ermüdbarer Atemmuskulatur bieten sich Aufgaben an, die direkt die Einatmung oder die Ausatmung stärken. Dazu lässt man maximal tief ein- und ausatmen und zu Beginn und am

Ende jeder Phase für 1 oder 2 Sekunden innehalten: Vor der beabsichtigten tiefen Einatmung soll eine kurze Pause eingelegt werden; am Ende der vertieften Einatmung soll wiederum die Inspirationsstellung kurz gehalten werden. Diese kurzen Pausen dienen der Kräftigung sowie der intensiveren Wahrnehmung der Aktivitäten. Eine andere Aufgabe zur Kräftigung der inspiratorischen Muskeln kann darin bestehen, tief – etwa 60 % der verfügbaren Vitalkapazität (Spirometerkontrolle) – einzuatmen und die Luft langsam abfließen zu lassen. Diese Aufgabe kann dahingehend variiert werden, die Zwerchfellatmung zu stimulieren, indem der Patient eine Hand auf sein Abdomen legt und die Ein- und Ausatembewegungen kontrolliert. Ebenfalls kräftigend wirkt das Einatmen gegen Widerstand. Dazu wird ein Nasenloch zugehalten und durch das andere eingeatmet. Zur Tiefatmung verhilft auch sogenanntes **Atemschnüffeln**: Der Übende saugt die Luft hörbar mit 3 oder 4 kräftigen, aber kurzen Zügen durch die Nase. Zwischen jedem Zug liegt eine kurze Pause, während der die Bauchmuskulatur nicht an Spannung verlieren darf. Die Hände können dabei kontrollierend an die Hüfte angelegt werden. Der Einatmende spürt die Erweiterung des Gürtelumfangs mit jedem Atemzug. Die **Lippenbremse** ist ein probates Mittel, um die Exspiration zu trainieren. Dazu formen die Lippen eine winzige Öffnung, über die der Exspirationsstrom dosiert abfließt. Es soll hier nicht das professionelle Erlernen der Atemstütze propagiert werden. Sie stellt selbst für Gesunde eine sehr anspruchsvolle und langwierig zu erlernende Aufgabe dar. Umso mehr gilt das für die meisten Patienten. Sie ist daher kein eigenes Behandlungsziel. Eine Variation der vorherigen Übung ist der **Lungenfeger**. Nach einem Innehalten von einigen Sekunden lässt man einen kleinen Teil der eingeatmeten Luft durch eine ganz kleine Lippenöffnung (tatsächlich behalten die Lippen einen schwachen Kontakt) entweichen. Den Rest der Atemluft hält man wieder einige Sekunden, um dann wieder eine kleine Portion herauszulassen. Dieses wird so oft wiederholt, bis der ganze Atem heraus ist. Die Lippen bleiben während den Ausatempausen geschlossen.

Die Anwendung bestimmter Atemübungen richtet sich selbstverständlich nach den individuellen körperlichen Einschränkungen und Fähigkeiten. Auch sollte eine positive Veränderung bald zu erkennen sein. Dazu muss das Übungsziel klar definiert sein und der Patient sollte gern üben und möglichst auch selbständig auf das Ziel hin arbeiten.

Sprechatmung

Beim Übergang zu Atemübungen mit phonetischem Inhalt sind die phonatorischen und artikulatorischen sowie velopharyngealen Fähigkeiten zu berücksichtigen. Alle Aufgabenstellungen sollten dem Grundsatz unterworfen sein, dass der physische Aufwand so gering wie möglich gehalten wird, um der Tonuserhöhung entgegen zu wirken. Falls kein vollständiger velopharyngealer Verschluss möglich ist, also Luft nasal entweicht, sollten artikulatorische Aufgaben (z. B. Frikativ halten) in jedem Fall mit Nasenklammer durchgeführt werden. Diese Maßnahme vermeidet kompensatorische Reaktionen, wie Überziehen der Atemruhelage, und zusätzlichen Tonusaufbau. Die Atemkräfte werden von einem Regelkreis gesteuert. Je geringer der Luftwiderstand an den Hemmschwellen im Ansatzrohr, desto weniger zügeln die inspiratorischen Muskeln die passiven Rückstellkräfte und desto früher werden die exspiratorischen Muskeln aktiv.

Ausatemverlängerung. Die spastische Dysarthrie ist typischerweise von hohem glottischem Luftwiderstand (gepresste Phonation) und geringen supralaryngealen Widerständen (unpräzise, zu offen gebildete Konsonanten) geprägt. Die vorherrschende Symptomatik führt dazu, dass sich auf respiratorischer Ebene bestimmte motorische Muster etablieren. Angenommen, das vorherrschende Symptom ist in einem konkreten Fall nicht die gepresste Stimme, sondern eine offene Artikulation und eine behauchte Stimme (nicht bei jeder spastischen Dysarthrie ist die Stimme gepresst), dann wird sich eine Atemform etablieren, die den hohen Luftverbrauch durch flache und rasche Einatmung und in die Exspirationslage geführte Ausatmung zu kompensieren versucht. Solche Muster werden mit der Zeit habituell. Eine Modifikation und Erweiterung des respiratorischen Bewegungsrepertoires ist – wenn überhaupt noch – später nur mit viel Zeitaufwand möglich. Die wechselseitige Abstimmung zwischen Exspirationskraft und supraglottischem Widerstand ist eine basale Fertigkeit, die früh und systematisch in das Therapieprogramm einbezogen werden sollte.

Das Zusammenspiel von Atmung und Phonation kann entsprechend der laryngealen Pathologie einen eigenen Übungsschwerpunkt bilden. Eine angemessene Atemtiefe, Anblasedruck und Exspirationsdauer werden am akustischen Produkt, in diesem Fall an der Stimmqualität beurteilt. Es bieten sich Übungen mit isolierten Vokalen an. Bei Tendenz zum Pressen kann versucht werden, dem mit stimmhaften Frikativen oder Kombinationen aus stimmhaften Frikativen und Vokalen entgegenzuwirken (z. B. den stimmhaften Frikativ /w/ oder /z/ halten oder eine Silbenfolge, bestehend aus sonoranten und vokalischen Lauten wie z. B. „wawewiwowüwuweiweuwau", so oft wie möglich wiederholen). Bei stimmhaften Frikativen ist normalerweise der laryngeale Widerstand geringer, was eventuell dem laryngealen Pressen entgegenwirkt.

Blasebalgtechnik. An der Atmung zunächst ohne verbalen Kontext zu arbeiten, muss nicht notwendigerweise mit gravierenden respiratorischen Einschränkungen begründet sein, sondern kann zur Kompensation artikulatorischer, phonatorischer oder prosodischer Defizite erfolgen. Bei spastischer Dysarthrie mit stark eingeschränkter supraglottischer Ventilfunktion besteht ein Luftmangel nicht nur, weil die Konstriktionen zu offen, sondern auch weil die Artikulationsbewegungen langsam sind. Das Luftvolumen reicht nicht für die gesamte Äußerungslänge und hemmt dadurch die artikulatorischen Möglichkeiten zusätzlich. Ein zusätzliches Angebot an Exspirationsluft könnte das Problem lösen. Es hat sich – in Anlehnung an die „Atemwurfübung" – eine Art „Blasebalgtechnik" zur Kräftigung der abdominalen Muskulatur sowie als Kompensation für erhöhten Luftstrombedarf bewährt. Der Bauch wird dabei impulsartig eingezogen und sofort wieder losgelassen, sodass das Abdomen wie ein vorher zusammengedrückter Aufblasball in seine Ausgangslage zurückspringt. Dadurch entsteht je nach Kontraktionsstärke und -tempo ein mehr oder weniger kräftiger Ausatemimpuls. Beim Zurückspringen des Abdomens in die Ausgangslage füllen sich die Lungen wieder mit Luft und der nächste Ausatemimpuls kann beginnen. Ein forciertes Einatmen ist nicht nötig, wenn diese Technik beherrscht wird. Zum Erlernen dieses Manövers kann der Patient seine Hand flach auf die Bauchdecke legen. Nach einem kurzen Training sollte es immer leichter werden, die Impulse oft und schnell zu wiederholen, ohne dabei zu hyperventilieren. Manchen Patienten hilft diese Technik bei dem Versuch tiefer einzuatmen und dabei weniger die Schultern hoch zu ziehen. In Verbindung mit Sprechen kann das forcierte Atmen bei schweren phonatorischen oder artikulatorischen Störungen Potenziale wecken. Der Patient soll sich beim Sprechen nur auf diese Atemtechnik konzentrieren, er soll „mit dem Bauch sprechen" und nicht bewusst deutlich artikulieren. In der praktischen Anwendung wird jede einzelne Silbe mit dem „Blasebalgimpuls" gesprochen, wenn z. B. die artikulatorische Präzision erhöht werden soll. Der „Blasebalgimpuls" kann manchmal sogar eine schwache Gaumensegelfunktion kompensieren. In der Übung kann in Verbindung mit einem Plosiv als Auslaut in einem einsilbigen Wort (z. B. hopp, stopp, hat, Haft, Saft usw.) ein velopharyngealer Verschluss erzielt werden. Auf diese Weise kann die Verständlichkeit in frappierender Weise gesteigert werden.

Diese Technik kann aber auch auf das Sprechen von Sätzen ausgedehnt werden, wobei ein oder mehrere Worte mit dem Ausatemimpuls gesprochen werden. Das bewusste, silben- und wortweise Atmen verstärkt jedoch den unnatürlichen Sprechrhythmus. Eigentlich wird der ohnehin schon vorhandene Kompensationsmechanismus verstärkt, häufiger und ungeachtet der Sinneinheiten Atempausen einzulegen. In den Fällen, wo die Artikulationsgeschwindigkeit sehr niedrig, der Luftverbrauch mangels effizienter Konstriktionen hoch und das Exspirationsvolumen relativ klein sind, erscheint es als gerechtfertigt, kompensatorische, der natürlichen Prosodie entgegenstehende Techniken zu verstärken. Diese Atemtechnik arbeitet dem Sprechen in Exspirationslage und somit auch einer Zunahme des Muskeltonus entgegen, was im Fall der spastischen Dysarthrie besonders interessant ist.

Stimme

Eine Tonuserhöhung der laryngealen Muskulatur kann zu Hyperadduktion der Stimmbänder führen. Der daraus resultierende Stimmklang wird als angestrengt, gepresst und rau charakterisiert. Gepresste Stimme kann trotz Hyperadduktion aber zusätzlich von Behauchung begleitet sein, weil die Stimmlippen im Bereich der hinteren Kommissur aufgrund der gestörten muskulären Kräfteverhältnisse offen stehen können. Sehr starkes Pressen kann zu Aphonie führen. Hyperadduktion kann sekundär bzw. kompensatorisch durch velopharyngealen Luftverlust, durch unzureichende Ventilfunktion der Artikulatoren aber auch durch zu geringes exspiratorisches Volumen oder zu hohen subglottischen Druck entstehen. Zusätzlich kann der Wechsel zwischen phonierten und nichtphonierten Segmenten aufgehoben sein. In diesem Fall wird durchgängig phoniert, man spricht auch von Durchschleifen der Phonation. Bei Verdacht auf sekundär verursachtes Pressen müssen die Ursachen außerhalb der Kehlkopffunktion gesucht und entsprechend behandelt werden.

Die Wirkung von Übungsbehandlung auf die primäre, durch spastischen Hypertonus bedingte Hyperadduktion wird von Experten z. T. skeptisch bewertet. Eine allgemein gültige Aussage zur Herangehensweise und Effizienz ist kaum möglich, weil die Faktoren, die das Stimmverhalten bei laryngealer Hyperadduktion bestimmen, so vielschichtig sind. Mehr noch als bei Behandlung der Artikulation ist die Kehlkopffunktion nur indirekt über Modifikationen der Atmung, der Haltung und der Artikulation zugänglich.

Bei primär bedingter **Hyperadduktion** besteht das Bündel der Maßnahmen aus allgemeiner oder auf die Gesichts- und die Sprechmuskeln fokussierter Entspannung (Brookshire 1992, McClosky 1977), Haltungskorrektur zur Tonusminderung und Verbesserung der Atmung (Netsell u. Rosenbek 1985) sowie Modifikation der Atemmuster (Murdoch et al. 1997). Auf Entspannungsmaßnahmen sollten ohne Verzögerung Aufgaben für die Stimme folgen.

Forciertes, lautes Phonieren und Sprechen, wie es beim LSVT praktiziert wird, ist grundsätzlich kein plausibler Behandlungsansatz, um die motorischen Probleme der spastischen Dysarthrie in den Griff zu bekommen. Man sollte sich jedoch nicht davor scheuen, auch scheinbar paradoxe Interventionen auf ihre Wirksamkeit zu prüfen, wenn die Responsivität auf angemessener erscheinende Behandlungsmaßnahmen fehlt. In den nachfolgenden Ausführungen zur Behandlung der spastischen Dysarthrie bleibt der Ansatz, die Lautstärke zu forcieren, jedoch unberücksichtigt.

Modifikation der Körperspannung

Verspannungen, eingeschränkte Mobilität und Selektivität im Schulter- und Halsbereich sind im Zusammenhang mit spastischer Dysarthrie häufig anzutreffen. Es gibt zahlreiche Entspannungsmaßnahmen, die am Kopf- und Halsbereich ansetzen. Einige basieren auf einer Art rollender Kopfbewegung. Eine Herangehensweise besteht darin, den Kopf hinter dem Patienten stehend mit beiden Händen zu stützen. Der Patient wird aufgefordert, die Halsmuskulatur so komplett wie möglich loszulassen. Der Kopf des Patienten wird mit allergrößter Vorsicht (ohne am Kopf zu ziehen oder einen Widerstand überwinden zu wollen) langsam passiv vor und zurück bewegt sowie nach links und rechts gedreht. In den endgradigen Positionen wird für etwa 10 Sekunden verharrt, bevor in entgegengesetzter Richtung bewegt wird. Sobald der Kopf sich widerstandsfrei bewegen lässt, können Stimmübungen kombiniert werden. Die vorige Übung kann dahingehend modifiziert werden, dass der Kopf zwar von außen gestützt und die Halsmuskeln dadurch entlastet werden, aber der Patient die Bewegungen aktiv ausführt. In einer weiteren Variante bewegt der Patient ohne die manuelle Hilfe seinen Kopf ausschließlich aktiv und wird nur verbal stimuliert, wie er die Bewegungen ausführen soll. Es kann auch die Wirkung von sanftem Massieren der Halsmuskeln ausprobiert werden. Wenn sichtbare und tastbare Zeichen von Verspannungen im Gesicht und an den Kiefermuskeln bestehen, sollte die Massage auf diese Bereiche ausgedehnt werden. Die vorherige Anwendung von Wärme kann die entspannende Wirkung noch verstärken. Dazu werden feuchte Tücher erwärmt und auf die betroffene Muskulatur gelegt. Auch das Ausstreichen des Mundbodens von posterior nach anterior trägt dazu bei, Anspannungen der äußeren Kehlkopfmuskeln abzubauen. Auf eine ähnliche Wirkung zielt das passive und aktive Lockern (Ausschütteln) des Unterkiefers. Im direkten Anschluss an die Entspannungsmaßnahmen folgen Stimmübungen. Man kann damit beginnen, den Patienten auf „Ah" hauchend seufzen zu lassen. Gelingt ihm dies, wird die Phonationsdauer kontinuierlich gesteigert, ohne ins Pressen zu kommen. Eine nächste Modifikation ist die Kombination mit stimmhaften Frikativen im Auslaut und dann im Anlaut, um anschließend zu Wörtern überzugehen. Ergänzend oder alternativ kann auch eine Gähnübung eingeschaltet werden. Man fordert den Patienten auf, mit einer weiten Gähngebärde langsam einzuatmen und dann mit einem sanften Seufzen auszuatmen. Das Gähnen soll helfen, die Nackenmuskeln zu entspannen und den Hypertonus der Kehlkopfmuskeln zu reduzieren. Die Gähnübung wird auf andere, anfangs offene Vokale übertragen. Aktive Lockerung können auch von hauchender Phonation begleitete Kauübungen herbeiführen.

Modifikation der Atemmuster

Übungen zur Vertiefung der Inspiration sollten nach Netsell u. Hixon (1992) mit exspiratorischen Aufgaben kombiniert werden. Diese Autoren setzten die Methode des „inspiratory checking" in Verbindung mit Aufgaben zur dosierten, langsamen Luftabgabe erfolgreich bei Patienten mit spastischer Dysphonie ein. Es kann mit Pusteübungen begonnen werden, die dann vorsichtig mit Phonation gekoppelt werden. Die Aufforderung an den Patienten lautet: „Atme tief ein (etwa 50% des inspiratorischen Volumens) und lasse die Luft während des Sprechens bewusst langsam abfließen." Es wird vermutet, dass durch einen verstärkten Einsatz der inspiratorischen Muskeln, die während der Exspirationsphase antagonistisch zu den passiven Rückstellkräften wirken, der subglottische Druck effizienter gesteuert wird. Durch feiner und gleichmäßiger dosierten subglottischen Druck werden die Adduktoren entlastet. Nach Coblenzer u. Muhar (1976) wirkt eine Vertiefung der Atemtätigkeit auf die laryngealen und supralaryngealen Strukturen deshalb entlastend, weil unnötige und störende Atemaktivität aus den oberen Körperbereichen herausgenommen wird.

Wechsel zu Flüsterphonation

Man kann mit leisem, schwach hauchendem Flüstern versuchen, die Hyperadduktion zu überwinden. Oft gelingt das Flüstern nicht auf Anhieb. Vermutlich erlaubt in solchen Fällen die Steuerung der Kehlkopfmuskulatur keine Zwischenstellungen zwischen offener und fest geschlossener Glottis. Die Flüsterstellung der Glottis kann über ein mit ganz schwachem Anblasedruck produziertes „s" oder „f" angebahnt werden, das dann weich in einen geflüsterten Vokal übergeführt wird. Gelingt das Flüstern auch so nicht, versucht man es mit einfachen Pusteübungen (z.B. mit Tischtennisball, Seifenblasen), die mit einem geflüsterten Vokal kombiniert werden. Schrittweise wird dann wieder zur stimmhaften Phonation übergegangen.

Phonetische Einflussnahme

Aten (1983) hat das systematische Vorschalten von /h/ vorgeschlagen, um eine Hyperadduktion zu überwinden. Dieser Ansatz kann noch erweitert werden, indem in jeder Konsonant-Vokal-Verbindung ein /h/ eingeschoben wird (z.B. „sie" wird [shi:]). Die Adduktionsspannung verringert sich normalerweise, wenn klingende Konsonanten (z.B. /l/, /j/, /z/ oder /v/) artikuliert werden. Die Wirkung solcher Konsonanten auf die Stimmqualität kann im Übungsaufbau systematisch ausprobiert und dann genutzt werden. Über die Variation des Luftflusses bei stimmhaften Frikativen (/z/ oder /v/) kann die Stimmbandadduktion zusätzlich beeinflusst werden. Auf diesem Umweg soll der Patient herausfinden und erfahren, wie er die Adduktionskraft steuern kann. Dazu lässt man den Patienten einzelne Frikative halten. Er soll versuchen, von stimmlos zu stimmhaft und wieder zu stimmlos zu wechseln. Gelingt ihm der gehaltene, stimmhafte Frikativ mit weniger Pressen, wird die Übung variiert, indem die Lautstärke und die Tonhöhe nach Vorgabe moduliert werden.

Eine besondere Form der Hyperadduktion ist das durchgehend stimmhafte Sprechen, d. h. es findet bei stimmlosen Konsonanten keine Abduktionsgeste statt. Das systematische Ausprobieren und Variieren des Übungsmaterials mit stimmlosen Konsonanten – vor allem mit Reibelauten und kombiniert mit stimmloser Phonation (Flüstern) – unterstützt die Wiederherstellung der phasischen Bewegungsfähigkeit der laryngealen Abduktions- und Adduktionsmuskeln.

Artikulation

Therapierelevante Aspekte

Die Artikulationsstörung der spastischen Dysarthrie ist je nach Schweregrad durch mehr oder minder stark ausgeprägte phonetische Entstellungen oder Ausfälle der Konsonanten sowie durch unvollständig ausgeformte oder entstellte Vokale charakterisiert. Die einzelnen Artikulationsorgane können unterschiedlich schwer betroffen sein. Dies führt nicht selten dazu, dass besser erhaltene Muskelfunktionen übermäßig aktiv sind. Eine Erklärung dieses Phänomens wäre die Sprechanstrengung (die Sprecher mit spastischer Dysarthrie allerdings nicht immer bewusst empfinden), die bei hypertonen Verhältnissen zu unnötigen assoziierten Bewegungen führt. Vielleicht hängt es auch mit dem motorischen Äquivalenzprinzip (Kap. 2) zusammen, dass das sprechmotorische System auf die Unzulänglichkeiten, bestimmte phonetische Zielkonfigurationen zu erreichen, mit allen verfügbaren Mitteln reagiert und dadurch Muskelaktivitäten bzw. assoziierte Bewegungen rekrutiert, die normalerweise in dem Maß nicht auftreten würden. Bei Seitenunterschieden sind die Muskeln der weniger betroffenen Seite nicht nur aktiver, sie scheinen zusätzlich die Funktionen der schwächeren Seite zu hemmen. Das Zusammenspiel der verschiedenen Muskelgruppen erscheint davon bestimmt, wieviel Spielraum die überaktiven, hypertonen Muskeln den schwächeren Muskeln lassen. Anders als im Bereich der Extremitätenmotorik, wo das Wechselspiel von Agonist (Spieler) und Antagonist (Gegenspieler) übersichtlich organisiert ist, stellen sich die artikulatorischen Bewegungsabläufe weniger eindeutig dar. Die Gleichzeitigkeit, der enge Bewegungsraum, die vielen Bewegungskombinationen und -varianten aufgrund ständig wechselnder Lautfolgen machen eine genaue und kontinuierliche Bewegungsanalyse im konkreten sprachlichen Kontext notwendig. Die spastische Dysarthrie zeigt je nach Schweregrad ein mehr oder weniger reduziertes Bewegungsrepertoire. Therapeutische Aufgabenstellungen sind deshalb immer auch diagnostische. Mit jeder phonetischen Aufgabenstellung bzw. mit jeder Anforderung im Rahmen spontaner Äußerungen zeigt das sprechmotorische System ein spezifisches Problemlöseverhalten, nämlich wie es mit den vorhandenen, eingeschränkten Mitteln versucht, eine verständliche Äußerung zu erzeugen.

Ein gesteigerter Tonus ist meist kein konstanter Zustand, sondern er variiert je nach artikulatorischer Aufgabenstellung. Aber auch Faktoren, wie Äußerungslänge, verfügbares Luftvolumen, Lautstärke und besonders das Sprechtempo beeinflussen die artikulatorischen Fähigkeiten und den Muskeltonus in den betroffenen Bereichen. Gravierende Einflussgrößen auf den Muskeltonus sind die psychische Anspannung und der Leistungsdruck, unter denen manche Patienten stehen, besonders wenn sie schon entsprechend negative Erfahrungen mit ihren Limitierungen gemacht haben.

Außer dem Hypertonus sind geringe Muskelkraft, begrenzte Dauerbelastbarkeit bzw. Muskelermüdung, Verlangsamung, reduzierte Bewegungsauslenkung zu nennen. Weitere Merkmale sind übermäßig großer Artikulationsraum durch unzureichenden Kieferschluss, fehlender willentlicher Zugriff oder vollständige Aufhebung einzelner Bewegungsfunktionen und zu viel Speichelansammlung. Bei spastischer Dysarthrie werden häufig Veränderungen im Biss (Kreuzbiss, Tiefbiss, Progenie, Prognathie) und in der Form des harten Gaumens (ungewöhnlich hohe, spitz zulaufende, „gotische" Wölbung) beobachtet. Derartige Strukturveränderungen stehen vermutlich mit den pathologischen Kräfteverhältnissen in ursächlichem Zusammenhang. Als weitere Ursachen kommen pathologische Bewegungs- und Schluckmuster sowie durch Zähneknirschen abgeriebene, kurze Zähne in Betracht. Letzteres kann zu einem Tiefbiss führen, der bei vollständigem Kieferschluss den Artikulationsraum unnatürlich verkleinert. Fehlende Zähne verhindern oder erschweren die Düsen-/Ventilfunktion der Zunge, sodass an diesen Stellen bei konsonantischer Lautbildung unkontrolliert Luft entweicht. Wenn die Zahnreihe Lücken aufweist oder die Bissflächen nicht mehr genau schließen, sind motorische Anpassungen der Lippen, aber vor allem der Zunge gefordert, die diese aber aufgrund von Bewegungseinschränkungen nicht immer genügend leisten können.

Es ist wenig darüber bekannt, inwieweit sensorische Störungen die Artikulation bei spastischer Dysarthrie beeinflussen. Störungen der taktilen Sensibilität sind häufig zu beobachten, und gelegentlich entsteht der Eindruck, dass sie die Reorganisation von Artikulationsbewegungen behindern. Betroffene Patienten prüfen mit dem Finger oder einem Spiegel, oft jedoch erst auf Hinweis, ob z.B. der Kontakt der Lippen bei bilabialer Artikulation komplett ist. Eine Störung der Oberflächensensibilität beeinflusst die motorische Steuerung vermutlich nicht entscheidend. Störungen der propriozeptiven und kinästhetischen Rückkopplung dürften den sensomotorischen Regelkreis empfindlicher in Mitleidenschaft ziehen. Beobachtungen von Sprechern mit spastischer Dysarthrie, deren Reaktionen auf bestimmte Aufgabenstellungen mitunter fast parapraktisch anmuten, lassen auf Störungen im internen, sensomotorischen Regelkreis schließen.

Vielleicht lässt sich mit mangelnder sensorischer Rückkopplung auch das Phänomen erklären, dass Patienten den Sprechvorgang nicht völlig irritiert abbrechen, wenn Zunge und Lippen die Artikulationsstelle nicht erreichen bzw. zu kaum einer lautlichen Kontrastierung fähig sind. Korrekturversuche wie bei sprechapraktischen Artikulationsstörungen sind eher die Ausnahme.

Sensorische Stimulation

Das vornehmlichste Ziel der sensorischen Stimulation bei spastischer Dysarthrie ist die Regulierung des Hypertonus in und um die Lippen und der Zungen- und Kiefermuskeln, um letztlich die Selektivität, die Bewegungsauslenkung und das Tempo zu steigern. Sensorische Stimulation wird auch in solchen Fällen empfohlen, wo bestimmte intentionale Bewegungen nicht abrufbar sind. Als geeignete Technik gilt trotz fehlender kontraktiler Elemente (Muskelspindeln) vor allem die Applikation von Dehnungsreizen (Freed 2000, Duffy 2005).

Die Tatsache, dass sensorische Stimulation ein fester Bestandteil des Behandlungsrepertoires vieler Sprachtherapeuten und Inhalt von Fortbildungen ist, sollte nicht darüber hinwegtäuschen, dass bis auf anekdotische Erfahrungsberichte die langanhaltende, tonussenkende Wirkung dieser Maßnahmen ebensowenig belegt ist wie die gelegentlich genauen Vorgaben, wie intensiv, wie lange und mit wie viel Wiederholungen stimuliert werden soll. Die Indikation für ihre Anwendung ist die Einschätzung, dass eine Bewegungseinschränkung oder Bewegungsunfähigkeit auf erhöhtem Muskeltonus beruht. Ein weiterer Indikator, die Stimulation wiederholt einzusetzen, ist die Verbesserung der an die Stimulation anschließenden artikulatorischen Bewegungen.

Nonverbale Bewegungsübungen

> Jede nonverbale Übung sollte in direktem Anschluss in eine mit dieser Übung korrespondierende verbale Aufgabe übergeführt werden.

Auf die Problematik der spastischen Dysarthrie angewandt gibt es keine allgemein gültigen Leitlinien, ob und in welchem Umfang nonverbale Bewegungsübungen Anwendung finden sollten. Es steht vermutlich außer Frage, einzelne Bewegungsfunktionen isoliert zu üben, wenn diese so schwer gestört sind, dass bestimmte Artikulationsziele nicht erreicht werden. Aber sollte auch an Bewegungen gearbeitet werden, die nicht notwendigerweise zum artikulatorischen Repertoire gehören? Besonders die Zunge betreffend, gehören einige Aufgaben zum Standard von Sprachtherapeuten, ohne dass sie kritisch hinterfragen, ob damit die Pathologie der spastischen Dysarthrie beeinflusst werden kann. Die Zunge bewegt sich beim Sprechen normalerweise nicht über die Zahnreihe hinaus. Trotzdem ist das Herausstrecken der Zunge oder das Anheben bei geöffnetem Mund und an die Alveolen legen, vermutlich fester Bestandteil in den sprachtherapeutischen Aufgabensammlungen. Zumindest was die Bewegungsauslenkung betrifft, gibt es keinen ausreichenden Anhalt, mehr Muskelkontraktion zu stimulieren, als für die Artikulation erforderlich ist. Es ist sogar eher damit zu rechnen, dass sich unerwünschte Effekte, wie Hypertonus oder assoziierte Reaktionen einstellen. Die Pathologie der spastischen Dysarthrie bietet trotz der erwähnten Bedenken einige Ansatzpunkte, um sinnvollerweise an den nonverbalen, isolierten Bewegungsfunktionen systematisch zu arbeiten. Bei ausgeprägten Asymmetrien zwischen linker und rechter Seite der Lippen oder der Zunge sollte versucht werden, die schwächere Seite in die Aktivitäten einzubeziehen. Weitere Indikationen sind phonetisch relevante Einschränkungen der Bewegungsauslenkung, des Tempos, der Kraft, der Ausdauer oder der Selektivität. Ziel solcher nonverbalen Übungen sollte sein, die Bewegungen nur soweit zu verbessern, um einen konkreten artikulatorischen Vorgang zu aktivieren und zu verbessern.

Unterkiefer

Der Unterkiefer spielt – wie schon mehrfach angemerkt – eine Schlüsselrolle, wenn es um die Funktionsfähigkeit von Lippen und Zunge geht. Er ist in die posturalen Mechanismen von Becken, Rumpf und Kopf untrennbar eingebunden. Haltungskorrektur und Kieferbewegungen sollten deshalb als Einheit betrachtet und auch so behandelt werden. Die Übungsaufgaben beschränken sich in der Regel auf das Grundmuster, den Unterkiefer abzusenken und bis zur Okklusion wieder anzuheben. Ein wesentliches Übungsziel ist es, assoziierte Reaktionen zu vermeiden oder abzubauen. Typischerweise wird bei spastischer Dysarthrie das intentionale Kieferöffnen von einer Reklination des Kopfes begleitet. Wenn der Patient dies auf einen verbalen Hinweis hin nicht unterbindet, sollte anfangs der Therapeut hemmend eingreifen und den Kopf in Position halten. Bei erkennbaren Mobilitätseinschränkungen im Hals- und Schulterbereich sollte unterstützend eine physikalische und physiotherapeutische Behandlung angeregt werden. Assoziierte Bewegungen der Zunge, wie zurückziehen, anheben oder zur Seite abweichen, sollten ebenfalls beachtet und abgebaut werden. Dazu wird der Patient aufgefordert, den Kontakt der Zunge zur unteren Zahnreihe herzustellen und beim Kieferöffnen beizubehalten. Mit einem Spatel, der auf die Vorderzunge gelegt wird, kann die Kontrolle verstärkt werden. Des Weiteren sind unerwünschte Mitbewegungen der Lippen und Kontraktionen der perioralen und der Halsmuskeln sowie des Platysmas zu beachten. Über die Variation des Bewegungsausmaßes und des Tempos kann versucht werden, diese Mitbewegungen zu vermeiden. Die Nagelprobe für erfolgreiches nonverbales Üben ist die zunehmende Fähigkeit des Patienten, die Selektivität der Bewegung von Mal zu Mal besser zu beherrschen, sie selbständiger zu kontrollieren und das Ergebnis zu bewerten. Die verschiedenen Variationsmöglichkeiten sollten systematisch durchgegangen werden. Aus einer einfachen Öffnungs- und Schließbewegungsaufgabe kann eine Folge aus mehreren Variationen, wie sie in Tab. 7.11 aufgelistet sind, zusammengestellt werden.

Es kann nicht genug die Analogie zwischen Rumpfhaltung und der Fähigkeit, die Extremitäten selektiv zu bewegen, bemüht werden, wenn es um die Rolle des Unterkiefers geht. Er bietet den „Haltungshintergrund" für Lippen und Zunge. Die zentrale Stellung und Funktion des Unterkiefers als das Organ, das den Artikulationsraum und damit die Koordinaten für Lippen und Zunge bestimmt, trifft in besonderem Maß für die spastische Dysarthrie zu.

Besonders bei der Behandlung der spastischen Dysarthrie, bei der aufgrund artikulatorischer Einschränkungen bestimmte Lautbildungen nur approximierend realisiert werden, freuen sich die Therapeuten manchmal schon so sehr über kleine Fortschritte, dass darüber die Unterkieferfunktion vernachlässigt wird. Jedoch wird mit dieser Einstellung das sprechmotorische System zu sehr seinen sich selbstorganisierenden Problemlösungsstrategien überlassen. Je mehr die Lippen und die Zunge in ihrer Bewegungsfähigkeit eingeschränkt sind, desto vergröbernder wirkt sich das auch auf die Steuerung des Unterkiefers aus. Therapeutische Korrekturen werden mit fortschreitender Verfestigung von Bewegungsabläufen immer mühsamer und ineffizienter. Dieser Umstand ist auch daran abzulesen, dass Patienten spätere Korrekturen als unnatürlich empfinden. Sie haben ihre eigene Normalität bereits entwickelt. Nonverbale Bewegungsübungen sind daher immer auch Wahrnehmungsübungen, die den Patienten für Korrekturen seines sprechmotorischen Verhaltens empfänglich machen. Sie sollten außerdem zur Entwicklung eines phonologischen Bewusstseins vorbereitend beitragen, indem Patienten lernen, dass bestimmte Konsonanten mit Kieferschluss zu bilden sind.

Lippen

Die Lippenbewegungen bei spastischer Dysarthrie können so weit eingeschränkt sein, dass weder die Protrusion für gerundete Vokale noch die Abduktion bei geschlossenem Biss oder ein kompletter Verschluss möglich sind. Es gibt zwei Möglichkeiten, die orale Schallöffnung herzustellen. Man kann dazu den Unterkiefer absenken oder die Lippen abspreizen oder eine Kombination aus beiden Gesten einsetzen. Patienten mit spastischer Dysarthrie unterstützen oder ersetzen die Lippenabduktion durch ein Absenken des Unterkiefers, wenn das Abspreizen der Lippen mühsam ist, oder aufgrund einer einseitigen Fazialisparese die Öffnung unvollständig gelingt. Die erste Aufgabe in Tab. 7.12 beschreibt verschiedene Stimulationsformen zur Aktivierung der selektiven Abspreizung. Wenn die Ausgangsposition die schwebende Okklusion oder gar ein vollständiger Biss ist, kann das Lippenöffnen sehr schwer fallen. Man sollte anfangs die Übung bei leicht abgesenktem Unterkiefer ausführen lassen. Die Abduktion wird auch im Normalfall durch Spreizen der Lippen unterstützt. Es sollte jedoch darauf geachtet werden, dass diese Spreizbewegung die vertikale Bewegung nicht dominiert. Besonders bei einseitiger Bewegungseinschränkung kann das zu Überkompensationen der weniger betroffenen Seite führen. Ebenso sollte der Einsatz des Platysma zur Unterstützung der Unterlippe vermieden werden.

Der orale Verschluss sollte hauptsächlich über die Lippen erzielt werden und weniger über den Kieferschluss. In der praktischen Durchführung sollten sich die Lippen isoliert bewegen und der Unterkiefer in der geöffneten Position gehalten werden. Manchmal gibt es Probleme mit der Verschlusskraft. Sie kann zu hoch oder zu gering oder asymmetrisch verteilt sein. Es sollte dieser Aspekt sehr kritisch beobachtet werden, um frühzeitig Fehlentwicklungen entgegenzusteuern. Die Kraftdosierung kann verbessert werden, indem der Patient zwischen den Lippen einen Streifen Papier oder einen Holzspatel locker hält, während er die Lippen verschlossen hält. Die richtige Adduktionskraft der Lippen ist dann erreicht, wenn sich das Papier zwar leicht wegziehen lässt, aber dabei die Lippen etwas mitgehen. Bei einseitigen Bewegungseinschränkungen hemmt die Therapeutin die bessere Seite, um die betroffene Seite zu mehr Aktivität zu zwingen. Als Übung eignet sich der wiederholte Wechsel von Schließen – Öffnen – Schließen.

Es gibt Konstellationen, bei denen sich die Oberlippe im Moment des Bewegungsansatzes anspannt und hochgezogen wird, sodass sie als Widerlager für die Unterlippe und auch für andere Manöver ausfällt. Diese häufig anzutreffende „Spastik" kann vom Betroffenen nur schwer und manchmal auch gar nicht willentlich beeinflusst werden. Es hilft manchmal nur, mit den Fingern die Oberlippe herunterzuziehen bzw. zu schieben, damit ein bilabialer Verschluss hergestellt werden kann. Der Patient sollte zunächst versuchen, den intraoralen Luftdruck zu steigern, dabei die Lippen zu blähen und den Druck wieder wegzunehmen. Dieses Manöver sollte mehrfach wiederholt werden, bevor man den Lippenschluss wie eine Seifenblase platzen lässt. Die Lippen sollten nicht aktiv abduziert werden, sondern vom Luftdruck gesprengt werden, um das steuernde Moment des Luftdrucks einzuüben. Vor allem Patienten mit spastischer Dysarthrie, die das differenzierte, „pneumatische" Wechselspiel zwischen Luftdruck und labialem Widerstand nicht intensiv wieder einüben, etablieren ein Übermaß an aktiver Artikulationsbewegung.

Das Lippenblähen sollte mit der Lippenbremse bzw. mit der Ausatemverlängerung kombiniert werden. Wiederum sollten die Lippen nicht aktiv abduziert werden, sondern nur die Lippenkraft reduziert werden, damit die Luft dosiert entweichen kann.

Die Lippenprotrusion sollte ebenfalls mit verschiedenen Kieferöffnungswinkeln, mit komplettem Lippenschluss aber auch mit verschiedenen Öffnungsgraden erarbeitet werden. Als sensorische Hilfe können runde Gegenstände mit unterschiedlichen Durchmessern dienen. Der Finger des Patienten kann ebenfalls zur Orientierung eingesetzt werden. Das alternierende Öffnen und Schließen bei gehaltener Protrusion ist ebenfalls phonetisch relevant.

Das Spreizen der Lippen ist eine weit verbreitete Übungsaufgabe. Vermutlich wird die Bedeutung dieser Funktion überschätzt. Es kommt einem bisweilen so vor, dass in dieser Geste die ganze Last des artikulatorischen Unvermögens zum Ausdruck kommt, so sehr überformt sie alle Artikulationsbewegungen. Das Spreizen soll primär die Schallöffnung bei engem Kieferöffnungswinkel herstellen. Für die Artikulation von Vokalen ist es keine unbedingt notwendige Geste. Besonders wenn eine Tendenz zum Hypertonus im Lippenbereich besteht, engt es den Spielraum für konkurrierende, koartikulatorische Bewegungen ein. Diese Übung sollte eher moderat eingesetzt werden.

Zunge

Die Bewegungseinschränkungen der Zunge sind bei spastischer Dysarthrie nicht so einfach zu erfassen, wie es das Ergebnis einer genauen Analyse der nonverbalen Bewegungen erwarten lässt. Das Problem ist ein generelles und es besteht darin, dass wir die Zunge nur bei geöffnetem Mund sehen und in dieser Situation Tonusveränderungen sowie assoziierte Reaktionen feststellen, die bei geschlossenem Mund eventuell so nicht auftreten. Patienten können meistens keine Auskunft darüber geben, wie sich ihre Zunge bei geöffnetem oder geschlossenem Mund verhält. Sie bemerken selten, dass ihre Zunge zur Seite abweicht, sich schmal und hart, manchmal fast senkrecht abhebt oder nach hinten krümmt. Aber sie bemerken, wenn sie mit der Zungenspitze eine bestimmte Stelle im und vor allem außerhalb des Mundes nicht erreichen. Diese Beobachtungen sind für Therapeuten der Indikator für nonverbale Übungen. Oft werden Ansätze und Erfahrungen aus der Schlucktherapie kurzerhand auf die Dysarthrietherapie übertragen, obwohl es die „spastische Dysphagie" nicht gibt. Gibt es spezifische Zungenübungen für Patienten mit spastischer Dysarthrie oder unterscheiden sich nonverbale Übungen im Hinblick auf Schluck- und Sprechstörungen nicht voneinander? Vermutlich ist nichts dagegen einzuwenden, auch bei spastischer Dysarthrie Zungengymnastik in der Weise zu betreiben, dass alle potenziell möglichen Bewegungen in das Programm aufgenommen werden, die für spezifische Lautbildungen benötigt werden. Solange das Prinzip eingehalten wird, Kraftaufwand und Anstrengung dahingehend zu begrenzen, dass sich keine Tonuserhöhung oder assoziierten Reaktionen einstellen, fördert vermutlich jede Art von Zungengymnastik die Bewegungsfähigkeit, Kraft und Ausdauer. Es fehlt der Nachweis, ob Zungenübungen, die auf eine größere Bewegungsauslenkung oder Kraftzuwachs abzielen, die Artikulationsfähigkeit bei spastischer Dysarthrie verbessern oder nicht eher Schaden anrichten. Die Erarbeitung bestimmter Ziel- oder Ausgangspunkte für artikulatorische Bewegungen sind erfahrungsgemäß hilfreiche Vorbereitungen, um das phonetische Lautinventar zu vervollständigen oder zu korrigieren. Nachdem alle Konsonanten außer L mehr oder weniger bei (schwebendem) Kieferschluss gebildet werden, kommen jedoch nur einige wenige Übungsaufgaben in Betracht, die eine direkte phonetische Relevanz haben.

Anheben der Zunge. Das Anheben der Zunge bei leicht geöffnetem Mund, um den Zahndamm zu berühren, kann bei spastischer Dysarthrie bisweilen ein hoffnungsloses Unterfangen sein. Die Aufgabe kann damit beginnen, die Zunge bei nur geringfügig geöffnetem Kiefer an die Kante der oberen Schneidzähne zu bewegen. Das Gegenhalten mit einem Spatel, der flach zwischen den Bissflächen durchgeschoben wird, kann einen Bewegungsimpuls verstärken. Das Übungsziel muss nicht darin bestehen, dass die Zunge nach oben an die Alveolen bewegt werden kann. Es genügt, wenn die Zunge die Zähne berührt und dort gehalten werden kann. Damit die Zunge sich nicht frei im Mundraum anheben muss, kann versucht werden, den Kiefer abzusenken und dabei den Zungenkontakt zu halten. Falls dieses Mitgehen der Zunge bzw. die Anhebung große Probleme bereitet, kann der Kieferwinkel auf ein Drittel der maximalen Weite begrenzt werden.

Die Anhebung und der Wechsel der Zungenform von breit zu schmal zulaufend ist phonetisch relevant für die Artikulation von /l/. Bei spastischer Dysarthrie kann diese Fähigkeit verloren gegangen sein. Ein spitzer Gegenstand, der knapp vor die Zungenspitze gehalten wird, kann dabei helfen die Zunge nach vorn zu bewegen und schmal zu machen. Der Patient wird aufgefordert den Gegenstand mit der Zungenspitze zu explorieren.

Die Anhebung der Hinterzunge (ein fast typisches Unvermögen bei spastischer Dysarthrie) wird über einen taktilen Reiz und Druck mit einem Spatel auf die Hinterzunge stimuliert. Erfahrungsgemäß wird mit dieser Übung wenig erreicht. Die intentionale Steuerung der Hinterzunge ist verglichen mit der Vorderzunge viel geringer vorhanden. Sinnvoller erscheint in diesem Fall, den Zungenkörper passiv durch Druck auf den Mundboden anzuheben und so einen Kontakt zum Gaumen herzustellen. Die auf diese Weise erzielbare Hemmschwelle für den Luftstrom stellt einen starken Stimulus dar, der vom Patienten als Bewegungsziel bewusst wahrgenommen und mit dem entsprechenden Konsonanten in Verbindung gebracht werden kann.

Protrusion der Zunge. Für die horizontale Bewegung der Zunge ist ein Widerstand gegen die Bewegungsrichtung ein adäquater Reiz. Es sollten assoziierte Bewegungen vermieden werden. Besonders auf Unterkiefer (Vorschieben) und Kopf (Hyperextension) kann die Anstrengung übergreifen. Es muss nicht unbedingt das Ziel verfolgt werden, dass die Zunge über die Zahnreihe hinaus bewegt werden kann. Für das Sprechen ist dieses Bewegungsausmaß normalerweise irrelevant. Es ist jedoch zur Lautanbahnung von /n/ und /t/ nützlich, wenn die Zunge es zwischen die Bissflächen schafft.

Wenn die Zunge beim Protrudieren nach einer Seite abweicht, kann versucht werden, die schwächere Seite zu aktivieren, indem der Patient aufgefordert wird, die Zunge zur Gegenseite zu bewegen. Es kann wiederum ein Widerstand gegeben werden, um den Bewegungsimpuls zu verstärken. Dies kann mit einem Spatel geschehen, oder aber der Patient versucht, die Zunge in die Wange zu schieben, während von außen manuell dagegen gehalten wird. Die Protrusion der Zunge gegen einen Widerstand mit der Zielvorgabe, nicht auf die schwächere Seite abzurutschen, soll die schwächere Seite aktivieren und stärken. Der Nutzen dieser Übung, die entsprechend auch im Zusammenhang mit Schluckstörungen Anwendung findet, bleibt in ihrer Übertragung auf die Sprechmotorik fraglich.

Zunge wölben – Pleuelübung. Trotz der kritischen Bewertung nonverbaler Übungen soll hier die Pleuelübung als probate Lockerungsübung erwähnt werden. Die übliche Vorgabe des Federns wird wohl nicht immer erfüllt werden und mag bei einer Tendenz zum Hypertonus sogar kontraindiziert sein. Die langsame Variante zielt gegen die für die spastische Dysarthrie charakteristische Rückverlagerung des Zungenkörpers. Durch ein Zurückbeugen des Kopfes während der Pleuelbewegung wird der Zug an der Muskelkette, die vom Zungenbein zum Kehlkopf verläuft und durch den

Sternothyroidmuskel einen Gegenzug erfährt, intensiviert. Von dieser Übung erhofft man sich eine entspannende, tonussenkende Wirkung für die gesamte hyoidale Muskelkette. Möglicherweise können gespannte, vordere Vokale, alvoelare Konsonanten und palatale Frikative von der Variante direkt profitieren, bei der sich der Zungenkörper nicht über die Zahnreihe hinaus, sondern nur im vorderen Mundraum wölbt. Für die symmetrische Platzierung der Zunge, wie sie bei alveolaren und alveopalatalen Konsonanten erforderlich ist, wird ein günstiger Ausgangspunkt geschaffen.

> Bei allen zielgerichteten Aktivitäten ist darauf zu achten, dass möglichst wenig Koaktivierungen anderer, nicht primär beteiligter Strukturen (Phonation etc.) auftreten.

Artikulationsübungen

Artikulatorische Übungen finden innerhalb der Grenzen statt, die ihnen von der Atmung, der Velum- und Kieferfunktion sowie von den stimmlichen Möglichkeiten gesetzt sind. Nach welchen Kriterien sollen die Schwerpunkte der Behandlung festgelegt werden? Ohne genügende Velumfunktion kann eine Restitution der feinmotorischen Anforderungen der Konsonantenartikulation kaum gelingen. Kann der Unterkiefer in einer Sequenz schließen, öffnen und schließen (und wieder öffnen), wie es bei Wörtern wie „nein", „Zeit" oder „Nase" erforderlich ist? Ohne ausreichenden Kieferschluss können die feinmotorischen Potenziale von Lippen und Zunge sowie die koartikulatorischen Prozesse ebenfalls nicht geweckt werden. Ermöglichen die Lippen beim Kieferschluss die Schallöffnung? Wenn die Lippen die orale Schallöffnung nicht freigeben, findet auch der Kieferschluss nicht statt, weil in diesem Fall die Kieferöffnung (kompensatorisch) für eine orale Abstrahlung des Sprachschalls sorgt. Können Lippen und Zunge eine Hemmschwelle gegen den Luftstrom bilden? Lippen und Zunge können selbst gravierende und irreversible Bewegungseinschränkungen aufweisen. Das Problem bei spastischer Dysarthrie liegt zusätzlich noch darin, dass aufgrund einer mehr oder weniger uneinheitlichen Pathophysiologie die einzelnen artikulatorischen Bewegungsfunktionen hinsichtlich Bewegungsauslenkung, -geschwindigkeit, Umkehr der Bewegung, Kraft und Ausdauer differieren können. Das Ineinandergreifen verschiedener Störungsmechanismen bringt es mit sich, dass die Artikulationstherapie bei spastischer Dysarthrie mehr als bei anderen Dysarthrietypen von einer kontinuierlichen Stärken- und Schwächenanalyse begleitet ist. Außerdem stößt man während der Therapie immer wieder auf phonetische Kontexte, die entweder eine fast unüberwindliche Hürde darstellen oder aber relativ leicht zu erarbeiten sind und sich als „Insel" eignen, von wo aus sich andere Laute und Lautsequenzen erarbeiten lassen.

Liegen gravierende artikulatorische Bewegungseinschränkungen mit Ausfall einzelner Laute und Artikulationsmodi vor, wird man versuchen, über die phonetische Ableitung und progressive Approximation die artikulatorischen Zielbewegungen wieder verfügbar zu machen.

In Anbetracht dessen, dass der spastischen Dysarthrie feinmotorische und propriozeptive Defizite zugrunde liegen, ist es sinnvoll, den Behandlungsschwerpunkt anfangs auf die Konsonanten und **Konsonantenverbindungen** zu legen. Auf diese Weise werden nicht nur die taktilen Informationen des Kontakts zwischen Artikulator und Artikulationsstelle einbezogen, sondern sehr viel intensiver als bei einfachen Konsonant-Vokal-Verbindungen die kutanen Reizmuster, die durch den Luftstrom bei Strömungs- und Verschlusslauten entstehen. Simple Konsonant-Vokal-Verbindungen (offene Silben) sind hingegen geeignet, die Tendenz bei spastischer Dysarthrie zu weiträumigen und vereinfachenden artikulatorischen Gesten noch zu verstärken.

> Das schwerpunktmäßige Erarbeiten von Konsonantenverbindungen ist eher geeignet, die feinmotorischen Fertigkeiten wiederherzustellen als einfache Konsonant-Vokal-Folgen.

Erarbeiten von Konstriktionen

Die Artikulationsstörung der spastischen Dysarthrie zeichnet sich je nach Schweregrad dadurch aus, dass die Bewegungen plump sind und die Artikulatoren ihr Ziel nicht erreichen. Wenn beide Aspekte zutreffen, besteht das phonetische Lautinventar vorwiegend oder sogar ausschließlich aus vokalischen und halbvokalischen Lautbildungen mit durchschleifender Phonation. In so einer Situation würde man versuchen, über phonetisches Ableiten aus nonverbalen Einstellbewegungen eine bestimmte konsonantische Konfiguration zu erarbeiten.

Mit welchen Lauten soll begonnen werden? Sinnvollerweise beginnt man mit den Lauten, für die das meiste Bewegungspotenzial zu vermuten ist, d.h. es werden schwerpunktmäßig entweder die Lippen- oder die Vorderzungenkonsonanten erarbeitet. Ein weiteres Entscheidungskriterium ist die Möglichkeit des velopharyngealen Abschlusses. Falls eine schwere Hypernasalität besteht, beschränkt sich das Aufgabenrepertoire auf nasale (n, m ng) und sonorante Konsonanten (l, j, w). Wenn ohne ausreichenden intraoralen Luftdruck Verschluss- und Strömungskonsonanten, die äußerst präzise anzusteuernde Bewegungsziele darstellen, mit den feinmotorischen Einschränkungen der spastischen Dysarthrie artikuliert werden sollen, werden nur relativ einfache artikulatorische Bewegungen habituiert. Das sprechmotorische System stellt sich auf Bewegungsabläufe ein, wie sie eigentlich bei nicht- bzw. schwach pneumatischen Konsonanten vorkommen. Die feinmotorischen Fähigkeiten, die zur Artikulation von Plosiven und Frikativen nötig sind, können logischerweise nur mit einem ausreichenden intraoralen Luftstrom stimuliert werden. Zur Erarbeitung von pneumatischen Konsonanten muss entweder die Nase zugehalten oder aber eine Gaumensegelprothese eingesetzt werden. Natürlich kann das Sprechen mit zugehaltener Nase nur in der Therapie und nur mit rein oralen Lautverbindungen funktionieren. In der Spontansprache ist dies nur bei einzelnen Wörtern möglich. Zumindest können in der Therapie Bedingungen geschaffen werden, die geeignet sind, die feinmotorischen Fertigkeiten zu fördern und nicht ganz verkümmern zu lassen.

Bei spastischer Dysarthrie ist immer darauf zu achten, dass die Bewegungen selektiv und ohne Kraftaufwand erfolgen. Das Fraktionieren der Einstellbewegung und die daraus resultierende besondere Willensanstrengung können zur Tonuserhöhung sowie zu assoziierten Bewegungen und Reaktionen beitragen. Bei den einzelnen Schritten sollten daher unnötige Muskelkontraktionen vermieden werden. Auch dem Hals- und Schulterbereich sollte dabei Aufmerksamkeit geschenkt werden. Manche Patienten lösen den Kieferschluss oder ziehen die Zunge zurück, sobald sie zu phonieren beginnen.

In der Verbindung von apikalen Konsonanten mit Vokalen sieht man sich wiederum mit einem häufig auftretenden Störungsmechanismus der spastischen Dysarthrie konfrontiert, dass nämlich der Unterkiefer den Artikulationsraum nicht den phonetischen Zielen entsprechend mitgestaltet. Im konkreten Fall steuert die Zunge – falls sie sich überhaupt ausreichend bewegt – die alveolare Artikulationsstelle an, ohne dass der Unterkiefer synchron den Kieferschluss herstellt. Es kommt zum für die spastische Dysarthrie typischen „Lallen". Es ist daher bereits auf dieser einfachen Übungsstufe darauf zu achten, dass Unterkiefer und Zunge synchron und koordiniert die Schließbewegung ausführen und die Zunge nicht vorausgeht. Dieses Vorausgehen der Zunge kann gehemmt werden, indem der Patient aufgefordert wird, die Zungenspitze an die Alveolen der unteren Zahnreihe zu legen und dort den Kontakt während des ganzen Bewegungsablaufs beizubehalten. Als Vorübung eignet sich die Pleuelübung. Auch die interdentale Artikulation kann ein nützlicher Zwischenschritt sein, um die Kontrolle zu verbessern. Besonders übungsintensiv kann der Übergang zu geschlossenen Silben werden, weil sich hier eventuell wieder die Reduktion auf vereinfachende Bewegungsmuster durchsetzt. Falls das Grundprinzip und die Übungsziele dem Patient vermittelbar sind, sollten diese Übungen dem Patienten zum selbständigen Arbeiten angeboten werden. Nicht selten kann es über viele Wochen und länger dauern, bis die Bewegungsabläufe einigermaßen zufriedenstellend erfolgen.

Die progressive Approximation ist für die Anbahnung oder Korrektur der übrigen alveolaren Konsonanten das geeignete Verfahren, um die feinmotorischen und koartikulatorischen Potenziale bei spastischer Dysarthrie zu stimulieren. Die Konsonanten /s/ und /ts/ werden aus dem /n/ (/ns/, /nts/) entwickelt, das /t/ wiederum aus dem /s/ und das /ʃ/ aus dem /s/. Je nach individuellen Fähigkeiten des Patienten wird man sich unter Umständen andere Zwischenschritte und Sequenzen überlegen. Selbst Patienten mit schweren artikulatorischen Defiziten können verhältnismäßig leicht solche Konsonantenverbindungen erlernen, vorausgesetzt der Kieferschluss kann stabil gehalten werden und es tritt kein nasaler Luftverlust auf. Die Anbahnung und Korrektur der Konsonantenartikulation ist oftmals effizienter, wenn in einem systematischen Schritt nur Sequenzen von Konsonanten erarbeitet werden. Sobald die einzelnen Lautsegmente einer Konsonantenverbindung, z.B. /ns/ oder /nts/, einigermaßen zufriedenstellend artikuliert werden, wird versucht, die jeweiligen Konsonanten einzeln zu bilden. Vokale werden dann dazu genommen, wenn eine Konsonantenverbindung bzw. ein einzelner Konsonant ansatzweise gelingt. Vokale führen zu Kieferöffnung, und der Wechsel zum konsonantisch gesteuerten Kieferschluss gelingt bei spastischer Dysarthrie oft nicht.

Die spastische Bewegungspathologie tendiert zur Vereinfachung der normalerweise komplexen, fein aufeinander abgestimmten und ineinander greifenden Bewegungen der einzelnen Artikulatoren. Dieser Tendenz sollte in den Übungen konsequent entgegen gearbeitet werden. Es bietet sich an, systematisch alle erarbeiteten Konsonanten in allen vokalischen Kontexten durchzuvariieren und von Anfang an die Übungen auf geschlossene Silben nach dem Schema ((KK)KVK(K)) auszuweiten. Die vorher mit der Methode der progressiven Approximation erarbeiteten, konsonantischen Übungssequenzen eignen sich dazu, die koartikulatorischen Prozesse didaktisch zu verstärken. Es entstehen dabei unnatürliche Silbengebilde. Beispielsweise entstehen Sequenzen wie /nsʃtaot/ oder /nstynt/. Die Beispiele bringen mit dem gerundeten Vokal eine weitere koartikulatorische Variante ins Spiel, auf die das System möglicherweise mit kompensatorischen Vereinfachungen, wie Kieferöffnen, reagiert. Die Konsonanten an den silbischen Rändern erfordern den Kieferschluss. Es kann sein, dass man immer wieder auf die Stufe der reinen Konsonantenverbindungen, d.h. ohne vokalischen Kontext, rekurriert und dabei die gleichzeitige Lippenprotrusion gezielt einübt.

Schwerste artikulatorische Defizite

Patienten mit begrenztem Potenzial für die meisten Lautbildungen sollten mit dem vorhandenen artikulatorischen Bewegungsrepertoire einzelne, für sie relevante Wörter erarbeiten.

Prosodie

Silbe

Die prosodischen Auffälligkeiten der spastischen Dysarthrie bewegen sich auf verschiedenen Ebenen. Wenn die Artikulation sehr schwer gestört ist, sodass statt Konsonanten nur noch Approximanten und zentralisierte, gleich betonte Vokale artikuliert werden, kann mitunter die Silbenstruktur bzw. die Silbenzahl der Äußerung nicht mehr erkennbar sein. Parallel zum Anbahnen und Wiedererlernen der einzelnen Laute und Lautverbindungen, ist es notwendig, dass sich der Patient eine Vorstellung von der Silbe aneignet und lernt, seine Äußerungen silbenweise zu sprechen. Im Fall der spastischen Dysarthrie und dem damit verbundenen Problem des koordinierten Kieferöffnens und -schließens ist die Definition relevant, dass eine Silbe aus einem Silbenkern (Vokal) und den silbischen Rändern (Konsonanten) besteht. Der konsonantische Silbenrand beinhaltet das Schließen, der Silbenkern das Öffnen. Damit ist der elementare Rhythmus der Artikulationsbewegungen, des Schließens und Öffnens, benannt (Tab. 7.14). Wie dieses Lernziel didaktisch umzusetzen ist, richtet sich im konkreten Fall nach den kognitiven Fähigkeiten des Patienten. Übungen können so aufgebaut sein, dass Reihen einzelner Silben oder zwei- und mehrsilbiger Wörter vorrangig unter dem Aspekt des Schließens und Öffnens (des Unterkiefers) gesprochen werden. Je nach artikulatorischen und phonatorischen bzw. respiratorischen Fähigkeiten sollten die Silben rhythmisch variiert werden.

Jedes Wort in Tab. 7.14 wird zuerst einzeln eingeübt, indem es mehrfach hintereinander mit dem Fokus auf der Kieferbewegung wiederholt wird (horizontale Übungsreihe). Die Wiederholungen erfolgen monoton (z. B. 10-mal: „dein dein dein…") oder mit rhythmischen Variationen („dein dein ′dein dein" oder „dein ′dein dein ′ dein…" usw.). Anschließend wird schrittweise die vertikale Übungsreihe aufgebaut nach dem Schema: 1. „da steht", 2. „das steht dein" usw.,

Tab. 7.14 Artikulatorisches Übungsschema zur Silbe.

Kieferschluss	Kieferöffnung	Kieferschluss
d	a	
St	eh	t
D	ei	n
Z	au	n
	au	f
M	ei	m
Gr	u	nd

wobei jede Stufe mehrfach wiederholt werden sollte. Die Betonung der Silben sollte ebenfalls systematisch durchvariiert werden. Je nach artikulatorischer und respiratorischer Leistungsfähigkeit (Exspirationsdauer) werden die Reihen ohne Unterbrechungen oder Atempausen zwischen den Silben gesprochen. Gegebenenfalls müssen die Silbenübergänge aufgrund der Konsonantenhäufung und der koartikulatorischen Lippenrundung gesondert erarbeitet werden.

Mit diesem Übungsschema können auch die spontanen Äußerungen des Patienten analysiert und als Übungsmaterial hergenommen werden. Primär geht es bei diesen Übungen um den Rhythmus des Öffnen und Schließens, was bei spastischer Dysarthrie mit typischen Schwierigkeiten verbunden sein kann. Doch artikulatorische Aspekte sollten trotz der Fokussierung nicht vernachlässigt werden.

Manche Patienten mit spastischer Dysarthrie zeigen statt der Nivellierung der Silbenstruktur auch das gegenteilige Sprechverhalten. Es finden kaum noch natürliche Assimilations- und Koartikulationsprozesse statt. Diese Patienten tendieren vermutlich intuitiv dazu, ungeachtet der natürlichen Akzentstruktur jedes Lautsegment und jede Silbe gleichermaßen auszuformen. Das schwerpunktmäßige Behandeln der segmentalen Vorgänge kann diese Tendenz noch verstärken. Es sollte daher systematisch das Verschleifen von unbetonten Silben in die Artikulationstherapie einbezogen werden, soweit es die feinmotorischen (artikulatorischen, phonatorischen) Fähigkeiten erlauben. Außerdem sollten die sprecherspezifischen bzw. dialektalen Varianten berücksichtigt werden. Es sollten mehrsilbige Äußerungen, wie sie in einem Ausdruck wie „nassem Wetter" vorkommen, nicht als /nassem'veter/ sondern mehr als /nasm'veta/ eingeübt werden. In Tab. 7.**14** wurde das zweisilbige Wort „meinem" auf die umgangssprachliche Form /maem/ reduziert.

Sprechtempo

Die Behandlung der Artikulationsstörung steht bei der spastischen Dysarthrie meist im Vordergrund. Die prosodischen Aspekte werden oft nicht nur vernachlässigt, sondern die natürlichen suprasegmentalen Prozesse werden zugunsten der segmentalen Anforderungen systematisch umgeformt. Die prosodische Veränderung findet vermutlich in den Fällen besonders durchgreifend und nachhaltig statt, in denen ein Patient auf der metasprachlichen Ebene lernt, seine artikulatorischen Prozesse zu kontrollieren. Manche Patienten berichten, dass sie bewusst ihr orthografisches Wissen benutzen, um die artikulatorischen Prozesse zu planen und die Ausführung zu kontrollieren. Fazit: Bei schweren artikulatorischen Störungen, wie wir sie im Zusammenhang mit spastischen Dysarthrien erleben, ist es kaum zu vermeiden, dass das schwerpunktmäßige Behandeln der artikulatorischen Fähigkeiten gegen eine natürliche Prosodie arbeitet. Eine Therapie, die notwendigerweise die Verbesserung der Artikulation, also die segmentalen Prozesse, zum Ziel hat, verlangsamt die artikulatorischen Vorgänge und verstärkt zwangsläufig ein wesentliches Merkmal der spastischen Dysarthrie. Patienten leiden sehr darunter, dass ihr Sprechen durch die Dysarthrie so langsam geworden ist. Eine therapeutisch induzierte Verlangsamung steht daher oft im Gegensatz zu ihrem Ziel, schneller sprechen zu wollen. Eine Steigerung des Sprechtempos ist kein vorrangiges Therapieziel bei spastischer Dysarthrie. Oft bedarf es wiederholter und ausführlicher Erklärungen für den Patienten, warum meist das Gegenteil zutrifft.

Die Technik des silbenweisen und wortweisen Sprechens reduziert die koartikulatorischen Anforderungen und kann dadurch einen deutlichen Zuwachs an Verständlichkeit bewirken. Das Absetzen zwischen den Sprecheinheiten sollte als eine echte Pause genutzt werden, während der eine momentane Entspannung und genügend Luftaufnahme erfolgen. Ohne diese Pausenwirkung kann das Gegenteil passieren, indem hastige Zwischenatmungen eher zu einer Erhöhung des Muskeltonus und schnellerer Ermüdung führen und so die positiven Effekte aufheben.

Akzentuierung

Das langsame Sprechen zusammen mit respiratorischen Einschränkungen kann sich limitierend darauf auswirken, einen Satz oder eine Sinneinheit ohne Atempause, d.h. auf eine Exspirationsphase zu sprechen. In so einem Fall haben Übungen zum Satzakzent oder zur Intonation keinen hohen Stellenwert, und man sollte sich auf Aufgaben zum Wortakzent beschränken. Die phonatorischen Einschränkungen bei spastischer Dysarthrie erlauben unter Umständen nicht viel Variationsmöglichkeit, um klare Betonungskontraste zu signalisieren. Akzentuierungsübungen bei spastischer Dysarthrie können verschiedene Ziele verfolgen. Gezieltes Betonen stimuliert nicht nur die phonatorische Aktivität sondern auch die artikulatorische Präzision.

> Die spastische Dysarthrie tritt selten isoliert auf, sondern ist meistens von motorischen Störungen des Rumpfs und der Extremitäten begleitet. Weil zwischen der Sprechmotorik und der Körpermotorik Wechselwirkungen bestehen und Sprechtherapie nicht nur im Sitzen stattfinden sollte, sollte die praktische Vorgehensweise auf einem umfassenden Behandlungsplan aufbauen. Die Behandlung sollte zudem davon geleitet sein, die muskulären und auch die psychischen Erregungsschwellen anzuheben. Alle beruhigenden und entspannenden Maßnahmen gelten diesem, aber auch dem Ziel, die Wahrnehmung für die körperlichen Vorgänge zu verbessern. Bei spastischer Dysarthrie können einzelne Bewegungsfunktionen ganz oder teilweise ausgefallen sein. Es ist davon auszugehen, dass sie sich wie strukturelle Defizite mehr oder weniger auf den gesamten Sprechvorgang auswirken und zu selbstorganisierenden Problemlösungsstrategien des motorischen Systems führen. Nonverbale Übungen haben auf diesem Hintergrund einen festen Stellenwert, indem versucht wird, gravierende motorische Ausfälle wiederherzustellen. Primär dienen sie jedoch dazu, nach dem Prinzip der phonetischen Ableitung artikulatorische Zielbewegungen wieder verfügbar zu machen. Nach der von uns vertretenen Auffassung besteht ein Kernproblem der spastischen Dysarthrie darin, dass analog zur Körpermotorik, normalerweise komplexe Bewegungen durch stereotype Bewegungs- und Haltungsmuster ersetzt werden. Für die Atmung ist der Rumpf der Haltungshintergrund, Stimme und Artikulation werden dazu noch von der Kopfhaltung bzw. von der Haltung des Unterkiefer beeinflusst. Haltung ist wie bei der Köpermotorik nicht statisch, sondern dynamisch und funktionell zu verstehen. Was wir von der spastischen Dysarthrie sehen/hören, ist gewissermaßen die Manifestation dessen, wie sich das sprechmotorische System mit dem Verlust feinmotorischer Fähigkeiten neu organisiert. Der Funktion des Unterkiefers wird in diesem Konzept eine Schlüsselrolle zugewiesen.

Schlaffe Dysarthrie

Therapierelevante Aspekte

Die Bewegungsstörungen der schlaffen Dysarthrie sind vor allem durch Verlust an Muskelkraft verursacht. In Abhängigkeit vom Ort und Ausmaß der Nervenschädigung sind einzelne Muskeln oder ganze Muskelgruppen betroffen. Bei totaler Unterbrechung der Nervenleitung (nur durch EMG-Untersuchung verifizierbar und daher unverzichtbar; leider eine sehr unangenehme Untersuchung für den Patienten) sind Übungen und Stimulationen zur Wiederherstellung der Bewegungsfähigkeit kontraindiziert. Ebenso wird bei ALS und Myasthenie von direkter Übungsbehandlung abgeraten (Duffy 2005, Yorkston 1995).

Je nach Grunderkrankung, Schädigungsmechanismus und Ausmaß der Nervenschädigung können einzelne oder mehrere Nerven betroffen sein. Meistens ist es möglich, die betroffene Struktur relativ genau zu lokalisieren und den Funktionsausfall zu bestimmen. Es liegt daher nahe, zu versuchen, die betroffene Struktur zu stimulieren und zu kräftigen. Aber wie schon im Zusammenhang mit den „zentralen" Dysarthrien der Nutzen von Kräftigungsübungen und das Beüben einzelner Funktionsgruppen bzw. von nonverbalen Bewegungen kontrovers diskutiert wird, so fehlt auch für die schlaffe Dysarthrie eine evidenzbasierte Behandlungsmethode (Duffy 2005, Freed 2000). Obwohl es keinen wissenschaftlichen Beleg dafür gibt, scheinen Patienten mit schlaffer Dysarthrie die geeigneten Kandidaten für einen Behandlungsansatz zu sein, durch das Beüben einzelner Bewegungsfunktionen Verbesserungen für das Sprechen zu erreichen. Es gibt Hinweise aus der physiotherapeutisch orientierten Fazialisbehandlung, dass das Stimulieren und Beüben nicht nur der betroffenen Struktur sondern auch anatomisch und funktionell benachbarter Muskeln sowie das Lernen von Entspannungs- und Atemtechniken eine Restitution begünstigen. Zwar ist das sprechmotorische System selbst nicht betroffen, sondern die gemeinsame Endstrecke für alle Funktionen (Reflexe, affektive Äußerungen, Schlucken und Sprechen), aber es ist aufgrund von Beobachtungen im Rahmen phonetischer Störexperimente nahe liegend, dass ein Ausfall einer relevanten Muskelfunktion zentrale Anpassungsreaktionen auslöst, die sich auf die sprechmotorische Reorganisation nicht nur lokal begrenzt, sondern weit reichend auswirken.

Durch periphere Nervenschädigungen verursachte, begrenzte Funktionsausfälle sind ab einem gewissen Schweregrad wie strukturelle Defizite zu bewerten. Entsprechend umfassend sollte auch die Herangehensweise in der Therapie konzipiert werden. Aufwand- und Nutzenanalysen gibt es ansatzweise für die Behandlung von peripheren Fazialisparesen. Danach ist auch bei der Behandlung von peripher bedingten Bewegungsstörungen mit langen (mehrere Monate) und intensiven Behandlungsdauern und unsicheren prognostischen Prädiktoren zu rechnen.

Swigert (1997) schlägt angesichts der ungeklärten Evidenzbasis einen pragmatischen Ansatz vor. Er teilt die behandlungswürdigen Patienten in 2 Gruppen, eine mit gravierenden und eine mit geringfügigen Ausfällen bzw. Kraftminderungen, ein. Bei der ersten Gruppe können nach Swigerts Erfahrung bereits leichte Verbesserungen einen großen funktionellen Zuwachs bewirken. Bei leichten Beeinträchtigungen kann der Betroffene die Übungen nach kurzer Anleitung selbstständig durchführen und den Aufwand, den er investieren will, auch selbst bestimmen. Kognitive Einbußen sind bei Patienten mit schlaffer Dysarthrie eher die Ausnahme. Daher sollte mit ihnen in der Regel ein zielgerichtetes und selbstverantwortliches Arbeiten gut möglich sein.

Suche nach dem Behandlungsschwerpunkt

Wenn mehrere Hirnnerven betroffen sind, muss eine genaue Analyse der phonetischen Parameter erfolgen, um die Auswirkungen auf Stimme, Artikulation und Prosodie zu bestimmen. Die Untersuchung und Beurteilung nonverbaler Bewegungen kann bei der Lokalisierung der für die phonetischen Auffälligkeiten verantwortlichen Struktur helfen. Nicht jede muskuläre Schwäche oder Bewegungseinschränkung wirkt sich auf das Sprechen hörbar aus. Selbst eine bilaterale Schädigung im Bereich der spinalen und thorakalen Nerven muss ausgedehnt sein, bevor Auswirkungen auf die Sprechatmung manifest werden. Unilaterale Ausfälle im Bereich von Unterkiefer, Lippen, Zunge und Gaumensegel sind nicht immer phonetisch relevant bzw. hörbar. Die Behandlungsbedürftigkeit muss im Einzelfall abgeklärt werden. Bei Schädigungen der Kehlkopfinnervation sollte die Therapieindikation und -planung in jedem Fall mit der ärztlichen Behandlung abgestimmt sein. Bei „bulbärer" ALS und Myasthenie gilt die Regel, von allen Behandlungsmethoden abzusehen, die zur Ermüdung der Muskeln führen. In erster Linie sollte herausgefunden werden, ob weniger betroffene Funktionen gestärkt und so die Symptome abgemildert werden können. In ausgewählten Fällen können indirekt laryngeale und supralaryngeale Funktionen durch effektive Atemtechniken unterstützt werden.

> Aufgrund der weit gestreuten Ursachen und z. T. selektiven Schädigungsmustern stellt sich klinisch die schlaffe Dysarthrie höchst uneinheitlich dar. Duffy (2005) spricht daher von den schlaffen Dysarthrien. Obwohl bei peripheren Schädigungen des Nervensystems die Zuordnung zur betroffenen Struktur und die Funktionsausfälle oft eindeutiger zu bestimmen sind, fehlen klare und evidenzbasierte Behandlungskonzepte. Dysarthrien infolge peripher bedingter Bewegungsstörungen sollten nicht nur defizitorientiert untersucht und behandelt werden. Genauso wichtig ist es, die erhaltenen Fähigkeiten und vorhandenen Stärken herauszufinden und entsprechend ihrer kompensatorischen und unterstützenden Möglichkeiten gezielt einzusetzen.

Atmung

Die Behandlung respiratorischer Störungen gehört primär in den Bereich der physiotherapeutischen Maßnahmen. Trotzdem können auch in der Sprachtherapie Übungen angesetzt werden, die auf eine vertiefte Einatmung, Ausatemverlängerung und erhöhten Anblasedruck zielen. In diesem Zusammenhang werden auch aktivierende und tonusaufbauende Maßnahmen vorgeschlagen, z. B. Stoß- und Zugübungen. In Fällen schweren exspiratorischen Kraftmangels kann versucht werden, ob die Einatmung durch eine Überstreckung der BWS und HWS möglich ist, um dann beim Ausatmen in entgegengesetzter Richtung in Flexion zu gehen und so den Exspirationsdruck zu erhöhen. Patienten entwickeln diese Technik oft von selbst.

Selbst wenn die Atmung nicht von einer Schädigung der Nerven betroffen ist, sollte man im Sinne der „Stärkenanalyse" in Betracht ziehen, ob mit einer Kräftigung der Atmung oder mit speziellem Einsatz der respiratorischen Kräfte eine Verbesserung der betroffenen Funktionen bewirkt werden kann. Mit erhöhtem Luftverbrauch aufgrund von laryngealer oder supralaryngealer Funktionsstörung geht meist eine vorzeitige Sprechermüdung einher. Diese kann mit einer gekräftigten Atemmuskulatur wenigstens teilweise aufgehalten werden. Bei ausgeprägten artikulatorischen und velaren Funktionseinschränkungen kann mit der „Blasebalgtechnik" eine manchmal erstaunliche Verbesserung erzielt werden.

Sie hat sich zur Kräftigung der abdominalen Muskulatur sowie als Kompensation für erhöhten Luftstrombedarf bewährt. Der Bauch wird dabei impulsartig eingezogen und sofort wieder losgelassen, sodass das Abdomen wie ein vorher zusammengedrückter Aufblasball in seine Ausgangslage zurückspringt. Dadurch entsteht je nach Kontraktionsstärke und -tempo ein mehr oder weniger kräftiger Ausatemimpuls. Der Ausatemimpuls verstärkt unwillkürlich die artikulatorische Präzision. Auf diese Weise kann ohne zusätzliche artikulatorische Anstrengung die Verständlichkeit erhöht werden. Der „Blasebalgimpuls" kann für den Moment einer Silbe oder eines Wortes ein schlaffes Gaumensegel zum velopharyngealen Verschluss bewegen. In der praktischen Anwendung wird jede Silbe mit dem „Blasebalgimpuls" gesprochen. Diese Technik kann auf das Sprechen von Sätzen ausgedehnt werden, wobei jedes Wort bzw. Silbe mit dem Ausatemimpuls zu sprechen ist. Das silbenweise Atmen verändert jedoch den natürlichen Sprechrhythmus und macht ihn skandierend. Die hier skizzierte kompensatorische Atemtechnik sollte bei progredienten Erkrankungen zu einem möglichst frühen Zeitpunkt eingeübt werden, damit sie bei zunehmender Verschlechterung und bei relativem Erhalt der Atemfunktion müheloser eingesetzt werden kann. Auch sollte zur Atemeinteilung angeleitet werden, wenn das Exspirationsvolumen eingeschränkt ist. Die Patienten mit schlaffer Dysarthrie bringen in der Regel gute kognitive Voraussetzungen mit, um kompensatorische Techniken erfolgreich anzuwenden.

Stimme

Die schlaffe Dysphonie ist von Heiserkeit bestimmt. Tonhöhen- und Lautstärkemodulation sind eingeschränkt. Sprechanstrengung und vorzeitige Stimmermüdung führen zum Pressen und zum Einsatz der Taschenfalten. Es wäre kaum verwunderlich, wenn LSVT in ausgewählten Fällen mit leichter Stimm- und Artikulationsstörung ausprobiert würde. Wer schon mit geeigneten Patienten gearbeitet hat, wird zumindest die Prinzipien des LSVT bereits versucht haben. Es erfolgen keine Erklärungen, was phonatorisch oder artikulatorisch gemacht werden soll, sondern es werden zielorientiert der Atemantrieb, die Lautstärke und die Akzentuierung gesteigert.

Eine andere und nach unserer Meinung auf die schlaffe Dysphonie anwendbare Vorgehensweise findet sich bei Kruse (2006). Sein Konzept der Funktionalen Stimmtherapie ist in einen „störungsspezifischen Stimmtherapieteil" und einen „störungsunspezifischen Stimmtherapieteil" gegliedert. Der erste Teil baut auf einer „kontrolliert einatmungsgesteuerten, gesamtkörperlichen Aktivierung" mit Stimmübungen auf Vokalbasis (keine Kombination mit Konsonanten) auf. Die Therapie ist intensiv, d.h. es soll zweimal täglich geübt werden. Der zweite, störungsunspezifische Stimmtherapieteil beinhaltet den Aufbau von Körpertonus, -haltung und -bewegung. Es wird betont auf die taktil-kinästhetische Wahrnehmungsfähigkeit und weniger auf die stimmhygienisch als riskant bezeichnete, auditive Kontrolle gesetzt. Kruse empfiehlt, unterstützend Reizstrom anzuwenden.

Duffy (2005) schlägt recht pragmatisch vor, Aktivitäten auszuprobieren, die normalerweise zum Glottisschluss führen, wie kontrolliertes Husten, Grunzen, Stöhnen und ganzkörperliches Anspannen, um so eine Kräftigung der Stimmbänder zu erreichen.

Artikulation

Die Auswirkungen einer peripheren Hirnnervenschädigung sollten durch eine sorgfältige phonetische Analyse des Sprechens insgesamt und nicht der Artikulation allein festgestellt werden. Eine Beurteilung der nonverbalen Bewegungen gibt wenig Aufschluss darüber, ob und wie gravierend das Sprechen betroffen ist. Die Behandlungsbedürftigkeit wird sich jedoch auch an Fragen orientieren, die mit dem Schlucken, den kosmetischen Aspekten und den subjektiv empfundenen Beeinträchtigungen zusammenhängen.

Über die therapeutische Vorgehensweise herrschen unterschiedliche Meinungen. Wie auch im Zusammenhang mit „zentralen" Dysarthrien diskutiert, gibt es Befürworter nonverbaler Übungen (Kräftigung!). Aber es gibt auch Zweifler, die vor allem dann keinen ausreichenden Sinn erkennen, wenn nicht nachgewiesen ist, dass die zur Verfügung stehende Kraft für die Lautbildung nicht ausreicht. Das stärkste Argument dagegen ist, dass Lippen und Zunge nur 10–20% und der Kiefer nur 2% der normal verfügbaren Kraft für die Artikulation einsetzen. Es bräuchte Kraftmesser, um diese Differenzierung in die klinische Praxis umzusetzen. Bei degenerativen Erkrankungen wird allgemein von exzessiver Übungsbehandlung abgesehen, weil sie eher zur Schwächung als zur Kräftigung beitragen würden (Duffy 2005, Yorkston 1995). Bei allen anderen Ätiologien sollte ein pragmatisches Vorgehen gewählt werden (Duffy 2005), das neben gezielten Artikulationsübungen auf moderates Kräftigungs- und Ausdauertraining im Bereich betroffener Strukturen setzt. Bei gravierenden Kraftminderungen sollte mit vorsichtig ausgeführten Dehn- und Widerstandsübungen ein Restitutionsversuch gemacht werden. Den Abschnitten zur Behandlung der einzelnen Artikulationsorgane können weitere Hinweise und Vorschläge zur spezifischen Stimulation und Beübung entnommen werden (S. 128 ff). Ergänzend dazu ist noch darauf zu verweisen, dass es vor allem im Versorgungsgebiet des Fazialisnervs zu unerwünschten Synergien und Massenbewegungen kommen kann. Diese treten meist nach nervenplastischen Operationen auf (Anastomosen) und sind Folge von Fehlaussprossungen der regenerierenden Axone. Es können sich aber auch („spastische") Kontrakturen sowie Mit- und Massenbewegungen in den nichtbetroffenen bzw. kontralateralen Muskelbereichen entwickeln.

An der Universität von Nijmegen wurde vor 20 Jahren ein physiotherapeutisches Behandlungskonzept für die Fazialislähmung entwickelt („Mime", Beurskens u. Heymans 2004), das Massage, Muskeldehnung, aktive Übungen zur Koordination beider Gesichtshälften (langsame und gering auslenkende Bewegungen, Artikulation, Mimik) enthält. Weiterer Bestandteil sind Atem- und Entspannungsübungen sowie spezielle Entspannungsübungen für die Gesichtsmuskulatur. Die Autoren berichten von konsistenten Verbesserungen nach Behandlungsdauern von 3–5 Monaten.

Im deutschsprachigen Raum finden vor allem Behandlungsprogramme, die nach dem PNF-Prinzip arbeiten großen Anklang bei den Therapeuten. Die Wirksamkeit dieser und vergleichbarer Behandlungsmethoden ist noch nicht ausreichend belegt.

Eine Lähmung des Gaumensegels ist nach den evidenzbasierten Therapieleitlinien (Yorkston 2001) durch Stimulations- und Übungsbehandlung nicht entscheidend zu verbessern. Nachweisbare Verbesserungen für das Sprechen sind durch Anpassung einer Gaumensegelprothese zu bewirken. Eine Gaumensegelprothese ist eine kompensatorische Maßnahme, Funktionsverbesserungen im Sinne einer Reinnervierung sind davon kaum zu erwarten.

Prosodie

Je nach Ausprägung der artikulatorischen, phonatorischen und respiratorischen Beeinträchtigungen sind unter anderem auch Veränderungen im Sprechtempo, der Flüssigkeit, der Betonung und Intonation zu beobachten. Im Rahmen der funktionsspezifischen Übungen sollten auch prosodische Aspekte berücksichtigt werden. Der Einsatz prosodischer Übungen sollte in jedem Fall erwogen und ausprobiert werden, wenn bleibende artikulatorische oder phonatorische Symptome zu erwarten sind. Eine lebendige und variantenreiche Ausdrucksform relativiert die Auffälligkeiten und steigert die Verständlichkeit.

> Je nach Schädigungsmechanismus ist eine schlaffe Dysarthrie durch selektive Ausfälle bestimmter Muskeln oder aber durch mehr generalisierte Einbußen, einen oder mehrere Funktionskreise betreffend, gekennzeichnet. Im Vordergrund steht ein Verlust an Kraft und Muskeltonus. Bei der Wahl der Behandlungsmethoden ist zu berücksichtigen, ob eine degenerative Erkrankung (ALS, Myasthenie) vorliegt. Bei diesen Erkrankungen sollten vorrangig Maßnahmen gewählt werden, die nicht zur Ermüdung des motorischen Systems führen. Bei allen anderen Ätiologien bieten sich Maßnahmen an, die dem Tonus- und Kraftaufbau (z. B. PNF) dienen. Die Literatur zur Behandlung von Schluckstörungen bietet dazu Anregungen und praktische Übungshinweise (z. B. Bartolome et al. 2006, Hotzenköcherle 2003). Es sollte ergänzend zur spezifischen Beübung der gestörten Funktionen versucht werden, kompensatorische Maßnahmen, z. B. verstärkt die Atmung oder prosodische Elemente, unterstützend einzusetzen.

Ataktische Dysarthrie

Therapierelevante Aspekte

Bei ataktischer Dysarthrie stehen eigentlich anders als bei paretischen Dysarthrien alle Bewegungsfunktionen zur Verfügung und sind dem willentlichen Zugriff zugänglich. Jedoch oszillieren die Muskelkontraktionen mit zu großen, aber auch mit zu kleinen Ausschlägen um die „Ideallinie". Ataktische Sprecher haben Probleme, Vorgaben und Aufgabenstellungen umzusetzen. Sie zeigen beim Imitieren fast apraktisch anmutende Abweichungen, und sie sind sich darüber unsicher, wie sie bestimmte sprechmotorische oder nonverbale Aufgaben ausführen sollen. Auch die Qualität ihrer momentan erbrachten Leistung können sie nicht so gut abschätzen. Beim Erlernen von Techniken und Strategien wirken ihre Handlungen oft vorschnell und ohne genauen Plan (Beobachtungen, die auch Physiotherapeuten berichten). Im Unterschied zu Patienten mit paretischen Einschränkungen können sie eigentlich jeden Laut formen, aber sie müssen erleben, wie ihnen der Sprechvorgang buchstäblich entgleitet. Sie können nicht „voraussehen", wie ihnen im nächsten Moment der artikulatorische Vorgang oder das Zusammenspiel von Atmung und Stimme außer Kontrolle gerät und „verunglückt".

Patienten mit dieser Dysarthrie zeigen selten eine selbstständig angeeignete, bewusste Strategie im Umgang mit ihrer Störung. Selbst wenn sie durch eine laute, manchmal fast brüllende und aggressiv wirkende Stimme auffallen, müssen sie erst durch andere darauf aufmerksam gemacht werden. Eine einmalige verbale Rückmeldung genügt jedoch nicht, um eine Wahrnehmung für das eigene Verhalten und eine entsprechende Änderung zu bewirken. Ähnlich wie Hörbehinderte sind sie darauf angewiesen, immer wieder Rückmeldung zu bekommen, um ein für die Situation adäquates Verhalten zu erlernen. Vermutlich ist auch für andere Aspekte dieser Sprechstörung ein Wahrnehmungsdefizit anzunehmen.

Der Vergleich mit Sprechstörungen bei Schwerhörigkeit ist nicht zufällig. Einige der Sprechauffälligkeiten gleichen in verblüffender Weise denen bei ataktischer Dysarthrie. Die Sprechatmung zeigt Parallelen, wie linguistisch unpassende Atempausen, variable inadäquate Inspirationstiefe, übermäßigen Atemaufwand und Luftverbrauch, paradoxe Atembewegungen sowie Unterbrechungen des Sprechens, währenddessen die Atmung nicht angehalten wird, sondern Luft entweicht (Forner u. Hixon 1997). Des Weiteren wird die Koordination mit der laryngealen und supralaryngealen Luftstromsteuerung als ineffizient beschrieben, sodass hier ein zusätzlicher Luftverlust entsteht. Auch prosodisch sind sich beide Sprechstörungen ähnlich. Schwerhörige tendieren auch zu skandierendem, die Silben gleichmäßig betonendem Sprechrhythmus. Forner u. Hixon führen die Sprechauffälligkeiten bei den Hörbehinderten auf 3 sich akkumulierende Faktoren zurück:
- gestörte Satzplanung (abnormal linguistic programing)
- gestörte respiratorische Kinematik
- Koordinationsstörung

Das skandierende Betonen wird als kompensatorische Strategie interpretiert, um die Koordination der sprechmotorischen Subsysteme zu bewältigen. Möglicherweise konnte sich aufgrund des fehlenden auditiven Inputs während des Spracherwerbs die zerebelläre Kontrolle der Sprechmotorik nicht normal entwickeln. Neuroanatomisch wäre aufgrund der aufsteigenden olivoponto- sowie thalamozerebellären Bahnen (Kap. 3) ein solcher Zusammenhang denkbar. Diese Sichtweise auf die ataktische Dysarthrie angewandt, würde das eine oder andere Phänomen auch als Störung der afferenten Verarbeitung (im Sinne unbewusster Wahrnehmung) bewerten.

Duffy (2005) konstatiert in Übereinstimmung mit anderen Autoren, dass ataktische Patienten in ihren verbalen Äußerungen nichtaphasische sprachliche Auffälligkeiten zeigten (Kap. 3), die möglicherweise auf einen ähnlichen Mechanismus wie im Falle der Hörbehinderten zurückzuführen sind.

Suche nach dem Behandlungsschwerpunkt

Auch bei der ataktischen Dysarthrie sind die einzelnen Muskelsysteme unterschiedlich von der Störung betroffen und verursachen dadurch interindividuelle Unterschiede. Im Unterschied zur spastischen Dysarthrie, wo die Bewegungseinschränkungen vergleichsweise klar bestimmt werden können, ist es bei dieser Störung nicht einfach, die Problemfelder im Bereich der Atmung, Stimme, Artikulation und Prosodie herauszuarbeiten (Tab. 7.15). Die nonverbalen Bewegungen lassen bis auf eine Variabilität bei Wiederholungen selten eindeutige Ausfallmuster erkennen und geben daher wenig Hinweis. In manchen Fällen zeigen sich bei der Abprüfung der vertikalen Unterkieferbewegungen Unflüssigkeiten, Asymmetrien, auffälliges Beschleunigen bzw. Abbremsen (Rebound-Phänome) und Mitbewegungen (bis zum Grimassieren) der perioralen Muskeln, die als ataktisch interpretiert werden können (Dysphagie ist normalerweise keine assoziierte Störung; Duffy 2005).

Der Aspekt der Körpermotorik und Haltung spielt eine gewichtige Rolle, wenn bereits im Sitzen das Gleichgewicht ein Problem ist oder wenn ein ausgeprägter Tremor, z. B. im Schulterbereich oder Kopfbereich, die laryngeale und respiratorische Aktivität stört. Im Bezug auf die Atmung ist mit paradoxen und zu flachen Atembewegungen

Tab. 7.15 Behandlungsschwerpunkte bei ataktischer Dysarthrie.

Symptom	Primäre Ursache	Behandlungsschwerpunkt
überlaute Sprechstimme unwillkürliche Tonhöhen-/Lautstärkeänderungen	gestörte Luftstromdosierung Tremor im Schulter-, Arm- oder Kopfbereich instabiles Gleichgewicht, Ataxie der Rumpf- und Halsmuskulatur	respiratorische Kontrolle Koordination Atmung und Stimme Haltungskorrektur
Stimmzittern	laryngealer/velopharyngealer Tremor	unangemessene kompensatorische Reaktionen (z. B. übermäßiges laryngeales Pressen) vermeiden
Atemvorschub	gestörte Koordination von Atmung und Stimme	Koordinationsübungen zu Atmung, Stimme und Artikulation
phonetisch entstellte Konsonanten und Vokale	zeitlich-räumliche Fehlsteuerung der Artikulatoren übermäßiger Kraftaufwand gestörte Luftstromdosierung velopharyngealer Tremor	artikulatorische Übungen (phonetisches Sequenzieren) Koordinationsübungen zu Atmung, Stimme und Artikulation
Akzentuierungsfehler gestörter Sprechrhythmus übersteigerte oder stereotype Intonation schleppendes Sprechtempo	mangelnde artikulatorische Flexibilität unregelmäßige artikulatorische (silbische) Bewegungsabfolgen gestörte Luftstromdosierung oder reduzierte laryngeale Flexibilität langsamere motorische Prozesse kompensatorische Strategie	Wahrnehmungstraining artikulatorische Übungen Akzentübungen Koordinationsübungen zu Atmung, Stimme und Artikulation artikulatorische Übungen Akzentuierungsübungen

sowie mit wenig geschmeidigen, ungleichmäßigen, undosierten Exspirationsbewegungen zu rechnen. Beschrieben werden in diesem Zusammenhang Atemvorschub, unwillkürliche Tonhöhen- und Lautstärkeänderungen, überlaute Sprechstimme sowie mit zu viel Druck und Kraft gebildete Konsonanten. Die primären, nicht vorrangig respiratorisch motivierten phonatorischen Symptome sind eingeschränkte Tonhöhenmodulation, variable Stimmqualität und Stimmtremor. Unsystematische phonetische Entstellungen haben ihre primäre Ursache in zeitlicher Fehlsteuerung („temporal dysregulation") und fehlerhaftem Positionieren („positioning errors") der Artikulatoren (Kent et al. 1998). Aber auch unangemessener Anblasedruck, laryngeale Timingfehler und pharyngealer Tremor können beteiligt sein. Die prosodischen Auffälligkeiten, wobei im Vordergrund die Akzentuierungsfehler, das schleppende Sprechtempo und die bizarr übersteigerte aber auch stereotype Intonation stehen, sind in ihren Zusammenhängen oft schwer auf eine einzelne Ursache zurückzuführen. Es fällt übrigens nicht immer nur dem Therapeuten schwer, die prosodischen Auffälligkeiten auf den entscheidenden Mechanismus zurückzuführen. Die von ataktischer Dysarthrie betroffenen Patienten hören oft nicht, wenn sie den Akzent in einem Wort oder Satz falsch setzen. Selbst wenn die Therapeutin ihre falsche Version wiederholt oder man ihnen die Tonbandaufnahme ihrer Äußerung vorspielt, können sie den Fehler oft nicht erkennen. Ein Hör- und Selbstwahrnehmungstraining verbessert manchmal die Situation.

Dysdiadochokinese ist ein typisch ataktisches Phänomen, das sich in alternierenden Bewegungen des Unterkiefers, der Lippen und der Zunge zeigen kann. Sowohl nonverbale Wechselbewegungen als auch Silbenwiederholungsaufgaben sind keine relevanten Übungen, um die sprechmotorischen Probleme zu beseitigen. Die Silbenwiederholungen könnte man als paraverbale Übungen auffassen, die sich dazu eignen, beim Patienten ein Problembewusstsein für seine instabilen sprechmotorischen Leistungen zu vermitteln.

Frikativ- und Tonhalteaufgaben zeigen pulmonale Dosierungsstörung, Probleme mit der Tonhöhen- und Lautstärkekontrolle sowie Tremor und Myoklonien an. Sie eignen sich als einfache Koordinationsübung. An ihnen kann zudem demonstriert werden, auf welche Fähigkeiten es beim Sprechen ankommt. Es wird bei ataktischer Dysarthrie mit nonverbalen (Halteaufgaben) bzw. paraverbalen Übungen (Silbenwiederholen) vermutlich kaum eine grundlegende Veränderung der Pathomechanismen erreichbar sein. In den nachfolgenden Abschnitten zur Atmung wird jedoch auf die potenzielle Wertigkeit solcher Übungen weiter eingegangen.

> Die Behandlungsschwerpunkte bei ataktischer Dysarthrie richten sich nach der Symptomatik (Tab. 7.15) und danach, wie die einzelnen sprechmotorischen Funktionskomponenten an der Gesamtstörung beteiligt sind. Außer bei gemischter (z. B. ataktisch-spastischer) Dysarthrie sind keine paretischen oder durch Schwäche bedingten Bewegungseinschränkungen zu berücksichtigen. Die Dissoziation zwischen nonverbaler Bewegungscharakteristik, der Schluckfunktion und der Symptomatik der Sprechstörung ist in der Regel ausgeprägter als bei den paretischen Dysarthrieformen. Dies gilt selbstverständlich nicht für assoziierte Störungen wie Tremor. Er kann alle Funktionen einschließlich des Schluckens betreffen. Die Vorschläge zur Therapie der ataktischen Dysarthrie beinhalten überwiegend Maßnahmen, die direkt das Sprechen beeinflussen (Duffy 2005). Je nach Ausprägung sind auch Korrekturen der Körperhaltung und der Atmung sinnvoll. Beobachtungen in der Arbeit mit ataktischen Patienten lassen Probleme mit der Planung und der Wahrnehmung bzw. der Selbstbeurteilung von motorischen Handlungen annehmen.

Haltungskorrektur

Die Fachliteratur berührt die Frage der Körpermotorik und der Haltung im Zusammenhang mit ataktischer Dysarthrie kaum. Dies erstaunt umso mehr, als konstatiert wird, dass die Symptomatik der ataktischen Dysarthrie mitunter stark von posturalen und respiratorischen Einschränkungen bestimmt sein kann und diese häufig einen Behandlungsschwerpunkt bilden (Dworkin 1991, Freed 2000). Patienten mit Rumpfataxie und Gleichgewichtsproblemen tendieren zu Kompensationen, indem sie die kritischen Bereiche Hüftgelenk und HWS „fixieren". Laut Freivogel (1997) zeigen Patienten mit „klassischer" Ataxie eher einen verminderten Muskeltonus, wohingegen bei „myoklonen Formen" der Hypertonus überwiege. Dieser Hypertonus sei jedoch nicht als Spastik zu werten, sondern sei eine Stabilisierungsreaktion auf ungewollte Muskelausschläge. Auf die möglichen Auswirkungen einer unflexiblen HWS auf die Bewegungen des Unterkiefers wurde in den Abschnitten zum Unterkiefer hingewiesen. Die wichtigsten Maßnahmen gelten dem Ziel, die kompensatorischen, proximalen Anspannungen zu reduzieren und Kokontraktionen, die aus einer Überforderungssituation resultieren, zu vermeiden. Bei Patienten, für die das freie Sitzen keine Selbstverständlichkeit darstellt, sollte daher besonders auf angemessene Unterstützungsflächen geachtet werden. Ataktische Patienten „vergessen", wenn sie ihre Sitzposition verändern, eine möglichst breite Unterstützungsfläche (Abb. 7.5) wieder herzustellen. Sie benötigen daher über einen langen Zeitraum Schulung und Hinweise. Die ataktische Bewegungsstörung äußert sich als Störung der Gleichgewichtserhaltung und der Bewegungskoordination. Die Gleichgewichtsreak-

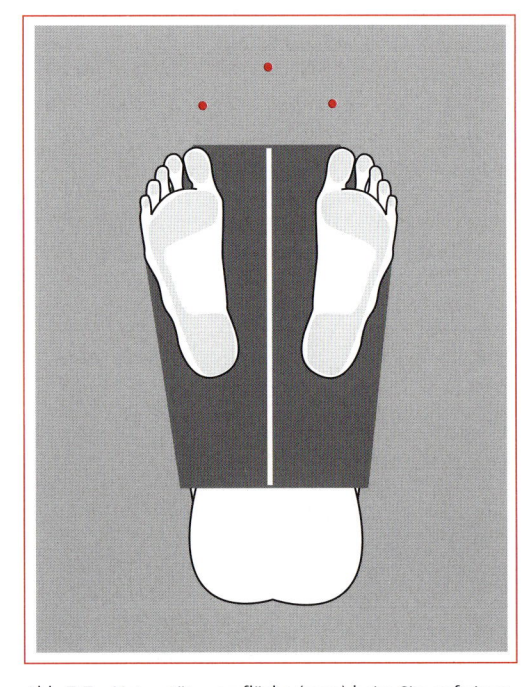

Abb. 7.5 Unterstützungsfläche (grau) beim Sitz auf einer Bank (nach Klein-Vogelbach 1984).

tionen sind überschießend und von Kokontraktionen sowie erhöhter Muskelanspannung begleitet. Je geringer die Anforderungen zur Gleichgewichtserhaltung desto geringer auch die Anspannung. Ataktische Patienten, in besonderem Maß beim Auftreten von Myoklonien, neigen zu Anspannung im Schultergürtel- und Halsbereich und infolgedessen zu gepresster Stimme. Als Gegenmaßnahme kann eine möglichst große Unterstützungsfläche hergestellt werden. Die Füße sitzen vor den Knien breitspurig auf. Das Becken steht in Flexion und der Rücken in Extension. Um eine möglichst intensive Interaktion mit den unterstützenden Flächen herzustellen, sollten auch die Unterarme auf einem Tisch gelagert sein. Der Patient sollte lernen, nach Positionsänderungen, von sich aus immer wieder bewussten Kontakt zu den unterstützenden Flächen herzustellen.

Bei entsprechendem Schweregrad bindet die Ataxie bei manchen Patienten möglicherweise viel motorische und kognitive Kapazität mit negativen Auswirkungen auf die Sprechleistung und begleitende Handlungen. Es fällt immer wieder auf, dass ataktische Patienten keinen optimalen Handlungsplan haben. Sie agieren wenig vorausschauend und vorschnell. Beim Trainieren alltäglicher Kommunikationssituationen, wie dem Telefonieren, sind Patienten mit Ataxie der oberen Extremitäten besonders gefordert und benötigen oft systematische Anleitung zur Bewältigung der Situation. In manchen Fällen empfiehlt es sich, mit dem Patienten einen Handlungsplan zu entwerfen. Dies sieht vielleicht so aus, dass die benötigten Gegenstände (Telefon, Schreibgerät) im Greifraum vorher so angeordnet werden, dass sie leicht erreichbar und bedienbar sind, dass etwa Notizen (zum Gesprächsverlauf oder -vorstrukturierung) vorher geschrieben werden. Es hat sich bewährt, die einzelnen Handlungsabschnitte durchzuspielen und einzelne Handgriffe zu fraktionieren.

Wenn ein Patient auf einen Rollstuhl angewiesen ist, sollte er in der Sprechtherapie möglichst auf einen normalen Stuhl wechseln, nicht zuletzt, um ihm mithilfe der Armauflage am Tisch eine größere Unterstützungsfläche zu bieten. Die meisten Rollstühle bedingen eine für die Atemtätigkeit ungünstige Rumpfhaltung (Kyphose oder Hyperextension). Der Transfer eines ataktischen Patienten vom Rollstuhl auf einen normalen Stuhl kann ein Unterfangen sein, das Technik auch vonseiten des Sprachtherapeuten erfordert.

Bei schwerer Rumpfataxie geht die Aufrechterhaltung der Sitzbalance mit erhöhter Anspannung und vermehrter Kokontraktion einher. Die liegende Position (maximale Unterstützungsfläche) kann eine Entlastung und Entspannung herbeiführen. Das Behandeln im Liegen verfolgt mehrere Zwecke. Es soll den Einfluss der kompensatorischen Anspannung auf die Sprechfunktionen differenzieren und es kann die Wahrnehmung des Patienten für die Atemtätigkeit und auch für die Stimme verstärken.

Atmung

Je mehr willentliche Kontrolle zur Bewältigung einer Aufgabe gefordert ist, desto schwieriger kann sich deren Umsetzung für ataktische Patienten gestalten. Man sollte deshalb nur dann in bestimmte Aufgaben Zeit investieren, wenn relevante Fortschritte bei ihrer Durchführung zu sehen sind. Dies betrifft insbesondere Aufgaben, die der Korrektur unökonomischer Atemmuster (paradoxe Atmung, Hochatmung, Atemvertiefung, Atempausen) dienen. Die Arbeit an der Atmung sollte den Patienten in die Lage versetzen, seine Atmung besser mit den Sprechaktivitäten zu koordinieren. In ähnlicher Weise sind auch Aufgaben einzusetzen, bei denen die verlängerte Exspiration mit dem Halten von Vokalen und Strömungslauten trainiert wird. Es sollte schon nach wenigen Versuchen geklärt sein, ob mit den einzelnen Aufgaben ein Potenzial geweckt werden kann, um Atmung mit Stimme oder Artikulation genauer zu koordinieren. Dies ist jedoch nicht der einzige Grund, warum nichtsprachliche Aufgabenstellungen und Übungen sinnvoll eingesetzt werden können. Ataktische Patienten erleben oft den Verlust der Bewegungskontrolle besonders schmerzlich. Durch Lernzuwachs und erfolgreiches Bewältigen von einfachen motorischen Aufgaben gewinnen sie Selbstvertrauen und Motivation hinzu. Die relevanten Aufgaben müssen durch sorgfältiges Auswählen und umsichtiges Ausprobieren gefunden werden. Tab. 7.16 gibt einen Überblick über Symptome und Behandlungsschwerpunkte.

Atemübungen, bei denen nicht gesprochen wird, sind als Wahrnehmungs- und Vorübung zu verstehen, um bestimmte Techniken in nachfolgende Sprechübungen zu übernehmen. Manche Therapeuten versuchen, die Atembewegung taktil zu lenken, indem sie die eigene Hand oder die des Patienten auf die „zu beatmende" Region legen (Swigert 1997). Das Anlegen der Patientenhand

Tab. 7.16 Übungen zur Haltung und Atmung.

Bereich	Symptome	Maßnahme
Sitzhaltung	Beckenkippung lordosierte LWS kyphosierte BWS extendierte HWS	aufgerichtete Beckenstellung gut ausbalanciert über der Unterstützungsfläche aufgerichtete BWS Armauflage auf dem Tisch
Koordination der Atemmuskeln	paradoxe Atmung	langsames und kontrolliertes Ein- und Ausatmen Atemschnüffeln (evtl. mit einseitigem inspirator. Nasezuhalten) Ausatmen mit Lippenbremse, Vokal, Strömungslaut (evtl. Atemübungen in Rücken- oder Bauchlage zur Wahrnehmungsschulung, Entspannung und Hemmen der Atemhilfsmuskeln) begleitende passive Maßnahmen (taktiles Lenken der Atembewegungen) Reihen sprechen
Koordination der Atemphasen	Atemvorschub unökonomische Sprechpausen	volle Einatmung, Atem anhalten, ausatmen, Atem anhalten (bis zu 3 Wiederholungen) sakkadiertes Ein- und Ausatmen: einatmen – Pause – einatmen – Pause, ausatmen – Pause mit /p/-Verschluss – ausatmen – /p/ Wörter mit Plosiven, Reihen, Sätze sprechen und an vorgegebenen Stellen stoppen ohne Zwischenatmung
Regulation der Atemtiefe und des exspiratorischen Luftstroms		gleichmäßig Ausatmen auf Vokal, Nasal oder Strömungslaut Reihen, Gedichte, Sätze sprechen mit Vorgabe der Länge der Sprecheinheiten Stimulation von Äußerungslängen, die den respiratorischen Fähigkeiten angepasst sind, durch strukturierte Dialoge

oder das bewusste und gezielte „Hinatmen" kann indes die Ataxie bzw. die reaktive Anspannung sowie paradoxe Bewegungen verstärken. Es soll mit der taktilen Stimulation vorrangig das Empfinden für tiefe Atembewegungen und einen gleichmäßigen Atemrhythmus vermittelt werden. In Kombination mit Tonhalte- und Frikativhalteaufgaben kann die Beziehung zwischen Atembewegung und akustischem Ergebnis intensiver wahrgenommen werden. Halteaufgaben eignen sich auch, um das langsame und gleichmäßige Ausatmen zu trainieren. Unregelmäßiger Luftstrom gilt als eines der wesentlichen Symptome der ataktischen Atmung. Wenn die Ausatmung auf Vokal und Strömungslaut müheloser und ohne Pressen gekonnt wird, kann das sakkadierte Atmen probiert werden. Mit dieser Übung soll die Fähigkeit zur willentlichen Steuerung der Atembewegungen verbessert werden. Ataktische Patienten neigen dazu, ungeachtet des Stimm- oder Artikulationseinsatzes und der syntaktischen Struktur die Atembewegungen zu beginnen oder zu stoppen. Beim sakkadierten Ausatmen kann je nach artikulatorischer Fertigkeit, der Lippen- oder Zungenplosiv gewählt werden, um die Ausatmung anzuhalten. Lippenverschlüsse eignen sich grundsätzlich besser. Zu dieser Übung atmet der Patient voll ein und atmet auf „p-p-p-p-p-p" aus. Die Stauung vor dem Aufsprengen darf nicht zu stark werden, um laryngeale Koaktivierung zu vermeiden. Zunächst erfolgen nur 2 oder 3 Stöße, die Verschlüsse sollen bis zu 2 Sekunden gehalten werden, bis wieder ein Impuls erfolgt. Darauf aufbauend werden Wörter und Sätze nach dem gleichen Prinzip gesprochen. Beispiel: Einatmen – Atempause (z.B. Lippenschluss) – Sprechen: „P:ap:a , P:upp:e, Hup:e" oder „P:et:er p:ut:zt d:ie Ap:oth:ek:e". Nur an den Plosiven wird die Verschlussphase für einen Moment gehalten, sonst sollen keine Pausen entstehen. Dasselbe Vorgehen kann auch auf Texte angewendet werden. Es muss dabei nicht an jedem Plosiv gehalten werden. Man kann die Stellen im Text markieren, wo die Sakkadierpause gemacht werden soll.

Verkürzte Exspirationsdauer, zu tiefes oder zu flaches Einatmen, Überziehen der Atemruhelage oder unwillkürliche Lautstärkeänderungen sind alles Merkmale der ataktischen Atemstörung, die auf instabile sensomotorische Steuerungsmechanismen sowie Störungen des Timings, der Koordination und der Propriozeption (Duffy 2005) zurückgeführt werden. Halteaufgaben stellen Vorübungen dar, um die motorischen Fertigkeiten zur Regulation der Atemtiefe, der Exspirationsdauer sowie der Erzeugung eines gleichmäßigen akustischen Signals (Vokale und Strömungslaute) beim Sprechen zu verbessern. Ein gezieltes Trainieren zur Verlängerung der Ausatmungsdauer ist dann angezeigt, wenn sie in der klinischen Befunderhebung deutlich unter 12 Sekunden liegt. Meist liegt es zusätzlich am langsamen Sprechtempo, dass eine komplexe Äußerung nicht auf eine Exspiration gelingt. Da es für den Transfer von Halteaufgaben zum Sprechen keine Evidenz gibt, sollte man selbstverständlich immer zuerst prüfen, ob mit Sprechaufgaben und entsprechenden Anweisungen die Variablen Atemtiefe, Timing, Exspirationsdauer, gleichmäßige Lautstärke, Pausieren mit und ohne Zwischenatmung trainiert werden können. Geeignet sind anfangs Reihensprech- und Zählaufgaben. Die Exspirationslänge bzw. Silbenzahl wird entsprechend dem Zuwachs an Atem- und Koordinationsleistung gesteigert. Natürlich können weder die Therapeutin noch der Patient auf alle Aspekte des Atmens gleichzeitig achten. In der Regel wird man eine Reihenfolge planen, die sich an den physiologischen Gegebenheiten orientiert. Eine Zielhierarchie könnte folgendermaßen aussehen:

- zuerst auf die Einatmungstiefe,
- zweitens auf das Stoppen bei Erreichen der Atemruhelage,
- drittens auf die Gleichmäßigkeit (Lautstärke),
- zuletzt auf die Steigerung der Exspirationsdauer achten.

Später wird mit Gedichten und vorgefertigten Sätzen oder Texten der Schwierigkeitsgrad gesteigert. Aufgrund von Augenmotilitätsstörungen kann Lesen bei ataktischer Dysarthrie eine zusätzliche Erschwernis darstellen (z.B. gestörte Blicksakkaden oder Fixation, Verlust der Zeile, Doppelbilder) und die Aufmerksamkeit von der eigentlichen Aufgabe abziehen. Geeignete Schriftgröße (bei Zeilenverlust die jeweils unteren Zeilen abdecken) sowie Platzierung des Papiers (evtl. auf Leseständer, um die Kopfhaltung nicht ungünstig zu beeinflussen) sind zu beachten. Die Texte sollten so gedruckt sein, dass Markierungen (Pausen, Bindungszeichen usw.) gut leserlich einzufügen sind.

Möglicherweise spielen Störungen der Sprach-/Sprechplanung eine Rolle. Es wäre nicht weiter verwunderlich, dass einige der genannten Auffälligkeiten (verkürzte Exspirationsdauer, Sprechen auf Restluft, zu tiefes oder zu flaches Einatmen, Überziehen der Atemruhelage) teilweise darin ihre Ursache haben. Die Äußerungslänge, die syntaktische Struktur sowie paralinguistische (prosodische) Inhalte müssen normalerweise dem motorischen System „zugespielt" werden, damit vor dem eigentlichen Sprechbeginn die physiologischen „Atmungsparameter" schon adäquat eingestellt sind. Dieser linguistisch-phonetische Planungsprozess scheint bei der ataktischen Dysarthrie ein Problem zu sein. Nicht zuletzt deshalb, aber auch aus lerntheoretischer Sicht sollten die natürliche Sprachproduktion bzw. dialogische Aufgaben einen Übungsschwerpunkt einnehmen. Man sollte mit einer einfachen Anforderungsstufe beginnen. Es eignen sich Frage-Antwort-Schemata oder Satzergänzungsaufgaben, bei denen der Patient einen Teil der Frage echolaliert bzw. ein Sprichwort ergänzt (Beispiel: T: „Sind Sie in Berlin daheim? P: „Nein, ich bin in München daheim."; „Morgenstund…" „…hat Gold im Mund"). Auch Benenn- oder Umschreibungsaufgaben erlauben einfache Satzkonstruktionen (Beispiel: Der Patient soll die Gegenstände im Zimmer als Rateaufgabe beschreiben, „es ist länglich und aus Metall"). Es gibt noch viele andere Möglichkeiten über strukturierte Aufgaben, Äußerungen mit einem bestimmten Grad an Komplexität und Länge zu stimulieren.

Stimme

Obwohl die ataktische Dysarthrie vor allem auch an der Stimme festgemacht wird, spielt sie als Behandlungsschwerpunkt in den Lehrbüchern eine eher untergeordnete Rolle. Im Vordergrund stehen Ansätze, die eine motorische Änderung im Bereich der Atmung und der Prosodie suchen. Die Symptome der ataktischen Stimme äußern sich vor allem in den Bereichen Stimmstabilität, -qualität und Lautstärke. Ein Patient mit dieser Sprechstörung ist häufig vor allem durch seine unkontrolliert laute Sprechstimme identifizierbar. Hört man ihn aus einer gewissen Distanz im Gespräch mit anderen, so denkt man vermeintlich, dass da jemand sehr erregt ist oder sich gar streitet. Tatsächlich kann bei diesen Patienten durch eine geringe Erregung die Lautstärke ziemlich außer Kontrolle geraten, und nicht selten kommt ihnen dieses Verhalten gar nicht zu Bewusstsein. Häufig wird die ataktische Stimme als rau oder als rau und gepresst charakterisiert. Als Ursache für die unkontrollierte Lautstärke und die auffällige Stimmqualität dürften sowohl primär laryngeale aber vor allem auch respiratorische Steuerungsdefizite in Betracht kommen. Als weitere therapierelevante Symptomatik sind noch abrupte Wechsel der Sprechstimmlage (ähnlich wie bei Mutationsstimme), unwillkürliche Tonhöhen- und Lautstärkeänderungen, dazu im Kontrast stehend Einschränkungen der willentlichen Tonhöhen- und Lautstärkeänderungen (Flüstern ist manchmal unmöglich) sowie Stimmzittern (Tremor) zu erwähnen.

Lautstärkekontrolle

Lautes Sprechen kann kommunikativ sehr störend sein. Selbst Angehörige, denen der physiologische Zusammenhang mehrfach erklärt worden ist, missdeuten die Stimmung oder die Absicht hinter diesem Verhalten. Unglücklicherweise nimmt der Betroffene seine Stimme – trotz normaler Hörschwellen – oft nicht als unangemessen laut wahr. Das Abspielen seiner Sprechweise vom Tonband oder Video wird nicht selten mit Unverständnis und Ablehnung quittiert. Bessere Erfahrungen wurden mit einer nicht weniger drastischen Vorgehensweise gemacht. Dazu spricht die Therapeutin in der gleichen Lautstärke wie sein Patient. Das muss nicht zwangsläufig den Patienten davon überzeugen, dass er selbst tatsächlich so laut spricht. Erst die Objektivierung mittels eines Schallpegelmessers erzielt letztlich die volle Überzeugung.

Bevor nun ein Training zur Lautstärkekontrolle begonnen wird, hat es sich bewährt, eine „Kalibrierung" vorzuschalten. Dazu spricht die Therapeutin mit verschiedenen Lautstärken bei 100 cm Abstand in das Mikrofon des Messgeräts, während der Patient die Schallpegel am Messgerät abliest. Im nächsten Schritt darf der Patient die Messwerte nicht mehr ablesen, sondern er soll sie schätzen.

Anschließend bekommt er den Messwert mitgeteilt. Schon nach 3–4 zwanzigminütigen Trainingseinheiten haben die meisten Patienten eine Trefferquote von über 80%, wo sie mit ihrer Schätzung mit weniger als 5 dB daneben liegen. Es hat sich gezeigt, dass dieses Wahrnehmungstraining dazu verhilft, die eigene Sprechlautstärke treffender zu bewerten. Das eigentliche Training zur Lautstärkekontrolle kann z. B. so aussehen, dass der Patient verschiedene Lautstärken imitieren und dabei jeweils die Schallpegel schätzen soll. Sobald eine Trefferquote von etwa 70% erreicht ist, wird das Messgerät weggelassen und der Patient soll nur noch auf eine Skala ohne Intervalle zeigen, ob er eher zu laut oder zu leise imitiert. Die Therapeutin misst die tatsächliche Stimmintensität, wobei um die 75 bis 85 dB (bei 100 cm Mund-Mikrofon-Abstand) als angemessene Lautstärke akzeptiert werden.

Mit dieser Methode lernen die Patienten effektiv, ihre Lautstärke zu beherrschen. Leider automatisiert sich dieses Verhalten selbst in Fällen starker sozialer Kontrolle selten. Die betroffenen Patienten sind jedoch nach dem Training in der Lage, auf einen Hinweis sofort auf eine angemessenere Lautstärke umzuschalten. Ohne Training fehlt dazu die Fertigkeit und unter Umständen die Einsicht in ihr Verhalten. Es kann jedoch schon bei geringer affektiver Beteiligung die Lautstärke außer Kontrolle geraten.

Das Lautstärketraining sollte auch das Ziel einschließen, das Flüstern wieder zu etablieren. Flüstern ist eine Fertigkeit, auf die man in der Therapie immer wieder zurückgreifen kann, z. B. bei der Arbeit an der Artikulation oder Prosodie. Beim Trainieren der Lautstärkekontrolle lässt sich die untere Stufe der Intensitätsskala bestimmen, um den Patienten quasi zu kalibrieren, was leise ist. Oft hilft ein stimmloser Frikativ als Ausgangspunkt, z. B. „Fuß" als /fffffu:sssss/ gesprochen. Die Anweisung beinhaltet, nur die Konsonanten zu artikulieren und das /u/ nur als transitorische Lippengeste zum /s/ zu gestalten.

In einer Fallstudie wurden mit aktivierender Stimmtherapie nach dem Behandlungsprogramm des LSVT (Sapir et al. 2003) Verbesserungen von Stimme, Artikulation, Verständlichkeit und Kommunikationsverhalten erreicht. Im vorliegenden Fall (durch Vitamin-B1-Mangel verursachte Schädigung des Gehirns) ist jedoch nicht sicher, ob außer der Kleinhirnschädigung nicht zusätzlich dienzephale Strukturen sowie psychische Auffälligkeiten beteiligt waren und deshalb neben der Ataxie nicht noch andere Pathomechanismen eine Rolle gespielt haben, die auf die aktivierende Stimmbehandlung gut ansprechen. Bei einer Tendenz zu überschießender Lautstärke könnte dieses Vorgehen kontraindiziert sein.

Tonhöhen- und Lautstärkeänderung

Dieser Aspekt stellt sich gelegentlich widersprüchlich dar. Es treten einerseits kräftige Tonhöhen- und Lautstärkeänderung auf, jedoch gelingen willentliche Veränderungen im Rahmen prosodischer Anforderungen nur eingeschränkt[12]. Für isolierte Stimmübungen gibt es kaum ein überzeugendes Argument, wenn keine physiologischen Gründe (Parese, Schwäche) vorliegen. Allenfalls, wenn der willentliche Zugriff auf die Stimmmodulation deutlich eingeschränkt ist, sind spezielle, nonverbale Stimmübungen gut zu rechtfertigen. Ansonsten wird es in den meisten Fällen genügen, die Modulation der Stimme mit Betonungs- und Akzentübungen zu stimulieren.

Stimmqualität

Die vorherrschenden Merkmale sind gepresst-rau. Als Ursache dürften primär die instabilen motorischen Verhältnisse von Atmung und Kehlkopf bzw. kompensatorische Mechanismen in Betracht kommen. Für die Kompensationshypothese spricht, wenn die Zunahme des Pressens über einen langen Zeitraum zu beobachten ist. Dieser Prozess kann sich über Monate hinziehen und führt nicht selten auch noch zu einer tieferen Sprechstimmlage. Falls vorher abrupte Wechsel der Sprechstimme vorkamen, treten diese dann immer seltener auf. Es ist schwer, losgelöst vom konkreten Fall therapeutische Vorschläge für diesen Problembereich zu formulieren, weil diese Stimmprobleme nicht monokausal zu erklären sind. Eine Verbesserung der Stimmqualität hängt nicht zuletzt davon ab, wie gut die respiratorischen Probleme (Sprechen auf Restluft, zu tiefes oder zu flaches Einatmen, Überziehen der Atemruhelage) in den Griff zu bekommen sind. Aber auch die unökonomische supralaryngeale Luftstromsteuerung bedingt durch unpräzise Konsonantenartikulation und damit verbundener Luftverlust verstärken kompensatorische Reaktionen. Nicht zuletzt sind auch Einflüsse der Körpermotorik zu berücksichtigen. Ataktische Patienten versuchen der Instabilität des Rumpfes und der Extremitäten, durch vermehrten Kraftaufwand und Anspannung bzw. assoziierte Bewegungen entgegen zu wirken. Maßnahmen zu Stabilisierung und Flexibilisierung der Körpermotorik sind in diesem Zusammenhang von Bedeutung.

Laryngeale Koordination

Das richtige laryngeale Timing ist eine echte Herausforderung für ataktische Sprecher. Die Koordination mit der Atmung spielt genauso eine Rolle wie die Interaktion mit den supralaryngealen Strukturen. Die Stimmeinsätze sind wechselhaft, mal hart oder gepresst, mal behaucht oder flüsternd. Der laryngeale Knacklaut sowie die Unterscheidung zwischen stimmhaften und stimmlosen Verschlusslauten gelingen oft nicht. Das Absetzen des Stimmtons ist nicht immer synchron mit der artikulatorischen Geste. Das akustische Ergebnis ist ein angehängtes Schwa. Es klingt, wie wenn deutsch mit italienischem oder französischem Akzent gesprochen wird (z.B. aus dem Wort „Wand" wird /wande/). Bei schwer verständlichen Patienten kann das beim Zuhörer dazu führen, mehr Silben zu vermuten, als das beabsichtigte Wort tatsächlich enthält.

Vom Standpunkt der Verständlichkeit aus sind die genannten Symptome nicht unbedingt behandlungsbedürftig. Sie tragen zum Gesamteindruck bei, dass das System instabil ist und dass die Abweichungen schwer voraussagbar sind. Es muss im Einzelfall entschieden werden, an welchem Symptom man ansetzt.

Es kann außerordentlich mühsam sein, das an den Auslaut angehängte Schwa abzubauen. Meistens muss erst die Wahrnehmung für das Phänomen geschult werden. Es gibt verschiedene Wege, diese Überschusssymptomatik zu hemmen. Bei einer Herangehensweise wird ein stimmloser Frikativ isoliert artikuliert und so lange gehalten, wie die Luft reicht. Im Kontrast dazu folgt ein Wort, das auf diesen Frikativ endet. Der Frikativ wird ebenfalls gehalten. Sobald der Patient dieses Wort ohne Schwa beenden kann, werden andere Wörter, die auf den Frikativ enden, einbezogen. Als nächstes folgen Wörter mit auslautendem Plosiv. Der Übergang in die Spontansprache ist von Wahr-

---

[12] Ataktische Patienten beklagen, nicht mehr singen zu können.

nehmungsschulung und gelenktem Korrigieren geleitet.

Im Behandlungsplan wird die Arbeit am vokalischen Stimmeinsatz aufgrund meist wichtigerer Schauplätze eher selten aufgenommen. Es gibt jedoch zwei phonologische Aspekte, wegen derer man sich doch damit beschäftigen sollte. Das anlautende /h/ wird häufig durch andere Stimmeinsätze und der Glottalklusil /ʔ/ durch eine Art Gleitvokal (Beispiel: „beachten" durch /bejachten/) ersetzt. Es genügt fürs Deutsche, wenn das Reibegeräusch für /h/ im supraglottischen Kanal gebildet wird. Die Stimmhaftigkeit und die Lokalisierung der Friktion können als irrelevant betrachtet werden. Es eignen sich zur Erarbeitung Minimalpaare (Haus vs. aus). In vielen Fällen wird es zu viel Aufwand mit wahrscheinlich geringem Erfolg bedeuten, den festen Stimmeinsatz zu erarbeiten. Weil aber ataktische Patienten mit aneinandergrenzenden Vokalen oft Schwierigkeiten haben und diese eine Quelle für Nichtverstehen sind, sollte an Vokalverbindungen systematisch gearbeitet werden. In der Regel genügt es, dass das Problem vom Patienten erkannt wird und er weiß, wie er es lösen kann. Bei Wörtern wie „beeilen" oder „vereisen", aber auch bei Wortfolgen (Beispiel: „da achte ich…" oder „sehr erfreut"), sollte er wissen, dass es genügt im Sprechfluss kurz abzusetzen. Zum Üben eignen sich Minimalpaare (Beispiel: „verreisen" vs. „vereisen").

Stimmzittern

Dieses Symptom tritt gelegentlich bei ataktischer Dysarthrie auf. Nicht immer befinden sich die Kontraktionen im Bereich des Kehlkopfs selbst. Ein Tremor im supraglottischen Raum, im Bereich der Atemmuskulatur aber auch ein Tremor der Schulter kann ein Stimmzittern verursachen. Übungstherapeutisch gibt es kaum Einflussmöglichkeiten (vgl. S. 195). Bei manchen Patienten ist ein vermehrter Krafteinsatz oder muskuläre Anspannung, z.B. durch laryngeales Pressen, zu beobachten, dass das Zittern dämpfen soll.

Artikulation

Als herausragende Merkmale der Artikulationsstörung werden meist langsame Artikulationsgeschwindigkeit und unregelmäßige, artikulatorische Einbrüche genannt. Diese Beschreibung erfasst nicht einmal ansatzweise, dass die Entstellungen nicht allein das Produkt von Bewegungs- und Koordinationsstörungen der Artikulatoren sind. Vermutlich mehr als bei anderen Dysarthrietypen entstehen die artikulatorischen Abweichungen vor allem aus dem gestörten Zusammenspiel aller sprechmotorischen Komponenten. In den meisten Fällen können die Patienten nicht von sich aus ihre artikulatorischen Probleme beschreiben. Sie sind auch nicht zur Selbstanalyse fähig, um die artikulatorischen Entgleisungen zu identifizieren. Erst durch systematische Aufgabenstellungen lernen sie, die Probleme im Einzelnen zu erkennen und zu benennen.

Die einzelnen Artikulatoren betreffend kann im Unterschied zu den paretischen Dysarthrieformen selten ein klares Schweregradprofil herausgearbeitet werden. Das Untersuchungsergebnis der nonverbalen Bewegungen hilft in der Frage nach dem Therapieeinstieg auch kaum weiter. Die Silbenwiederholungsaufgaben können dagegen Hinweise liefern, ob ein Artikulationsbereich mehr oder weniger betroffen ist. Man sollte in diesem Zusammenhang auch darauf achten, wie der Unterkiefer sich an der Aufgabe beteiligt. Normale Sprecher stabilisieren bei zunehmender Silbenrate den Unterkiefer in fast geschlossener Position. Manche ataktische Sprecher stabilisieren übermäßig und pressen die Silben durch den geschlossenen Biss. Auf diese Weise wird der Unterkiefer als ein Störfaktor aus dem Geschehen herausgenommen (Kap. 2). Bei anderen hingegen bewegt sich der Unterkiefer vertikal. Jedoch vollzieht sich das Öffnen und Schließen nicht, wie die Aufgabe es erwarten ließe, gleichmäßig, sondern mit beliebiger Auslenkung und Beschleunigung sowie mit ebenfalls variierenden Abweichungen nach ventral und lateral. Bei insgesamt schwerer Artikulationsstörung ist ähnlich wie bei spastischer Dysarthrie eine zu offene Artikulation zu beobachten, wenn eigentlich eine Okklusion erfolgen sollte.

Lange, offene Vokale geraten bei ataktischer Dysarthrie tendenziell zu kurz und verstärken den Eindruck des skandierenden Sprechens. Besonders bei Diphtongen ist diese Tendenz zu beobachten. Wenn es stimmt, dass die wesentlichen Mechanismen der ataktischen Dysarthrie auf einer Instabilität des motorischen Systems, dem gestörten Zusammenspiel von (unbewusster) Wahrnehmung und Motorik bei der Bewegungskontrolle sowie auf einem gestörten Bewegungsplan beruhen (Duffy 2005), dann versucht vermutlich die dagegen steuernde Strategie, Stabilität herzustellen.

Ataktische Sprecher verkürzen die vokalischen Transitionen zwischen den Konsonanten und reduzieren somit das Risiko, artikulatorisch zu entgleisen. Weite Kieferöffnung bei langem Vokal erhöht die Freiheitsgrade und die Variationsmöglichkeiten, das artikulatorische Bewegungsziel zu erreichen (Kap. 2). Aber dadurch sind auch Abweichungen von der „idealen" Bewegungsbahn eher wahrscheinlich. Die Vokalbewegung erhält weniger taktiles und aerodynamisches Feedback als dies zur zielgerichteten Feineinstellung für Konsonanten benötigt wird. Lippen und Zunge sind zur Konsonantenartikulation auf die Integration aktueller sensorischer Ereignisse angewiesen, um Kraft und Geschwindigkeit im Zusammenspiel mit dem Luftstrom zu regeln. Die Tendenz zu unterschießenden vokalischen und zu bisweilen bizarr anmutenden, überschießenden Artikulationsbewegungen (oftmals noch von skurril anmutender Mimik begleitet) kann deswegen auch als „Reparatur" der unzureichenden sensomotorischen Integration interpretiert werden. Auf diese theoretischen Überlegungen beziehen sich die nachfolgenden Ausführungen zu möglichen therapeutischen Ansätzen.

Nonverbale Übungen

Gravierende Einbußen der Kraft und der Bewegungsauslenkung gehören nicht zum Bild der ataktischen Dysarthrie. Insofern ergeben sich daraus keine Ansätze für nonverbale Übungen. Die gelegentlich bei Einzelbewegungen auftretenden, fast apraktisch anmutenden Bewegungsauffälligkeiten, die Störungen im willentlichen Zugriff auf ungelernte Einzelbewegungen vermuten lassen, rechtfertigen ebenfalls keine nonverbalen Übungen, denn das Erreichen bestimmter artikulatorischer Positionen stellt bei ataktischer Dysarthrie kein grundsätzliches Problem dar. Das Hauptargument gegen diese Übungen ist, dass die entscheidenden Bewegungsauffälligkeiten beim Sprechen (einer seriellen Bewegungsaufgabe) entstehen und als Folge einer sensomotorischen Desintegration der sprechmotorischen Komponenten verstanden werden. Mehr noch als bei anderen Dysarthrietypen gilt daher der Grundsatz, dass Sprechen durch Sprechen gelernt werden sollte.

Artikulationsübungen

Kiefer-Zungen-Koordination. Falls die Analyse der Artikulation ergeben hat, dass die Kieferbewegungen nicht genügend mit den Artikulationsbewegungen der Zunge koordiniert sind, sollte die interartikulatorische Koppelung von Zunge und Unterkiefer intensiv trainiert werden. Manche Patienten reagieren unwillkürlich auf dieses Problem, indem sie fast durchgängig mit geschlossenem Biss artikulieren. Es gibt Fälle, in denen sich der Unterkiefer nicht einmal bei offenen Vokalen senkt[13]. Wie manchmal aus Patientensicht zu hören ist, verhindert enges Artikulieren unkontrollierten Luftverlust. Der enge Artikulationsraum reduziert die Freiheitsgrade und somit die Anfälligkeit für antagonistische Entgleisungen von Zunge und Unterkiefer. Es kann keine allgemein gültige Vorgehensweise empfohlen werden, mit welchen Aufgaben der Kiefersynergismus im individuellen Fall zu verbessern ist. Es hat sich jedoch bewährt, die Unterkieferbewegungen mit geschlossenen Silben, die einen langen Vokal bzw. Diphtong beinhalten (z. B. „nein", „Zaun", „kauen"), zu stimulieren. Die Artikulationsbewegungen sollten im Zeitlupentempo erfolgen. Es sollte zudem auf einen gleichförmigen Bewegungsfluss hingearbeitet werden. Sobald ein einzelnes Wort erarbeitet ist, sollte es mehrfach hintereinander und möglichst auf einen Atemzug wiederholt werden, aber langsam und ohne in unerwünschte Atemmuster zu geraten.

Zur Verbesserung der Wahrnehmung, des Kiefersynergismus und des Bewegungsflusses lässt man Vorderzungenkonsonanten extrem interdental artikulieren. Die Zunge soll so weit protrudiert sein, dass sie durchgehend zwischen den Lippen bleibt und auch beim Vokal über die Zahnreihe ragt. Die Berührung der Zunge an den Zähnen dient als Wahrnehmungsverstärker für die Aktivität des Unterkiefers. Es wird mit einfachen Silben begonnen, z. B. mit „nein". Es kann die Öffnungsbewegung zusätzlich stimulieren, wenn erklärt wird, dass der Diphtong als eine Sequenz aus /a/ und /i/ zu artikulieren ist. Sobald eine bestimmte, interdental gesprochene Silbe oder Sequenz mit dynamischen und koordinierten Kieferbewegungen ausgeführt werden kann, wird von der interdenta-

---

[13] Beim Kauen zeigen sich in der Regel keine diesbezüglichen Auffälligkeiten

len auf die normale Artikulation umgeschaltet. Diese extreme interdentale, fast interlabiale Artikulationsform kann auch auf längere Ausdrücke übertragen werden, bis ganz natürliche, spontane Äußerungen so gesprochen werden können. Auf diese Weise können manche Patienten, die vorher einen fixierten oder ungenügend beteiligten Unterkiefer zeigten, wieder ein dynamisches Zusammenwirken von Unterkiefer und Zunge entwickeln. Die Artikulationsschärfe bleibt währenddessen selbstverständlich außer Acht. Dafür sollten rhythmische Aspekte so weit wie möglich einbezogen werden.

Patienten, die zu offener Artikulation tendieren, können ebenfalls von der beschriebenen Vorgehensweise profitieren. Das interdentale Artikulieren dient auch bei zu offener Artikulation dazu, den Kieferschluss besser wahrzunehmen und einen fließenden Rhythmus von Öffnen und Schließen einzuüben. Es eignen sich monotone Silbenwiederholungen (Beispiel: „neun-neun-neun…" oder „nein-nein-nein…", „nein-neun-naun…"), um den Grundrhythmus einzustudieren. Dann sollten rhythmische Variationen dazu kommen, die der natürlichen Sprache angeglichen sind. Schrittweise wird auf normale Artikulation gewechselt.

In hartnäckigen Fällen, in denen die Kopplung von Unterkiefer und Zunge nicht gelingt und sich die Zunge im Moment der Adduktion in Richtung konsonantische Artikulationsstelle ohne ausreichenden Kieferschluss bewegt, sollte der Kiefer mit einem Holzspatel in Bissstellung fixiert werden. Diese Prozedur sollte so lange immer wieder angewandt werden, bis der Patient aktiv die notwendige artikulatorische Enge zustande bringt.

Phonetisches Platzieren, Approximieren und Sequenzieren. Mit der Methode des phonetischen Platzierens werden die betroffenen Laute systematisch in den Kontexten erarbeitet, in denen sie natürlicherweise vorkommen. Diese Vorgehensweise beinhaltet das Imitieren bestimmter artikulatorischer Gesten und Lautsequenzen, die von der Therapeutin vorgemacht werden. Das phonetische Platzieren beinhaltet aber auch Erklärungen, wie bestimmte Laute gebildet werden und was im konkreten Fall zu phonetischen Entstellungen geführt hat (Freed 2000). Manchmal ist es schwieriger, einen bestimmten Konsonanten in initialer (KV) als in finaler (VK) Position zu bilden. Diese Beobachtung passt in die Theorie, dass konsonantische Ziele kleiner sind und eine höhere Treffgenauigkeit erfordern. Die Adduktion zum Konsonanten ist die schwierigere Aufgabe, als die Abduktion vom Konsonanten zum Vokal, als dem „gröberen" Bewegungsziel. Man sollte mit der einfacheren Aufgabe, den KV- oder KKV-Sequenzen beginnen.

Eine alternative oder ergänzende Methode zum phonetischen Platzieren, die sich für alle Schweregrade und die speziellen Probleme der ataktischen Dysarthrie eignet, ist das sequenzielle Aufbauen von Wörtern. Mit dieser Technik werden wesentliche Aspekte bearbeitet: der Lautgriff, der Übergang von einem Laut zum nächsten und die Position im Wort. Es empfiehlt sich, zur Eingrenzung der Freiheitsgrade mit homorganen Lautverbindungen zu beginnen. Beispielsweise im Wort „schnitzen" ist primär die Vorderzunge involviert. Darley (1975) hatte schon erkannt, dass artikulatorische Einbrüche weniger am Wortanfang, sondern vor allem bei den Konsonanten in mittlerer und auslautender Position auftreten. Das sequenzielle Aufbauen würde kombiniert nach dem Prinzip des phonetischen Platzierens und der phonetischen Approximation mit dem einfachsten Konsonanten beginnen, nämlich dem /n/. Aus dem /n/ wird das /ns/ und daraus wieder die Sequenz /ntsn/ aufgebaut. Diese Sequenz wird durch mehrfaches Wiederholen gefestigt. Je nach artikulatorischer Sicherheit würde ein /i/ vorgeschaltet werden, sodass /intsn/ entstünde. Als nächstes käme /nintsn/ und anschließend könnte das zweite /n/ versuchsweise eliminiert werden, was /nitsn/ ergäbe. Jetzt würde man sich dem /ʃ/ zuwenden. Je nach Fertigkeit wird es aus einem anderen Konsonanten, z. B. aus /n/, /s/ oder /nt/, abgeleitet oder, falls es als Einzellaut zur Verfügung steht, gleich mit dem nachfolgenden /n/ verbunden. Es wird anschließend versucht, die beiden Teile /ʃn/ und /nitsn/ zu /ʃnitsn/ zu verschmelzen. Wenn dieses nicht gut gelingt, kann man das Wort wieder lautweise aufbauen. Das konkrete Vorgehen richtet sich nach den momentanen Fertigkeiten des Patienten. Je nachdem, welche Lautkombinationen er gerade am besten abrufen kann, werden die Sequenzen aufgebaut. Bei ataktischen Patienten kann man nicht immer davon ausgehen, dass man auf ein bestimmtes, relativ konstant verfügbares, artikulatorisches Bewegungsrepertoire zurückgreifen kann. Das beschriebene Verfahren nimmt auf diese Inkonstanz der Leistung Rücksicht. Das Attraktive an der Vorgehensweise ist, das sich mit der Zeit trotz der ataktischen Instabilität ein immer größer werdendes Inventar an Lautverbindungen herauskristallisiert, auf das man in der Therapie zurückgreifen kann, um andere Sequenzen und Wörter sowie Sätze zu erarbeiten. Die Sequenzierungsmethode sollte auch wortübergreifend eingesetzt werden. An Wortgrenzen formen sich z. T. andere artikulatorische Übergänge als im Wort. In einem Satz wie „er schnarcht furchtbar" sind Übergänge vom /t/ zum /f/ bzw. /b/ jeweils das kritische Moment. Es handelt sich um heterorgane Konsonantenverbindungen, die theoretisch bei ataktischer Dysarthrie aufgrund der höheren Freiheitsgrade eine höhere Fehlerwahrscheinlichkeit implizieren. Solche Übergänge (/tf/ und /tb/) werden gesondert geübt.

Bei ataktischer Dysarthrie können die heterorganen Lautverbindungen (z. B. schw, gs, ks, kn, kl, nf usw.) einen Übungsschwerpunkt bilden. In fast typischer Weise vereinfachen ataktische Sprecher die koartikulatorischen Anforderungen, indem sie die Übergänge durch ein eingeschobenes Schwa verzerren (z. B. „Knirps" wird zu /keniapes/. Des Weiteren entstehen an Wortgrenzen Verbindungen, die von ähnlichen Prozessen entstellt werden (z. B. „ist voll" wird zu /istefol/. Über die Gründe des eingeschobenen Schwas könnte man aber auch dahingehend spekulieren, dass es eine Folge der langsamen Artikulationsgeschwindigkeit ist und dass das Glottisventil bzw. die Phonation den Luftverlust bremsen soll. Die transitorische Phonation ist so gesehen ein Beispiel für die Flexibilität des sprechmotorischen Systems, denn sie hält den Sprechfluss, was vermutlich ein Ziel mit höherer Priorität ist, aufrecht. Das therapeutische Vorgehen würde sich durch diese Erklärung jedoch nicht ändern, zielt es doch darauf, die artikulatorischen Ventile effizienter zu machen.

Flüstern als Wahrnehmungsverstärker. Der Hypothese folgend, dass die sprechmotorische Steuerung eher von aerodynamischen Phänomenen als von akustischen Zielen geleitet ist (Warren 1986), kann man versuchen, den supraglottischen Luftstrom durch Flüsterphonation zu verstärken und dadurch die sensorischen Rückkopplungsmechanismen anzuregen. Es wurde bereits bei der Besprechung der Stimmtherapie angedeutet, wie man Flüsterphonation anbahnen kann.

Das stärkere Luftangebot wirkt sich vor allem auf die Konsonantenartikulation günstig aus. Wahrscheinlich hat es auch einen psychomotorischen Effekt, den man auch bei gesunden Sprechern beobachtet, dass der Mangel an Lautstärke durch mehr Aufmerksamkeit auf den Sprechvorgang und durch artikulatorische Präzision kompensiert wird. Mit dem Flüstern wird eine relativ konstante laryngeale Einstellung eingenommen, was den „Störfaktor Stimmton" aus dem Geschehen herausnimmt. Bei positiver Auswirkung auf die Artikulation, übrigens auch auf die Lautstärkekontrolle, sollte das Flüstern als tägliche häusliche Übung aufgegeben werden. Zuhause soll ein Dialog stattfinden, wo sich beide Gesprächspartner eine Zeitlang nur flüsternd unterhalten.

Fixierung des Unterkiefers. Der Überlegung folgend, Störvariablen herauszunehmen, sollte auch die Fixierung des Unterkiefers systematisch ausprobiert werden. Dieses Vorgehen ließe sich auch unter dem Aspekt der „Forced-use-Therapie" (auch als Taub-Training bekannt) betrachten. Lippen und besonders die Zunge sind zu präziser Aktivität gedrängt, um bestimmte artikulatorische Ziele zu erreichen. Aber das Entscheidende an dieser Maßnahme ist, dass der Unterkiefer in die für die Konsonantenartikulation günstigere Position gebracht wird. Ataktische Sprecher reagieren z. T. sehr unterschiedlich auf diese Maßnahme. Während es bei den einen zu genaueren Lautbildungen führt, wirkt es auf andere geradezu blockierend. Bei der zweiten Gruppe würde man nach einigen gescheiterten Versuchen diesen Weg nicht weiter verfolgen. Wie bereits im Zusammenhang mit der Flüstertechnik empfohlen, sollte zuhause täglich ein Gespräch mit fixiertem Unterkiefer geführt werden, damit sich die Artikulatoren im spontanen Sprechfluss auf den engen Artikulationsraum einstellen lernen.

Prosodie

Die prosodischen Auffälligkeiten stehen bei mittlerer und leichter ataktischer Dysarthrie in der Regel im Vordergrund. Langsames, aber auch wechselhaftes Sprechtempo, falsch gesetzte Wortakzente und Vokaldauern, gleichförmiger oder skandierender Silbenrhythmus, unnatürliche, schleppende bis bizarre Satzintonation und inadäquate Pausen sind Merkmale, die den Gesamteindruck dieser Sprechstörung ausmachen.

Sprechtempo

Dworkin (1991) schlägt vor, die Kontrolle des Sprechtempos mit einem Metronom zu erlernen. Synchron mit jedem Schlag des Metronoms soll eine Silbe gesprochen werden. Sobald der Patient fähig ist, so sein Tempo zu kontrollieren, wird das Metronom weggelassen und zu einem natürlicheren Sprechrhythmus übergegangen. Freed (2000) empfiehlt, mit dem Finger oder der Hand gleichmäßig zu klopfen und so den Silbentakt vorzugeben. Er gibt aber zu bedenken, dass diese Technik mit der Extremitätenataxie in Konflikt geraten kann. Sätze und Texte in dem Tempo zu lesen, wie die Therapeutin nacheinander auf die Silben oder Wörter zeigt, ist ein anderer Vorschlag von Freed (2000) zur Temporeduktion. Ebenso hält er es für wirksam, Sätze mit Zeichen zu versehen, die eine Sprech-(Atem-)Pause markieren. Gedichte eignen sich als Material für diese Methode. Die formstarren Wiederholungen erleichtern das Planen der Atemtiefe. Gedichte stärken das Gefühl für Sprechrhythmus, und falls sie sogar bekannt sind, kann man sich besser auf den Sprechvorgang konzentrieren.

In Fällen, bei denen gravierende Artikulationsprobleme bestehen, spielt das Sprechtempo ebenfalls eine Rolle, weil man sinnvoller Weise versuchen wird, durch silbenweises oder wortweises Sprechen, d.h. durch Pausen zwischen diesen Einheiten, die koartikulatorischen Anforderungen herunter zu schrauben. Diese Technik arbeitet gegen eine natürliche Prosodie. Für viele Patienten ist das silbenweise Sprechen im spontanen Sprechen nicht durchzuhalten. Aber als „Reparaturtechnik", um bei Nachfragen des Gesprächspartners die Äußerung verständlicher zu wiederholen, erfüllt sie einen wichtigen Zweck. Gesprächspartner sollten über diese Technik informiert sein und den Patienten darauf hinweisen, wenn sie ihn nicht verstehen.

Akzent

Die Vokaldauern scheinen einen wesentlichen Anteil an den Akzentfehlern bei ataktischer Dysarthrie zu haben. Es ist jeweils schwer vorauszusagen, welche Silbe auf welche Weise falsch betont sein wird. Es gibt allerdings eine Tendenz, Vokale der Nebensilben zu dehnen, was den Eindruck des skandierenden Sprechens verstärkt. Lange, gespannte Vokale hingegen werden oft viel zu kurz und zentralisiert gebildet. Auch bei leichtem Schweregrad der Dysarthrie zeigt sich die Instabilität des sprechmotorischen Systems in den irregulären Vokaldauern. Neben der Vokaldauer sind jedoch auch noch andere artikulatorische Parameter zu nennen, die eine fehlerhafte Akzentuierung ausmachen. Diese sind der Exspirationsdruck, Muskelspannung und Präzision der Artikulation. Alle Faktoren zusammen tragen dazu bei, wie die Silbe im konkreten Fall wahrgenommen wird. Die Kombination der Parameter und welches Gewicht sie in der jeweiligen Realisierung einnehmen, unterliegt bei der ataktischen Dysarthrie mehr dem Zufall.

Ein bereits erwähntes Problem besteht nun darin, dass der Betroffene oft keine Wahrnehmung für diese Fehler hat und deshalb versuchsweise ein Hörtraining der Übungsbehandlung vorgeschaltet werden kann. Im Unterschied zu Dworkin (1991) sind wir nicht der Auffassung, dass dieses Wahrnehmungsproblem von vornherein eine schlechte Prognose beinhaltet.

Aufgrund der komplexen Prozesse, die eine Silbe zur akzenttragenden Silbe machen, ist es nicht einfach, im pathologischen Fall die richtige Entscheidung zu treffen, welches Merkmal zu bearbeiten ist. Für die deutsche Sprache, als akzentzählende Sprache, ist es vermutlich natürlicher, an der Vokalqualität und -dauer sowie an dem Phänomen der Silbenreduktion zu arbeiten. Die Vokalqualität ist eng mit der Dauer verknüpft, je kürzer desto zentralisierter. Es hat sich bewährt, die Vokaldauer mit Minimalpaaren zu üben (Beispiel: „bieten" vs. „bitten"). Gleichzeitig sollte auch die Reduktion der unbetonten Silbe berücksichtigt werden. Die übermäßige Dehnung des unbetonten Vokals ist, wie schon erwähnt, eines der Wesensmerkmale der ataktischen Dysarthrie. Die Therapeut sollte zusammen mit dem Patienten und seinen Angehörigen eine Entscheidung treffen, ob Artikulationsübungen (= Ausspracheübungen) in Anlehnung an die Bühnensprache (B), die Standardlautung (S) oder (dialektale) Umgangslautung (U) erfolgen sollen (Beispiel: „Tagen" , B: taːgən, S: taːgn, U: taːgng; „Augen", B: augən, S: augn oder augng, U: aung). Der „naive" Sprecher orientiert sich intuitiv an der geschriebenen Sprache und hat nur eine vage Vorstellung von Ausspracheregeln. Es ist schon aus Gründen der Bewegungsökonomie, aber auch wegen der Natürlichkeit zu überlegen, ob nicht die Umgangslautung die Vorgabe sein sollte. Das Argument, dass Konsonantenhäufungen schwieriger seien als KVKVK-Verbindungen, wurde bereits an anderer Stelle relativiert. Für die artikulatorische Reduktion der unbetonten Silbe muss der Unterkiefer in stabiler und enger Position gehalten werden. Senkt er sich ab, vergrößert das den Artikulationsraum und führt zu einer vokalischen Bewegung der Zunge.

Als Übungsmaterial eignen sich neben systematischen Wortlisten mit zwei- und mehrsilbigen Wörtern wiederum Gedichte und Texte, aber auch die mitprotokollierten, spontanen Äußerungen des Patienten. Der Patient sollte zuerst den Text analysieren, indem er mit einem Stift die betonten Silben markiert und dann erst das Wort laut liest.

Übungen zum Satzakzent sind nach ähnlichen Prinzipien zu gestalten. Sie sind jedoch nur dann sinnvoll, wenn der Patient die syntaktischen Strukturen hinsichtlich der Exspirationsdauer auch mit vertretbarer Anstrengung realisieren kann. Solange die Sinneinheiten durch Atempausen unterbrochen werden, sollte der Satzakzent vernachlässigt werden. Die gleiche Einschränkung trifft für die Frage der Zweckmäßigkeit von Intonationsübungen zu. Als Übungen zum Satzakzent eignen sich Sätze, bei denen sich mit dem Betonungswechsel von einem Wort zum nächsten die Bedeutung hinsichtlich des Kontextes ändern lässt (Beispiel: „Hast du das ge**sehen**?" „Hast du **das** gesehen?").

Pausen

Bei geringem Exspirationsvolumen entstehen Sinneinheiten zerstückelnde Pausen. Falls die physischen Voraussetzungen für eine natürliche, den Sinneinheiten angepasste Sprechdauer nicht ausreichen, sind objektive Grenzen gesetzt. In allen anderen Fällen ist es eine Frage der Sprechplanung und der darauf abgestimmten Atemtiefe. Da es sich dabei weitgehend um unbewusste Vorgänge handelt, sollte sich das Training darauf beschränken, die Atemtiefe in einem komfortablen, mittleren Bereich zu bewegen. In erster Linie sollte es darum gehen, Erfahrungen zu sammeln, für wie viele Worteinheiten oder syntaktische Einheiten die Luft reicht. Der Patient sollte auch ein Gespür dafür entwickeln, wie er es einrichtet, die Atemruhelage nicht zu überziehen. Als Übungen eignen sich Reihen (zählen, auch rückwärts zählen, um die kognitiven Anforderungen zu steigern; Aufzählungen, Wochentage usw.), Gedichte, Texte lesen, Umschreibungen von Gegenständen, einfache Dialoge.

> Die Bewegungsdefizite der ataktischen Dysarthrie lassen sich meistens nicht nur einem sprechmotorischen Funktionsbereich oder einem vorherrschenden Pathomechanismus schwerpunktmäßig zuordnen. Dies unterscheidet sie von anderen Dysarthrieformen. Die Therapeutin ist auf eine genaue Analyse der Defizite, aber vor allem der Fähigkeiten und verborgenen Potenziale angewiesen. Es wäre wünschenswert, auch für die ataktische Dysarthrie ein „LSVT" zur Hand zu haben. Ein aktivierender Therapieansatz ist vermutlich nicht geeignet, die Symptomatik – ataktische Patienten sprechen meist zu laut und mit zuviel Kraftaufwand – unter Kontrolle zu bekommen. Vielleicht sollte man das Gegenteil probieren und den ataktischen Patienten konsequent auf „leise Stimme" trainieren. Damit stellt sich die Frage nach dem passenden Subtyp und Schweregrad. Es ist jedoch davon auszugehen, dass die sprechmotorischen Komponenten in den meisten Fällen zu heterogen betroffen sind, um mit einem vereinfachten Therapieansatz der Störung gerecht zu werden.

Hypokinetische Dysarthrie

Therapierelevante Aspekte

Die hypokinetische Dysarthrie nimmt eine Sonderstellung unter den Dysarthriesyndromen ein (Freed 2000). Es ist die einzige Dysarthrieform, bei der ein erhöhtes Sprechtempo auftreten kann. Als vorherrschende Merkmale der hypokinetischen Dysarthrie gelten Beeinträchtigungen der Stimme und der Prosodie in Bezug auf Stimmqualität, Lautstärke und Akzentuierung. An zweiter und dritter Stelle kommen reduzierte Artikulationsschärfe sowie Veränderungen des Sprechtempos und des Redeflusses (Ackermann u. Hertrich 2008). Eine von den gleichen Autoren zitierte Häufigkeitsstudie belegte bei etwa 150 sprechauffälligen Patienten eine Beeinträchtigung der Phonation, aber davon zeigten nur etwa 1% auch artikulatorische Defizite. Offenbar beeinträchtigen die im Zusammenhang mit hypokinetischer Dysarthrie betroffenen neuronalen Strukturen vorrangig den respiratorisch-phonatorischen Apparat. Möglicherweise erklärt sich zumindest teilweise der Erfolg von Behandlungsansätzen, die schwerpunktmäßig eine (motorische) Verhaltensänderung des Stimmgebrauchs verfolgen dadurch, dass in der Regel keine paretischen Einschränkungen der Sprechmuskulatur vorliegen. Im Rahmen der Parkinson-Erkrankung können Tremor, Initiierungsstörungen artikulatorischer Bewegungsabläufe sowie repetitive

Phänomene (stotterähnliche Unflüssigkeiten, Palilalie) auftreten. Flexorische Haltungsstörungen von Rumpf und Kopf sowie Hypomimie gehören – in fortgeschrittenem Stadium – ebenfalls zum Erscheinungsbild. Häufig leiden Parkinson-Patienten unter Depressionen und Angststörungen.

Ätiologisch ist der idiopathische Morbus Parkinson (iMP) die häufigste Ursache. Außerdem tritt diese Dysarthrieform im Rahmen von entzündlichen Hirnschädigungen sowie nach traumatisch oder vaskulär bedingen Enzephalopathien und Multiinfarktsyndromen auf. Die ätiologische Differenzierung ist deshalb von Bedeutung, weil bei den genannten Erkrankungsursachen sehr wahrscheinlich mit noch weiteren motorischen und neuropsychologischen Defiziten zu rechnen ist, die sich auf die Wahl der Behandlungsmethode und den Behandlungserfolg auswirken können. Die Sprechstörung bei Parkinson kann häufig nur unzureichend medikamentös oder operativ beeinflusst werden, manchmal verschlechtert sich das Sprechen sogar (S. 117 ff). Die logopädische Behandlung nimmt daher einen wichtigen Platz in einem integrierten Behandlungskonzept ein.

Suche nach dem Behandlungsschwerpunkt

Bei der Mehrzahl der vielen Studien und Fallberichte steht die Behandlung der Stimme im Mittelpunkt, während einige andere die Reduktion des Sprechtempos fokussieren. Mit ausschließlicher Stimmtherapie unter lerntheoretischen Gesichtspunkten und bei sorgfältig ausgewählten Patienten konnten Verbesserungen erreicht werden, die z. T. bis zu 24 Monate nachweisbar waren. Eine rein auf Atmung beschränkte Therapie kann ebenfalls Verbesserungen der Stimme und des Sprechens erzielen. Die Effekte bleiben jedoch deutlich hinter denen der intensiven Stimmtherapie zurück. Zur Beeinflussung der Sprechlautstärke und des -tempos werden auch Hilfsmittel (Pacing Board, Stimmverstärker, Sprachverzögerungsgeräte, akustische Taktgeber) mit unterschiedlichem Erfolg eingesetzt. Die so versorgten Patienten bleiben in der Regel von der externen Hilfe bzw. Stimulation abhängig. Eine Verhaltensübertragung in einen Alltag ohne Hilfsmittel findet in der Regel weniger statt. Nonverbale Übungstechniken werden allgemein als wenig wirksam betrachtet, sofern sie nicht direkt mit Stimm- und Sprechübungen kombiniert werden. Umgekehrt wurde beobachtet, dass intensives Stimmtraining auch nichtsprachliche Funktionen wie Schlucken und das mimische Ausdrucksverhalten verbessern. Duffy (2005) schließt dagegen nicht aus, dass sich Kräftigungsübungen der Sprechmuskulatur positiv auf das Sprechen auswirken können.

> Aufgrund der vergleichsweise umfangreich vorliegenden Datenlage lassen sich die Behandlungsschwerpunkte auf Maßnahmen zur Verbesserung der Stimmgebung, der Atmung sowie der Akzentuierung und Tempokontrolle eingrenzen.

Atmung

Die charakteristischen Einschränkungen sind flache Atmung, erhöhte Atemfrequenz und auffällige Bewegungsmuster (paradoxe Atmung, vergleichsweise geringe thorakale Beteiligung) als Folge der muskulären Rigidität der thorakalen Muskeln und der kyphotischen Haltung. Notwendige Haltungskorrekturen werden als obligatorisch vorausgesetzt, wenn an der Atmung gearbeitet wird. Zur Verbesserung der Atmung werden unter anderem nonverbale Übungen vorgeschlagen: gleichmäßig geführte Ausatmung mit supraglottischem Widerstand (z. B. Lippenbremse), maximal tief ein- und auf Frikativ und Vokal maximal lang ausatmen. Eine schwache Atemmuskulatur wird vielleicht anfangs die elastischen Rückstellkräfte nur schwer zügeln können und unter Umständen die Luft auf einmal entweichen lassen. In solch einem Fall ist es sinnvoll, die Kraft der inspiratorischen Muskeln mit zusätzlichen Übungen zu trainieren. Dazu wird die Luft an den glottischen und supraglottischen Hemmstellen über mehrere Sekunden gestaut, um sie dann langsam auf einen gehaltenen Frikativ oder Vokal entweichen zu lassen.

Die flache Atmung kann zu zusätzlichen Lungenfunktionsstörungen mit erhöhter Infektionsanfälligkeit führen. Pichler u. Mallin (2008) sehen durch das einseitige, auf Kraft orientierte Trainieren die Gefahr, dass eine bestehende Fehlatmung noch verstärkt wird und plädieren daher für eine gezielte Atemtherapie, z. B. nach Middendorf.

Auch auf das Sprechen bezogen ist es ein wesentliches Ziel, die respiratorischen Kräfte und die Ausdauer zu steigern. Dazu soll der Patient lernen, vor Sprechbeginn tief einzuatmen. Er soll dann möglichst lange, aber ohne die Atemruhelage zu überziehen, die Exspirationsphase ausdehnen. Die Satzlänge wird systematisch gesteigert. Entscheidend ist, dass der Patient an seine Leistungsgrenze geführt wird, natürlich ohne ihn zu überfordern.

Stimme

Die Verbesserung des Glottisschlusses und die Steigerung der Lautstärke und der Tonhöhenmodulation stehen in den meisten publizierten Therapieansätzen im Mittelpunkt. Eine Vorgehensweise, die zur Behandlung der hypokinetischen Dysarthrie fast ausschließlich die Veränderung der Stimme zum Inhalt hat, ist Anfang der 90er-Jahre unter dem Namen Lee Silverman Voice Treatment (LSVT) bekannt geworden. Es ist aus der Behandlung von Patienten mit idiopathischem Morbus Parkinson hervorgegangen und gilt inzwischen als Modell dafür, dass Dysarthrietherapie erfolgreich sein kann, wenn bestimmte Prinzipien beachtet werden. Das LSVT ist in mehreren deutschsprachigen Publikationen dargestellt worden und wird hier deshalb nur in seinen Grundzügen beschrieben (Nebel u. Deuschl 2008, Ceballos-Baumann u. Ebersbach 2008).

> **!** **LSVT**
> Das LSVT unterscheidet sich von den meisten anderen Behandlungsansätzen vor allem in 4 Punkten:
> - hohe Behandlungsintensität und -frequenz (4 Stunden/Woche über einen Monat hinweg)
> - höchster Einsatz der physischen Kräfte, um einen Stimmbandschluss und eine laute Stimme zu erzielen
> - ausschließliche Konzentration auf die respiratorisch-phonatorischen Fähigkeiten (Artikulation, Resonanz, Prosodie, Sprechtempo werden nicht thematisiert)
> - als Behandlungsschwerpunkt wird beim Patienten das richtige Maß für Lautstärke und physische Anstrengung entwickelt
>
> Das Programm beinhaltet nichtsprachliche Übungselemente: kontrolliertes Ausatmen sowie maximales Ein- und Ausatmen, Tonhalten, Lautstärke- und Tonhöhenmodulation bei gehaltenem Vokal sowie implizit die Korrektur der Haltung. An die nichtsprachliche Übung wird ohne Verzögerung eine Sprechübung angeschlossen. Die Sprechübungen sind systematisch nach steigender Anforderung gestaffelt: Wörter, Alltagsfloskeln, Sätze und dialogische Spontansprache. Tägliche häusliche Übungen sind obligatorisch und müssen auch nach Beendigung des Programms zum Erhalt der Leistungsfähigkeit fortgesetzt werden.
>
> Die besten Voraussetzungen vom LSVT zu profitieren bringen Patienten mit, die auf Aufforderung lauter phonieren können und die in ihrem Alltag kommunikativen Anforderungen ausgesetzt sind. Der Schweregrad der Störung (Yorkston et al. 1995) sollte leicht (phonatorisch auffällig, keine Verständlichkeitseinbußen) bis mittel (Stimme und Artikulation beeinträchtigt, meist verständlich) sein. In früheren Studien sind schwache Behandlungsergebnisse mit mangelnder Motivation begründet worden. Die Studie von Johnson u. Pring (1990) kam zum gegenteiligen Ergebnis, dass nicht fehlende Motivation seitens der Patienten, sondern die Behandlungsmethoden den Ausschlag für den Erfolg ausmachen. Motivation für die Behandlung entsteht durch Ermutigung und durch für den Patienten leicht verständliche, nachvollziehbare Therapieziele. Insofern stellen leichte kognitive Beeinträchtigungen den möglichen Therapieerfolg des LSVT nicht infrage. Gegenanzeigen für LSVT sind: schwere Depression, ausgeprägte Dyskinesien, Tremor, ausgeprägte iterative Phänomene.

Die Stimulation der Sprechstimme durch Singübungen wird unterschiedlich bewertet. Haneishi (2001) konnte weder physiologische noch kommunikative Verbesserungen erzielen. Dagegen profitieren nach Mainka u. Reinhardt (2008) Parkinson-Patienten von Singübungen, weshalb sie ein systematisches Vorgehen teilweise in Anlehnung an das LSVT vorschlagen.

Artikulation

Reduktion der Artikulationsschärfe, besonders hinsichtlich der Konsonanten (Spirantisierung der Verschlusslaute, abgeschwächte Frikative), aber auch zentralisierte Vokale sind die vorherrschenden Beschreibungsmerkmale. Kinematisch gehen diese auditiven Merkmale mit geringer Bewegungsauslenkung und unvollständiger Konstriktionsbildung einher. Für eine Störung der koartikulatorischen Prozesse gibt es keine Hinweise. Letzterer Befund spricht dafür, dass motorische Planungs- und Koordinationsprozesse weitgehend intakt sind. Für die therapeutischen Überlegungen spielt diese Hypothese eine Rolle. Man kann also annehmen, dass eigentlich die Fähigkeiten, komplexe artikulatorische Abläufe abzurufen, weitgehend unbeeinträchtigt sind. Dies markiert einen wesentlich Unterschied zu den ataktischen Dysarthrien und spastischen Dysarthrien. Bei hypokinetischer Dysarthrie müssen nicht wie bei den genannten Dysarthrieformen einzelne Laute und artikulatorische Bewegungsabläufe wieder neu etabliert werden. Man könnte darüber spekulieren, ob dennoch eine Gemeinsamkeit mit der ataktischen Dysarthrie besteht. Bei beiden Syndromen, bei ataktischer wie bei hypokinetischer Dysarthrie, können Patienten von externen sensorischen Cues profitieren. Man denke nur an das Vorgeben eines Taktes, um die Silbenrate zu kontrollieren.

Für nonverbale Bewegungsübungen besteht kein triftiger Grund. Einzelne nonverbale Bewegungen können ohne grobe Einschränkungen ausgeführt werden. Diadochokinetische Bewegungen zeigen kleine Bewegungsamplituden mit der Tendenz immer kleiner und scheinbar (oder tatsächlich) immer schneller zu werden. Eine Minderung der Kraft besteht nicht. Im Bereich der Lippen oder der Zunge kann Tremor auftreten. In fortgeschrittenem Stadium des idiopathischen Morbus Parkinson kann es bei verminderter Schluckfrequenz zu Speichelaustritt und zusätzlicher Beeinträchtigung für die Lautbildung kommen.

Die artikulatorischen Fähigkeiten werden in der Regel maximal stimuliert, wenn dazu aufgefordert wird, tief einzuatmen, langsam, überdeutlich und laut zu sprechen. Die Sensibilisierung für die Wirkungen, die aus solchen aktivierenden und strukturgebenden Maßnahmen resultieren, spielt auch eine wichtige Rolle im Lernprozess. Im Programm des LSVT ist das Problem der Integration propriozeptiver Signale durch entsprechendes Selbstwahrnehmungstraining berücksichtigt, indem der Patient lernt, das akustische Resultat mit dem physischen Aufwand neu zu bewerten.

Hilfsmittel wie Silbenbrett (Pacing Board), externer akustischer Taktgeber und Sprachverzögerer werden mit relativem Erfolg eingesetzt. Derartige externe Cues wirken vermutlich kompensatorisch. Insofern sind auch die Ergebnisse der Studien zu verstehen, dass in der Regel keine Habituierung des mit externer Stimulation erzielten Verhaltens erfolgt. Lässt der Patient den Sprachverzögerer weg, zeigt er das alte Verhalten. Es kann zudem mit der Zeit zu einer Abschwächung der Wirkung kommen, weil vermutlich die Wahrnehmungsschwelle für den externen Reiz ansteigt. Am stabilsten bleibt noch die Wirkung des Silbenbretts. Die Akzeptanz ist bei den Betroffenen sehr unterschiedlich. Manche nehmen es als „ideales" Hilfsmittel an, während andere es aus verschiedenen Gründen ablehnen. Wenn es ein Patient aus sozialer Ängstlichkeit nicht benutzt, aber die Wirkung an sich schätzt, kann ein alltagsorientiertes Training (geführtes, schrittweises sich unter fremde Leute wagen: einkaufen, nach dem Weg fragen, es bei den Gesprächen in der Gruppe einsetzen usw.) zur Akzeptanz verhelfen.

Prosodie

Geringe Modulation aller prosodischen Merkmale bei relativ hohem Sprechtempo kennzeichnet die hypokinetische Dysarthrie. Die Betroffenen geben den Anschein, emotional teilnahmslos oder verstimmt zu sein, was eventuell durch eine vorhandene Hypomimie noch verstärkt wird.

Reduktion des Sprechtempos, Übungen zur Akzentuierung und Phrasierung zeigen in der Regel Erfolge. Patienten, bei denen das LSVT erfolgreich angewendet wurde, zeigen ebenfalls eine lebendigere und ausdrucksvollere Prosodie. Die mimische Beteiligung nimmt ebenfalls zu.

Die Visualisierung akustischer Parameter wie Tonhöhe und Lautstärke scheint laut einiger Studien dem Üben ohne technisches Feedback überlegen zu sein.

Die Behandlung der hypokinetischen Dysarthrie ist nicht erst seit LSVT Erfolg versprechend. Allerdings gibt LSVT klare Kriterien vor, unter welchen Bedingungen – seitens der Therapiemethode und seitens der Patientenauswahl – länger anhaltende Wirkungen erreicht werden können. Wir müssen jedoch auch berücksichtigen, dass die gesamte Situation hinsichtlich des Schweregrads, assoziierter Störungen, schwieriger Persönlichkeitsvariablen, medizinischer Gründe und sozialer Umstände eine den Regeln entsprechende Durchführung des Trainings nicht immer möglich ist. Manchmal sind es nur praktische (organisatorische) Gründe, die einen von den strikten Vorgaben abweichen lassen. Es sind weitere Studien angekündigt, die prüfen, ob und in welchem Umfang die derzeit gültigen Vorgaben modifiziert werden können, ohne dass die Behandlung an Wirksamkeit einbüßt.

LSVT hat zu einem tieferen Verständnis und zu der Überzeugung geführt, dass Parkinson-Patienten ganz allgemein von aktivierenden Therapieformen profitieren und die Folgen des Krankheitsverlaufs abmildern können. Die Erfahrung zeigt, dass die Symptome der hypokinetischen Dysarthrie infolge anderer Ätiologien sowohl von Atem-/Stimmtherapie als auch von artikulatorischen und prosodischen Übungen positiv beeinflusst werden können.

Vertiefende Literatur: Yorkston et al. (1995), Duffy (2005), Nebel u. Deuschl (2008), Ceballos-Baumann u. Ebersbach (2008), Fox et al. (2002).

Hyperkinetische Dysarthrie

Therapierelevante Aspekte

Die Symptome der verschiedenen hyperkinetischen Dysarthrien werden durch unwillkürlich auftretende Bewegungen verursacht, die eine oder mehrere Sprechorgane erfassen können. Je nach Erkrankung, so bei manchen fokalen Dystonien, treten die unwillkürlichen Muskelkontraktionen in einem Bereich, z.B. des Unterkiefers oder der Zunge, relativ regelmäßig und voraussagbar auf. Bei Erkrankungen wie der Chorea Huntington können dagegen alle sprechmotorischen Bereiche in völlig irregulärer Weise von den Bewegungsstörungen erfasst sein. Die hyperkinetischen Dysarthrien teilen trotz aller Unterschiede die Eigenschaft, dass die unwillkürlich auftretenden Bewegungen durch sprachtherapeutische Maßnahmen wenig bis gar nicht beeinflusst werden können. Es gibt einige kompensatorische Ansätze und Tricks sowie unspezifische Maßnahmen, z.B. Entspannungstherapie, die eine Linderung verschaffen oder Fehlanpassungen abfedern können. Die Interventionsmöglichkeiten müssen in jedem einzelnen Fall sorgfältig ausgelotet werden. Bei einigen Erkrankungen treten kognitive Einbußen auf, sodass die Umsetzung kompensatorischer Maßnahmen unter Umständen schwierig ist.

Vom bisherigen Gliederungsschema wird aufgrund der Heterogenität der hyperkinetischen Dysarthrien in der folgenden Darstellung abgewichen und auf die wenigen, in Einzelfällen erprobten Maßnahmen Bezug genommen. Die Bewertungen der vorgeschlagenen Interventionen basieren meistens auf anekdotischen Berichten und singulären Erfahrungen.

Beißblock bei mandibulärer/lingualer Dystonie

Eine Dystonie oder Hyperkinesen des Unterkiefers können isoliert auftreten. Wenn es sich dabei um unwillkürliche Öffnungsbewegungen handelt, können diese den Sprechfluss und die Verständlichkeit völlig zusammenbrechen lassen. In gravierenden Fällen kann es mitunter mehrere Sekunden dauern, bis der Kiefer wieder schließt, um im nächsten Moment wieder in aufgesperrter, asymmetrischer Position zu verharren. Eine Kombination aus unwillkürlichen mandibulären und lingualen Bewegungen kann zu entsprechend bizarren akustischen Phänomenen führen. Ohne dass es im Einzelfall voraussagbar ist, können sogar schwer betroffene Patienten davon profitieren, wenn der Unterkiefer in relativ geschlossener Position mit einem Beißblock fixiert wird. Versuchsweise kann ein Holzspatel genommen werden. Hartes Material ist wegen der Verletzungsgefahr nicht zu empfehlen, weil eine unwillkürliche Bewegung auch in Bissrichtung auftreten und die Kraft vom Patienten nicht kontrolliert werden kann. Ein Beißblock kann die Symptome unwillkürlicher oder überschießender Kiefer- und Zungenbewegungen nicht nur dämpfen, sondern manchmal sogar zu fast normalem Sprechen führen. Als dauerhafte Hilfe wird er mit einer Knirscherschiene kombiniert, auf die im Bereich der vorderen Molaren der Block in der geeigneten Höhe aufgearbeitet ist (Abb. 7.6). Diese Schiene sitzt auf der unteren Zahnreihe und ist aus durchsichtigem Material, sodass sie kosmetisch kaum stört. Die Erfahrung zeigt, dass sie auch von Personen, die hohe berufliche und kommunikative

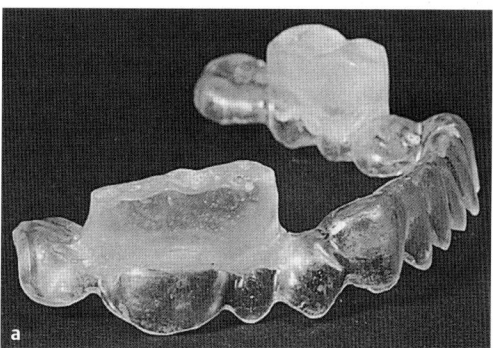

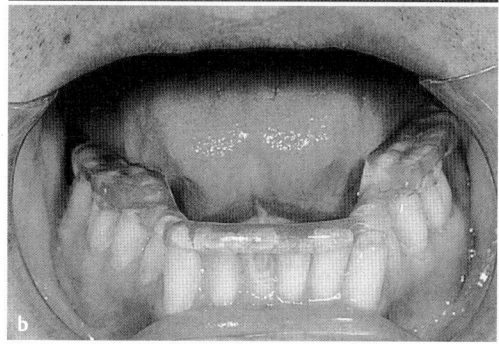

Abb. 7.6
a Aufbissschiene zur aktiven Stabilisierung und Fixierung des Unterkiefers bei dystonen oder ataktischen Bewegungsstörungen.
b Eingesetzte Aufbissschiene mit Beißblöcken.

Prosodische Maßnahmen

Bei mittelschweren Dysarthrien mit myokloner Symptomatik kann eine Reduktion des Sprechtempos oder wortweises Sprechen die Verständlichkeit anheben (Duffy 2005). Bei leichteren Formen von Morbus Huntington bewirken laut Yorkston (1995) Betonungsübungen eine Besserung der stimmlichen Symptome.

Entspannung

Die Effektivität solcher Interventionen wird kontrovers diskutiert. In Fällen von Tourette-Syndrom wurde mit Entspannungstherapie und auch mentalem Training eine Reduktion der Hyperkinesen (Ticks) erreicht (Freed 2000). Leichte Stimmstörungen bei Morbus Huntington sollen durch den Einsatz von Entspannungstechniken positiv beeinflussbar sein.

Stimmeinsatzübungen

Manche Patienten entwickeln von sich aus Tricks, um z. B. laryngeale Blockaden zu überwinden. Die einen atmen präphonatorisch aus, um in übermäßig behauchten Stimmeinsatz überzugehen, während andere davon profitieren, wenn sie mit besonders hoher Stimme ansetzen (Duffy 2005). Kaum eine der berichteten Techniken ist von einem Patienten zum anderen übertragbar. Es ist eine Frage des Ideenreichtums und letztlich des Schweregrads der hyperkinetischen Störung, ob ein Erleichterung auf diese Weise erreicht wird.

> So uneinheitlich die verschiedenen hyperkinetischen Dysarthrieformen sind, so verschieden und wenig übertragbar sind die wenigen logopädischen Behandlungsansätze. Schwerpunktmäßig ist die hyperkinetische Dysarthrie eine ärztliche und psychotherapeutische Aufgabe.

Dysarthrietherapie in der Gruppe

Die Therapie in der Gruppe stellt eine sinnvolle und notwendige Ergänzung zur Einzeltherapie dar. Im Hinblick auf kommunikative Verhaltensänderungen ist sie der Einzeltherapie bisweilen sogar überlegen, denn die Rückmeldung der Gruppenmitglieder kann ein stärkeres Gewicht haben als das der Therapeutin (Duffy 2005). Die Gruppe bietet dem Patienten ein geschütztes Lernfeld, um kommunikative Strategien auszuprobieren und einzuschleifen. Sie kann auch den Prozess der Krankheitsverarbeitung günstig beeinflussen. Das Erleben der Behinderung anderer und der Austausch darüber können helfen, das eigene Problem zu relativieren.

Zusammensetzung

Die zur gleichen Zeit verfügbaren Patienten lassen nicht immer viel Spielraum, die Gruppe mit Rücksicht auf Schweregrad der Sprechstörung oder assoziierter neuropsychologischer Störungen, Alter oder Bildungsstand zusammenzustellen. Objektive Kriterien, nach denen die Teilnehmer einer Dysarthriegruppe am effizientesten lernen können, liegen nicht vor. Gut motivierte Patienten, die ein Ausfallen der Gruppensitzung bedauern, profitieren sicher am meisten davon.

Gruppengröße

3–4 Teilnehmer arbeiten erfahrungsgemäß am effektivsten, wenn eine Sitzung etwa 45 Minuten dauert. Bei mehr Teilnehmern sollte je nach Therapieprogramm erwogen werden, eine Doppelstunde anzusetzen, um jeden ausreichend intensiv zu beteiligen.

Indikation

Meist sind es mehrere Gründe, warum eine Behandlung in der Gruppe sinnvoll ist. Es bewährt sich, die Indikationen und Therapieziele genau zu formulieren. Dadurch behält man die wesentlichen Anhaltspunkte im Blick, anhand derer man die Frage beantworten kann, ob sich das Sprech- und

Kommunikationsverhalten in der erwünschten Weise verändert hat. Aufgrund der Fluktuation in der Gruppe muss das inhaltliche Programm ständig zwischen den Bedürfnissen der neu dazu kommenden und den schon länger teilnehmenden Patienten austariert werden. Die Indikation für die Gruppentherapie lässt sich nach 3 Hauptbereichen ordnen:
- Kommunikationsverhalten
- Sprechmotorik
- sprachliches Verhalten

Kommunikationsverhalten

Der Umgang mit einer Sprechbehinderung muss von dem Betroffenen aber auch von dessen Gesprächspartnern erst gelernt werden. In der Gruppe schlüpft jeder Patient wechselnd in beide Rollen. Auf diese Weise wird die Selbstwahrnehmung aber auch die Wahrnehmung für die Kommunikationsprobleme aus verschiedenen Perspektiven geschult. In der Gesprächssituation soll der Patient seine vorher erarbeiteten Sprechtechniken (z. B. wortweise sprechen, genügend Luft holen und angemessen laut sprechen) einsetzen lernen. Das Erlernen von Korrekturtechniken spielt eine wichtige Rolle. Lernt ein Patient nicht systematisch, wie er sich korrigieren soll, tragen seine Verbesserungsversuche eher zur Verwirrung des Gesprächspartners bei. Der dysarthrische Sprecher sollte sich seiner Mitverantwortung für das Gelingen der Kommunikation bewusst sein, indem er z. B. seine Gesprächspartner instruiert, wie die Verständigung am besten gesichert werden kann. Das nimmt auf beiden Seiten die Unsicherheit.

Reduzierte Frustrationstoleranz und ein Mangel an sozialem Feingefühl sind immer wieder Problembereiche, die in der Gruppe implizit bearbeitet werden können. Meist sind die sozialen Spielregeln noch bekannt, nur fehlt es gelegentlich an der Kontrolle.

> In der Gruppe können dysarthrische Sprecher lernen, sich in die Rolle des nichtverstehenden Zuhörers bzw. Gesprächspartners zu versetzen sowie konstruktive Lösungsansätze zu entwickeln.

Die Verletzung von Gesprächsregeln beinhaltet vor allem, im unpassenden Augenblick beginnen zu sprechen. Ursache dafür sind mangelnde Aufmerksamkeitsleistung und vor allem gestörtes Timing (z. B. bedingt durch artikulatorische Verlangsamung, Störungen der Sprechatmung, sprachliche oder kognitive Einschränkungen).

Der Umgang mit pathologischem Lachen, das definitionsgemäß nichts mit dem momentanen affektiven Erleben zu tun hat, kann ebenfalls in der Gruppe besser bearbeitet werden als in der Einzeltherapie.

Sprechhemmung als Symptom sozialen Rückzugsverhaltens oder verminderten Sprechantriebs sind natürlich Gründe, dem Betroffenen die stimulierende Atmosphäre der Gruppe anzubieten.

Sprechmotorik

In der Gruppe können viele Übungen aus der Einzeltherapie eingesetzt werden. Die Frequenz der aktiven Übungsbeteiligung nimmt gemessen an der Einzeltherapie zwar ab. Das gegenseitige Sichbeobachten und Beurteilen schult vermutlich die Wahrnehmung für phonetische Vorgänge und intensiviert die Lernprozesse. Neben spezifischen Übungen zur Atmung, Stimme und Artikulation bilden vor allem prosodische Übungen zur Akzentuierung, Sprechtempokontrolle und zur affektiven Ausdrucksfähigkeit die Übungsschwerpunkte.

Sprachliches Verhalten

Dysarthrien treten nicht selten zusammen mit kognitiven und sprachlichen, nichtaphasischen Beeinträchtigungen auf, was die Kommunikation je nach Ausprägung zusätzlich erschwert. Typische Merkmale dieses heterogenen Störungsbilds sind: Weitschweifigkeit, unpräzise und semantisch vage oder aber konkretistische Äußerungen, inaktives Verhalten, wenig Eigeninitiative, Ideenarmut, vorschnelle Reaktionen, mangelnde Störungseinsicht. Die Bandbreite der Symptome ließe sich mühelos erweitern (Glindemann 2004). Die Dysarthrie selbst kann jedoch auch das sprachliche Verhalten beeinflussen. Manche Patienten reduzieren aus Ökonomiegründen die syntaktische Komplexität ihrer Äußerungen auf ein Minimum. Der geringe Mitteilungsgehalt kann zu Schwierigkeiten in der Kommunikation führen, ohne dass dies von der betroffenen Person in ihrer Tragweite entsprechend selbst wahrgenommen wird. Die Kommunikation in der Gruppe kann hier einen wichtigen Beitrag leisten, dass das eigene sprachliche Verhalten als mögliche Ursache für kommunikative Schwierigkeiten isoliert wird. Als therapeutische

Aufgaben eignen sich Rollenspiele (z. B. Gespräch mit Immobilienmakler führen; einen Vorfall dem Polizisten schildern), Sprachspiele (z. B. homonyme Begriffe erklären bzw. raten lassen, Satzketten bilden), Bildbeschreibungen, Linearisierungsaufgaben, um nur eine kleine Auswahl herauszugreifen.

Jeweils nicht direkt beteiligte Gruppenteilnehmer können als Beobachter fungieren, um anschließend Kritik zu üben und Verbesserungsvorschläge einzubringen.

Patienten mit stark eingeschränkter Verständlichkeit können in der Gruppe ausprobieren und erfahren, ob und wie sie mit einfach strukturierten Sätzen ihre Sprechanstrengung reduzieren und die Verständlichkeit eventuell erhöhen können.

> In der Gruppentherapie spielen Faktoren eine Rolle, die in der Einzeltherapie geringer bewertet werden oder sogar unbeachtet bleiben.

Unterstützte und alternative Kommunikation

Wenn die mündliche Mitteilungsfähigkeit zur Verständigung nicht genügt, kommen unterstützende oder alternative Kommunikationsmittel zum Einsatz. Bei akut einsetzender Sprechstörung ist das unter Umständen für die Betroffenen der erste Schritt, mit der Umwelt in Kontakt zu treten. Bei fortschreitenden Sprechstörungen werden im Verlauf schrittweise Anpassungen an die kommunikativen Fähigkeiten in Betracht kommen.

Es hat sich eine eigene Fachdisziplin der „unterstützten Kommunikation" (UK) entwickelt. Im Englischen hat sich die Abkürzung AAC („augmented and alternative communication") eingebürgert. Ziel der Interventionen ist die Erweiterung der Kommunikationsfähigkeiten der betreffenden Person. Dabei vertritt die unterstützte Kommunikation den Ansatz der umfassenden Kommunikation, d. h. es werden sämtliche Möglichkeiten, die zu einer besseren Verständigung beitragen, ausgeschöpft. Zu diesen Möglichkeiten gehören folgende Aspekte:
- Erweiterung der körpereigenen Kommunikationsfähigkeiten
- Einsatz nichtelektronischer und elektronischer Kommunikationshilfen
- Anwendung von verschiedenen Gesprächsstrategien
- Beratung und Schulung der Kommunikationspartner der sprechbehinderten Person

Körpereigene Kommunikationsfähigkeiten

Erfahrungsgemäß nutzen unterstützt Kommunizierende im Gespräch mit unterschiedlichen Gesprächspartnern (z. B. Lebensgefährte, Eltern, Lehrer, Freund, Verkäufer) verschiedene Kommunikationsformen. Aus diesem Grund ist es wichtig, alle o. g. Aspekte zu berücksichtigen und mit der nichtsprechenden Person ein sog. multimodales Kommunikationssystem zu erarbeiten. Körpereigene Kommunikationsformen nutzt jeder von uns täglich: wir lächeln, nicken oder sehen jemanden fragend an. Bei nichtsprechenden Menschen können solche körpereigenen Kommunikationsformen eine individuelle Bedeutung haben. So werden „Ja" und „Nein" vielleicht durch Augenbewegungen, Lautierungen oder Handzeichen angezeigt. Zu den körpereigenen Kommunikationsfähigkeiten gehören Lautsprache, Vokalisierungen, Blicke und Blickbewegungen, Gestik, Mimik, individuelle Zeichen, aber auch Gebärden. Ein großer Vorteil der körpereigenen Kommunikationsformen liegt darin, dass sie immer verfügbar sind und mit vertrauten Gesprächspartnern eine schnelle und spontane Kommunikation erlauben. Aus diesen Gründen ist es wichtig, nach Möglichkeit die körpereigenen Kommunikationsfähigkeiten in das kommunikative Training mit einzubeziehen.

Nichtelektronische Kommunikationshilfen

Zu den nichtelektronischen Kommunikationshilfen gehören Schreibblock, Wachstafel, Buchstaben-, Symbol- oder Bildtafel und Kommunikationsbuch. Die Wahl des Mittels hängt von den motorischen, sprachlichen und kognitiven Fähigkeiten ab. Schreibblock und Tafel erfordern eine angepasste Schriftgröße und lesbare Handschrift. Außerdem sind ein knapper und prägnanter Schreibstil (Telegrammstil) und der Gebrauch von Abkürzungen einer normalen, syntaktisch korrekten Prosa aus Ökonomiegründen vorzuziehen. Diese Mitteilungsform bedarf selbst im Zeitalter der SMS-Kommunikation einiger Übung und sprachlicher Flexibilität, um Missverständnisse zu vermeiden. Außerdem ist es nicht zuletzt eine Frage der sozialen Kompetenz und eines gesunden Selbstvertrauens, sich über sprachliche Konventionen hinwegzusetzen. Auch diese Aspekte sollten gefördert werden.

Die übrigen genannten Kommunikationshilfen kommen in Betracht, wenn die grafomotorische Schreibfähigkeit nicht ausreicht. Eine Buchstabentafel, mit der die Wörter durch darauf Zeigen buchstabiert werden, ist nicht nur für den Benutzer sondern auch für den Partner eine Herausforderung an Kombinationsgabe und Arbeitsspeicher. Eine Variante der Buchstabentafel ist das Vorsprechen des Alphabets in den Fällen, in denen der Betroffene aus motorischen oder visuellen Gründen nicht auf die Buchstaben zeigen kann. Der Kommunikationspartner spricht das Alphabet und erhält ein Zeichen, wenn er beim passenden Buchstaben angekommen ist. Dieser Vorgang wird so oft wiederholt, bis das Zielwort erkennbar ist. Es hat sich bewährt, das Alphabet in 3 Blöcke (A bis H, I bis P, Q bis Z) aufzuteilen, sodass man nicht immer bei A beginnen muss. Wenn der betreffende Buchstaben z. B. nicht im ersten Block enthalten ist, bekommt man das Signal zum nächsten Block zu gehen.

Aufbau und Inhalt einer Bildtafel oder eines Kommunikationsbuchs richtet sich nach den potenziellen Kommunikationspartnern und den Themen und Bedürfnissen des Betroffenen. Eher als für aphasische Patienten bieten sich auch piktografisch aufgebaute, käuflich erwerbbare Kommunikationsbücher für Reisende an, die in Länder fahren, deren Sprache sie nicht beherrschen.

Elektronische Kommunikationshilfen

Das Angebot an elektronischen Kommunikationsgeräten wächst ständig mit der Weiterentwicklung der Mikroelektronik. Angefangen bei den Eingabehilfen (auch „Ansteuerungsmöglichkeiten" genannt), über die menügesteuerten Ein- und Ausgabeprogramme (z. B. mit Schrift- oder Symboleingabe), bis zur akustischen Sprachausgabe werden sehr unterschiedlich ausgestattete Geräte angeboten. Es gibt Kompaktgeräte („Sprech-Ersatz-Geräte") oder aber handelsübliche Notebooks mit spezifischer Software. Ohne umfassendes Wissen und Erfahrung mit diesen Geräten ist es ratsam, bevor man sich auf ein bestimmtes Gerät oder einen Hersteller festlegt, mit unabhängigen Beratungsstellen oder -organisationen Kontakt aufzunehmen. An einigen Universitäten mit entsprechenden heilpädagogischen Fakultäten gibt es Beratungsstellen. Die Organisation „ISAAC" (International Society for Augmentative and Alternative Communication) hat eine deutsche Sektion (Gesellschaft für unterstützte Kommunikation e.V.). Über sie kann man sich beraten lassen oder eine Vielzahl weiterer Anlaufstellen in Erfahrung bringen.

Gesprächsstrategien

Gesprächsstrategien zielen darauf ab, unterstützt kommunizierenden Personen effektive Handlungsmöglichkeiten in den verschiedensten Kommunikationssituationen zur Verfügung zu stellen. Es sollten mit der betroffenen Person Wege gefunden werden, wie sie die Aufmerksamkeit ihres Gegenübers auf sich lenken und ein Gespräch eröffnen, aber auch wieder beenden kann.

Oft werden Unterhaltungen von den sprechenden Partnern dominiert. Deshalb sind Strategien wichtig, die es der unterstützt kommunizierenden Person ermöglichen, Gesprächsthemen zu wechseln oder Missverständnisse aufzuklären. Wenn dies nicht mit körpereigenen Kommunikationsfähigkeiten möglich ist, dann müssen auf den Kommunikationshilfen entsprechende Felder/Tasten vorhanden sein.

Beratung

Ein Patient, der in die Sprach- bzw. Sprechtherapie kommt, möchte wieder sprechen lernen. Auch die Angehörigen eines dysarthrischen Sprechers erhoffen sich eine möglichst weit gehende Wiederherstellung der Kommunikationsfähigkeit. Beide, Patient und Angehörige, möchten nicht mit Einschätzungen konfrontiert werden, die ihre Hoffnungen zu sehr dämpfen. Selbstverständlich sind sie mehrfach aufgeklärt worden, dass es nie mehr so werden würde wie vor dem Ereignis. Aber zumindest die Verständlichkeit sollte wieder einigermaßen hergestellt werden. Auf der anderen Seite steht die Therapeutin, die schon viele dysarthrische Patienten behandelt hat und deshalb nicht nur aufgrund ihres theoretischen Wissens um die Begrenztheit der therapeutischen Möglichkeiten weiß.

Die Auseinandersetzungen mit den Erwartungen an die Therapie sind nur ein Aspekt der Therapiesituation. Nicht nur die reduzierte Kommunikationsfähigkeit sondern auch die veränderten Lebensumstände durch das Krankheitsereignis mit all seinen zusätzlichen Begleitstörungen bringen eine Fülle an Konfliktpotenzial hervor, die den Patienten und dessen Angehörige in vielerlei Hinsicht belasten (Giel 2000).

Eine Sprachtherapeutin ist in erster Linie dafür angestellt und professionell ausgebildet, dass sie die Sprechstörung behandelt. Sie kann sich jedoch nicht den Konflikten, den Leiden und der Isolation, denen der Patient ausgesetzt ist, entziehen oder verschließen. Ein ganzheitliches Arbeiten, wie es sich auch aus der ICF herleitet, berücksichtigt und formuliert Therapieziele nicht nur hinsichtlich der gestörten Körperfunktion sondern schließt sein Einbezogensein in eine konkrete Lebenssituation sowie Kontextfaktoren (Geschlecht, ethnische Zugehörigkeit, Alter, andere Gesundheitsprobleme, Fitness, Lebensstil, Gewohnheiten, Erziehung, Bewältigungsstrategien, den sozialen Hintergrund, Bildung und Ausbildung, Beruf sowie vergangene oder gegenwärtige Erfahrungen) ein. Sprachtherapie ist so verstanden eine besondere Form der Psychotherapie, wobei es sich in der Regel um eine Kombination aus stützenden Gesprächen und kognitiv orientierter Verhaltenstherapie handeln dürfte. Ansatzpunkte ergeben sich meist aus aktuellen Anlässen und Erfahrungen der Patienten mit der Therapiesituation, aktuellen Problemsituationen, die im Kontakt mit anderen und der Dynamik der Krankheitsverarbeitung entstehen. In Anbetracht der begrenzt verfügbaren Zeit können beide Aspekte, die mehr technische, an Methoden und funktionellen Therapiezielen orientierte Arbeit und die verhaltenstherapeutische Rolle nicht gleichwertig zum Zuge kommen. Letztere verlangt seitens der Therapeutin nicht nur ein Mindestmaß an persönlicher Reife und Erfahrung sondern auch zusätzliche Qualifikation oder zumindest den Rückhalt eines multidisziplinären Behandlungsteams. Dieses Kapitel widmet sich der beziehungsorientierten Rolle einer Sprachtherapeutin.

Doppelrolle der Sprachtherapeuten

Die doppelte Rolle spielt sich auf einer pädagogischen und einer psychotherapeutischen Ebene ab. Erstere speist sich aus der therapietechnischen Kompetenz. Der Betroffene und seine Angehörigen erhoffen sich in der Person des Therapeuten zuallererst eine Autorität, die mit dem Patienten die richtigen Übungen macht. Ziele, die der Wiederherstellung der Funktionsfähigkeit von Körperstrukturen und deren Leistungsfähigkeit dienen (nach ICF: Funktionsebene), sind in der Regel gut vermittelbar. Das Dilemma entsteht jedoch an der Stelle, wo der Patient mit Aufgaben und Situationen (Aktivitätsebene) konfrontiert wird, vor denen er sich fürchtet und die er in seinem Alltag vermeidet (Partizipationsebene). Die eigentliche Motivierungs- und Aufklärungsarbeit beginnt damit, den Patienten im Rahmen von alltagsorientierter Therapie zu überzeugen, dass er sich trotz unvollständiger Restitution seiner Sprechfähigkeit trauen soll, fremde Leute anzusprechen oder anzurufen, in der Gaststätte selbst zu bestellen, an einem Ausflug teilzunehmen und gesellig zusammenzusitzen. Bei beruflicher Wiedereingliederung muss die Bereitschaft sowohl beim Patienten als auch beim Arbeitgeber geschaffen werden, das Anforderungsprofil auf die veränderten Fähigkeiten der mündlichen Kommunikation anzupassen. Hinter den genannten Beispielen verbirgt sich ein ganzes Spektrum an Faktoren, die je nach Sachlage und Rehabilitationsphase mit dem Patienten und seinen Angehörigen zu ergründen sind.

Diagnose und Prognose

Die Aufklärung darüber, was eine dysarthrische Sprechstörung ist, gehört sicherlich nicht zu den problematischen, jedoch zu den unverzichtbaren Beratungsaufgaben. Angesichts der Komplexität des Themas sollte man sich ein einfaches Modell, wie normales Sprechen funktioniert, zurechtlegen, um daran die Abweichungen im konkreten Fall darzulegen. Man sollte von Patienten und Angehörigen nicht erwarten, dass sie durch einmalige Erklärungen die Mechanismen der Störung ausreichend durchschauen. Im Verlauf der Therapie werden weitere Erklärungen nötig sein, um den Verlauf der Therapie sowie die Zusammenhänge zwischen spezifischen sprechmotorischen Defiziten und Verständlichkeit sowie prosodischen Auffälligkeiten näher zu bringen. Die Fragen der Patienten und der Angehörigen sollten so beantwortet werden, dass diese sich ermuntert fühlen, ihre Fragen – wenn nötig – zu wiederholen. Je nach Sachlage ist es auch sinnvoll, den Bezug zur Hirnschädigung (Ätiologie, Lokalisation) und assoziierten Störungen und deren Wechselwirkung mit der Sprechstörung aufzuzeigen. Die Frage der Prognose und der Lernfortschritte gehört zu den heiklen Themen. Ein gutes Modell der Sprachproduktion, das neben der Sprechmotorik auch die Wechselwirkungen mit der kognitiven und sprachlichen Leistungsfähigkeit sowie der Körpermotorik einbezieht, erleichtert diese Aufgabe. Die psychische Situation des Betroffenen sollte ebenfalls als Variable berücksichtigt werden. Die Konfrontation mit der Unausweichlichkeit verbleibender Defizite ist prinzipiell keine geeignete Vorgehensweise, um dem Patienten eine Zielrichtung zu weisen und Motivation zu schüren.

Patienten mit progredienten Erkrankungen stellen die Frage nach der Prognose nicht nur dem Arzt, den sie bei Erkrankungen wie der ALS zumindest in den frühen und mittleren Stadien der Erkrankung relativ selten sehen, sondern immer wieder dem Therapeuten. Es kommt zudem immer wieder vor, dass sich Patienten ohne bestätigte Verdachtsdiagnose schon über Monate in Therapie befinden. Angehörige und Betroffene besitzen jedoch oft ausgezeichnete Kenntnisse über das Krankheitsbild, den Krankheitsverlauf und über Behandlungsmöglichkeiten. Das Internet ist mittlerweile eine leicht zugängliche Informationsquelle, wo sich nicht nur Fachleute sondern auch Betroffene teilweise auf hohem fachlichem Niveau zu Krankheitsverlauf, Therapien, aktuellen Forschungsergebnissen, Hilfsmitteln, Pflege, Verhaltensregeln, Partnerproblemen und Alltagserfahrungen äußern. Als Therapeut sollte man den kompetenten Patienten bzw. Angehörigen nicht als Bedrohung sehen. Es sollte auch nicht versucht werden, deren Wissen, selbst wenn offensichtliche Irrtümer vorliegen, zu diskreditieren. Ebenso wenig vergrößert es die Vertrauensbasis, die Prognosen und Meinungen der Vorbehandler durch blanke Gegenargumente zu entkräften. Es sollte klar gemacht werden, worauf sich die eigene Darstellung begründet.

> Es sollte prinzipiell eine Atmosphäre der Hoffnung geschaffen werden. Allerdings sollten keine konkreten prognostischen Versprechungen geäußert werden.

Therapieziele

Die zu konkreten Therapiezielen geronnene Prognose sollte das Ergebnis eines Analyseprozesses sein, an dessen Ende die Aufklärung des Patienten und seiner Angehörigen steht. Die Therapieziele sind auch Ausdruck der fachlichen Kompetenz und Verantwortung eines Therapeuten. Therapieziele sollten nicht nur in Hinblick auf ihre störungsspezifische Relevanz, sondern auch auf die individuellen Kontextfaktoren abgestimmt sein. Es gehört daher zu den Aufgaben des Sprachtherapeuten, die Kontextfaktoren, die weiter oben genannt wurden, zu explorieren, im Blick zu behalten und Konfliktpotenziale aufzuspüren. Ziele sollten so formuliert und erklärt werden, dass die Betroffenen und ihre Angehörigen verstehen, um was es geht. Sie sollten in die Lage versetzt werden, die angestrebte Leistungsveränderung selbst zu erkennen. Es sollte auch vermittelt werden, wenn häufiges Wiederholen, d.h. Üben zuhause, oder das Einsetzen einer bestimmten Verhaltensweise außerhalb der Therapiesituation, im alltäglichen (familiären) Umfeld, zur Zielerreichung erforderlich ist. Das Gespräch über Therapieinhalte und -ziele soll dem Gefühl der Entmündigung durch die Fachleute entgegenwirken und die Einsicht in die Notwendigkeit bestimmter Schritte fördern.

Die Betroffenen sind nicht selten einem Wechselbad divergierender Ansichten ausgesetzt, was die Inhalte, den Stellenwert und die Erreichbarkeit von Therapiezielen betrifft, wenn sie von einer Klinik zur anderen bzw. von einer Sprachtherapie zur anderen wechseln. Das muss nicht unbedingt mit unterschiedlichen Therapiekonzepten zusammenhängen. Verschiebungen der Therapieinhalte entspringen auch der Dynamik der inneren und äußeren Faktoren des Rehabilitationsverlaufs und führen zu Aufklärungsbedarf. Das Gespräch über Therapieziele dient dazu, den Patienten (und die Angehörigen) zu motivieren, den Realitätssinn zu schärfen und sinnvolle Änderungen des Patientenumfelds anzustoßen. Die Aussage, ein Patient sei „austherapiert", ist eine unproduktive Qualifizierung und Vereinfachung der komplexen Situation eines dysarthrischen Sprechers. Nach unserer Auffassung gibt es auch Jahre nach dem Krankheitsereignis, bei sehr schweren wie bei ganz leichten Störungen sinnvolle Veränderungs- und Behandlungsmöglichkeiten. Die Limitierungen kommen eher von den institutionellen und ökonomischen Rahmenbedingungen.

Krankheitsverarbeitung

Das Krankheitsereignis, das zu einer Dysarthrie führt, verursacht meist noch andere schwerwiegende Defizite. Dies können Störungen der Motorik, aber auch neuropsychologische, emotionale sowie Wahrnehmungsstörungen sein, die eine Rückkehr in die alten Rollen und Aktivitäten erschweren. Betroffene haben mangels vergleichbarer Vorerfahrungen keine bewährten Strategien parat, auf die sie zurückgreifen können. Goldenberg (2007) beschreibt das Dilemma von Menschen, die neurologische oder neuropsychologische Behinderungen erleiden folgendermaßen: „Die Theorien, die sie über sich, ihre Fähigkeiten und ihre Eigenschaften haben, stimmen nicht mehr. Die Theoriebildung muss noch einmal von vorne beginnen. Bevor die Patienten aber herausfinden können, was sich geändert hat, müssen sie erst herausfinden, dass sich etwas geändert hat und dass die langjährig bewährten Theorien nicht mehr stimmen."

Im Fall einer dysarthrischen Sprechbehinderung begegnet man häufig einem erstaunlich gering entwickelten Bewusstsein für die akustischen und motorischen Abweichungen, ohne dass von einer Wahrnehmungsstörung im Sinne einer Anosognosie auszugehen ist. Eine realistische Einschätzung über das Ausmaß der Störung entwickelt sich über die Rückmeldung der Gesprächspartner und vor allem über die Sprechtherapie. Die Tatsache, dass sie selbst nicht über die Mittel verfügen, ihre Störung differenziert wahrzunehmen, sondern auf die soziale Interaktion angewiesen sind, macht sie unsicher und befangen im Umgang mit anderen. Aus den geschilderten Alltagserlebnissen und den Konflikten im Umgang mit anderen ist zu entnehmen, dass das Selbstwertgefühl angegriffen ist und dass Ängste und Unsicherheit vorherrschen. Sie fühlen sich nicht immer ernst genommen. Sie können sich verbal zu wenig wehren und es stellt sich leicht ein Gefühl der Resignation ein. In der Therapie sollte man solche Konflikte aufspüren, besprechen und gemeinsam nach geeigneten, umsetzbaren Verhaltensweisen suchen.

Manche Patienten legen sich eine Theorie zurecht, die ihr Leben in zeitliche Abschnitte einteilt. Der Abschnitt seit der Erkrankung und der Zeit nach der Wiederherstellung der Leistungsfähigkeit. Sie vermeiden, sich als Behinderte zu bezeichnen, denn das würde eine dauerhafte Festlegung bedeuten, nicht mehr vollwertig dazugehören. Also setzen sie sich eine Frist, typischerweise bis zu einem markanten Datum (Weihnachten; der eigene Geburtstag), das 1 oder 2 Jahre in der Zukunft liegt. Bis dahin wollen sie sich keinen Risiken aussetzen und zurückgezogen im geschützten Kreis der Familie leben und sich möglichst vielen Therapien unterziehen. Als Konsequenz dieses bevorzugten Lebens in geschützter Umgebung sind sie möglicherweise nicht offen für andere Therapieziele und Auseinandersetzungen mit ihren Behinderungen, die über die reine Funktionstherapie hinausgehen. Angehörige vermeiden es, sich vorzustellen, dass bleibende Behinderungen des Betroffenen auch ihr Leben dauerhaft verändern könnten. Unter Umständen führen solche Einstellungen dazu, Hilfsmittel zuerst einmal abzulehnen. Gefühlsmäßig bedeutet, z. B. die Verwendung einer elektronischen Kommunikationshilfe oder einer Gaumensegelprothese, den derzeitigen Zustand zu präjudizieren.

Anhang

Literatur 204
Sachverzeichnis 213

Literatur

Ackermann H. Cerebellar contributions to speech production and speech perception: psycholinguistic and neurobiological perspectives. Trends Neurosci 2008; 31: 265–272

Ackermann H, Hertrich I. Voice onset time in ataxic dysarthria. Brain Lang 1997; 56: 321–333

Ackermann H, Hertrich I. Dysarthrie des Parkinsonsyndroms – klinische Befunde, instrumentelle Daten. In: Nebel I, Deuschl G. Dysarthrie und Dysphagie bei Morbus Parkinson. Stuttgart: Thieme; 2008: 34–51

Ackermann H, Ziegler W. Cerebellar voice tremor: an acoustic analysis. J Neurol Neurosurg Psychiatry 1991; 54: 74–76

Ackermann H, Ziegler W. Die zerebelläre Dysarthrie – eine Literaturübersicht. Fortschritte der Neurologie und Psychiatrie 1992; 60: 28–40

Ackermann H, Ziegler W. Acoustic analysis of vocal instability in cerebellar dysfunction. Ann Otol Rhinol Laryngol 1994a; 103: 98–104

Ackermann H, Ziegler W. Mutismus bei zentralmotorischen Störungen: eine Literaturübersicht. Fortschritte der Neurologie und Psychiatrie 1994b; 62: 337–344

Ackermann H, Ziegler W. Der akinetische Mutismus – eine Literaturübersicht. Fortschritte der Neurologie und Psychiatrie 1995; 63: 59–67

Ackermann H, Ziegler W. Brain mechanisms underlying speech. In: Hardcastle WJ, Laver J, Gibbon FE, eds. The Handbook of Phonetic Sciences. New York: Wiley-Blackwell; 2010: 202–250

Ackermann H, Hertrich I, Ziegler W et al. Acquired dysfluencies following infarction of the left mesiofrontal cortex. Aphasiology 1996; 10: 409–417

Ackermann H, Konczak J, Hertrich I. The temporal control of repetitive articulatory movements in Parkinson's disease. Brain Lang 1997; 56: 312–319

Ackermann H, Vogel M, Petersen D et al. Speech deficits in ischaemic cerebellar lesions. J Neurol 1992; 239: 223–227

Ackermann H, Ziegler W, Oertel WH. Palilalia as a symptom of levodopa induced hyperkinesia in Parkinson's disease. J Neurol Neurosurg Psychiatry 1989; 52: 805–807

Ackermann H, Ziegler W, Petersen D. Dysarthria in bilateral thalamic infarction. J Neurol 1993; 240: 357–362

Adams SG, Dykstra A. Hypokinetic dysarthria. In: McNeil MR, ed. Clinical Management of Sensorimotor Speech Disorders. New York, Stuttgart: Thieme; 2009: 166–186

Adams SG, Lang AE. Can the Lombard effect be used to improve low voice intensity in Parkinson's disease? Europ J Disord Comm 1992; 27: 121–127

Aichert I, Staiger A. Sprechapraxie. Neurolinguistik 2007; 21: 7–28

Amunts K, Zilles K. Funktionelle Neuroanatomie. In: Schneider F, Fink GR, eds. Funktionelle MRT in Psychiatrie und Neurologie. Heidelberg: Springer Medizin Verlag; 2007: 9–59

ANCDS Practice Guidelines of the ANCDS. Practice Guidelines for Dysarthria: II. Technical Reports; 2008, www.ancds.org

Angerstein W. Ultraschallgestützter Untersuchungsgang zur Beurteilung der Zungenbeweglichkeit. Sprache – Stimme – Gehör 1994; 18: 80–84

Aten JA. Treatment of Spastic Dysarthria. In: Perkins W, ed. Dysarthria and Apraxia. New York: Thieme-Stratton; 1983: 69–77

Auzou P, Rolland-Monnoury V, Pinto S, Özsancak C. Les Dysarthries. Marseille: Solal; 2007

Ballard KJ, Solomon NP, Robin DA et al. Nonspeech assessment of the speech production mechanism. In: McNeil MR, ed. Clinical Management of Sensorimotor Speech Disorders. New York, Stuttgart: Thieme; 2009: 30–45

Barlow SM, Abbs J. Orofacial fine motor control impairments in congenital spasticity: Evidence against hypertonus related performance deficits. J Neurol 1984; 34(2):145–150

Barlow SM, Finan DS, Andreatta RD et al. Kinematic measurement of speech and early orofacial movements. In: McNeil MR, ed. Clinical Management of Sensorimotor Speech Disorders. New York, Stuttgart: Thieme; 2009: 80–99

Bartolome G. Grundlagen der funktionellen Dysphagietherapie. In: Bartolome G, Schröter-Morasch H, Hrsg. Schluckstörungen: Diagnostik und Rehabilitation. 3. Aufl., München: Elsevier; 2006: 251–330

Beer R. Leichtes Schädel-Hirn-Trauma. In: Diener HC, Putzki N, Hrsg. Leitlinien für Diagnostik und Therapie in der Neurologie. Stuttgart: Georg Thieme; 2008a: 727–732

Beer R. Schweres Schädel-Hirn-Trauma. In: Diener HC, Putzki N, Hrsg. Leitlinien für Diagnostik und Therapie in der Neurologie. Stuttgart: Thieme; 2008b: 733–740

Bell-Berti F. Understanding velic motor control: Studies of segmental context. In: Huffmann MK, Krakow RA, eds. Phonetics and Phonology. Nasals, Nasalization, and the Velum. Vol. 5, San Diego: Academic Press; 1993

Benamer HT, Grosset DG. Vascular parkinsonism: a clinical review. Eur Neurol 2009; 61: 11–15

Benecke P, Penner H. Behandlung nach dem Lee-Silverman-Voice-Treatment. In: Dysarthrie und Dysphagie bei Morbus Parkinson. Stuttgart: Thieme; 2008

Berardelli A, Rothwell JC, Thompson PD et al. Pathophysiology of bradykinesia in Parkinson's disease. Brain 2001; 124: 2131–2146

Berardelli A, Sabra AF, Hallett M. Physiological mechanisms of rigidity in Parkinson's disease. J Neurol Neurosurg Psychiatry 1983; 46: 45–53

Beurskens CH, Heymans PG. Physiotherapy in patients with facial nerve paresis: description of outcomes. Am J Otolaryngol. 2004; 25(6): 394–400

Bhidayasiri R, Perlman SL, Pulst SM et al. Late-onset Friedreich ataxia: phenotypic analysis, magnetic resonance imaging findings, and review of the literature. Arch Neurol 2005; 62: 1865–1869

Bizzozero I, Costato D, Della Sala S et al. Upper and lower face apraxia: role of the right hemisphere. Brain 2000; 123: 2213–2230

Blumin JH, Pcolinsky DE, Atkins JP. Laryngeal findings in advanced Parkinson's disease. Ann Otol Rhinol Laryngol 2004; 113: 253–258

Bogousslavsky J, Van MG, Regli F. The Lausanne Stroke Registry: analysis of 1000 consecutive patients with first stroke. Stroke 1988; 19: 1083–1092

Boliek CA, Hixon TJ, Watson PJ et al. Refinement of speech breathing in healthy 4- to 6-year-old children. J Speech Lang Hear Res 2009; 52: 990–1007

Boone DR. The Voice and Voice Therapy. Englewood Cliffs: Prentice-Hall; 1977

Brooks BR, Miller RG, Swash M et al. El Escorial revisited: revised criteria for the diagnosis of amyotrophic lateral sclerosis. Amyotroph Lateral Scler Other Motor Neuron Disord 2000; 1: 293–299

Brooks N, McKinlay W, Symington C et al. Return to work within five years of severe head injury. Brain Injury 1987; 1: 5–19

Brookshire RH; An introduction to neurogenic communication disorders. St. Louis: Mosby-Year Book; 1992

Brügger A. Lehrbuch der funktionellen Störungen des Bewegungssystems. Zollikon und Benglen: Brügger-Verlag; 2000

Buder EH. Acoustic analysis of voice quality: a tabulation of algorithms 1902–1990. In: Kent RD, Ball MJ, eds. Voice Quality Measurement. San Diego: Singular Publishing Group; 2000: 119–244

Bunton K, Kent RD, Duffy JR et al. Listener agreement for auditory-perceptual ratings of dysarthria. J Speech Lang Hear Res 2007; 50: 1481–1495

Bütefisch C, Hummelsheim H, Denzler P et al. Repetitive training of isolated movements improves the outcome of motor rehabilitation of the centrally paretic hand. J Neurol Sci 1995; 130: 59–68

Cahill LM, Turner AB, Stabler PA et al. An evaluation of continuous positive airway pressure (CPAP) therapy in the treatment of hypernasality following traumatic brain injury: a report of 3 cases. J Head Trauma Rehabil 2004; 19(3): 241–253

Campiche Weber M. Therapie der orofazialen Dysfunktionen. In: Böhme G, Hrsg. Sprach-, Sprech-, Stimm- und Schluckstörungen. Band 2: Therapie. München und Jena: Urban & Fischer; 2006

Cannito MP, Marquardt TP. Ataxic dysarthria. In: McNeil MR, ed. Clinical Management of Sensorimotor Speech Disorders. New York, Stuttgart: Thieme; 2009: 132–151

Cannito MP, Woodson GE. The spasmodic dysphonias. In: Kent RD, Ball MJ, eds. Voice Quality Measurement. San Diego: Singular Publishing Group; 2000: 411–429

Cano SJ, Hobart JC, Hart PE et al. International cooperative ataxia rating scale (ICARS): Appropriate for studies of Friedreich's ataxia? Mov Disord 2009; 20: 1585–1591

Ceballos-Baumann A, Ebersbach G, Hrsg. Aktivierende Therapien bei Parkinsonsyndrom. Stuttgart: Thieme; 2008

Cella D, Yount S, Rothrock N et al. The Patient-Reported Outcome Measurement Information System (PROMIS). Medical Care 2007; 45: 3–11

Chen SH, Desmond JE. Cerebrocerebellar networks during articulatory rehearsal and verbal working memory tasks. Neuroimage 2005; 24: 332–338

Cluzel P, Similowski T, Chartrand-Lefebvre C et al. Diaphragm and chest wall: Assessment of the inspiratory pump with MR Imaging – Preliminary observations. Radiology 2000; 215: 574–583

Coblenzer H, Muhar F. Atem und Stimme Wien: Österreichischer Bundesverlag; 1976

Code C, Ball MJ. Instrumental Clinical Phonetics. London: Whurr Publishers;1997

Connor NP, Abbs JH. Task-dependent variations in Parkinsonian motor impairments. Brain 1991; 114: 321–332

Cramon DYv. Bilateral cerebellar dysfunctions in a unilateral meso-diencephalic lesion. J Neurol 1981; 44: 361–363

Cramon DYv, Vogel M. Der traumatische Mutismus. Der Nervenarzt 1981; 52: 664–668

Darley FL, Aronson AE, Brown JR. Motor Speech Disorders. Philadelphia: W.B. Saunders; 1975

Darley FL, Brown JR, Goldstein NP. Dysarthria in multiple sclerosis. J Speech Hear Res 1972; 15: 229–245

Davidson AG, Chan V, O'Dell R et al. Rapid changes in throughput from single motor cortex neurons to muscle activity. Science 2007; 318: 1934–1937

De Nil LF, Rochon E, Jokel R. Adult-onset neurogenic stuttering. In: McNeil MR, ed. Clinical Management of Sensorimotor Speech Disorders. New York, Stuttgart: Thieme; 2009: 235–248

Defazio G, Berardelli A, Hallett M. Do primary adult-onset focal dystonias share aetiological factors? Brain 2007; 130: 1183–1193

Deuschl G. Klinik, Pathophysiologie und Therapie des Morbus Parkinson. In: Nebel A, Deuschl G, Hrsg. Dysarthrie und Dysphagie bei Morbus Parkinson. Stuttgart: Thieme; 2008: 2–11

Deuschl G. Tremor. In: Diener HC, Putzki N, Hrsg. Leitlinien für Diagnostik und Therapie in der Neurologie. Stuttgart: Thieme; 2008: 130–143

Deuschl G, Toro C, Valls-Solé J et al. Symptomatic and essential palatal tremor. 1. Clinical, physiological and MRI analysis. Brain 1994; 117: 775–788

Diener HC, Putzki N, Kommission „Leitlinien der Deutschen Gesellschaft für Neurologie". Leitlinien für Diagnostik und Therapie in der Neurologie. 4. erw. Auflage. Stuttgart: Thieme; 2008

DIMDI. Internationale Klassifikation der Funktionsfähigkeit, Behinderung und Gesundheit. Stand Oktober 2005. Genf: WHO; 2005

Donovan NJ, Kendall DL, Young ME et al. The communicative effectiveness survey: preliminary evidence of construct validity. Am J Speech Lang Pathol 2008; 17: 335–347

Draganski B, Gaser C, Busch V et al. Neuroplasticity: changes in grey matter induced by training. Nature 2004; 427: 311–312

Duffy JR. Motor Speech Disorders: Substrates, Differential Diagnosis, and Management. St. Louis: Elsevier Mosby; 2005

Duffy JR, Peach RK, Strand EA. Progressive apraxia of speech as a sign of motor neuron disease. Am J Speech Lang Pathol 2007; 16: 198–208

Dworkin JP. Motor speech disorders: a treatment guide. St. Louis: Mosby-Year Book; 1991

Edel H, Knauth K. Grundzüge der Atemtherapie. Dresden: Steinkopf; 1977

Elbert T, Pantev C, Wienbruch C et al. Increased cortical representation of the fingers of the left hand in string players. Science 1995; 270: 305–307

Enderby P. Frenchay Dysarthrie Untersuchung. Handanweisung. Idstein: Schulz-Kirchner; 2004

Epstein CM, Meador KJ, Loring DW et al. Localization and characterization of speech arrest during transcranial magnetic stimulation. Clin Neurophysiol 1999; 110: 1073–1079

Farinella KA, Hixon TJ, Hoit JD et al. Listener perception of respiratory-induced voice tremor. Am J Speech Lang Pathol 2006; 15: 72–84

Flachenecker P, Zettl UK, Götze U et al. MS-Register in Deutschland: abschließende Ergebnisse der Pilotphase. Neurol Rehabil 2007; 13: 193–200

Forner LL, Hixon TJ. Respiratory kinematics in profoundly hearing-impaired speakers. J Speech Hear Res. 1977; 20: 373–408

Forrest K. Are oral-motor exercises useful in the treatment of phonological/articulatory disorders? Semin Speech Lang 2002; 23:15–25

Fox CM, Morrison C, Ramig L. Current perspectives on the Lee Silverman Voice Treatment (LSVT). Am J Speech Lang Pathol 2002; 11: 111–123

Freed D. Motor Speech Disorders. Diagnosis and Treatment. San Diego: Singular; 2000

Freivogel S. Motorische Rehabilitation nach Schädelhirntrauma. Klinik-Grundlagen-Therapie. München: Pflaum; 1997

Friedrich G, Biegenzahn W. Phonochirurgie – Einführung in die stimmverbessernde Kehlkopfchirurgie. In: Böhme G, Hrsg. Sprach-, Sprech-, Stimm- und Schluckstörungen. Band 2: Therapie 4. Aufl., München und Jena: Urban & Fischer; 2006

Fries W. Motorische Defizite nach Schlaganfall und Prognose der Funktionsrückbildung in Abhängigkeit von der Lokalisation des Infarkte. Neurologie & Rehabilitation 1997; 3: 205–212

Fries W, Danek A, Scheidtmann K et al. Motor recovery following capsular stroke. Brain 1993; 116: 369–382

Furusawa K, Yamaoka M, Ichikawa N et al. Airflow receptors in the lip and buccal mucosa. Brain Research Bulletin 1992; 29: 69–74

Gibbons P, Bloomer H. A supportive-type prosthetic speech aid. J Prosthet Dent 1958; 8: 362–369

Gibson GJ. Diaphragmatic paresis: pathophysiology, clinical features, and investigation. Thorax 1989; 44: 960–970

Giel B. Dysarthrie/Dysarthrophonie als kritisches Lebensereignis. Frankfurt/Main: Peter Lang; 2000

Gilman S, Low P, Quinn N et al. Consensus statement on the diagnosis of multiple system atrophy. American Autonomic Society and American Academy of Neurology. Clin Auton Res 1998; 8: 359–362

Glindemann R. Aphasietherapie und die Behandlung der nicht-aphasischen zentralen Sprachstörungen. In: Böhme G, Hrsg. Sprach-, Sprech-, Stimm- und Schluckstörungen. Band 2: Therapie. München und Jena: Urban & Fischer; 2006

Glocker FX, Hopf HC. N. facialis: (VII) Fazialisparesen. In: Hopf HC, Kömpf D, eds. Erkrankungen der Hirnnerven. Stuttgart, New York: Thieme; 2006: 133–148

Goldenberg G. Neuropsychologie. Grundlagen, Klinik, Rehabilitation. 4. Auflage. München und Jena: Urban & Fischer; 2007

Goldenberg G, Pössl J, Ziegler W. Neuropsychologie im Alltag. Stuttgart, New York: Thieme; 2002

Gonzalez Rothi LJ, Musson N, Rosenbek JC et al. Neuroplasticity and rehabilitation research for speech, language, and swallowing disorders. J Speech Lang Hear Res 2008; 51: 222–224

Götze R, Höfer B. AOT – Alltagsorientierte Therapie bei Patienten mit erworbener Hirnschädigung. Stuttgart: Thieme; 1999

Grötzbach H, Iven C. ICF in der Sprachtherapie. Umsetzung und Anwendung in der logopädischen Praxis. Idstein: Schulz-Kirchner; 2009

Gubbay SS, Kahana E, Zilber N et al. Amyotrophic lateral sclerosis. A study of its presentation and prognosis. J Neurol 1985; 232: 295–300

Guenther FH, Espy-Wilson CY, Boyce SE et al. Articulatory tradeoffs reduce acoustic variability during American English /r/ production. J Acoust Soc Am 1999; 105: 2854–2865

Guenther FH, Ghosh SS, Tourville JA. Neural modeling and imaging of the cortical interactions underlying syllable production. Brain Lang 2006; 96: 280–301

Haneishi E. Effects of a Music Therapy Voice Protocol on Speech Intelligibility, Vocal Acoustic Measures, and Mood of Individuals with Parkinson's Disease. J Music Ther 2001; 38: 273–290

Harbo HF, Finsterer J, Baets J et al. EFNS guidelines on the molecular diagnosis of neurogenetic disorders: general issues, Huntington's disease, Parkinson's disease and dystonias. Eur J Neurol 2009; 16: 777–785

Hardcastle WJ, Gibbon F. Electropalatography and its clinical applications. In: Ball MJ, Code C, eds. Instrumental Clinical Phonetics. London: Whurr; 1997: 149–193

Hardcastle WJ, Physiology of Speech Production. London: Academic Press; 1976

Hartelius L, Svensson P. Speech and swallowing symptoms associated with Parkinson's disease and multiple sclerosis: a survey. Folia Phoniatr Logop 1994; 46: 9–17

Hartelius L, Elmberg M, Holm R et al. Living with dysarthria: evaluation of a self-report questionnaire. Folia Phoniatr Logop 2008; 60: 11–19

Hartelius L, Runmarker B, Andersen O. Prevalence and characteristics of dysarthria in a multiple-sclerosis incidence cohort: relation to neurological data. Folia Phoniatr Logop 2000; 52: 160–177

Hauptmann B, Reinhart E, Brandt SA et al. The predictive value of the leveling off of within session performance for procedural memory consolodiation. Brain res Cogn Brain Res 2005; 24: 181–189

Hertrich I, Lutzenberger W, Spieker S et al. Fractal dimension of sustained vowel productions in neurological dysphonias: an acoustic and electroglottographic analysis. J Acoust Soc Am 1997; 102: 652–654

Heywood P, Murphy K, Corfield DR et al. Control of breathing in man: insights from the ‚locked-in' syndrome. Respir Physiol 1996; 106: 13–20

Hickok G, Poeppel D. Dorsal and ventral streams: a framework for understanding aspects of the functional anatomy of language. Cognition 2004; 92: 67–99

Hillenbrand J, Houde RA. Acoustic correlates of breathy vocal quality: dysphonic voices and continuous speech. J Speech Hear Res 1996; 39: 311–321

Hinterberger K, Ostwald A, Löper ML et al. Verlauf und Schweregrad der Dysarthrie bei Patienten mit progressiver supranukleärer Blickparese (PSP) und idiopathischem Parkinson-Syndrom (IPS). Neurologie & Rehabilitation 2008; 14: 247–253

Hixon TJ. Respiratory function in speech and song. London: Taylor and Francis; 1987: 40–42

Hixon TJ, Hoit JD. Evaluation and Management of Speech Breathing Disorders. Principles and Methods. Tucson: Redington Brown; 2005

Hixon TJ, Weismer G, Hoit JD. Preclinical Speech Science: Anatomy, Physiology, Acoustics, and Perception: Preparation for Clinical Study and Praxis. San Diego: Plural Publishing; 2008

Hochschild J. Strukturen und Funktionen begreifen. Funktionelle Anatomie – Therapierelevante Details. München und Jena: Urban & Fischer; 2005

Hoit JD, Hixon TJ, Watson PJ et al. Speech breathing in children and adolescents. J Speech Hear Res 1990; 33: 51–69

Hopf HC, Kömpf D. Erkrankungen der Hirnnerven. Stuttgart, New York: Thieme; 2006

Hopf HC, Müller-Forell W, Hopf NJ. Localization of emotional and volitional facial paresis. Neurology 1992; 42: 1918–1923

Horst R. Motorisches Strategietraining und PNF. Stuttgart: Thieme; 2005

Hotzenköcherle S. Funktionelle Dysphagie-Therapie. Ein Übungsprogramm. Idstein: Schulz-Kirchner; 2003

Houde JF, Jordan MI. Sensorimotor adaption of speech. I: Compensation and adaptation. J Speech Lang Hear Res 2002; 45: 295–310

Hustad KC. Estimating the intelligibility of speakers with dysarthria. Folia Phoniatr Logop 2006; 58: 217–228

Jacobson B, Johnson A, Grywalski C et al. The Voice Handicap Index (VHI): Development and validation. Am J Speech Lang Pathol 1997; 6: 66–70

Jacobson E. Progressive Relaxation. Chicago: University of Chicago Press; 1938

Jaeger M, Hertrich I, Stattrop U et al. Speech disorders following severe traumatic brain injury: kinematic analysis of syllable repetitions using electromagnetic articulography. Folia Phoniatr Logop 2000; 52: 187–196

Jean A. Brain stem control of swallowing: neuronal network and cellular mechanisms. Physiol Rev 2001; 81: 929–989

Johnson JA, Pring TR. Speech therapy and Parkinson's disease: a review and further data. Br J Disord Commun 1990; 25: 183–194

Josephs KA, Duffy JR, Strand EA et al. Clinicopathological and imaging correlates of progressive aphasia and apraxia of speech. Brain 2006; 129: 1385–1398

Jürgens U. Neural pathways underlying vocal control. Neurosci Biobehav Rev 2002; 26: 235–258

Kameda W, Kawanami T, Kurita K et al. Lateral and medial medullary infarction. A comparative analysis of 214 patients. Stroke 2004; 35: 694–699

Kempster GB, Gerratt BR, Verdolini AK et al. Consensus auditory-perceptual evaluation of voice: development of a standardized clinical protocol. Am J Speech Lang Pathol 2009; 18: 124–132

Kent RD, Kim Y-J. Toward an acoustic typology of motor speech disorders. Clin Linguist Phon 2003; 17: 427–445

Kent RD, Kent JF, Duffy JR et al. The dysarthrias: speech-voice profiles, related dysfunctions, and neuropathology. J Med Speech Lang Pathol 1998; 6: 165–211

Kim JS, Han YS. Medial medullary infarction. Clinical, imaging and outcome study in 86 consecutive patients. Stroke (in press)

Kleim JA, Jones TA. Principles of experience-dependent neural plasticity: implications for rehabilitation after brain damage. J Speech Lang Hear Res 2008; 51: 225–239

Klein-Vogelbach S. Funktionelle Bewegungslehre. 3. Auflage. Berlin, Heidelberg, New York, Tokyo: Springer; 1984

Kluin KJ, Foster NL, Berent S et al. Perceptual analysis of speech disorders in progressive supranuclear palsy. Neurology 1993; 43: 563–566

Kluin KJ, Gilman S, Foster NL et al. Neuropathological correlates of dysarthria in progressive supranuclear palsy. Arch Neurol 2001; 58: 265–269

Kluin KJ, Gilman S, Markel DS et al. Speech disorders in olivopontocerebellar atrophy correlate with positron emission tomography findings. Ann Neurol 1988; 23: 547–554

Klunker C, Rätzer A. Therapie bei Gaumensegelstörungen. Idstein: Schulz-Kirchner; 2005

Korman M, Raz N, Flash T et al. Multiple shifts in the representations of a motor sequence during the acquisition of skilled performance. Proc Natl Acad Sci USA. 2003; 100: 12492–12497

Kronenbuerger M, Konczak J, Ziegler W et al. Balance and motor speech impairment in essential tremor. Cerebellum 2009; 8: 389–398

Kruse E. Systematik der konservativen Stimmtherapie. In: Böhme G, Hrsg. Sprach-, Sprech-, Stimm- und

Schluckstörungen. Band 2: Therapie. München und Jena: Urban & Fischer; 2006

Kuehn DP, Wachtel JM. CPAP therapy for treating hypernasality folowing closed head injury. In: Till JA, Yorkston KM, Beukelman DR, eds. Motor Speech Disorders. Advances in assessment and treatment. The Hague: Paul H. Mouton; 1994

Kumral E, Ozkaya B, Sagduyu A et al. The Ege Stroke Registry: a hospital-based study in the Aegean region, Izmir, Turkey. Analysis of 2000 stroke patients. Cerebrovasc Dis 1998; 8: 278–288

Küttner C, Schönweller R, Seeberger B et al. Objektive Messung der Nasalanz in der deutschen Hochlautung: Ein Vergleichskollektiv zur Beurteilung funktioneller Ergebnisse bei Lippen-Kiefer-Gaumen-Spalten. HNO 2003; 51: 151–156

Kwon M, Lee JH, Kim J et al. Hypokinetic dysarthria and palilalia in midbrain infarction. J Neurol Neurosurg Psychiatry 2008; 79: 1411–1412

Lang CE, Schieber MH. Stroke. In: Nowak D, Hermsdörfer J, eds. Sensorimotor Control of Grasping. Physiology and Pathophysiology. Cambridge: Cambridge University Press Universitätsklinik für Psychiatrie, Medizinische Universität Graz; 2009: 296–310

Langmore SE, Lehman ME. Physiologic deficits in the orofacial system underlying dysarthria in amyotrophic lateral sclerosis. J Speech Hear Res 1994; 37: 28–37

Lanini B, Bianchi R, Romagnoli I et al. Chest wall kinematics in patients with hemiplegia. Am J Respir Crit Care Med 2003; 168: 109–113

Lauer N, Birner-Janusch B. Sprechapraxie im Kindesalter. Stuttgart: Thieme; 2007

Lee ASY, Ciocca V, Whitehill TL. Acoustic correlates of hypernasality. Clin Linguist Phon 2003; 17: 259–264

Levin HS, Madison CF, Bailey CB et al. Mutism after closed head injury. Arch Neurol 1983; 40: 601–606

Lim SH, Dinner DS, Pillay PK et al. Functional anatomy of the human supplementory sensorimotor area – Results of extraoperative electrical stimulation. Electroencephalogr Clin Neurophysiol 1994; 91: 179–193

Liscic RM, Zidar J. Functional organisation of the facial motor system in man. Coll Antropol 1998; 22: 545–550

Loeb C, Gandolfo C, Caponetto C et al. Pseudobulbar palsy: A clinical computed tomography study. Eur Neurol 1990; 30: 42–46

Lof GL. Logic, theory and evidence against the use of non-speech oral motor exercises to change speech sound productions. ASHA Convention Invited Paper; 2006

Lubker J. The reorganization times of bite-block vowels. Phonetica 1979; 36: 273–293

Ludlow CL. Treatment for spasmodic dysphonia: limitations of current approaches. Curr Opin Otolaryngol Head Neck Surg. 2009 Jun;17(3): 160–165

Ludlow CL, Hoit J, Kent R et al. Translating principles of neural plasticity into research on speech motor control recovery and rehabilitation. J Speech Lang Hear Res 2008; 51: 240–258

Luschei ES, Finnegan EM. Electromyographic techniques for the assessment of motor speech disorders. In: McNeil MR, ed. Clinical Management of Sensorimotor Speech Disorders. New York, Stuttgart: Thieme; 2009: 100–115

Lyall RA, Donaldson N, Polkey MI et al. Respiratory muscle strength and ventilatory failure in amyotrophic lateral sclerosis. Brain 2001; 124: 2000–2013

MacDonald BK, Cockerell OC, Sander JWAS et al. The incidence and lifetime prevalence of neurological disorders in a prospective community-based study in the UK. Brain 2000; 123: 665–676

Machetanz J, Schönle PW, Benecke R. Iterative Dysarthrie bei M. Parkinson. Der Nervenarzt 1988; 59: 559–561

Mahr G, Leith W. Psychogenic stuttering of adult onset. J Speech Hear Res 1992; 35: 283–286

Mainka S, Reinhardt A. Musiktherapie beim IPS. In: In: Ceballos-Baumann A, Ebersbach G, Hrsg. Aktivierende Therapien bei Parkinsonsyndrom. Stuttgart: Thieme; 2008

Manto M, Nowak D. Cerebellar disorders. In: Nowak D, Hermsdörfer J, eds. Sensorimotor Control of Grasping. Physiology and Pathophysiology. Cambridge: Cambridge University PressUniversitätsklinik für Psychiatrie, Medizinische Universität Graz; 2009

Mao VH, Abaza M, Spiegel JR et al. Laryngeal Myasthenia Gravis: Report of 40 Cases. J Voice 2001; 15: 122–130

Martin RE, MacIntosh BJ, Smith RC et al. Cerebral areas processing swallowing and tongue movement are overlapping but distinct: a functional magnetic resonance imaging study. J Neurophysiol 2004; 92: 2428–2443

Massman PJ, Sims J, Cooke N et al. Prevalence and correlates of neuropsychological deficits in amyotrophic lateral sclerosis. J Neurol Neurosurg Psychiatry 1996; 61: 450–455

Masur H. Scales and Scores in Neurology. Quantification of Neurological Deficits in Research and Practice. Stuttgart: Thieme; 2004

McAuliffe MJ, Ward EC. The use of electropalatography in the assessment and treatment of acquired motor speech disorders in adults: Current knowledge and future directions. Neurorehabilitation 2006; 21: 189–203

McAuliffe MJ, Ward EC, Murdoch BE. Speech production in Parkinson's disease. I: an electropalatographic investigation of tongue-palate contact patterns. Clin Linguist Phon 2006; 20: 1–18

McClosky DG. General techniques and specific procedures for certain voice problems. In: Cooper M, Cooper MH, eds. Approaches to Vocal Rehabilitation. Springfield: Charles Thomas; 1977

McNeil MR. Clinical Management of Sensorimotor Speech Disorders. New York: Thieme; 2009

Mebus M. Skript zur Behandlung von Fazialisparesen: Stimulation der orofazialen Muskulatur durch PNF. Unveröffentlichtes Seminarpapier; 2009

Meul A, Kohn B, Mannsberger U et al. Mündliche Textproduktion bei Patienten mit Morbus Huntington. Neurolinguistik 2009; 23: 7–21

Michel L, Derkinderen P, Laplaud D et al. Emotional facial palsy following striato-capsular infarction. J Neurol Neurosurg Psychiatry 2008; 79: 193–194

Middleton FA, Strick PL. Basal ganglia and cerebellar

loops: motor and cognitive circuits. Brain Res Rev 2000; 31: 236–250

Moore C, Ruark J. Does speech emerge from earlier appearing motor behaviors? J Speech Hear Res. 1996; 39: 1034–1016

Morasch H, Cramon DYv. Laryngoskopische Befunde bei Dysphonie nach traumatischem Mittelhirnsyndrom. HNO 1984; 32: 13–16

Morasch H, Joussen K, Ziegler W. Zentrale laryngeale Bewegungsstörungen nach schwerem, gedecktem Schädelhirntrauma und bei zerebrovaskulären Erkrankungen. Laryngologie, Rhinologie, Otologie Zeitschrift für Hals-Nasen-Ohren-Heilkunde 1987; 66: 214–220

Muellbacher W, Artner C, Mamoli B. The role of the intact hemisphere in recovery of midline muscles after recent monohemispheric stroke. J Neurol 1999; 246: 250–256

Mulder T. Das adaptive Gehirn. Stuttgart, New York: Thieme; 2007

Müller J, Wenning GK, Verny M et al. Progression of dysarthria and dysphagia in postmortem-confirmed parkinsonian disorders. Arch Neurol 2001; 58: 259–264

Murdoch BE. Dysarthria. A Physiological Approach to Assessment and Treatment. Cheltenham: Stanley Thornes; 1998

Murdoch BE, Chenery HJ, Stokes PD et al. Respiratory kinematics in speakers with cerebellar disease. J Speech Hear Res 1991; 34: 768–780

Murdoch BE, Ward EC, Theodoros DG. Spastic dysarthria. In: McNeil MR, ed. Clinical Management of Sensorimotor Speech Disorders. New York, Stuttgart: Thieme; 2009: 187–203

Nadeau SE. A paradigm shift in neurorehabilitation. Lancet Neurol 2002; 1: 126–130

Najenson T, Sazbon L, Becker E et al. Recovery of communicative functions after prolonged traumatic coma. Scand J Rehabil Med 1978; 10: 15–21

Nawka T, Wiesmann U, Gonnermann U. Validierung des Voice Handicap Index (VHI) in der deutschen Fassung. HNO 2003; 51: 921–929

Nebel A, Deuschl G. Dysarthrie und Dysphagie bei Morbus Parkinson. Stuttgart: Thieme; 2008

Netsell R, Hixon TJ. Inspiratory checking in therapy for individuals with speech breathing dysfunction. ASHA 1992; 34: 152

Netsell R, Rosenbek JC. Treating the dysarthrias. In: Darby JK, ed. Speech and language evaluation in Neurology: Adult disorders. London: Grune & Stratton; 1985

Nicola F, Ziegler W, Vogel M. Die Bogenhausener Dysarthrieskalen (BODYS): Ein Instrument für die klinische Dysarthriediagnostik. Forum Logopädie 2004; 2: 14–22

Nowack N, Zwartyes D, Zierdt A et al. Verständlichkeitsmessung mit MVP-Online: Einflussfaktoren und Validitätsaspekte. Sprache, Stimme, Gehör 2008; 32: 1–7

Nusser-Müller-Busch R. Das F.O.T.T.-Konzept: funktionell-komplex-alltagsbezogen. In: Nusser-Müller-Busch R, Hrsg. Die Therapie des Facio-Oralen Trakts. Berlin, Heidelberg: Springer; 2004

Oertel WH. Parkinson-Syndrome: Diagnostik und Therapie. In: Diener HC, Putzki N, Hrsg. Leitlinien für Diagnostik und Therapie in der Neurologie. Stuttgart: Thieme; 2008: 82–112

Parsa V, Jamieson DG. Acoustic discrimination of pathological voice: sustained vowels versus continuous speech. J Speech Lang Hear Res 2001; 44: 327–339

Perez FJ, Nunez CT. Scanning dysarthria secondary to spontaneous midbrain hemorrhage. Eur Neurol 2008; 60: 89–91

Perez KS, Ramig LO, Smith ME et al. The Parkinson larynx: tremor and videostroboscopic findings. J Voice 1996; 10: 354–361

Perkell JS, Matthies M, Lane H et al. Speech motor control – acoustic goals, saturation effects, auditory-feedback and internal models. Speech Communication 1997; 22: 227–250

Pichler K, Mallien G. Die Sprech- und Stimmstörungen beim IPS. In: Ceballos-Baumann A, Ebersbach G, Hrsg. Aktivierende Therapien bei Parkinsonsyndrom. Stuttgart: Thieme; 2008

Platz T. Impairment-orientated Training (IOT) – scientific concept and evidence-based treatment strategies. Res Neurol neurosci 2004; 22: 301

Pöhlau D, Bethke F, Hoffmann V et al. Multiple Sklerose. Neurol Rehabil 2001; 7: 111–125

Pompino-Marschall B. Einführung in die Phonetik. Berlin: Walter de Gruyter; 1995

Ponsford JL, Olver JH, Curran CA. A profile of outcome: 2 years after traumatic brain injury. Brain Inj 1995; 9: 1–10

Postma A. Detection of errors during speech production: a review of speech monitoring models. Cognition 2000; 77: 97–131

Preston DC, Shapiro BE, Raynor EM et al. The relative value of facial, glossal, and masticatory muscles in the electrodiagnosis of amyotrophic lateral sclerosis. Muscle Nerve 1997; 20: 370–372

Raaphorst J, De Visser M, Linssen W et al. The cognitive profile of amyotrophic lateral sclerosis: A meta-analysis. Amyotroph Lateral Scler 2009; 29: 1–13

Rabinov CR, Kreiman J, Gerratt BR et al. Comparing reliability of perceptual ratings of roughness and acoustic measures of jitter. J Speech Hear Res 1995; 38: 26–32

Ramig LO, Bonitati C, Lemke J, et al. Voice treatment for patients with Parkinson disease: developement of an approach and preliminary efficacy data. J Med Speech Lang Pathol 1994; 2: 191–209

Ross RT, Mathiesen R. Images in clinical medicine. Volitional and emotional supranuclear facial weakness. N Engl J Med 1998; 338: 1515

Rubow R, Swift E. A microcomputer-based wearable biofeedback device to improve transfer of treatment in Parkinson's dysarthria. J Speech Hear Disord 1985; 50: 166–178

Ruscello DM. An examination of nonspeech oral motor exercises for children with velopharyngeal inadequacy. Semin Speech Lang 2008; 29(4): 294–303

Sader R. Velopharynx. In: Böhme G, Hrsg. Sprach-, Sprech-, Stimm- und Schluckstörungen. Band 2: Therapie. 4. Aufl. München und Jena: Urban & Fischer; 2006

Salmelin R, Sams M. Motor cortex involvement during verbal versus non-verbal lip and tongue movements. Hum Brain Mapp 2002; 16: 81–91

Samar VJ, Metz DE. Criterion validity of speech intelligibility rating scale procedures for the hearing-impaired population. J Speech Hear Res 1988; 31: 307–316

Sanes JN, Donoghue JP. Plasticity and primary motor cortex. Annu Rev Neurosci 2000; 23: 393–415

Sapir S, Spielman J, Ramig LO et al. Effects of intensive voice treatment (the Lee Silverman Voice Treatment [LSVT]) on ataxic dysarthria: a case study. Am J Speech Lang Pathol 2003; 12(4): 387–399

Sarno MT, Buonaguro A, Levita E. Characteristics of verbal impairment in closed head injured patients. Arch Phys Med Rehabil 1986; 67: 400–405

Sataloff RT, Mandel S, Mann EA et al. Laryngeal electromyography: an evidence-based review. Muscle Nerve 2003; 28: 767–772

Sawczuk A, Mosier KM. Neural control of tongue movement with respect to respiration and swallowing. Crit Rev Oral Biol Med 2001; 12: 18–37

Schalling E, Hammarberg B, Hartelius L. Perceptual and acoustic anaylsis of speech in individuals with spinocerebellar ataxia (SCA). Logoped Phoniatr Vocol 2007; 32: 31–46

Schmahmann JD, Ko R, MacMore J. The human basis pontis: motor syndromes and topographic organization. Brain 2004; 127: 1269–1291

Schmich J, Porsche J, Vogel M et al. Alltags- und kommunikationsbezogene Dysarthriediagnostik: Ein Fragebogen zur Selbsteinschätzung. Sprache, Stimme, Gehör 2010

Schöls L, Amoiridis G, Przuntek H et al. Friedreich's ataxia. Revision of the phenotype according to molecular genetics. Brain 1997; 120: 2131–2140

Schöls L, Bauer P, Schmidt T et al. Autosomal dominant cerebellar ataxias: clinical features, genetics, and pathogenesis. Lancet Neurol 2004; 3: 291–304

Schott GD. Penfield's homunculus: a note on cerebral cartography. J Neurol Neurosurg Psychiatry 1993; 56: 329–333

Schünke M, Schulte E, Schumacher U. Kopf und Neuroanatomie. Prometheus Lernatlas der Anatomie. Stuttgart: Thieme; 2006

Seidner W, Eysholdt U. Diagnostik. In: Wendler J, Seidner W, Eysholdt U, eds. Lehrbuch der Phoniatrie und Pädaudiologie. Stuttgart: Thieme; 2005: 105–138

Sessle BJ, Adachi K, Avivi-Arber L et al. Neuroplasticity of face primary motor cortex control of orofacial movements. Arch Oral Biol 2007; 52: 334–337

Shea SA. Behavioural and arousal-related influences on breathing in humans. Exp Physiol 1996; 81: 1–26

Sheard C, Adams RD, Davis PJ. Reliability and agreement of ratings of ataxic dysarthric speech samples with varying intelligibility. J Speech Hear Res 1991; 34: 285–293

Sheean G. The pathophysiology of spasticity. Eur J Neurol 2002; 9: 3–9

Shelton RL, Harris KS, Scholes GM et al. Study of non-speech palate movements by scaling and electromyographic techniques. In: Bosma JF, ed. Second Symposium on Oral Sensation and Perception. Springfield: Charles C. Thomas; 1970: 432–441

Shepherd R, Carr J. Scientific basis Basis of Neurological Physiotherapy:bridging the Gap between Science and Practice. Neurol Rehabil 2005; 11: 1

Shimizu M, Watanabe Y, Hirose H. Use of the Accent Method in training for patients with motor speech disorders. Vortrag gehalten auf dem XXII. Weltkongress der Internationalen Gesellschaft für Logopädie und Phoniatrie. Hannover; 1992

Shumway-Cook A, Woolacott MH. Motor Control: Issues and Theories, 3rd ed. Baltimore: Lippincott Williams & Williams; 2007

Sidtis JJ, Gomez C, Groshong A et al. Mapping cerebral blood flow during speech production in hereditary ataxia. Neuroimage 2006; 31: 246–254

Similowski T, Attali V, Bensimon G et al. Diaphragmatic dysfunction and dyspnoea in amyotrophic lateral sclerosis. Eur Respir J 2000; 15: 332–337

Similowski T, Straus C, Attali V et al. Assessment of the motor pathway to the diaphragm using cortical and cervical magnetic stimulation in the decision-making process of phrenic pacing. Chest 1996; 110: 1551–1557

Simonyan K, Jurgens U. Efferent subcortical projections of the laryngeal motorcortex in the rhesus monkey. Brain Res 2003; 974: 43–59

Simonyan K, Saad ZS, Loucks TM et al. Functional neuroanatomy of human voluntary cough and sniff production. Neuroimage 2007; 37: 401–409

Smith A. Speech motor development: Integrating muscles, movements, and linguistic units. J Commun Disord 2006; 39: 331–349

Smitheran J, Hixon T. A clinical methode for estimating laryngeal airway resistance during vowel production. J Speech Hear Disord 1981; 46: 138–146

Sowman PF, Flavel SC, McShane CL et al. Asymmetric activation of motor cortex controlling human anterior digastric muscles during speech and target-directed jaw movements. J Neurophysiol 2009; 102: 159–166

Squire LR. Memory systems of the brain: a brief history and current perspective. Neurobiol Learn Mem 2004; 82(3): 171–177

Stelzig Y, Hochhaus W, Gall V et al. Kehlkopfbefunde bei Patienten mit Morbus Parkinson. Laryngo-Rhino-Otologie 1999; 78: 544–551

Suwaki M, Nanba K, Ito E et al. Case Report: Nasal speaking valve: a device for managing velopharyngeal incompetence. J Oral Rehabil 2008; 35: 73–78

Svensson P, Romaniello A, Wang K et al. One hour of tongue-task training is associated with plasticity in corticomotor control of the human tongue musculature. Exp Brain Res 2006; 173: 165–173

Swigert NB. The source of dysarthria. East Moline: LinguiSystems, Inc.; 1997

Taub E, Uswatte G, Elbert T. New treatments in neurorehabilitation founded on basic research. Nat Rev Neurosci 2002; 3: 228–236

Taub E, Uswatte G, Pidikiti R. Constraint-Induced Movement Therapy: a new family of techniques with broad application to physical rehabilitation – a clinical review. J Rehab Res Dev 1999; 36: 237–251

Taylor MA, Fink M. Catatonia in psychiatric classification: A home of its own. Am J Psychiatry 2003; 160: 1233–1241

Toyka KV. Myasthenia gravis. In: Diener HC, Putzki N, Hrsg. Leitlinien für Diagnostik und Therapie in der Neurologie. Stuttgart: Thieme; 2008: 686–704

Traynor BJ, Codd MB, Corr B et al. Clinical features of amyotrophic lateral sclerosis according to the El Escorial and Airlie House diagnostic criteria: A population-based study. Arch Neurol 2000; 57: 1171–1176

Tremblay S, Shiller DM, Ostry DJ. Somatosensory basis of speech production. Nature 2003; 423: 866–869

Tudor, CW, Selley A. palatal training appliance and a visual aid for use in the treatment of hypernasal speech. British J Dis Comm 1974; 9: 117–122

Ungerleider LG, Doyon J, Karni A. Imaging brain plasticity during motor skill learning. Neurobiol Learn Mem 2002; 78: 553–564

Urban PN. Hypoglossusparese. In: Hopf HC, Kömpf D, Hrsg. Erkrankungen der Hirnnerven. Stuttgart, New York: Thieme; 2006a: 223–231

Urban PN. Vagusläsionen. In: Hopf HC, Kömpf D, Hrsg. Erkrankungen der Hirnnerven. Stuttgart, New York: Thieme; 2006b: 208–217

Urban PP, Hopf HC, Fleischer S et al. Impaired corticobulbar tract function in dysarthria due to hemispheric stroke – functional testing using transcranial magnetic stimulation. Brain 1997; 120: 1077–1084

Urban PP, Marx J, Hunsche S et al. Cerebellar speech representation. Lesion topography in dysarthria as derived from cerebellar ischemia and functional magnetic resonance imaging. Arch Neurol 2003; 60: 965–972

Urban PP, Rolke R, Wicht S et al. Left-hemispheric dominance for articulation: a prospective study on acute ischaemic dysarthria at different localizations. Brain 2006; 129: 767–777

Urban PP, Wicht S, Hopf HC et al. Isolated dysarthria due to extracerebellar lacunar stroke: a central monoparesis of the tongue. J Neurol Neurosurg Psychiatry 1999; 66: 495–501

Urban PP, Wicht S, Vukurevic G et al. Dysarthria in acute ischemic stroke. Lesion topography, clinicoradiologic correlation, and etiology. Neurology 2001; 56: 1021–1027

Van der Graaff M, Kuiper T, Zwinderman A et al. Clinical identification of dysarthria types among neurologists, residents in neurology and speech therapists. Eur Neurol 2009; 61: 295–300

Vercueil L, Linard JP, Wuyam B et al. Breathing pattern in patients with Parkinson's disease. Respir Physiol 1999; 118: 163–172

Vincent A, Palace J, Hilton-Jones D. Myasthenia gravis. Lancet 2001; 357: 2122–2128

Vogel M. Die Behandlung der Dysarthrie. In: Ziegler et al., Hrsg. Dysarthrie. Stuttgart: Thieme; 1996

Vogel M. Therapie der zentralen Sprechstörungen: Dysarthrie, Sprechapraxie. In: Böhme G, Hrsg. Sprach-, Sprech-, Stimm- und Schluckstörungen. Band 2: Therapie. München und Jena: Urban & Fischer; 2006

Volkmann J. Dystonie. In: Diener HC, Putzki N, Hrsg. Leitlinien für Diagnostik und Therapie in der Neurologie. Stuttgart:: Thieme; 2008: 118–124

Vos PE, Battistin L, Birbamer G et al. EFNS guideline on mild traumatic brain injury: report of an EFNS task force. Eur J Neurol 2002; 9: 207–219

Wade DT, Hewer RL, David RM et al. Aphasia after stroke: natural history and associated deficits. J Neurol Neurosurg Psychiatry 1986; 49: 11–16

Waldstein RS. Effects of postlingual deafness on speech production: Implications for the role of auditory feedback. J Acoust Soc Am 1990; 88: 2099–2114

Walker FO. Voice fatigue in myasthenia-gravis – the sinking pitch sign. Neurology 1997; 48: 1135–1136

Walker MP, Brakefield T, Hobson JA et al. Dissociable stages of human memory consolidation and reconsolidation. Nature 2003; 425: 616–620

Wallesch C-W, Förstl H. Demenzen. Stuttgart: Thieme; 2005

Warren DW. Compensatory speech behaviors in individuals with cleft palate: A Regulation/control phenomenon? Cleft Palate Journal. 1986; 23: 251–260

Weimar C, Glahn J, Von Reutern GM et al. Behandlung des ischämischen Schlaganfalls in 14 neurologischen Stroke Units. Eine Auswertung der Schlaganfall-Datenbank der Stiftung Deutsche Schlaganfall-Hilfe. Nervenarzt 2002; 73: 342–348

Weismer G, Yunusova Y, Westbury JR. Interarticulator coordination in dysarthria: an X-ray microbeam study. J Speech Lang Hear Res 2003; 46: 1247–1261

Weiss-Blankenhorn PH, Fink GR. Motorik und Handlung. In: Schneider F, Fink GR, Hrsg. Funktionelle MRT in Psychiatrie und Neurologie. Heidelberg: Springer; 2007: 200–217

Wild B, Rodden FA, Grodd W et al. Neural correlates of laughter and humour. Brain 2003; 126: 2121–2138

Wildgruber D, Ackermann H, Klose U et al. Functional lateralization of speech production at primary motor cortex: a fMRI study. NeuroReport 1996; 7: 2791–2795

Williams DR, Lees AJ. Progressive supranuclear palsy: clinicopathological concepts and diagnostic challenges. Lancet Neurol 2009; 8: 270–279

Wolpert DM, Miall RC, Kawato M. Internal models in the cerebellum. Trends Cogn Sci 1998; 2: 338–347

Yildiz N, Ertekin C, Ozdemirkiran T et al. Corticonuclear innervation to facial muscles in normal controls and in patients with central facial paresis. J Neurol 2005; 252: 429–435

Yorkston KM, Beukelman DR, Bell DR. Clinical management of dysarthric speakers. San Diego: College Hill Press; 1988

Yorkston KM, Honsinger MJ, Beukelman DR et al. The effects of palatal lift fitting on the perceived articulatory adequacy of dysarthric speakers. In: Yorkston KM, Beukelman DR, eds. Recent Advances in Clinical Dysarthria. Boston: College-Hill Press; 1989: 85–98

Yorkston KM, Miller RM, Strand EA. Management of speech and swallowing disorders in degenerative disease. Tucson: Communication Skills Builders, 1995

Yorkston KM, Spencer KA, Duffy JR et al. Evidence-Based PracticeGuidelines for Dysarthria: Management of Velopharyngeal Function. J Med Speech Lang Pathol 2001; 9(4): 257–273

Yunusova Y, Weismer G, Westbury JR et al. Articulatory movements during vowels in speakers with dysarthria and healthy controls. J Speech Lang Hear Res 2008; 51: 596–611

Zadikoff C, Lang AE, Klein C. The ‚essentials' of essential palatal tremor: a reappraisal of the nosology. Brain 2006; 129: 832–840

Ziegler W. Verständlichkeitsbewertung anhand von Spontansprache – ein zuverlässiges Verfahren in der Dysarthriediagnostik? Neurolinguistik 1992; 6: 35–51

Ziegler W. Prüfung der Verständlichkeit dysarthrischer Patienten: II. Methoden. Sprache – Stimme – Gehör 1994; 18: 111–116

Ziegler W. Auditive Methoden in der Neurophonetik. Neurolinguistik 2002a; 16: 5–190

Ziegler W. Task-related factors in oral motor control: speech and oral diadochokinesis in dysarthria and apraxia of speech. Brain Lang 2002b; 80: 556–575

Ziegler W. Speech motor control is task-specific. Evidence from dysarthria and apraxia of speech. Aphasiology 2003; 17: 3–36

Ziegler W. Distinctions between speech and nonspeech motor control. A neurophonetic view. In: Tabain M, Harrington J, eds. Speech Production: Models, Phonetic Processes, and Techniques. New York: Psychology Press; 2006: 41–54

Ziegler W. Apraxia of speech. In: Goldenberg G, Miller B, eds. Handbook of Clinical Neurology. London: Elsevier; 2008: 269–285

Ziegler W. Physiologie und zentralnervöse Organisation des Sprechens und deren Veränderung unter Morbus Parkinson. In: Nebel A, Deuschl G, Hrsg. Dysarthrie und Dysphagie bei Morbus Parkinson. Stuttgart: Thieme; 2008: 52–65

Ziegler W, Cramon DYv. Vowel distortion in traumatic dysarthria: a formant study. Phonetica 1983; 40: 63–78

Ziegler W, Cramon DYv. Timing deficits in apraxia of speech. Eur Arch Psychiatry Neurol Sci 1986; 236: 44–49

Ziegler W, Hartmann E. Das Münchner Verständlichkeits-Profil (MVP): Untersuchungen zur Reliabilität und Validität. Der Nervenarzt 1993; 64: 653–658

Ziegler W, Wessel K. Speech timing in ataxic disorders: Sentence production and rapid repetitive articulation. Neurology 1996; 47: 208–214

Ziegler W, Zierdt A. Clinical assessment of intelligibility in dysarthria: MVP-online. J Commun Disord 2008; 41: 553–577

Ziegler W, Hartmann E, Wiesner I. Dysarthriediagnostik mit dem „Münchner Verständlichkeits-Profil" (MVP) – Konstruktion des Verfahrens und Anwendungen. Der Nervenarzt 1992; 63: 602–608

Ziegler W, Kilian B, Deger K. The role of the left mesial frontal cortex in fluent speech: Evidence from a case of left supplementary motor area hemorrhage. Neuropsychologia 1997; 35: 1197–1208

Zraick RI, LaPointe LL. Hyperkinetic dysarthria. In: McNeil MR, ed. Clinical Management of Sensorimotor Speech Disorders. New York, Stuttgart: Thieme; 2009: 152–165

Zyski BJ, Weisiger BE. Identification of dysarthria types based on perceptual analysis. J Commun Disord 1987; 20: 367–378

Sachverzeichnis

A

Ableitung, phonetische 111f
Accent Method 123
Afferenz
– auditive 17f
– somatosensorische 16f
Akinesie 47
Akustische Analyse, Stellenwert 83
Akzelerometer 110
Akzentuierung 173f
Akzentuierungsfehler 179
Analyse, auditive 83ff
Analyseverfahren, akustische 75f
Aphonie
– Hyperadduktion 125
– Therapie 124
Approximation, progressive 112
– – Sequenzieren, phonetisches 114
Äquivalenz, motorische 19
Area, supplementärmotorische 32
Artikulation 15
– Behandlungstechnik 111
– Bogenhausener Dysarthrieskalen (BoDyS) 86
– Choreatisch-hyperkinetisches Syndrom 60
– Dysarthrie
– – ataktische 56, 186ff
– – hypokinetische 193f
– – rigid-hypokinetische 58
– – schlaffe 176f
– – spastische 164ff
– Feedbackverfahren, instrumentelle 110
– Kiefermuskeln 11f
– labiale 139f
– linguale 143
– nichtpneumatische 105
– pneumatische 105
– Qualität 80ff
– Reorganisation 17
– Syndrom des ersten Motoneurons 52
– Therapie 128ff
– Zunge 12ff
Artikulationsstörung 164ff
Artikulationsübung
– Dysarthrie, spastische 170
– Dysarthrie, ataktische 187
Artikulatoren, primäre 11

Artikulografie 71f
Ataxie 47
– autosomal-dominante zerebelläre (ADCA) 42
– spinozerebelläre 42f
Atembewegung
– Koordination 110
– Messung 73f
Atemfrequenz, erhöhte 119
Ateminsuffizienz 43
Atemmuskel
– Koordination 182
– Störung 1
Atemmuster
– Modifikation bei spastischer Dysarthrie 164
Atemphase
– Koordination 182
– Modifikation
– – willentliche 121
– – willkürliche 160f
Atemrhythmus, Normalisierung 119
Atemruhevolumen 7
Atemsteuerung, intentionale 121
Atemübung 181f
Atemvertiefung 160
– Entspannung 120f
Atemvolumen, geringes 119
Atemvorschub 179
Atemzugsvolumen 7
Atmung
– abdominale bewusste 123
– Dysarthrie
– – ataktische 181ff
– – hypokinetische 192f
– – schlaffe 175f
– – spastische 159f
– Feedbackverfahren, instrumentelle 110
– Funktionsprüfung 90
– Kontrolle im Hirnstamm 24
– Koordination 110
– Kräftigung 160f
– Therapie, funktionsspezifische 118ff
– Velopharynx 148f
Atmung-Glottis-Regelkreis 106f
Atmungsfunktion, Einfluss, aerodynamischer 105
Atmungsmuskulatur 7
– Willkürkontrolle 24

Sachverzeichnis

Atrophie, autosomal-dominante zerebelläre (ADCA) 42
Aufbissschiene 195
Ausatemverlängerung 121 ff, 161 f
Ausatmen, bewusstes 123
Ausatmung 7 f
Ausdrucksbewegung 50 f
– emotionale 50 f
– – mimische 14

B

Backen aufblasen 104
Basalganglienerkrankung, degenerative 39 ff
– – Epidemiologie 37
Basalganglienschaltkreis 29 f
Behandlungskonzept, neurofazilitatorisches 115 ff
Behandlungsschwerpunkte 105 f
Beißblock 17, 195 f
Beißblockversuch 18 f
Beratung Sprechtherapie 200 ff
Betonung 82 f
Bewegung
– automatisierte 50
– nonverbale orofaziale 109 ff
Bewegungsausführung, gestörte 1
Bewegungsfunktion, nichtsprachliche 88 f
– – Bogenhausener Dysarthrieskalen (BoDyS) 88 f
Bewegungsparameter, Messung 71 ff
Bewegungsstörung, dystone 41
Bewegungsübung, nonverbale 110
Bildgebung, Dysarthrie-Diagnostik 69 ff
Biss, schwebender 139
Blasebalgtechnik 162
Blickparese, progressive supranukleäre (PSP) 39
Bogenhausener Dysarthrieskalen (BoDyS) 86 ff
Botulinumtoxin 100, 117
Bradykinesie 56
Bulbärparalyse-Syndrom 46

C

Castillo-Morales-Konzept 116
Chorea Huntington 41
Choreatisch-hyperkinetisches Syndrom 59 f
Communicative Effectiveness Survey (CES) 98
Communicative Participation Item Bank 98

D

Darleys Grandfather Passage 84
Degeneration, kortikobasale 39
Déjérine-Syndrom 37
Diadochokinese, artikulatorische 91 ff
Diphtong 146
Dopamin 30
– Substitution 117
Druck, subglottischer schwacher 122

Dysarthrie
– ataktische 53 ff
– – Akzentfehler 190 f
– – Artikulation 186 ff
– – Artikulationsübung 187 ff
– – Atemübung 181 f
– – Atmung 181 ff
– – Behandlungsschwerpunkte 178 f
– – Bewegungsübung, nonverbale 187
– – Flüstern 189
– – Haltungskorrektur 180 f
– – Haltungsübung 182
– – Koordination, laryngeale 185 f
– – Lautstärkeänderung 185
– – Lautstärkekontrolle 184 f
– – Merkmale, auditive 55 f
– – Prosodie 189 ff
– – Sprechpausen 191
– – Sprechtempo 190
– – Stimme 183 f
– – Stimmqualität 185
– – Stimmzittern 186
– – Symptome 53 f
– – Therapie 177 ff
– – Tonhöhenänderung 185
– – Unterkieferfixierung 189
– Behandlungsleitlinien 100, 103 ff
– Behandlungsschwerpunkt 105 f
– Beratung 200 ff
– choreatisch-hyperkinetische 59 f
– Definition 1
– Diagnose 201
– Diagnostik 66 ff
– – auditive 83 ff
– – bildgebende 69 f
– – funktionsbezogene 69 ff
– – teilhabebezogene 97 ff
– Diagnostikparameter 77
– hyperkinetische 59 ff
– – Entspannung 196
– – Stimmeinsatzübung 196
– – Therapie 195 f
– hypokinetische
– – Artikulation 193 f
– – Atmung 192 f
– – Behandlungsschwerpunkt 106
– – Behandlungsschwerpunkte 192
– – Lee Silverman Voice Treatment 193
– – Parkinson-Dysarthrie 40
– – Prosodie 194
– – Stimme 193
– – Therapie 191 ff
– ICF-Modell 66 f
– isolierte 32
– Klassifikation nach Pathomechanismus 47
– Krankheitsverarbeitung 202
– Leitlinien 100, 103 ff
– paretische 45 ff

214

– periphere paretische   45 ff
– Prävalenz   44
– Prognose   201
– rigid-hypokinetische   56 ff
– – Merkmale, auditive   58 f
– – Symptome   57 f
– schlaffe   45 ff
– – Artikulation   176 f
– – Atmung   175 f
– – Behandlungsschwerpunkte   175
– – Merkmale, auditive   49
– – Prosodie   177
– – Stimme   176
– – Therapie   174 ff
– Schweregrad, Verständlichkeit   95
– spastische   49 ff
– – Akzentuierung   173 f
– – Artikulation   164 ff
– – Artikulationsübung   170
– – Atemmuster, Modifikation   164
– – Atemvertiefung   160
– – Atmung   159 f
– – – Kräftigung   160 f
– – Behandlungsschwerpunkte   157 f
– – Bewegungsübung, nonverbale   166 ff
– – Einflussnahme, phonetische   164
– – Flüsterphonation   164
– – Haltungskorrektur   158 f
– – Konsonantenverbindung   170
– – Konstriktion   170 ff
– – Körperspannung, Modifikation   163
– – Lippenübung, nonverbale   167 f
– – Prosodie   172 ff
– – Silbenübung   172 f
– – Sprechatmung   161 f
– – Sprechtempo   173
– – Stimme   162 ff
– – Stimulation, sensorische   166
– – Therapie   157 ff
– – Unterkieferübung, nonverbale   166 f
– – Zungenübung, nonverbale   168 ff
– Symptome   48
– Symptomkette   70
– Therapie   100 ff
– – funktionsspezifische   118 ff
– – in der Gruppe   196 ff
– – pharmakologische   117
– Therapieansatz, aufgabenorientierter   107
– Therapiedauer   102 f
– Therapiekonzept, neurofazilitatorisches   115 ff
– Therapieziele   101 ff, 201 f
– zentrale paretische   49 ff
Dysarthrieleitlinien   100
Dysarthrieschweregrad, Verständlichkeit   95
Dysarthriesyndrome   45 ff
– gemischte   64
– prototypische   49
– reine   64

Dysarthrische Störung   36 ff
Dysdiadochokinese   53
Dyskinesie   47
Dysmetrie   53
Dysphonie   1
– spasmodische   42, 61
– spasmoide, Botulinumtoxin   117
Dyspneumie   1
Dystonie   47
– Beißblock   195 f
– fokale   60 f
– mandibuläre/linguale   195 f
– oromandibuläre   42, 60 f
– primäre   41 f
– – Epidemiologie   37
– Sprechmuskulatur   60 f
– Tremor   61
Dystonie-plus-Syndrome   42

E

Edinburgh Masker   127
Einatmen, bewusstes   123
Einzelbewegung, nichtsprachliche   90 f
Elektroglottografie   73
– Tonhöhenverlauf   127
Elektromyografie   70, 110
– Zunge   146
Elektropalatografie   72, 109 f
– Zungenbewegung   146
Elevation   142
Endstrecke, motorische   22 ff
Entspannung
– Atemvertiefung   120 f, 160
– Dysarthrie, hyperkinetische   196
Exspirationsdauer, zu kurze   122

F

Facial-Oral-Tract-Therapy (F.O.T.T.)   116
Fazialisparese, periphere   46
Feedback, somatosensorisches   17
Feedbackverfahren, instrumentelle   109 ff
Flüstergeräusch   9
Flüstern   189
Flüsterphonation
– Dysarthrie, ataktische   189
– Wechsel bei spastischer Dysarthrie   164
Foix-Chavany-Marie-Syndrom   38, 52
Formantfrequenzen   81 f
Formatio reticularis, Netzwerk   22 f
Fragebogen zu den Beeinträchtigungen der Kommunikation als Folge zentraler Sprechstörungen.   98 f
Frenchay Dysarthrie Untersuchung   84 f
– – – Psychometrie   85
Friedreich-Ataxie   43

215

Frikativhalteaufgaben 93f
Funktionsverbesserung 101

G

Gähnen 24
Gangataxie 53
Gaumensegel 10
– Biofeedback 153f
– Frenchay Dysarthrie Untersuchung 84f
– Funktionsstörung 147f
– Operationsverfahren, sprechunterstützende 117f
– Prothetik 154ff
– Sprechübung 151ff
– Stimulation 150f
– Supination 149
– Therapie, operative 156
– Übung, nonverbale 151
Gaumensegelfunktion 11
– Therapie 146ff
Gaumensegelinsuffizienz 17
Gaumensegelnystagmus 61
Gaumensegelprothese 100
– Nasalanz 83
– palatoflex™ 154f
Gedächtnis
– deklaratives 108
– nichtdeklaratives 108
Gesprächsstrategie 199
Glottisschall 81f
Grundfrequenz 78f
Gruppentherapie 196ff

H

Halswirbelsäule, Beweglichkeit 129ff
Halteaufgaben 93f
– Grundfrequenzkontur 94
Haltungskorrektur bei Dysarthrie
– – ataktische 180f
– – spastische 158f
Haltungsübung 182
Hilfsmittel 127
Hirninfarkt, supratentorieller 37
Hirnnerven 23
– motorische 22
Hirnnervenparese, periphere 45ff
Hirnstamm
– Mechanismen 22ff
– Mustergeneratoren, zentrale 24
Hirnstamminfarkt 37
Hochatmung 119
Husten 24
Hyloid 129
Hyperadduktion
– Dysarthrie, spastische 163
– laryngeale 125

Hyperkinesie 59ff
– choreatische 41
Hypermetrie 53
Hypernasalität 82
Hypertonushemmung, eigenständige 159
Hypoadduktion 124
Hypoglossusparese, periphere 46
Hypokinesie 56

I

ICF (Internationale Klassifikation der Funktionsfähigkeit, Behinderung und Gesundheit) 66f
– Kodierung 68
– Modell 66f
Infarkt, multipler bilateraler 38
Information, sensorische 16ff
Inspiration 125
Insuffizienz, velopharyngeale 100, 147f
– – Artikulieren, offenes 128f
Intentionstremor 39
– Dysarthrie, ataktische 53
Intonation 82f
– gestörte 179

K

Kauen
– Kontrolle im Hirnstamm 24
– Unterkiefer 128
Kehlkopf 8ff
– Funktionsprüfung 90
Kehlkopfbewegung 72f
Kehlkopflähmung, periphere 46
Kehlkopfmuskelstörung 1
Kehlkopfmuskulatur 8f
– Dystonie, fokale 61
– extrinsische 22
– intrinsische 22
Kieferkontrolle
– Dysarthrie
– – ataktische 56
– – rigid-hypokinetische 58
– Dysarthriesymptom 48
– Syndrom des ersten Motoneurons 52
Kiefermuskulatur 11f
Kieferöffner 132
Kieferöffnung, Silbenübung 172
Kieferschließer 131f
Kieferschluss, Silbenübung 172
Kieferuntersuchung 84f
Kinematik 71ff
Kleinhirn 30f
– kognitives 31
Kleinhirnerkrankung, Tremor 61
Kleinhirninfarkt 37
Kleinhirnkerne 30f

Sachverzeichnis

Kleinhirnrinde 30f
Kleinhirnstiele 31
Kleinhirnwurm 30f
Kommunikation
– alternative 198ff
– ICF-Modell 67f
– unterstützte 198ff
Kommunikationsfähigkeit, körpereigene 198
Kommunikationsförderung 102
Kommunikationshilfe
– elektronische 199
– nichtelektronische 199
Kommunikationsverhalten 197
Konsonanten
– alveolare 143f
– palatale 145
– phonetisch entstellte 179
– velare 144
Konsonantenverbindung 170
Konstriktion, Erarbeiten 143ff
– – Dysarthrie, spastische 170ff
Kopfhaltung 129ff
Körperfunktion 66f
Körperspannung, Modifikation 163
Körperstruktur 66f
Kortex, primärmotorischer 27
Krankheitsfolge, kommunikationsbezogene 68
Krankheitsverarbeitung 202

L

Labiomandibuläres System 134ff
Laryngostroboskopie 73
Läsion, lakunäre 37f
Lateralsklerose, amyotrophe (ALS) 2, 43
Lautbildung
– nichtpneumatische 104f
– pneumatische 104f
Lauthaltedauer Vokale 93
Lautstärke
– Feedbackverfahren, instrumentelle 110
– Kontrolle 126
Lautstärkeänderung 185
– unwillkürliche 179
Lautstärkekontrolle 184f
Lautstärkemodulation 126f
Lautstärkesteigerung 127
Lee Silverman Voice Treatment 77
– – – – Dysarthrie, hypokinetische 106, 193
– – – – Lernansatz 108
– – – – Parkinson-Syndrom, idiopathisches 100
Lernen
– motorisches 107ff
– prozedurales 109
– sprechmotorisches 33f
Levatorplastik 117
Limbisches System, Vokalisation 25f
Linguomandibuläres System 140ff

Lippen 11
– Artikulation 139f
– Bewegungseinschränkung 135f
– Bewegungsübung, nonverbale 137f
– Frenchay-Dysarthrie-Untersuchung 84f
– Funktionsprüfung 90
– Öffnen 138
– Operationsverfahren, sprechunterstützende 117
– Protrusion 134, 139
– Schließen 138
– Selektivität 139
– Stimulationsbehandung 136f
Lippenbewegung 135
Lippenfunktion, gestörte 135f
Lippenöffnung 138
Lippenschluss 134f, 138
– lockerer 138f
Lippenübung 138
– nonverbale 167f
Living-with-dysarthria-Patientenfragebogen 98
Luftstromkontrolle 106f
Lupenlaryngoskopie, transorale 73

M

Magnetstimulation, transkranielle 70
Maximalleistungsaufgaben 91
Mechanorezeptoren 16f
Medulla oblongata 23f
Minussymptome, Syndrom des ersten Motoneurons 50
Modulation 86
Morbus Huntington 41
– – Epidemiologie 37
Morbus Parkinson 2
Motoneuron
– erstes, Syndrom 49ff
– zweites 22ff
Motoneuronerkrankung 43
– Epidemiologie 37
Multiple Sklerose (MS) 2, 39
– – Epidemiologie 37
Multisystematrophie 39
Münchner Verständlichkeitsprofil (MVP-Online) 77f, 80
– – Worterkennungsverfahren 97
Mundmotorik, nichtsprachliche 33f
Mundöffnungskontrolle 135
Muskeleinzelbewegung, nichtsprachliche 90f
Muskelkräfte, Messung 71
Muskelspindeln 16
Muskulatur
– laryngeale 9
– periorale 14f
– respiratorische 7f
– supralaryngeale
– – Innervation 22
– – Störung 1
– velopharyngeale 10

217

Sachverzeichnis

Mustergeneratoren, zentrale   24
Mutismus   63 f
MVP-Online   77 f, 80
– Worterkennungsverfahren   97
Myasthenia gravis   44, 80
– – Dysarthriesymptom   48
– – Epidemiologie   37
Myofunktionelle Therapie (MFT)   116
Myoklonus, palataler   61

N

Nasalanz   82
– Gaumensegelprothese   83
Nasalanzventil   156
Nasalität   82
Nasenendoskop, flexibles   73
Nervensystem-Struktur, ICF-Modell   67
Netzwerk, willkürmotorisches   27 ff
Neuromuskuläre Erkrankung   44
Neuron, erstes (zentrales) motorisches   27 ff
NTID-Verständlichkeitsskala   95
Nystagmus   39

O

Operationsverfahren, sprechunterstützende   117 f
Operkulumsyndrom   52
Organisation, kortikale altersabhängige   33

P

Parese   45
– periphere   47
– zentrale   47
– – Syndrom des ersten Motoneurons   49 f
Parkinson-Dysarthrie   40
Parkinson-Syndrom   39 ff
– atypisches   40 f
– Dopaminsubstitution   117
– Epidemiologie   37
– idiopathisches   39 f
– – Übungsbehandlung   100
– Tremor   61
Partizipation s. Teilhabe
Patient-Reported Outcomes Measurement Information System (PROMIS)   98
Pfeifen   104
Pfeifenraucherphänomen   18 f
Pharyngoplastik   117
Phonation   15
– behauchte   104
– Choreatisch-hyperkinetisches Syndrom   60
– Dysarthrie
– – ataktische   55 f
– – rigid-hypokinetische   58
– Dysarthriesymptom   48
– Muskulatur, laryngeale   9

– Syndrom des ersten Motoneurons   51
Phonationsanbahnung   124 f
Phonetik, akustische   75 f
Planung, sprechmotorische   26
Plastizität, neuronale   33
Platzieren, phonetisches   112 f
– – Dysarthrie, ataktische   188
Pleuelübung   169 f
Plosive   80 f
Plussymptome, Syndrom des ersten Motoneurons   50
Pneumatik des Sprechens   15
Pneumatografie   74
Projektion
– direkte/indirekte   28
– kollaterale   28
– kortikolobuläre   28
– – Organisation, bilaterale   29
Propriozeptive Neuromuskuläre Fazilitation (PNF)   116
Prosodie
– choreatisch-hyperkinetisches Syndrom   60
– Dysarthrie
– – ataktische   56, 189 ff
– – hypokinetische   194
– – rigid-hypokinetische   58 f
– – schlaffe   177
– – spastische   172 ff
– Dysarthriesymptom   48
– Syndrom des ersten Motoneurons   52
Prosodische Parameter   82 f
Protrusion
– geschlossene   139
– Lippen   139
– Zunge   142
– – Dysarthrie, spastische   169
Pseudobulbärparalyse   38
Pseudobulbärparese   52
PSP (s. Blickparese)
Pusten   104
Pusteübung   122

R

Raum, akustischer   19 f
Reafferenz, auditive   16
Redefluss, Bogenhausener Dysarthrieskalen (BoDyS)   86
Referenzraum, akustischer   19
Reflex   50
– Frenchay-Dysarthrie-Untersuchung   84 f
Regelkreis   106 f
– labiomandibulärer   107
– linguomandibulärer   107
Regulationstherapie, orofaziale   116
Resonanz   48
– Bogenhausener Dysarthrieskalen (BoDyS)   86
– choreatisch-hyperkinetisches Syndrom   60

218

– Dysarthrie
  ataktische 56
– – rigid-hypokinetische 58
– Syndrom des ersten Motoneurons 51 f
Respiration 84 f
Respitrace 110
Rigidität 47
– Dysarthrie, rigid-hypokinetische 56 f
Rinde, motorische 27 ff
Ruheatmung 7
– gestörte 119

S

Schädel-Hirn-Trauma 2, 38 f
– Epidemiologie 37
– Folgen 38 f
Schallpegel 78
Schaltkreis, zerebellärer 30 ff
Schätzskala, Verständlichkeitsmessung 95 f
Schildknorpelmassage 124
Schlaganfall 2, 36 ff
Schlucken 24
Schultergürtel 129
Selbstbeurteilung 97 ff
Sequenzieren, phonetisches 113 ff
– – Beispiel, schematisches 115
Silbenratenverteilung 78
Silbenübung 172 f
Silbenwiederholen, langsames 92 f
Silbenwiederholungsaufgabe 91 ff
Sinking-pitch-Phänomen 80
Sitzhaltung, Korrektur 119 f
Somatotopie 32 ff
Sphinkterfunktion, laryngeale 9
Spirometer 74
Sprachlaute 21
– nichtpneumatische 104 f
– pneumatische 104 f
Sprachproduktionsmodell 20
Sprachschallerzeugung 20 f
Sprachsignal 76 f
Sprachtherapeut, Doppelrolle 200
Sprechapraxie-Syndrom 26
– Blickparese, progressive supranukleäre 41
Sprechatmung 8, 48
– Bogenhausener Dysarthrieskalen (BoDyS) 86
– choreatisch-hyperkinetisches Syndrom 59 f
– Dysarthrie
– – ataktische 55
– – rigid-hypokinetische 58
– – spastische 161 f
– Syndrom des ersten Motoneurons 51
– Therapie 123
Sprechbewegungsapparat 6 ff
Sprechbewegungskontrolle 19 f, 27 ff
Sprechen
– Afferenz

– – auditive 17 f
– – somatosensorische 16 f
– als Funktion 104
– – ICF-Modell 67
– Funktionskreis 6 ff
– langsames 106
– Mechanik 15
– Messung aerodynamischer Parameter 74
– Netzwerk, zentrales 24 ff
– Neuroanatomie, funktionelle 22 ff
– Pneumatik 15
– Raum, akustischer 19 ff
– Unterkiefer 128
– Willkürkontrolle 24
Sprechkontrolle, bewusste 102
Sprechlautstärke 127
Sprechmotorik
– Gruppentherapie 197
– Organisation 25, 106
sprechmotorische Kontrollfunktion 17 f
Sprechmotorisches System 103 f
Sprechmuskulatur
– Dystonie, fokale 60 f
– Versorgung, motorische/sensible 23
Sprechpausen 191
Sprechrhythmus, gestörter 179
Sprechstimme, überlaute 179
Sprechstimmlage 78 f
– Bogenhausener Dysarthrieskalen (BoDyS) 86
– Stimmstabilität 127
Sprechstörung
– dysarthrische 201
– erworbene 1
Sprechtempo 77 f
– Bogenhausener Dysarthrieskalen (BoDyS) 86
– Dysarthrie
– – ataktische 190
– – spastische 173 f
– schleppendes 179
– Stimmstabilität 127
Sprechtempomessung 79
Sprechtherapie 200 ff
Sprechübung 151 ff
Standataxie 53
Stauübung, glottale 124
Steele-Richardson-Olszewski-Syndrom 39
Stimme
– Biofeedback 127
– Dysarthrie
– – ataktische 183 f
– – hypokinetische 193
– – schlaffe 176
– – spastische 162 ff
– Feedbackverfahren, instrumentelle 110
– Frenchay-Dysarthrie-Untersuchung 84 f
– Koordination 110
– Therapie 123 ff
Stimmeinsatzübung 196

Stimmfunktion, ICF-Modell 67
Stimmklang, gepresster 125
Stimmkraft-Verbesserung 124
Stimmlage 110
Stimmlippenadduktion 124 f
Stimmlippenhyperadduktion 125 f
Stimmqualität 79 f
– Bogenhausener Dysarthrieskalen (BoDyS) 86
– Dysarthrie, ataktische 185
Stimmschwäche 124
Stimmstabilität 80
– Bogenhausener Dysarthrieskalen (BoDyS) 86
– Therapie 127
Stimmton 9 f
Stimmverstärker 127
Stimmzittern 179, 186
Stimulation, transkranielle 69 ff
Störung, sprechmotorische 1
Stoßübung 149 f
Stottern, erworbenes neurogenes (ENS) 62 f
Strom, dorsaler 26
Supination, Behandlung in 149
Syndrom des ersten Motoneurons 49 ff
– – – Merkmale, auditive 51 f
– – – Modell 50
– – – Symptome, dysarthrische 51
Syndrom zerebelläres 53
System, extrapyramidal-motorisches 29
– labiomandibuläres 134 ff
– limbisches 25 f
– linguomandibuläres 140 ff

T

TAKTKIN 113
Teilhabe 66, 101 f
– kontaktive 2
Telefonieren 101
Therapiekonzepte 103 ff
Therapieleitlinien 103 ff
Tonhalteaufgaben 93 f
Tonhöhe
– Feedbackverfahren, instrumentelle 110
– Kontrolle 126
– Testsatz 81
Tonhöhenänderung
– Dysarthrie, ataktische 185
– unwillkürliche 179
Tonhöhenmodulation 126 f
Tonhöhenverlauf 127
Transkriptionsverfahren 96
Tremor 47, 61 f
– palataler 61

U

Umweltfaktoren, ICF Modell 68
Unterkiefer
– Abduktorenstimulation 132
– Adduktionsstörung 133 f
– Adduktorenstimulation 131 f
– Artikulation 128 ff
– Bewegung, optimale physiologische 130
– Bewegungsanomalie 129
– Bewegungsstörung
– – primäre 129
– – sekundäre 128 f
– Bewegungsübung, nonverbale 132 ff
– Dystonie, fokale 60 f
– Funktionsprüfung 90
– Haltungsaspekte 129 ff
– Öffnen 133
– Schließen 133
– Stimulationsbehandlung 131 f
Unterkieferfixierung 189
Unterkieferkontrolle, gestörte 128 f
Unterkiefer-Lippen-Bewegung 134 f
Unterkieferübung 133
– nonverbale 166 f
Unterlippe, Stimulationsbehandlung 137

V

Vagusparese, periphere 46
Validität
– Frenchay-Dysarthrie-Untersuchung 85
– Maximalleistungsaufgaben 91
– perzeptuelle 77
Velopharyngoplastik 117
Velopharynx
– Atmung 148 f
– Biofeedback 153 f
– Funktion 146 f
– Körperhaltung 148 f
– Prothetik 154 ff
– Sprechübung 151 ff
– Stimulation 150 f
– Therapie 146 ff
– – operative 156
– Übung, nonverbale 151
Velum (s. a. Gaumensegel) 10
Verhalten, sprachliches 197 f
Verständlichkeit 95
– Frenchay-Dysarthrie-Untersuchung 84 f
– Messung 95 ff
Verständlichkeitsprofil 97
Videoendoskopie, laryngeale 110
Visipitch 110
Vocalite 110
Voice-onset Time (VOT) 80 f
Vokalartikulation 81 f, 146

Vokale
– Lauthaltedauer   93
– phonetisch entstellte   179
Vokalhalteaufgaben   93 f
Vokalisationssystem
– limbisches   25 f
– willkürmotorisches   25 f
Vokalnasalierung   82
Vokaltraktmotorik   91 ff
Volumen, geringes inspiratorisches   122

W

Willkürsteuerung, gestörte   121
Wörteraufbau, sequenzieller   188
Worterkennungsverfahren   96

Z

Zerebelläres Syndrom   53
Zerebrovaskuläre Erkrankung   37
Zunge   12 ff
– Anheben   169
– Artikulation   143
– Bewegungsübung, nonverbale   142 f
– Biofeedback   146
– Dysarthrie, spastische   169
– Elektromyografie   146
– Elektropalatografie   146
– Elevation   142
– Frenchay-Dysarthrie-Untersuchung   84 f
– Funktionsprüfung   90
– Protrusion   142
– – Dysarthrie, spastische   169
– Stimulationsbehandlung   142
– Störung, artikulatorische   141 f
– Therapie   140 ff
– Wölben   142
– – Dysarthrie, spastische   169 f
Zungenmuskulatur   13 f
– Dystonie, fokale   60 f
Zungenübung
– nonverbale   168 ff
– Velopharynx-Therapie   149 f
Zwerchfellparese, periphere   43